临床多发疾病
护理常规

■主编 张 华 高 亭 冯玲梅 李海霞
　　　付 默 薄惠萍 王晓红

黑龙江科学技术出版社

图书在版编目(CIP)数据

临床多发疾病护理常规 / 张华等主编. -- 哈尔滨：
黑龙江科学技术出版社，2022.6
ISBN 978-7-5719-1422-6

Ⅰ. ①临… Ⅱ. ①张… Ⅲ. ①多发病－护理 Ⅳ.
①R47

中国版本图书馆CIP数据核字（2022）第092850号

临床多发疾病护理常规
LINCHUANG DUOFA JIBING HULI CHANGGUI

主　　编　张　华　高　亭　冯玲梅　李海霞　付　默　薄惠萍　王晓红
责任编辑　包金丹
封面设计　宗　宁
出　　版　黑龙江科学技术出版社
　　　　　地址：哈尔滨市南岗区公安街70-2号　邮编：150007
　　　　　电话：（0451）53642106　传真：（0451）53642143
　　　　　网址：www.1kcbs.cn
发　　行　全国新华书店
印　　刷　哈尔滨双华印刷有限公司
开　　本　787mm×1092mm　1/16
印　　张　30
字　　数　758千字
版　　次　2022年6月第1版
印　　次　2023年1月第1次印刷
书　　号　ISBN 978-7-5719-1422-6
定　　价　198.00元

编 委 会

主　编

张　华　高　亭　冯玲梅　李海霞

付　默　薄惠萍　王晓红

副主编

王娟娟　张元梅　赵春媛　王丽娟

陈丽莉　李云凤　龙明敏

编　委（按姓氏笔画排序）

王丽娟（泰安市第一人民医院）

王晓红（鄂州市中医医院）

王娟娟（滨州医学院附属医院）

龙明敏（贵州中医药大学第二附属医院）

付　默（贵州省铜仁市松桃苗族自治县人民医院）

冯玲梅（无棣县棣丰街道社区卫生服务中心）

李云凤（山海关人民医院）

李海霞（山东省东营市利津县明集中心卫生院）

张　华（淄博市中心医院）

张元梅（贵州水矿控股集团有限责任公司总医院）

陈丽莉（河北省秦皇岛市青龙满族自治县医院）

赵春媛（常州市儿童医院）

高　亭（滕州市中心人民医院）

薄惠萍（泰安市第一人民医院）

前 言
FOREWORD

  护理学是医药卫生科学领域中一门独立的学科，它以基础医学、临床医学、预防医学、康复医学，以及与护理相关的社会、人文科学理论为基础，在独特的理论体系指导下，为人们生命的全过程提供整体服务，保障人们的健康。而人们的健康状况与社会发展息息相关，因此护理水平在一定程度上影响着社会发展的进程。为推动社会快速发展，广大护理人员应时刻关注并及时学习医学前沿知识，灵活运用护理新理论、新技术、新方法来帮助患者恢复、保持健康，以达到不断提升人们健康水平的目的。由此，我们特组织了一批具有丰富临床经验的护理专家编写了《临床多发疾病护理常规》一书，旨在帮助临床护理人员掌握护理学新知识，解决临床工作中的实际问题。

  本书内容全面，贴近临床实际，具有较强的实用性。先对护理程序、常用护理技术和常见症状的护理进行了简要介绍，为读者夯实护理学基础；然后讲解了内分泌科、胸外科、妇科和儿科等各科室常见疾病的护理，在叙述每项护理操作时，都尽量详尽，从病因、病机、临床表现等多角度切入，并注重多学科、多科室间的知识交叉，以指导读者完善疾病护理思维，进一步规范护理操作流程。本书体现了以人为中心的护理理念，强化了护理人员的舒适护理观念，可作为临床护理人员的参考用书。

  本书编者参考近年来大量国内外护理学文献资料，以高度认真负责的态度参与编写工作，但因时间仓促和水平有限，书中难免存在不当之处，恳请各位读者提出宝贵的意见和建议，以求再版时进一步修订。

《临床多发疾病护理常规》编委会

2022 年 3 月

目 录
CONTENTS

第一章

护 理 程 序

第一节 护 理 评 估

护理评估是有目的、有计划、有步骤地收集有关护理对象生理、心理、社会文化和经济等方面的资料,对此进行整理与分析,以判断服务对象的健康问题,为护理活动提供可靠的依据。具体包括收集资料、整理资料和分析资料三个部分。

一、收集资料

（一）资料的来源

1.直接来源

护理对象本人,是第一资料来源,也是主要来源。

2.间接来源

（1）护理对象的重要关系人,也就是社会支持性群体,包括亲属、关系亲密的朋友、同事等。

（2）医疗活动资料,如既往实验室报告、出院小结等健康记录。

（3）其他医护人员、放射医师、化验师、药剂师、营养师、康复师等。

（4）护理学及其他相关学科的文献等。

（二）资料的内容

在收集资料的过程中,各个医院均有自己设计的资料收集表,无论依据何种框架,基本内容主要包括一般资料、健康状况与自理程度、健康检查及心理社会状况等。

1.一般资料

患者姓名、性别、出生日期、出生地、职业、民族、婚姻、文化程度、住址等。

2.目前的健康状况

主诉、现病史、入院方式、医疗诊断及目前用药情况。目前的饮食、睡眠、排泄、活动、健康管理等日常生活形态。

3.既往健康状况

既往史、创伤史、手术史、家族史、过敏史、传染病史等。既往的日常生活状况、烟酒嗜好,女性还包括月经史和婚育史。

4.护理体检

体温、脉搏、呼吸、血压、身高、体重、生命体征、各系统的生理功能及有无疼痛、眩晕、麻木、瘙痒等,有无感觉(视觉、听觉、嗅觉、味觉、触觉)异常,有无思维活动、记忆能力障碍等认知感受形态。

5.实验室及其他辅助检查结果

最近进行的辅助检查的客观资料,如实验室检查、X线检查、病理检查等。

6.心理方面的资料

患者对疾病的认知和态度、康复的信心、病后情绪、心理感受、应对能力等变化。

7.社会方面的资料

就业状态、角色问题和社交状况;有无重大生活事件、支持系统状况等;有无宗教信仰;享受的医疗保健待遇;等等。

(三)资料的分类

1.按照资料的来源划分

资料分为主观资料和客观资料:主观资料是指患者对自身健康问题的体验和认识,包括患者的知觉、情感、价值、信念、态度,以及对个人健康状态和生活状况的感知。主观资料的来源可以是患者本人,也可以是患者家属或对患者健康有重要影响的人。客观资料是指检查者通过观察、会谈、体格检查和实验等方法得到或被检测出的有关患者健康状态的资料。客观资料获取是否全面和准确主要取决于检查者是否具有敏锐的观察能力及丰富的临床经验。

当护士收集到主观资料和客观资料后,应将两方面的资料加以比较和分析,可互相证实资料的准确性。

2.按照资料的时间划分

既往资料和现时资料:既往资料是指与护理对象过去健康状况有关的资料,包括既往史、治疗史、过敏史等;现时资料是指与护理对象现在健康状况有关的资料,如现在的体温、脉搏、呼吸、血压、睡眠状况等。

护理人员在收集资料时,需要将既往资料和现时资料结合起来分析。

(四)收集资料的方法

1.观察

观察是指护理人员运用视、触、叩、听、嗅等感官获得患者、家属及患者所处环境的信息并进行分析判断,是收集有关护理对象护理资料的重要方法之一。观察贯穿在整个评估过程中,可以与交谈同时进行。护理人员应及时、敏锐、连续地对护理对象进行观察,如患者出现面容痛苦、呈强迫体位,就提示患者有疼痛,由此进一步询问持续时间、部位、性质等。观察作为一种技能,护理人员在实践中需要不断培养和锻炼,以期得到发展和提高。

2.交谈

护患之间的交谈是一种有目的的医疗活动,使护理人员获得有关患者的资料和信息。一般可分为两种。①正式交谈:是指事先通知患者,有目的、有计划的交谈,如入院后的采集病史。②非正式交谈:是指护理人员在日常护理工作中与患者随意自然的交谈,不明确目的,不规定主题、时间,是一种"开放式交流",以便及时了解到护理对象的真实想法和心理反应。交谈时护士应注意沟通技巧的运用,对一些敏感性话题,应注意保护患者的隐私。

3.护理体检

护理人员运用体检技能,为护理对象进行系统的身体评估,获取与护理有关的生命体征、身高、体重等,以便收集与护理诊断、护理计划有关的患者方面的资料,及时了解病情变化和发现护理对象的健康问题。

4.阅读

查阅护理对象的医疗病历(门诊和住院)、各种护理记录及实验室和辅助检查结果,以及有关文献等。也可以用心理测量及评定量表对护理对象进行心理评估。

二、整理资料

为了避免遗漏和疏忽相关和有价值的资料,得到完整全面的资料,常依据某个护理理论模式设计评估表格,护理人员依据表格全面评估,整理资料。

(一)按戈登的功能性健康型态整理分类

1.健康感知-健康管理型态

护理对象对自己健康状态的认识和维持健康的方法。

2.营养代谢型态

食物的利用和摄入情况,如营养、液体、组织完整性、体温调节及生长发育等的需求。

3.排泄型态

排泄型态主要指肠道、膀胱的排泄状况。

4.活动-运动型态

运动、活动、休闲与娱乐状况。

5.睡眠-休息型态

睡眠、休息及精神放松的状况。

6.认知-感受型态

与认知有关的记忆、思维、解决问题的方法和决策,以及与感知有关的视、听、触、嗅等功能。

7.角色-关系型态

家庭关系、社会中角色任务及人际关系的互动情况。

8.自我感受-自我概念型态

护理对象对于自我价值与情绪状态的信念与评价。

9.性-生殖型态

患者对性发育、生殖器官功能的认识。

10.应对-压力耐受型态

护理对象压力程度、应对与调节压力的状况。

11.价值-信念型态

护理对象的思考与行为的价值取向和信念。

(二)按马斯洛需要层次进行整理分类

1.生理的需要

体温 39 ℃,心率 120 次/分,呼吸 32 次/分,腹痛,等等。

2.安全的需要

患者对医院环境不熟悉,夜间睡眠需开灯,手术前精神紧张,走路易摔倒,等等。

3.爱与归属的需要

患者害怕孤独,希望有亲友来探望,等等。

4.尊重与被尊重的需要

如患者说:"我现在什么事都不能干了""你们应该征求我的意见"等。

5.自我实现的需要

担心住院会影响工作、学习,有病不能实现自己的理想,等等。

(三)按北美护理诊断协会的人类反应形态分类

1.交换

营养、排泄、呼吸、循环、体温、组织的完整性等。

2.沟通

与人沟通交往的能力。

3.关系

社交活动、角色作用和性生活形态。

4.价值

个人的价值观、信念、宗教信仰、人生观及精神状况。

5.选择

患者的应对能力、判断能力及寻求健康所表现的行为。

6.移动

患者的活动能力、休息、睡眠、娱乐及休闲状况,以及日常生活自理能力等。

7.知识

患者的自我概念、感知和意念,包括对健康的认知能力、学习状况及思考过程。

8.感觉

个人的舒适、情感和情绪状况。

三、分析资料

(一)检查有无遗漏

将资料进行整理分类之后,应仔细检查有无遗漏,并及时补充,以保证资料的完整性及准确性。

(二)与正常值比较

收集资料的目的在于发现护理对象的健康问题。因此,护士应掌握常用的正常值,将所收集到的资料与正常值进行比较,并在此基础上进行综合分析,以发现异常情况。

(三)评估危险因素

有些资料虽然目前还在正常范围,但是由于存在危险因素,若不及时采取预防措施,以后很可能会出现异常,损害护理对象的健康。因此,护士应及时收集资料评估这些危险因素。

护理评估通过收集护理对象的健康资料,对资料进行组织、核实和分析,确认护理对象对现存的或潜在的健康问题或生命过程的反应,为作出护理诊断和进一步制订护理计划奠定了基础。

四、资料的记录

（一）原则

书写全面、整洁、简练、流畅。记录客观资料时要运用医学术语，避免使用笼统、模糊的词；记录主观资料时要尽量引用护理对象的原话。

（二）记录格式

根据资料的分类方法，根据各医院，甚至各病区的特点自行设计，多采用表格式记录。与患者第一次见面收集到的资料记录称入院评估，要求详细、全面，是制订护理计划的依据，一般要求入院后 24 小时内完成。住院期间有关患者病情天数，每天或每班记录的资料，可以用来指导护理计划的制订、实施、评价和修订。

（张　华）

第二节　护 理 诊 断

护理诊断是护理程序的第二个步骤，是在评估的基础上对所收集的健康资料进行分析，从而确定护理对象的健康问题及引起健康问题的原因。护理诊断是对一个人生命过程中的生理、心理、社会文化发展及精神方面健康状况或问题的一个简洁、明确的说明，这些问题都在护理职责的范围之内，都能够用护理的方法解决。

一、护理诊断的概念

1990 年，北美护理诊断协会（NANDA）提出并通过了护理诊断的定义：护理诊断是关于个人、家庭、社区对现存或潜在的健康问题及生命过程反应的一种临床判断，是护士为达到预期的结果选择护理措施的基础，这些预期结果应能通过护理操作达到。

二、护理诊断的组成部分

护理诊断有四个组成部分：名称、定义、诊断依据和相关因素。

（一）名称

名称是对服务对象健康状况的概括性描述。应尽量使用 NANDA 认可的护理诊断名称，便于护士之间的交流，符合护理教学的规范。常用改变、受损、缺陷、无效或低效等特定描述语，如排便异常、便秘、有皮肤完整性受损的危险。

（二）定义

定义是对名称的一种清晰的、正确的表达，并以此与其他诊断相区别。一个诊断的成立必须符合其定义特征。有些护理诊断的名称虽然十分相似，但仍可从定义中发现彼此的差异。例如：压力性尿失禁的定义是"个人在腹内压增加时，立即无意识地排尿的一种状态"。反射性尿失禁的定义是"个体在没有要排泄或膀胱满胀的感觉下，可以预见地不自觉地排尿的一种状态"。虽然两者都是尿失禁，但前者的原因是腹内压增高，后者的原因是无法抑制的膀胱收缩。因此，确定诊断时必须认真区别。

（三）诊断依据

诊断依据是作出护理诊断的临床判断标准。诊断依据常常是患者所具有的一组症状和体征，以及有关病史，也可以是危险因素。对于潜在的护理诊断，其诊断依据则是原因本身（危险因素）。

诊断依据依其在特定诊断中的重要程度分为主要依据和次要依据。

1.主要依据

主要依据是指形成某一特定诊断所应具有的一组症状和体征及有关病史，是诊断成立的必要条件。

2.次要依据

次要依据是指在形成诊断时，多数情况下会出现的症状、体征及有关病史，对诊断的形成起支持作用，是诊断成立的辅助条件。

例如：便秘的主要依据是"粪便干硬，每周排便不到三次"，次要依据是"肠鸣音减少，自述肛门部有压力和胀满感，排便时极度费力并感到疼痛，可触到肠内嵌塞粪块，并感觉不能排空"。

（四）相关因素

相关因素是指造成护理对象健康状况改变或引起问题产生的情况。常见的相关因素包括以下几个方面。

1.病理生理方面的因素

病理生理方面的因素是指与病理生理改变有关的因素。例如，"体液过多"的相关因素可能是右心衰竭。

2.心理方面的因素

心理方面的因素是指与护理对象的心理状况有关的因素。例如，"活动无耐力"可能是由疾病或护理对象处于较严重的抑郁状态引起。

3.治疗方面的因素

治疗方面的因素是指与治疗措施有关的因素（用药、手术创伤等）。例如，"语言沟通障碍"的相关因素可能是使用呼吸机时行气管插管。

4.情景方面的因素

环境、情景等方面的因素（陌生环境、压力刺激等）。例如，"睡眠形态紊乱"可能与住院后环境改变有关。

5.年龄因素

年龄因素是指在生长发育或成熟过程中与年龄有关的因素。例如，婴儿、青少年、中年人、老年人各有不同的生理、心理特征。

三、护理诊断与合作性问题及医疗诊断的区别

（一）合作性问题—潜在并发症

在临床护理实践中，护士常遇到一些无法完全包含在 NANDA 制定的护理诊断中的问题，而这些问题也确实需要护士提供护理措施。因此，1983 年有学者提出了合作性问题的概念，把护士需要解决的问题分为两类：一类经护士直接采取措施可以解决，属于护理诊断；另一类需要护士与其他健康保健人员尤其是医师共同合作解决，属于合作性问题。

合作性问题需要护士承担监测职责，以及时发现护理对象身体并发症的发生和情况的变化，

但并非所有并发症都是合作性问题。有些问题可通过护理措施预防和处理,属于护理诊断;只有护士不能预防和独立处理的并发症才是合作性问题。合作性问题的陈述方式是"潜在并发症:×××",如"潜在并发症:脑出血"。

（二）护理诊断与合作性问题及医疗诊断的区别

1.护理诊断与合作性问题的区别

护理诊断是护士独立采取措施能够解决的问题;合作性问题需要医师、护士共同干预处理,处理决定来自医护双方。对合作性问题,护理措施的重点是监测。

2.护理诊断与医疗诊断的区别

明确护理诊断和医疗诊断的区别对区分护理和医疗两个专业、确定各自的工作范畴和应负的法律责任非常重要。两者主要区别如表 1-1 所示。

表 1-1 护理诊断与医疗诊断的区别

项目	护理诊断	医疗诊断
临床判断的对象	对个体、家庭、社会的健康问题/生命过程反应的一种临床判断	对个体病理生理变化的一种临床判断
描述的内容	描述的是个体对健康问题的反应	描述的是一种疾病
决策者	护士	医疗人员
职责范围	在护理职责范围内进行	在医疗职责范围内进行
适应范围	适用于个体、家庭、社会的健康问题	适用于个体的疾病
数量	往往有多个	一般情况下只有一个
是否变化	随病情的变化	一旦确诊不会改变

（张 华）

第三节 护 理 计 划

制订护理计划是如何解决护理问题的一个决策过程,计划是对患者进行护理活动的指南,是针对护理诊断制定具体护理措施来预防、减轻或解决有关问题。其目的是确认护理对象的护理目标,以及护士将要实施的护理措施,使患者得到合适的护理,保持护理工作的连续性,促进医护人员的交流和利于评价。制订护理计划包括四个步骤。

一、排列护理诊断的优先顺序

一般情况下,患者可以存在多个护理诊断,为了确定解决问题的优先顺序,根据问题的轻重缓急合理安排护理工作,需要对这些护理诊断包括合作性问题进行排序。

（一）排列护理诊断

一个患者可同时有多个护理问题,制订计划时应按其重要性和紧迫性排出主次,一般把威胁最大的问题放在首位,其他的依次排列,这样护士就可根据轻重缓急有计划地进行工作,通常可按如下顺序排列。

1.首优问题

首优问题是指会威胁患者生命,需立即行动去解决的问题,如清理呼吸道无效、气体交换受阻等。

2.中优问题

中优问题是指虽不会威胁患者生命,但能导致身体上的不健康或情绪上变化的问题,如活动无耐力、皮肤完整性受损、便秘等。

3.次优问题

次优问题是指人们在应对发展和生活中的变化时所产生的问题。这些问题往往不是很紧急,如营养失调、知识缺乏等。

(二)排序时应该遵循的原则

(1)按马斯洛的人类基本需要层次论进行排列,优先解决生理需要。这是最常用的一种方法。生理需要是最低层次的需要,也是人类最重要的需要,一般来说,影响了生理需要满足的护理问题、对生理功能的平衡状态威胁最大的护理问题是需要优先解决的护理诊断。如与空气有关的"气体交换障碍""清理呼吸道无效";与水有关的"体液不足";与排泄有关的"尿失禁""尿潴留"等。

具体的实施步骤可以按以下方法进行:首先列出患者的所有护理诊断,将每一诊断归入五个需要层次,然后由低到高排列出护理诊断的先后顺序。

(2)考虑患者的需求。马斯洛的理论为护理诊断的排列提供了一个普遍的原则,但由于护理对象的复杂性、个体性,相同的需求对不同的人其重要性可能不同。因此,在无原则冲突的情况下,可与患者协商,尊重患者的意愿,考虑患者认为最重要的问题,予以优先解决。

(3)现存的问题优先处理,但不要忽视潜在的和有危险的问题。有时它们常常也被列为首优问题而需立即采取措施或严密监测。

二、制定预期目标

预期目标是指通过护理干预,护士期望患者达到的健康状态或在行为上的改变。其目的是指导护理措施的制定。预期目标不是护理行为,但能指导护理行为,并作为对护理效果进行评价的标准。每一个护理诊断都要有相应的目标。

(一)预期目标的制定

1.目标的陈述公式

时间状语＋主语＋(条件状语)＋谓语＋行为标准。

(1)主语是指患者或患者身体的任何一部分,如体温、体重、皮肤等,有时在句子中省略了主语,但句子的逻辑主语一定是患者。

(2)谓语是指患者将要完成的行动,必须用行为动词来说明。

(3)行为标准是主语进行该行动所达到的程度。

(4)条件状语是指患者完成该行为时所处的特定条件,如"拄着拐杖"行走50 m。

(5)时间状语是指主语应在何时达到目标中陈述的结果,即何时对目标进行评价,这一部分的重要性在于限定了评价时间,可以督促护士尽心尽力地帮助患者尽快达到目标。评价时间的确定,往往需要根据临床经验和患者的情况来确定。

2.预期目标的种类

根据实现目标所需时间的长短,可将护理目标分为短期目标和长期目标两大类。

(1)短期目标,是指在相对较短的时间内要达到的目标(一般指一周内),适合于病情变化快、住院时间短的患者。

(2)长期目标,是指需要相对较长时间才能实现的目标(一般指一周以上甚至数月)。

长期目标是需要较长时间才能实现的,范围广泛;短期目标则是具体达到长期目标的台阶或需要解决的主要矛盾。如下肢骨折患者,其长期目标是"三个月内恢复行走功能",短期目标分别为:"第一个月借助双拐行走""第二个月借助手杖行走""第三个月逐渐独立行走"。短期目标与长期目标互相配合、呼应。

(二)制定预期目标的注意事项

(1)目标的主语一定是患者或患者的一部分,而不能是护士。目标是期望患者接受护理后发生的改变、达到的结果,而不是护理行动本身或护理措施。

(2)一个目标中只能有一个行为动词,否则在评价时,如果患者只完成了一个行为动词的行为标准就无法判断目标是否实现。另外,行为动词应可观察和测量,避免使用含糊、不明确的词语。可运用下列动词:描述、解释、执行、能、会、增加、减少等,不可使用含糊不清、不明确的词,如了解、掌握、好、坏、尚可等。

(3)目标陈述的行为标准应具体,以便于评价。有具体的检测标准;有时间限度;由护患双方共同制定。

(4)目标必须具有现实性和可行性,要在患者的能力范围之内,要考虑其身体心理状况、智力水平、既往经历及经济条件。目标完成期限的可行性,目标结果设定的可行性。患者认可,乐意接受。

(5)目标应在护理工作所能解决范围之内,并要注意医护协作,即与医嘱一致。

(6)目标陈述要针对护理诊断,一个护理诊断可有多个目标,但一个目标不能针对多个护理诊断。

(7)应让患者参与目标的制定,这样可使患者认识到对自己的健康负责不仅是医护人员的责任,也是患者的责任,护患双方应共同努力,以保证目标的实现。

(8)关于潜在并发症的目标,潜在并发症是合作性问题,护理措施往往无法阻止其发生,护士的主要任务在于监测并发症的发生或发展。潜在并发症的目标陈述为护士能及时发现并发症的发生并积极配合处理。如"潜在并发症:心律失常"的目标是"护士能及时发现心律失常的发生并积极配合抢救"。

三、制定护理措施

护理措施是护士为帮助患者达到预定目标而制定的具体方法和内容,规定了解决健康问题的护理活动方式与步骤,是一份书面形式的护理计划,也可称为"护嘱"。

(一)护理措施的分类

护理措施可分为依赖性护理措施、协作性护理措施和独立性护理措施三类。

1.依赖性护理措施

依赖性护理措施即来自医嘱的护理措施,它描述了贯彻医疗措施的行为。如医嘱"每天清晨测血压1次""每小时巡视患者1次"。

2.协作性护理措施

协作性护理措施是护士与健康保健人员相互合作采取的行动。如患者出现"营养失调:高于机体的需要量"的问题时,为帮助患者达到理想体重的目标,需要护士和营养师一起协商、讨论、制定护理措施。

3.独立性护理措施

独立性护理措施是护士根据所收集的资料,凭借自己的知识、经验、能力,独立思考、判断后作出的决策,是在护理职责范围内。这类护理措施完全由护士设计并实施,不需要医嘱。如长期卧床患者存在的"有皮肤破损的危险",护士每天定时给患者翻身、按摩受压部位皮肤,定期温水擦拭等都是独立性护理措施。

(二)护理措施的构成

完整的护理措施计划应包括护理观察措施、行动措施、教育措施三部分。

例如:护理诊断。胸痛:与心肌缺血、缺氧致心肌坏死有关。护理目标:24小时内患者主诉胸痛程度减轻。

制定护理措施如下。

1.观察措施

(1)观察疼痛的程度和缓解情况。

(2)观察患者心律、心率、血压的变化。

2.行动措施

(1)给予持续吸氧,2~4 L/min。

(2)遵医嘱持续静脉滴注硝酸甘油15滴/分。

(3)协助床上进食、洗漱、大小便。

3.教育措施

(1)教育患者绝对卧床休息。

(2)保持情绪稳定。

(三)制定护理措施的注意事项

1.针对性

护理措施针对护理目标制定,一般一个护理目标可通过几项措施来实现,措施应针对目标制定,否则即使护理措施没有错误,也无法促使目标实现。

2.可行性

护理措施要切实可行,措施制定时要考虑以下问题。①患者的身心问题:这也是整体护理中所强调的要为患者制定个体化的方案。措施要符合患者的年龄、体力、病情、认知情况,以及患者自己对改变目前状况的愿望等。如对老年患者进行知识缺乏的健康教育时,让患者短时间内记住很多教育内容是困难的。护理措施必须是患者乐于接受的。②护理人员的情况:护理人员的配备及专业技术、理论知识水平和应用能力等是否能胜任所制定的护理措施。③适当的医院设施、设备。

3.科学性

护理措施应基于科学的基础上,每项护理措施都应有措施依据,措施依据来自护理科学及相关学科的理论知识。禁止将没有科学依据的措施用于患者。护理措施的前提是一定要保证患者的安全。

4.一致性

护理措施不应与其他医务人员的措施相矛盾,否则容易使患者不知所措,并造成不信任感,甚至可能威胁患者安全。制定护理措施时应参阅其他医务人员的病历记录、医嘱,意见不一致时应共同协商,达成一致。

5.指导性

护理措施应具体、有指导性,不仅使护理同一患者的其他护士很容易地执行措施,也有利于患者理解。如对于体液过多需进食低盐饮食的患者,正确的护理措施:①观察患者的饮食是否符合低盐要求。②告诉患者和家属每天摄盐低于 5 g。含钠多的食物除咸味食品外,还包括发面食品、碳酸饮料、罐头食品等。③教育患者及家属理解低盐饮食的重要性等。

不具有指导性护理措施:①嘱患者每天摄盐量低于 5 g;②嘱患者不要进食含钠多的食物。

四、护理计划成文

护理计划成文是将护理诊断、护理目标、护理措施以一定的格式记录下来而形成的护理文件。不仅为护理程序的下一步实施提供了指导,也有利于护士之间,以及护士与其他医务人员之间的交流。护理计划的书写格式,因不同的医院有各自具体的条件和要求,所以书写格式也是多种多样的。大致包括日期、护理诊断、目标、措施、效果评价等内容,如表 1-2 所示。

表 1-2　护理计划

日期	护理诊断	护理目标	护理措施	评价	停止日期	签名
2019.2.19	气体交换受阻	1. 2.	1. 2. 3.			
2019.2.22	焦虑	1. 2.	1. 2. 3.			

护理计划应体现个体差异性,一份护理计划只对一个患者的护理活动起作用。护理计划还应具有动态发展性,随着患者病情的变化、护理的效果而调整。

（张　华）

第四节　护理实施

实施是为达到护理目标而将计划中各项措施付诸行动的过程。实施的质量如何与护士的专业知识、操作技能和人际沟通能力三个方面的水平有关。实施过程中的情况应随时用文字记录下来。

实施过程包括实施前准备、实施和实施后记录三个部分,一般来讲,实施应发生于护理计划完成之后,但在某些特殊情况下,如遇到急诊患者或病情突变的住院患者,护士只能先在头脑中迅速形成一个初步的护理计划并立即采取紧急救护措施,事后再补上完整的护理计划。

一、实施前准备

护士在执行护理计划之前,为了保证护理效果,应思考安排以下几个问题。

(一)"谁去做"

对需要执行的护理措施进行分类和分工,确定护理措施是由护士做,还是辅助护士做;哪一级别或水平的护士做;是一个护士做,还是多个护士做。

(二)"做什么"

进一步熟悉和理解计划,执行者对计划中每一项措施的目的、要求、方法和时间安排应了如指掌,以确保措施的落实,并使护理行为与计划一致。此外,护士还应理解各项措施的理论基础,保证科学施护。

(三)"怎样做"

(1)分析所需要的护理知识和技术:护士必须分析实施这些措施所需要的护理知识和技术,如操作程序或仪器设备的使用方法,若有不足,则应复习有关书籍或资料,或向其他有关人员求教。

(2)明确可能会发生的并发症及其预防:某些护理措施的实施有可能对患者产生一定程度的损伤。护士必须充分预想可能发生的并发症,避免或减少对患者的损伤,保证患者的安全。

(3)如患者情绪不佳、合作性差,那么需要考虑如何使措施得以顺利进行。

(四)"何时做"

实施护理措施的时间选择和安排要恰当,护士应该根据患者的具体情况、要求等多方面因素来选择执行护理措施的时机。例如:健康教育的时间,应该选择在患者身体状况良好、情绪稳定的情况下进行,以达到预期的效果。

(五)"何地做"

确定实施护理措施的场所,以保证措施的顺利实施。在健康教育时应选择相对安静的场所;对涉及患者隐私的操作,更应该注意环境的选择。

二、实施

实施是护士运用操作技术、沟通技巧、观察能力、合作能力和应变能力去执行护理措施的过程。在实施阶段,护理的重点是落实已制定的措施,执行医嘱、护嘱,帮助患者达到护理目标、解决问题。在实施中必须注意既要按护理操作常规规范化地实施每一项措施,又要注意根据每个患者的生理、心理特征个性化地实施护理。

实施是评估、诊断和计划阶段的延续,需随时注意评估患者的病情及患者对护理措施的反应及效果,努力使护理措施满足患者的生理、心理需要,促进疾病的康复。

三、实施后记录

实施后,护士要对其所执行的各种护理措施及患者的反应进行完整、准确的文字记录,即护理病历中的护理病程记录,以反映护理效果,为评价做好准备。

记录可采用文字描述或填表,在相应项目上打"√"的方式。常见的记录格式有 PIO 记录方式,PIO 即由问题(problem,P)、措施(intervention,I)、结果(outcome,O)组成。"P"的序号要与护理诊断的序号一致并写明相关因素,可分别采用 PES、PE、SE 三种记录方式。"I"是指与 P 相对应的已实施的护理措施,即"做了什么",但记录并非护理计划中所提出的全部护理措施的罗列。"O"是指实施护理措施后的结果。可出现两种情况:一种结果是当班问题已解决。另一种结果是当班问题部分解决或未解决,若措施适当,由下一班负责护士继续观察并记录;若措施不适宜,则由下一班负责护士重新修订并制定新的护理措施。

记录是一项很重要的工作,其意义在于:①可以记录患者住院期间接受护理照顾的全部经过;②有利于其他医护人员了解情况;③可作为护理质量评价的一个内容;④可为以后的护理工作提供资料;⑤是护士辛勤工作的最好证明。

(付　默)

第五节　护 理 评 价

评价是有计划地、系统地将患者的健康现状与确定的预期目标进行比较的过程。评价是护理程序的第五步,但实际上它贯穿整个护理程序。如评估阶段需评估资料收集是否完全,收集方法是否正确;诊断阶段需评价诊断是否正确,有无遗漏,是否以收集到的资料为依据;计划阶段需评价护理诊断的顺序是否合适,目标是否可行,措施是否得当;实施阶段需评价措施是否得到准确执行,执行效果如何,等等。评价虽然位于程序的最后一步,但并不意味着护理程序的结束,相反,通过评价发现新问题,重新修订计划,而使护理程序循环往复地进行下去。

评价包括以下几个步骤。

一、收集资料

收集有关患者目前健康状态的资料,资料涉及的内容与方法同第二节评估部分的相应内容。

二、评价目标是否实现

评价的方法是将患者目前健康状态的资料与计划阶段的预期目标相比较,以判断目标是否实现。经分析可得出三种结果:①目标已达到;②部分达到目标;③未能达到目标。

例:预定的目标为"一个月后患者拄着拐杖行走 50 m",一个月后评价结果如下。

患者能行走 50 m——目标达到。

患者能行走 30 m——目标部分达到。

患者不能行走——目标未达到。

三、重审护理计划

对护理计划的调整包括以下几种方式。

(一)停止

重审护理计划时,对目标已经达到、问题已经解决的,停止采取措施,但应进一步评估患者可能存在的其他问题。

(二)继续

问题依然存在,计划的措施适宜,则继续执行原计划。

(三)修订

对目标部分实现或目标未实现的原因要进行探讨和分析,并重审护理计划,对诊断、目标和措施中不适当的内容加以修改,应考虑下述问题:收集的资料是否准确和全面;护理问题是否确切;所定目标是否现实;护理措施设计是否得当,以及执行是否有效、患者是否配合;等等。

护理程序作为一个开放系统,患者的健康状况是一个输入信息,通过评估、计划和实施,输出患者健康状况的信息,经过护理评价结果来证实计划是否正确。如果患者尚未达到健康目标,则需要重新收集资料、修改计划,直到患者达到预期的目标,护理程序才能停止。因此,护理程序是一个周而复始、无限循环的系统工程(图 1-1)。

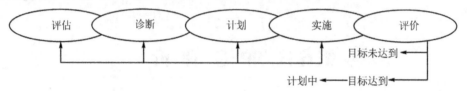

图 1-1　护理程序的循环过程图

护理程序是一种系统地解决问题的程序,是护士为患者提供护理照顾的方法。应用护理程序可以保证护士给患者提供有计划、有目的、高质量、以患者为中心的整体护理。因此,它不仅适用于医院临床护理、护理管理,同时它还适用于其他护理实践、如社区护理、家庭护理、大众健康教育等,是护理专业化的标志之一。

(付　默)

第二章

常用护理技术

第一节 铺 床 法

病床是病室的主要设备,是患者睡眠与休息的必须用具。患者尤其是卧床患者,与病床朝夕相伴,因此清洁、平整和舒适的床铺,可使患者心情舒畅,增强战胜疾病的自信心,并可预防并发症的发生。

铺床总的要求为舒适、平整、安全、实用、节时、节力。常用病床的特点如下。①钢丝床:有的可通过支起床头、床尾(二截或三截摇床)而调节体位,有的床脚下装有小轮,便于移动。②木板床:为骨科患者所用。③电动控制多功能床:患者可自己控制升降或改变体位。

病床及被服类规格要求如下。①一般病床:高 60 cm,长 200 cm,宽 90 cm。②床垫:长宽与床规格同,厚 9 cm。以棕丝制作垫芯为宜,也可用橡胶泡沫、塑料泡沫制作垫芯,垫面选帆布制作。③床褥:长宽同床垫,一般用棉花制作褥芯,棉布制作褥面。④棉胎:长 210 cm,宽 160 cm。⑤大单:长 250 cm,宽 180 cm。⑥被套:长 230 cm,宽 170 cm,尾端开口缝四对带。⑦枕芯:长 60 cm,宽 40 cm,内装木棉或高弹棉、锦纶丝绵,用棉布制作枕面。⑧枕套:长 65 cm,宽 45 cm。⑨橡胶单:长 85 cm,宽 65 cm,两端各加白布 40 cm。⑩中单:长 85 cm,宽 170 cm。以上各类被服均以棉布制作。

一、备用床

(一)目的

铺备用床为准备接收新患者和保持病室整洁、美观。

(二)用物准备

床、床垫、床褥、枕芯、棉胎或毛毯、大单、被套或衬单及罩单、枕套。

(三)操作方法

1.被套法

(1)将上述物品置于护理车上,推至床前。

(2)移开床旁桌,距床 20 cm,并移开床旁椅置床尾正中,距床 15 cm。

(3)将用物按铺床操作的顺序放于椅上。

(4)翻床垫,自床尾翻向床头或反之,上缘紧靠床头。床褥铺于床垫上。

(5)铺大单,取折叠好的大单放于床褥上,使中线与床的中线对齐,并展开拉平,先铺床头后铺床尾。①铺床头:一手托起床头的床垫,一手伸过床的中线将大单塞于床垫下,将大单边缘向上提起呈等边三角形,下半三角平整塞于床垫下,再将上半三角翻下塞于床垫下。②铺床尾:至床尾拉紧大单,一手托起床垫,一手握住大单,同法铺好床角。③铺中段:沿床沿边拉紧大单中部边沿,然后双手掌心向上,将大单塞于床垫下。④至对侧:同法铺大单。

(6)套被套。①S形式套被套法(图2-1):被套正面向外使被套中线与床中线对齐,平铺于床上,开口端的被套上层倒转向上约1/3。棉胎或毛毯竖向3折,再按S形横向3折。将折好的棉胎置于被套开口处,底边与被套开口边平齐。拉棉胎上边至被套封口处,并将竖折的棉胎两边展开与被套平齐(先近侧后对侧)。盖被上缘距床头15 cm,至床尾逐层拉平盖被,系好带子。边缘向内折叠与床沿平齐,尾端掖于床垫下。同上法将另一侧盖被理好。②卷筒式套被套法(图2-2):被套正面向内平铺于床上,开口端向床尾,棉胎或毛毯平铺在被套上,上缘与被套封口边齐,将棉胎与被套上层一并由床尾卷至床头(也可由床头卷向床尾),自开口处翻转,拉平各层,系带,余同S形式。

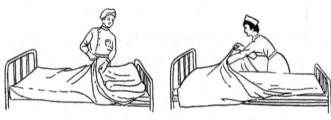

图2-1　S形式套被套法

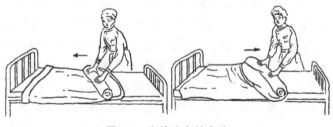

图2-2　卷筒式套被套法

(7)套枕套:于椅上套枕套,使四角充实,系带子,平放于床头,开口背门。

(8)移回桌椅,检查床单,保持整洁。

2.被单法

(1)移开床旁桌、椅,翻转床垫、铺大单,同被套法。

(2)将反折的大单(衬单)铺于床上,上端反折10 cm,与床头齐,床尾按铺大单法铺好。

(3)棉胎或毛毯平铺于衬单上,上端距床头15 cm,将床头衬单反折于棉胎或毛毯上,床尾同大单铺法。

(4)铺罩单,正面向上对准床中线,上端与床头齐,床尾处则折成斜45°,沿床边垂下。转至对侧,先后将衬单、棉胎及罩单同上法铺好。

(5)余同被套法。

(四)注意事项

(1)铺床前先了解病室情况,若患者进餐或做无菌治疗时暂不铺床。

（2）铺床前要检查床各部分有无损坏,若有则修理后再用。

（3）操作中要使身体靠近床边,上身保持直立,两腿前后分开稍屈膝以扩大支持面,增加身体稳定性,既省力又能适应不同方向操作。同时手和臂的动作要协调配合,尽量用连续动作,以节省体力消耗,并缩短铺床时间。

（4）铺床后应整理床单及周围环境,以保持病室整齐。

二、暂空床

（一）目的

铺暂空床供新入院的患者或暂离床活动的患者使用,保持病室整洁、美观。

（二）用物准备

同备用床,必要时备橡胶中单、中单。

（三）操作方法

(1)将备用床的盖被四折叠于床尾。若被单式,在床头将罩单向下包过棉胎上端,再翻上衬单做25 cm的反折,包在棉胎及罩单外面。然后将罩单、棉胎、衬单一并4折,叠于床尾。

(2)根据病情需要铺橡胶中单、中单。中单上缘距床头50 cm,中线与床中线对齐,床沿的下垂部分一并塞床垫下。至对侧同上法铺好。

三、麻醉床

（一）目的

(1)铺麻醉床便于接收和护理手术后患者。

(2)使患者安全、舒适和预防并发症。

(3)防止被褥被污染,并便于更换。

（二）用物准备

1.被服类

同备用床,另加橡胶中单、中单两条。弯盘、纱布数块、血压计、听诊器、护理记录单、笔。根据手术情况,备麻醉护理盘或急救车上备麻醉护理用物。

2.麻醉护理盘用物

治疗巾内置张口器、压舌板、舌钳、牙垫、通气导管、治疗碗、镊子、输氧导管、吸痰导管、纱布数块。治疗巾外放电筒、胶布等。必要时备输液架、吸痰器、氧气筒、胃肠减压器等。天冷时无空调设备应备热水袋及布套各2只和毯子。

（三）操作方法

(1)拆去原有枕套、被套、大单等。

(2)按使用顺序备齐用物至床边,放于床尾。

(3)移开床旁桌椅等同备用床。

(4)同暂空床铺好一侧大单、中段橡胶中单、中单及上段橡胶中单、中单,上段中单与床头齐。转至对侧,按上法铺大单、橡胶中单、中单。

(5)铺盖被。①被套式:盖被头端两侧同备用床,尾端系带后向内或向上折叠与床尾齐,将向门口一侧的盖被3折叠于对侧床边。②被单式:头端铺法同暂空床,下端向上反折和床尾齐,两侧边缘向上反折同床沿齐,然后将盖被折叠于一侧床边。

(6)套枕套后将枕头横立于床头,以防患者躁动时头部碰撞床栏而受伤(图2-3)。

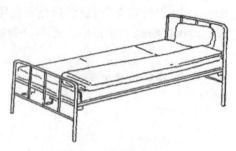

图 2-3　枕头摆放位置

(7)移回床旁桌,椅子放于接收患者对侧床尾。

(8)麻醉护理盘置于床旁桌上,其他用物放于妥善处。

(四)注意事项

(1)铺麻醉床时,必须更换各类清洁被服。

(2)床头一块橡胶中单、中单可根据病情和手术部位需要铺于床头或床尾。若下肢手术者将单铺于床尾,头胸部手术者铺于床头,全麻手术者为防止呕吐物污染床单则铺于床头,而一般手术者,可只铺床中部中单即可。

(3)患者的盖被根据医院条件增减。冬季必要时可置热水袋两只加布套,分别放于床中部及床尾的盖被内。

(4)输液架、胃肠减压器等物放于妥善处。

四、卧有患者床

(一)扫床法

1.目的

(1)使病床平整无皱褶,患者睡卧舒适,保持病室整洁美观。

(2)随扫床操作协助患者变换卧位,又可预防压疮及坠积性肺炎。

2.用物准备

护理车上置浸有消毒液的半湿扫床巾的盆,扫床巾每床一块。

3.操作方法

(1)备齐用物,推护理车至患者床旁,向患者解释,以取得合作。

(2)移开床旁桌椅,半卧位患者,若病情许可,暂将床头、床尾支架放平,以便操作。若床垫已下滑,须上移与床头齐。

(3)松开床尾盖被,助患者翻身侧卧背向护士,枕头随患者翻身移向对侧。松开近侧各层被单,取扫床巾分别扫净中单、橡胶中单后搭在患者身上。然后自床头至床尾扫净大单上碎屑,注意枕下及患者身下部分各层应彻底扫净,最后将各单逐层拉平、铺好。

(4)助患者翻身侧卧于扫净一侧,枕头也随之移向近侧。转至对侧,以上法逐层扫净、拉平、铺好。

(5)助患者平卧,整理盖被,将棉胎与被套拉平,掖成被筒,为患者盖好。

(6)取出枕头,揉松,放于患者头下,支起床上支架。

(7)移回床旁桌椅,整理床单位,保持病室整洁美观,向患者致谢意。

(8)清理用物,归回原处。

(二)更换床单法

1.目的

(1)使病床平整无皱褶,患者睡卧舒适,保持病室整洁美观。

(2)随扫床操作协助患者变换卧位,又可预防压疮及坠积性肺炎。

2.用物准备

清洁的大单、中单、被套、枕套,需要时备患者衣裤。护理车上置浸有消毒液的半湿扫床巾的盆,扫床巾每床一块。

3.操作方法

(1)适用于卧床不起,病情允许翻身者(图 2-4)。①备齐用物推护理车至患者床旁,向患者解释,以取得合作。移开床旁桌椅,半卧位患者,若病情许可,暂将床头、床尾支架放平,以便操作。若床垫已下滑,须上移与床头齐。清洁的被服按更换顺序放于床尾椅上。②松开床尾盖被,助患者侧卧,背向护士,枕头随之移向对侧。③松开近侧各单,将中单卷入患者身下,用扫床巾扫净橡胶中单上的碎屑,搭在患者身上再将大单卷入患者身下,扫净床上碎屑。④取清洁大单,使中线与床中线对齐。将对侧半幅卷紧塞于患者身近侧,半幅自床头、床尾、中部先后展平拉紧铺好,放下橡胶中单,铺上中单(另一半卷紧塞于患者身下),两层一并塞入床垫下铺平。移枕头并助患者翻身面向护士。转至对侧,松开各单,将中单卷至床尾大单上,扫净橡胶中单上的碎屑后搭于患者身上,然后将污大单从床头卷至床尾与污中单一并丢入护理车污衣袋或护理车下层。⑤扫净床上碎屑,依次将清洁大单、橡胶中单、中单逐层拉平,同上法铺好。助患者平卧。⑥解开污被套尾端带子,取出棉胎盖在污被套上,并展平。将清洁被套铺于棉胎上(反面在外),两手伸入清洁被套内,抓住棉胎上端两角,翻转清洁被套,整理床头棉被,一手抓棉被下端,一手将清洁被套往下拉平,同时顺手将污棉套撤出放入护理车污衣袋或护理车下层。棉被上端可压在枕下或请患者抓住,然后至床尾逐层拉平后系好带子,披成被筒,为患者盖好。⑦一手托起头颈部,一手迅速取出枕头,更换枕套,助患者枕好枕头。⑧清理用物,归回原处。

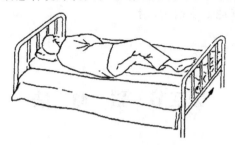

图 2-4 卧有允许翻身患者床换单法

(2)适用于病情不允许翻身的侧卧患者(图 2-5)。①备齐用物推护理车至患者床旁,向患者解释,以取得合作。移开床旁桌椅,半卧位患者,若病情许可,暂将床头、床尾支架放平,以便操作。若床垫已下滑,需上移与床头齐。清洁的被服按更换顺序放于床尾椅上。②两人操作。一人一手托起患者头颈部,另一人一手迅速取出枕头,放于床尾椅上。松开床尾盖被、大单、中单及橡胶中单。从床头将大单横卷成筒式至肩部。③将清洁大单横卷成筒式铺于床头,大单中线与床中线对齐,铺好床头大单。一人抬起患者上半身(骨科患者可利用牵引架上拉手,自己抬起身躯),将污染了的大单、橡胶中单、中单一起从床头卷至患者臀下,同时另一人将清洁大单也随着污单拉至臀部。④放下上半身,一人托起臀部,一人迅速撤出污单,同时将清洁大单拉至床尾,橡胶中单放在床尾椅背上,污单丢入护理车污衣袋或护理车下层,展平大单铺好。⑤一人套枕套为患者枕好。一人备橡胶中单、中单,并先铺好一侧,余半幅塞患者身下至对侧,另一人展平铺好。⑥更换被套、枕套同方法一,两人合作更换。

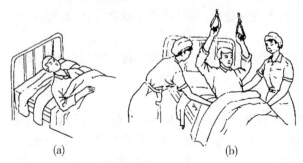

图 2-5　卧有不允许翻身患者床换单法

（3）盖被为被单式更换衬单和罩单的方法:①将床头污衬单反折部分翻至被下,取下污罩单丢入污衣袋或护理车下层。②铺大单(衬单)于棉胎上,反面向上,上端反折 10 cm,与床头齐。③将棉胎在衬单下由床尾退出,铺于衬单上,上端距床头 15 cm。④铺罩单,正面向上,对准中线,上端和床头齐。⑤在床头将罩单向下包过棉胎上端,再翻上衬单做 25 cm 的反折,包在棉胎和罩单的外面。⑥盖被上缘压于枕下或请患者抓住,在床尾撤出衬单,并逐层拉平铺好床尾,注意松紧,以防压迫足趾。

4.注意事项

（1）更换床单或扫床前,应先评估患者及病室环境是否适宜操作,需要时应关闭门窗。

（2）更换床单时注意保暖,动作敏捷,勿过多翻动和暴露患者,以免患者过劳和受凉。

（3）操作时要随时注意观察病情。

（4）患者若有输液管或引流管,更换床单时可从无管一侧开始,操作较为方便。

（5）撤下的污单切勿丢在地上或他人床上。

（张元梅）

第二节　采 血 法

一、一次性定量自动静脉采血器采血法

一次性定量自动静脉采血器,用于护理和医疗检测工作,与注射器采血相比较,可预防交叉感染,特别是有各种已配好试剂的采血管,这不仅减少了化验和护理人员配剂加药工作量,而且可避免差错发生。

(一)特点

1.专用性

专供采集静脉血样标本用。血液可直接通过胶管吸入负压储血管内。血液完全与外界隔离,避免了溶血和交叉感染,提高了检测的准确度。

2.多功能

已配备各种抗凝剂、促凝剂,分别适用于各种检验工作,改变了长期以来存在的由检验、护理人员相关知识不协调导致的试剂成分与剂量不规范而影响检测效果的现状。

3.高效率

一次性定量自动静脉采血器不需人力拉引,不需另配试管、试剂和注射器,可一针多管采取血样标本,还可一针多用,采完血不必拔出针头又可输液,是注射器采血时间的 2/3,从而大大减轻了护理、检验人员的劳动强度和患者的痛苦,也不会因反复抽注造成溶血。

(二)系列采血管

1.普通采血管

适应检测项目:①血清电解质钾、钠、氯、钙、磷、镁、铁、铜离子测定。②肝功能、肾功能、总蛋白、白球比值、蛋白电泳、尿素氮、肌酐、尿酸、血脂、葡萄糖、心肌酶、风湿系列等生化测定。③各种血清学、免疫学等项目测定。如抗链球菌溶血素 O 试验、风湿热(RF)、碱性磷酸酶(ALP)、甲胎蛋白(AFP)、人绒毛膜促性腺激素(HCG)、抗核抗体(ANA)、癌胚抗原(CEA)、免疫球蛋白(Ig)、三碘甲状腺原氨酸(T_3)、四碘甲状腺原氨酸(T_4)、补体成分 3(C3)、肥达试验、外斐反应及狼疮细胞检查等。

采集方法:在接通双针头后至采血完毕,将储血管平置、送检。

2.3.8‰枸橼酸钠抗凝采血管

使用方法。①适用检测项目:魏氏法血细胞沉降率测定专用。②在接通双针头后至采血完毕,将储血管轻轻倒摇动 4～5 次,使抗凝剂充分与血液混匀,达到抗凝的目的后送检。

3.肝素抗凝采血管

使用方法。①适用检测项目:血流变学测定(采血量≥5 mL),血细胞比容,微量元素检测。②采集方法:接通双针头后至采血完毕,将采血管轻轻抖动 4～5 次,使抗凝剂充分与血液混匀,达到抗凝的目的后送捡。

注意:本采血管不适用于酶类测定。

4.乙二胺四乙酸(EDTA)抗凝采血管

使用方法。①适用检测项目:温氏法血沉及血细胞比容检查,全血或血浆生化分析,纤维蛋白原测定,各种血细胞计数、分类及形态观察,贫血及溶血,红细胞病理、血红蛋白检查分析。②采集方法同肝素抗凝采血管。

5.草酸钠抗凝采血管

使用方法。①适应检测项目:主要用于凝血现象的检查测定。②采集方法:同肝素抗凝采血管。

(三)使用方法

(1)检查真空试管是否密封,观察试管密封胶塞的顶部是否凹平,如果凸出则说明密封不合格,需更换试管。

(2)按常规扎上止血带,局部皮肤消毒。

（3）取出小包装内双针头,持有柄针头,取下针头保护套,刺入静脉。

（4）见到小胶管内有回血时,立即将另一端针头(不需取下针头套)刺入储血管上橡胶塞中心进针处,即自动采血。

（5）待达到采血量时,先拔出静脉上针头,再拔掉橡皮塞上的针头,即采血完毕(如果需多管采血时,不需拔掉静脉上针头,只需将橡胶塞上针头拔出并刺入另一储血管即可)。

（6）如需抗凝血,需将每支储血管轻轻倒摇动 4～5 次,使血液与抗凝剂完全混匀后,平置送检。如不需抗凝的血,则不必倒摇动,平置送检即可。

（四）注意事项

（1）包装破损严禁使用。

（2）一次性使用后销毁。

（3）环氧乙烷灭菌,有效期两年。

二、小静脉逆行穿刺采血法

常规静脉取血,进针的方向与血流方向一致,在静脉管腔较大的情况下,取血针的刺入对血流影响不明显。如果穿刺的是小静脉,血流就会被取血穿刺针阻滞,针头部位就没有血流或血流不畅,不容易取出血来。小静脉逆行穿刺采血法的关键是逆行穿刺,也就是针头指向远心端,针头迎着血流穿刺,针体阻止血液回流,恰好使针头部位血流充盈,更有利于取血。

（一）操作方法

（1）选择手腕、手背、足腕、足背或身体其他部位血流充盈的小静脉。

（2）常规消毒,可以扎扎止血带。

（3）根据取血量选用适宜的一次性注射器和针头。

（4）针头指向远心端,逆行穿刺,针头刺入小静脉管腔 3～5 mm,固定针管,轻拉针栓即有血液进入针管。

（5）采足需要血量后,拔出针头,用消毒棉球按压穿刺部位。

（二）注意事项

（1）尽可能选择血流充盈的小静脉。

（2）可通过按压小静脉两端仔细鉴别血液流向。

（3）注射器不能漏气。

（4）固定针管要牢,拉动针栓要轻,动作不可过大。

（5）本方法特别适用于肥胖者及婴幼儿静脉取血。

三、细小静脉直接滴入采血法

在临床护理中,对一些慢性病患者特别是消耗性疾病的患者,进行常规静脉抽血采集血标本时,常由针管漏气、小静脉管腔等导致标本溶血,抽血不成功,给护理工作带来很大麻烦。而细小静脉直接滴入采血法,不仅能减轻患者的痛苦,而且还能为临床提供准确的检验数据。

（一）操作方法

（1）选择手指背静脉、足趾背浅静脉、掌侧指间小静脉。

（2）常规消毒。在所选用的细小静脉旁或上方缓慢进针,见回血后立即用胶布将针栓固定,暂不松开止血带。

（3）去掉与针栓相接的注射器，将试管接于针栓下方约1 cm处，利用止血带的阻力和静脉本身的压力，使血液自行缓缓沿试管壁滴入至所需量为止。

（4）为防凝血，可边接边轻轻旋转试管，使抗凝剂和血液充分混匀。

（5）操作完毕，松止血带，迅速拔出针头，用棉签压住穿刺点。

（二）注意事项

（1）选血管时，不要过分拍挤静脉或扎止血带过久，以免造成局部淤血和缺氧，致使血液成分遭破坏而致溶血。

（2）进针深浅度适宜，见回血后不要再进针。

（3）固定头皮针时，动作要轻柔，嘱患者不要活动，以达到滴血通畅。

（4）此方法适用于急慢性白血病、肾病综合征和消化道癌症等患者。

四、新生儿后囟采血法

在临床护理中，给新生儿特别是早产儿抽血采集血标本时，常因血管细小、管腔内血液含量相对较少而造成操作失败，以致延误诊断和抢救时机，后囟采血法是将新生儿或2～3个月婴儿未闭合的后囟作为采集血标本的部位，这种方法操作简便，成功率高，安全可靠。

（一）操作方法

（1）穿刺部位在后囟中央点，此处为窦汇，是头颈部较大的静脉腔隙。

（2）患儿右侧卧位，面向操作者，右耳下方稍垫高，助手固定患儿头及肩部。

（3）将后囟毛发剃净，面积为5～8 cm^2，用2.5%碘酒消毒皮肤，75%乙醇脱碘。用同样的方法消毒操作者左手示指，并在后囟中央点固定皮肤。

（4）右手持注射器，中指固定针栓，针头斜面向上，手及腕部紧靠患儿头（作为固定支点），针头向患儿口鼻方向由后囟中央点垂直刺入，进针约0.5 cm，略有落空感后松开左手，试抽注射器活塞见回血，抽取所需血量后拔针，用消毒干棉签按压3～5分钟，不出血即可。

（二）注意事项

（1）严格无菌操作，消毒皮肤范围应广泛，避免细菌进入血液循环及颅内引起感染。

（2）对严重呼吸衰竭、有出血倾向患儿，特别是颅内出血的患儿，禁用此方法。

（3）进针时右手及胸部应紧靠患儿头部以固定针头，避免用力过度进针太深而刺伤脑组织。

（4）进针后抽不到回血时，可将针头稍进或稍退，也可将针头退至皮下稍移位后再刺入，切忌针头反复穿刺，以防感染或损伤脑组织。

（5）操作过程中，严密观察患儿的面色、呼吸，如有变化立即停止操作。

五、脐带血采集方法

人类脐带血含有丰富的造血细胞，具有不同于骨髓及外周血的许多特点，这种通常被废弃的血源，可提供相当数量的造血细胞，用于造血细胞移植。脐带血还可提供免疫球蛋白，提高机体免疫力，因而近年来，人脐带血已开始应用于临床并显示出广泛的应用前景。

（一）操作方法

（1）在胎儿着冠前，按无菌操作规程的要求准备好血袋和回输器，同时做好采血的消毒准备。

（2）选择最佳采集时间，在避免胎儿窘迫的前提下，缩短第二产程时间，胎盘剥离之前是理想的采集时机。

（3）胎儿娩出后立即用碘酒、酒精消毒脐轮端以上脐带约 10 cm，然后用两把止血钳夹住脐带，其中一把止血钳用钳带圈套好，距脐轮 1 cm 处夹住脐带，另一把止血钳与此相距 2 cm，并立即用脐带剪断脐。

（4）迅速选择母体端脐带血管暴起处作为穿刺部位，采血，收集脐带血适量后，再用常规消毒方法严格消毒回输器与血袋连接处，立即封口形成无菌血袋。

（5）采集后留好血交叉标本，立即送检、储存，冷藏温度为 −4 ℃，保存期为 10 天。

（二）注意事项

（1）采集的对象应是各项检验和检查指标均在正常范围的产妇。

（2）甲型肝炎、乙型肝炎、丙型肝炎患者，不得采集。羊水Ⅲ度污染及羊水中有胎粪者，脐带被胎粪污染者不采集。早产、胎盘早剥、前置胎盘、孕妇贫血或娩出呼吸窘迫新生儿的产妇不采集。

（3）脐带血的采集，应选择素质好、责任心强、操作技术熟练的护士，专人负责，未经培训者不得上岗。

（4）严格把好使用检查关，脐带血收集后，须由检验科鉴定脐带血型。使用时须与受血者做交叉配血试验，血型相同者方可使用。

（张元梅）

第三节 注射方法

各种药物进行肌内注射时，都可采用"Z"形注射法。此法简便易行，可减少患者注射时的疼痛，特别是可显著减轻其注射后的疼痛，尤其适用于需长时间接受肌内注射者。

一、常规操作

（一）操作方法

（1）常规吸药后更换一无菌针头。

（2）选取注射部位，常规消毒皮肤，用左手将注射部位皮肤、皮下组织向一侧牵拉或向下牵拉，用左手拇指和示指拔掉针头帽，其余各指继续牵拉皮肤。

（3）右手将注射器内空气排尽后，刺入注射部位，抽吸无回血后注入药液，注射完毕立即拔针，放松皮肤，使得药液封闭在肌肉组织内。

（二）注意事项

（1）如注射右旋糖酐铁时，注药完毕后需停留 10 秒后拔出针头，放松皮肤及皮下组织。

（2）禁止按摩注射部位，以避免药物进入皮下组织产生刺激而引起疼痛。

二、水肿患者的静脉穿刺方法

临床工作中，水肿患者由于明显的水肿，肢体肿胀，看不到也触及不到静脉血管，患者需要静脉注射或滴注治疗时，就会遇到困难，现介绍一种简便方法。

用两条止血带，上下相距约 15 cm，捆扎患者的肢体，肢体远端一条最好选用较宽的止血带，捆在患者的腕部、肘部或踝部。捆扎 1 分钟后,松开下面一条止血带,便在此部位看到靛蓝色的静脉,行静脉穿刺。

该方法亦适用于因肥胖而难以进行静脉穿刺的患者。

三、小静脉穿刺新法

患者因长期输液或输入各种抗癌药物,血管壁弹性越来越差,血管充盈不良,给静脉穿刺带来很大困难。此时,如能有效利用小静脉,既可减轻患者痛苦,又能使较大血管壁弹性逐渐恢复。

方法:用棉签蘸 1% 硝酸甘油均匀涂在患者手背上,然后用湿热小毛巾置于拟输液部位 3 分钟左右,表浅小静脉迅速充盈,此时可进行静脉穿刺。因湿热毛巾外敷促使血管扩张,并可增加硝酸甘油的渗透作用,而硝酸甘油具有扩张局部静脉作用。

此方法适用于慢性衰竭及末梢循环不良者,静脉不清晰的小儿患者,长期静脉输液或输入刺激性药物后血管硬化者,休克患者,术前需紧急输入液体但静脉穿刺困难而局部热敷按摩无效者。

四、氦氖激光静脉穿刺新方法

氦氖激光治疗仪是采用特定波长的激光束,通过光导纤维置入人体血管内对血液进行净化照射的仪器。氦氖激光在治疗时是通过静脉穿刺来完成的。如采用激光套管针进行静脉穿刺,易造成穿刺失败,如改用 9 号头皮针进行静脉穿刺,取代套管针,不仅节省原材料,还能减轻患者痛苦。

(一)操作方法

(1)首先接通电源,打开机器开关,根据需要调节功率,一般在 1.5~2.2 mV,每次照射 60~90 分钟。

(2)将激光针用 2% 戊二醛溶液浸泡 30 分钟后取出,用 0.1% 肝素盐水冲洗,以免戊二醛溶液损伤组织细胞。

(3)将 9 号头皮针末端硅胶管部分拔掉,留下带有约 1 cm 长塑料部分的针头。将激光针插入头皮针腔内,安置于纤维管前端的针柄上拧紧螺帽。

(4)选择较粗直的肘正中静脉、头静脉或手背静脉、大隐静脉,将脉枕放在穿刺部位下于穿刺点上方约 6 cm 处,扎紧止血带。

(5)常规消毒,针尖斜面向上,使穿刺针与皮肤成 15°角,刺入皮下再沿静脉走向潜行刺入静脉,将激光针稍向外拉,见头皮针末端的塑料腔内有回血后,再轻轻送回原处。

(6)松止血带,胶布固定,将复位键打开,使定时键为 0 并计时。

(二)注意事项

(1)每次治疗应随时观察病情变化,如患者出现兴奋、烦躁不安、心慌等,可适当调节输出功率,缩短照射时间。

(2)为防止突然断电不能准确计时,应采用定时键与其他计时器同时计时。

(3)治疗结束后关闭电源,将头皮针和激光针一起拔出。将激光针用清水清洗干净后,浸泡于 2% 戊二醛溶液中待用。

五、冷光乳腺检查仪用于小儿静脉穿刺

小儿静脉穿刺一直沿用着凭肉眼及手感来寻找静脉的方法。由于小儿皮下脂肪厚,皮下静脉细小,尤其伴有肥胖、水肿、脱水时,常给静脉穿刺带来困难。冷光乳腺检查仪不仅能把乳腺肿物的大小、透光度显示出来,还能清晰地显示出皮下静脉的分布走行。应用乳腺检查仪,可大大加快寻找静脉的速度,尤其能将肉眼看不到、手摸不清的静脉清晰地显示出来,提高了穿刺成功率。特别是为危重患儿赢得了抢救时间,提高了护士的工作效率,可减轻患儿不必要的痛苦,取得家长的信任和支持,拉近护患关系。

(一)操作方法

1.四肢静脉的选择

按常规选择好穿刺部位,以手背静脉为例,操作者左手固定患儿手部,右手将冷光乳腺检查仪探头垂直置于患儿掌心,让光束透射手掌,推动探头手柄上的滑动开关,调节光的强度,便可把手背部静脉清晰地显示出来,选择较大的静脉,行常规消毒穿刺。

2.头皮静脉的选择

按常用穿刺部位,以颞静脉为例,首先在颞部备皮,操作者以左手固定患儿头部,右手将探头垂直抵于颞部皮肤,移动探头并调节光的强度,可在探头周围形成的透射区内寻找较粗大的静脉,行常规消毒穿刺。

(二)注意事项

(1)调节光的强度应由弱到强,直到显示清晰。

(2)四肢静脉以手背静脉、足背静脉效果最佳。

六、普通头皮针直接锁骨下静脉穿刺法

在临床危重患者的抢救中,静脉给药是抢救成功的最可靠的保证,特别是危重婴幼儿患者,静脉通道能否尽快建立成为抢救成功与否的关键。对于浅表静脉穿刺特别困难者,以往大多采用传统的静脉切开法或较为先进的锁骨下静脉穿刺法,但这两种方法难度较高,且又多用于成年患者,用普通头皮针直接锁骨下静脉穿刺,便可以解决这一难题。

(一)操作方法

(1)定位。①体位:患者取仰卧位,枕垫于肩下,使颈部充分暴露。②定点:取锁骨的肩峰端与胸锁关节连线的内1/3作为进针点。③定向:取胸骨上端与喉结连线的1/2处与进针点连线,此线为进针方向。

(2)进针。将穿刺部位做常规消毒,在定点上沿锁骨下缘进针,针尖朝进针方向,进针深度视患儿年龄、胖瘦而定,一般为2.0~2.5 cm,见回血后再继续进针2~3 mm即可。

(3)固定。针进入血管后保持45°角左右的倾斜角度立于皮肤上,所以固定前应先在针柄下方支垫少许棉球,再将胶布交叉贴于针柄及皮肤上以防针头左右摆动,将部分输液管固定在皮肤上,以防牵拉输液管时引起针头移位或脱落。

(二)注意事项

(1)输液期间尽量减少活动,若行检查、治疗及护理时,应注意保护穿刺部位。

(2)经常检查穿刺部位是否漏液(特别是穿刺初期),穿刺部位周围有无皮下气肿及血肿。

(3)在排除原发性疾病引起的呼吸改变后,应注意观察患儿的呼吸频率、节律是否有改变,口

唇是否有发绀现象。因锁骨下静脉的后壁与胸膜之间的距离仅为 5～7 mm,以防针尖透过血管,穿破胸膜,造成血胸、气胸。

(4)拔针时,用无菌棉球用力按压局部 3 分钟以上,以免因局部渗血而形成皮下血肿,影响患儿的呼吸及再次注射。若需保留针头,其方法与常规浅表静脉穿刺保留法相同。

七、高压氧舱内静脉输液法

高压氧舱内静脉输液,必须保持输液瓶内外压力一致,如果产生压差,则会出现气、液体均流向低压区,而发生气泡、液体外溢等严重后果。若将密闭式输液原通气方向改变,能较好地解决高压氧舱内静脉输液的排气,保持气体通畅,使输液瓶内与舱内压力一致,从而避免压差现象。

(一)操作方法

(1)患者静脉输液时,全部使用塑料瓶装、容量为 500 mL 的静脉用液体。

(2)取一次输液器,按常规操作为患者静脉输液,操作完毕,将输液瓶倒挂于输液架上。

(3)用碘酒消毒该输液瓶底部或侧面(距液面 5 cm 以上)。

(4)将密闭式输液瓶的通气针头从下面的瓶口处拔出,迅速插入输液瓶底部或侧面已消毒好的部位,使通气针头从瓶口移至瓶底,改变原来的通气方向。

(5)调节墨菲滴管内液面至 1/2 高度,全部操作完成,此时患者方可进入高压氧舱接受治疗。

(二)注意事项

(1)舱内禁止使用玻璃装密闭式静脉输液。

(2)使用三通式静脉输液器时,需关闭通气孔,按上述操作方法,在瓶底或瓶侧插入一个 18 号粗针头即可。

(3)使用软塑料袋装静脉输液时,需夹闭原通气孔,按上述操作方法,在塑料袋顶端刺入一个 18 号粗针头,即可接受高压氧治疗。

八、静脉穿刺后新型拔针法

在临床中静脉穿刺拔针时,通常采用"用干棉签按压穿刺点,迅速拔出针头"的方法(下称旧法),运用此法操作,患者血管损伤和疼痛明显。如果将操作顺序调换为"迅速拔出针头,立即用干棉签按压穿刺点"(下称新法),可使患者的血管损伤和疼痛大为减轻。

经病理学研究和临床试验观察,由于旧法拔针是先用干棉签按压穿刺点,后迅速拔出针头,锋利的针刃是在压力作用下退出血管,这样针刃势必会对血管造成机械性的切割损伤,致血管壁受损甚至破裂。在这种伤害性刺激作用下,可释放某些致痛物质并作用于血管壁上的神经末梢而产生痛觉冲动。由于血管受损,红细胞及其他血浆成分漏出管周,故出现管周淤血。由于血管内皮损伤,胶原暴露,继发血栓形成和血栓机化而阻塞管腔。血管壁损伤,液体从细胞漏出,引起管周大量结缔组织增生,致使管壁增厚变硬,管腔缩小或闭塞,引起较重的病理变化。

新法拔针是先拔出针头,再立即用干棉签按压穿刺点。针头在没有压力的情况下退出管腔,因而减轻甚至去除了针刃对血管造成的机械性切割损伤,各种病理变化均较旧法拔针轻微。

九、动脉穿刺点压迫止血新方法

目前,介入性检查及治疗已广泛地应用于临床,术后并发皮下血肿时有发生,尤以动脉穿刺后多见。其原因主要是压迫止血方法不当,又无直观的效果判断指标。如果采用压迫止血新方法,可有效地预防该并发症的发生。

其方法是,当动脉导管及其鞘拔出后,立即以左手示、中二指并拢重压皮肤穿刺口靠近心端 2 cm 左右处,即动脉穿刺口处,保持皮肤穿刺口的开放,使皮下积血能及时排出,用无菌纱布及时擦拭皮肤穿刺口的出血。同时调整指压力量直至皮肤穿刺口无持续性出血,继续压迫 15～20 分钟,先抬起两指少许,观察皮肤穿刺口无出血可终止压迫,再以弹性绷带加压包扎。

十、动、静脉留置针输液法

动、静脉留置针输液是近几年兴起的一种新的输液方法。它选择血管广泛,不易引起刺破血管形成血肿,能多次使用同一血管,维持输液时间长,短时间内可输入大量液体,是烧伤休克期、烧伤手术期及术后维持输液的理想方法。

（一）操作方法

（1）血管及留置针的选择。应选择较粗且较直的血管。血管的直径在 1 cm 左右,前端有一定弯曲者也可。一般选择股静脉、颈外静脉、头静脉、肘正中静脉、前臂浅表静脉、大隐静脉,也可选择颞浅静脉、额正中静脉、手背静脉等。留置针选择按血管粗细、长度而定。股静脉选择 16 G 留置针,颈外静脉、头静脉、肘正中静脉、前臂浅表静脉、大隐静脉可选用 14～20 G 留置针,其他部位宜选用 18～24 G 留置针。

（2）穿刺方法。进针部位用 1％普鲁卡因或利多卡因 0.2 mL 行局部浸润麻醉约 30 秒后进针,进针方法同一般静脉穿刺,回血后将留置针外管沿血管方向推进,外留 0.5～2.0 cm。左手按压留置针管尖部上方血管,以免出血或空气进入,退出针芯、接通输液。股静脉穿刺在腹股沟韧带股动脉内侧采用 45°角斜刺进针,见回血后同上述穿刺方法输液,但股静脉穿刺因其选择针体较长,操作时应戴无菌手套。

（3）固定方法。①用 3M 系列透明粘胶纸 5 cm×10 cm 规格贴于穿刺部位,以固定针体及保护针眼,此法固定牢固、简便,且粘胶纸有一定的伸缩性,用于正常皮肤关节部位的输液,效果较好。②缝合固定。将留置针缝合于局部皮肤上,针眼处用棉球加以保护,此方法多用于通过创面穿刺的针体固定或躁动不安的患者。③采用普通医用胶布同一般静脉输液,多用于前臂、手背等处小静脉。

（二）注意事项

（1）行股静脉穿刺输液时应注意以下几点。①因股静脉所处部位较隐蔽,输液过程中要注意观察局部有无肿胀,防止留置针管脱出致液体输入皮下。②因血管粗大,输液速度很快,应防止输液过快或液体走空发生肺水肿或空气栓塞。③若回血凝固,管道内所形成的血凝块较大,应用 5～10 mL 无菌注射器接于留置针局部将血凝块抽出,回血通畅后接通输液,若抽吸不出,应拔除留置针,避免加压冲洗管道,防止血凝块脱落导致血栓栓塞。④连续输液期间每天应更换输液器 1 次,针眼周围皮肤每天用碘酒、酒精消毒后,针处再盖以酒精棉球和无菌纱布予以保护。

（2）通过创面穿刺者,针眼局部每天用 0.2％氯己定液清洗 2 次,用油纱布及无菌纱布覆盖保护,若局部为焦痂,每天可用 2％碘酒涂擦 3～4 次,针眼处用碘酒棉球及无菌纱布保护。

（3）对前端血管发红或局部液体外渗肿胀者,应立即予以拔除。

（4）留置针管同硅胶导管,其尖端易形成血栓,为侵入的细菌提供繁殖条件,故一般保留 3～7 天。若行痂下静脉穿刺输液,保留时间不超过 3 天。

十一、骨髓内输注技术

骨髓内输注是目前欧美一些国家小儿急救的一项常规技术。小儿急救时,常因中央静脉插管困难及静脉切开浪费时间,休克导致外周血管塌陷等原因而无法建立静脉通道,采用骨髓内输注法进行急救,安全、省时、高效。因长骨有丰富的血管网,髓内静脉系统较为完善,髓腔由海绵状的静脉窦隙网组成,髓窦的血液经中央静脉管回流入全身循环,可将髓腔视为坚硬的静脉通道,即使在严重休克时或心脏停搏时亦不塌陷。当然,骨髓内输注技术并不能完全取代血管内输注,只不过为血管内输注技术的一项有效补充替代方法,仅局限于急救治疗中静脉通路建立失败而且适时建立通路可以明显改善预后的患者。

(一)适应证和禁忌证

心脏停搏、休克、广泛性烧伤、严重创伤及危及生命的癫痫持续状态的患者,可选择骨髓内输注技术。骨硬化症、骨发育不良症、同侧肢体骨折的患者,不宜采用此技术,若穿刺部位出现蜂窝织炎、烧伤感染或皮肤严重撕脱,则应另选他处。

(二)操作方法

(1)骨髓穿刺针的选择:骨髓内输注穿刺针采用骨髓穿刺针、15～18号伊利诺斯骨髓穿刺针或Sur-Fast(美国产)骨髓穿刺针。18～20号骨髓穿刺针适用于18个月以下的婴幼儿,稍大一些的患儿可选用13～16号针。

(2)穿刺部位的选择:最常用的穿刺部位是股骨远端和胫骨远、近端,多数首选胫骨近端,因其有较宽的平面,软组织少,骨性标志明显,但6岁以上的小儿或成人常因该部位厚硬,穿刺难而选择胫骨远端(内踝)。胫骨近端为胫骨粗隆至胫骨内侧中点下方1～3 cm,胫骨远端为胫骨内侧内踝与胫骨干交界处,股骨远端为外踝上方2～3 cm。

(3)穿刺部位常规消毒,固定皮肤,将穿刺针旋转钻入骨内,穿过皮质后,有落空感,即进入了髓腔。确定针入髓腔的方法:接注射器抽吸有骨髓或缓慢注入2～3 mL无菌盐水,若有明显阻力,则表示针未穿过皮质或进入对侧皮质。

(4)针入髓腔后,先以肝素盐水冲洗针,以免堵塞,然后接输液装置。

(5)输注速度:液体从髓腔给药的速度应少于静脉给药。内踝部常压下13号针头输注速度为10 mL/min,加压40 kPa为41 mL/min。胫骨近端输注速度为1 130 mL/h,加压情况下可为常压下的2～3倍。

(6)待建立血管通路后,及时中断骨髓内输注,拔针后穿刺部位以无菌纱布及绷带加压压迫5分钟。

(三)注意事项

(1)操作过程应严格无菌,且骨髓输注留置时间不宜超过24小时,尽快建立血管通路后应及时中断骨髓内输注,以防骨髓炎发生。

(2)为预防穿刺部位渗漏,应选择好穿刺部位,避开骨折骨,减少穿刺次数。确定好针头位于髓腔内,必要时可摄片。为防止针移位,应固定肢体,减少搬动。定时观察远端血供及软组织情况。

(3)婴幼儿穿刺时,若采用大号穿刺针,穿刺点偏向胫骨干,易引起医源性胫骨骨折。因此,应选择合适的穿刺针,胫骨近端以选在胫骨粗隆水平或略远一点为宜。

(王晓红)

第四节 输 血 技 术

一、成功输血的 12 个步骤

第一,获取患者输血史。

第二,选择大口径针头的输血器,同时选择大静脉,保证输血速度,防止溶血。输血、输液可在不同部位同时进行。

第三,选择合适的过滤网,170 μm 网眼口径的过滤网即可去除血液中肉眼可见的碎屑和小凝块。20~40 μm 网眼口径的过滤网可过滤出更小的杂质和血凝块,此过滤网仅用于心肺分流术患者,而不用于常规输血。

第四,输血时最好使用 T 型管,特别是在输入大量血液时,更应采用 T 型管,可以既容易又安全地输入血制品,减少微生物进入管道的机会。

第五,做好输血准备后再到血库取血。

第六,做好核对工作,认真核对献血者和受血者的姓名、血型和交叉配血试验结果。

第七,观察生命体征,在输血后的 15 分钟内,应多注意观察患者有无异常症状,有无输血反应。

第八,输血前后输少量 0.9%NaCl 注射液。

第九,缓慢输血,第一个 5 分钟速度不超过 2 mL/min,如果此期间出现输血反应,应立即停止输血。

第十,保持输血速度,如果输血速度减慢,可提高压力,最简单的方法是将血袋轻轻用手翻转数次或将压力袖带系在血袋上(勿使用血压计袖带)。若采用中心静脉导管输血,需将血液加温,防止因输入大量冷血引起心律失常。

第十一,密切监测整个输血过程。

第十二,完成必要的护理记录。

二、成分输血

成分输血是通过血细胞分离和将血液中各种有效成分进行分离,加工成高浓度、高纯度的各种血液制品,然后根据患者病情需要进行针对性输注,以达到治疗目的。它具有疗效高、输血反应少、一血多用和节约血源等优点。

(1)浓集细胞:新鲜全血经离心或沉淀后移去血浆所得。红细胞浓度高,血浆蛋白少,可减少血浆内抗体引起的发热、变态反应。适用于携氧功能缺陷和血容量正常或接近正常的慢性贫血。

(2)洗涤红细胞:浓集红细胞经 0.9%NaCl 注射液洗涤数次,加 0.9%NaCl 注射液或羟乙基淀粉制成,去除血浆中及红细胞表面吸附的抗体和补体、白细胞及红细胞代谢产物等,适用于免疫性溶血性贫血、阵发性血红蛋白尿,以及发生过原因不明的变态反应或发热者。

(3)红细胞悬液:提取血浆后的红细胞加入等量红细胞保养液制成的悬液,可以保持红细胞的生理功能,适用于中、小手术及战地急救等。

(4)冰冻红细胞:对 IgA 缺陷而血浆中存有抗 IgA 抗体患者,输注冰冻红细胞反应率较低。

(5)白细胞悬液:新鲜全血经离心后取其白膜层的白细胞,或用尼龙滤过吸附器而取得,适用于各种原因引起的粒细胞缺乏($<0.5\times10^9$/L)伴严重感染者(抗生素治疗在 48 小时内无反应的患者)。

(6)血小板悬液:从已采集的全血中离心所得,或用连续和间断血液细胞分离机从供血者获取,适用于血小板计数减少或功能障碍所致的严重自发性出血者。

(7)新鲜或冰冻血浆:含有正常血浆中所有凝血因子,适用于血浆蛋白及凝血因子减少的患者。

三、自体输血法

自体输血法是指采集患者体内血或回收自体失血,再回输给同一患者的方法。开展自体输血将有利于开拓血源,减少储存血量,并且有效地预防输血感染和并发症(如肝炎、艾滋病)的发生。自体输血分为预存自体输血和术中自体输血两种方法。

(一)预存自体输血

预存自体输血即在输血前数周分期采血,逐次增加采血量,将前次采血输回患者体内,最后采集的血储备后于术中或术后使用。预存自体血的采集与一般供血采集法相同。

(二)术中自体输血

对手术过程中出血量较多者,如宫外孕、脾切除等手术,应事先做好准备,进行自体血采集和输入。

(1)操作方法:①将经高压灭菌后的电动吸引器装置一套(按医嘱在负压吸引瓶内加入抗凝剂和抗生素)、乳胶管(硅胶管)两根、玻璃或金属吸引头一根、闭式引流装置一套,以及剪有侧孔的 14 号导尿管、无菌注射器、针头和试管备好。②连接全套吸引装置,在负压瓶内加入抗凝剂,一般每 100 mL 血液加入 10~20 mL 抗凝剂。③术中切开患者腹腔后立即用吸引头吸引,将血液引流至负压瓶内,边吸边摇瓶,使血液与抗凝剂充分混匀。如收集胸腔血时,将插入胸腔的导管连接无菌闭式引流装置,在水封瓶内加入抗凝剂。④收集的自体血经 4~6 层无菌纱布过滤及肉眼观察无凝血块后,即可回输给患者。

(2)注意事项:①用电动吸引器收集自体血时,负压吸引力不宜超过 13.3 kPa,以免红细胞破裂。②收集脾血时,脾蒂血管内的血液可自然流入引流瓶内,切忌挤压脾脏而引起溶血。③回输自体血中的凝血因子和血小板已被耗损,可引起患者凝血功能的改变,故输血以后需要密切观察有无鼻出血、伤口渗血和血性引流液等出血症状,并做好应急准备。④如果收集的自体血量多,可用 500 mL 0.9%NaCl 注射液空瓶收集保存。

四、血压计袖带加压输血法

首先,危重或急诊患者手术时,常常需要大量快速输血,由于库存血温度低,血管容易受到刺激发生痉挛,影响输血速度。其次,一次性输血器管径小,弹性差,应用手摇式和电动式加压输血器效果也不理想。如采用血压计袖带加压输血,既方便经济,效果又好。

方法:输血时,应用一次性输血器,固定好穿刺部位,针头处衔接严密,防止加压输血时脱落。输血前将血压计袖带稍用力横向全部缠绕于血袋上,末端用胶布固定,再用一长胶布将血压计袖带与血袋纵向缠绕一圈粘贴妥当。袖带连接血压计的胶管用止血钳夹紧,然后将血袋连接一次性输血器,悬挂在输液架上,经输气球注气入袖带,即可产生压力,挤压血袋,加快输血速度。注入袖带内的气体量和压力根据输血滴速要求而定,袖带内注入 300 mL 气体,压力可达 12 kPa,此时血液直线注入血管,一般输入 350 mL 血液,中途须充气 2～3 次,8 分钟内即可输完,若需改变滴速,可随时调节注入袖带内的气体量。

此方法为一般输血速度的 3.0～3.5 倍,红细胞不易被破坏,从而减少发生输血反应的概率,还可随意调节滴速。

(王晓红)

第五节　用药护理

一、常用抗生素静脉给药护理

抗生素静脉给药是临床常用的治疗方法。静脉给药时溶媒的选择和溶解方法,溶液保存条件,抗生素和其他药物的配伍都直接影响治疗效果。

(一)常用溶媒的 pH

溶媒(溶液)的 pH 决定着溶液可否作为某种抗生素的溶媒或稀释液。

(1)0.9%NaCl 注射液 pH 为 4.5～7.0。

(2)5%～10%葡萄糖注射液 pH 为 3.2～3.5。

(3)复方氯化钠注射液 pH 为 4.5～7.5。

(4)5%葡萄糖氯化钠注射液 pH 为 3.5～5.5。

(5)注射用水 pH 为 5.0～7.0。

(二)6 种常用抗生素静脉滴注时溶液的选择

(1)青霉素(钠、钾):本品水溶液在 pH 为 6.0～6.8 时最稳定,当 pH<5 或>8 时,效价会迅速降低,因此在显弱酸性的葡萄糖注射液中不稳定。本品适宜的溶液为 0.9% NaCl 注射液、复方氯化钠注射液。稀释后的溶液不宜放置过久,青霉素在室温中 24 小时后抗菌效能可损失大半,故要现配现用。

(2)羧苄西林钠:10%水溶液 pH 为 6.0～8.4。本品对热、酸、碱均不稳定。本品适宜的溶液为 0.9%NaCl 注射液,也可以用注射用水或 0.9%NaCl 注射液溶解后再以 5%～10%葡萄糖注射液稀释后静脉给药。

(3)氨苄西林钠:10%水溶液 pH 为 8.0～10.0,本品的稳定性与溶液浓度、酸碱度、温度有关。在酸性和中性溶液中易水解,在葡萄糖注射液中不稳定。适宜的溶液为 0.9%NaCl 注射液。

(4)乳糖酸红霉素:5%水溶液 pH 为 6.5～7.5,即其水溶液的 pH 在 7 左右时较稳定,pH>8 或 pH<4 易水解失效。本品若直接用 0.9%NaCl 注射液或其他无机盐类溶液溶解会产生沉淀。本品适宜的溶液为注射用水,因此静脉给药时,可另用少量注射用水溶解后,再加入 0.9%NaCl 注射液中。

(5)头孢菌素类:头孢唑林的 10%水溶液 pH 为 4.5～6.0,头孢拉定的 10%水溶液 pH 为 3.5～6.0。这两种抗生素首选溶液应为注射用水及 0.9%NaCl 注射液。临床上,可直接用这两种溶液溶解头孢唑林和头孢拉定,再稀释于所需溶液中,对禁盐者可减少 0.9％NaCl 注射液的用量至 100 mL,或在 5％～10％葡萄糖注射液内加少量碳酸氢钠提高溶液 pH。

(6)氨基糖苷类:临床常用的是庆大霉素和阿米卡星。庆大霉素 pH 为 4.0～6.0,其作用受 pH 影响较大,在 pH 为 8.5 时抗菌效力比 pH 为 5.0 时约强 100 倍,因此本品适宜的溶液为 0.9％NaCl 注射液。也可在 5％～10％葡萄糖注射液内加入 5％碳酸氢钠 0.6～2.0 mL,以提高溶液 pH,以增强疗效,但庆大霉素的毒性也随之增加,此时应减少庆大霉素的用量。阿米卡星极易溶于水,本品 pH 为 6.0～7.5。最适宜的溶液为 5％葡萄糖注射液、5％葡萄糖氯化钠注射液、0.9％NaCl 注射液。其注射液在室温下较稳定,药液变成微黄色不影响疗效。但其稀释液应在 24 小时内用完。

(三)常用抗生素静脉给药时与其他药物的配伍

抗生素静脉给药配伍其他药物时,要把好配伍关,否则影响疗效。

使用青霉素与庆大霉素时,应分别静脉滴注,否则庆大霉素失效。凡氨基糖苷类抗生素,如庆大霉素、阿米卡星、新霉素、链霉素等,与羧苄西林、氨苄西林等在体外混合时,均产生类似结果,故两者需联用时应分开给药。有酸碱、酒精、重金属、氧化剂或青霉素酶存在时,青霉素迅速失效。如酸性的维生素 C,碱性的氨茶碱、碳酸氢钠,含醇的氢化可的松等均不能与青霉素配伍。青霉素与头孢噻吩、林可霉素、间羟胺、羟嗪、去甲肾上腺素等多种药物混合均可产生混浊。氨苄西林忌与碱性药物如碳酸氢钠、乳酸钠并用,不宜与磺胺嘧啶钠、红霉素、氯霉素等合用。羧苄西林不宜与四环素合用。头孢唑林与四环素,多黏菌素 B、异戊巴比妥、葡萄糖酸钙等注射液有理化配伍禁忌,故不能合用。氯霉素与四环素、万古霉素、新生霉素、乳糖酸红霉素、氢化可的松、多黏菌素 B 联用可发生混浊和沉淀。

二、地高辛与其他药物的相互作用及护理

(一)排钾利尿剂(如氢氯噻嗪)

(1)作用结果:当血清 K^+ 浓度下降时,合成增加,排出减少而出现过量反应。

(2)护理:监测血清 K^+ 和地高辛水平,如出现低钾血症,及时补钾。

(二)硫酸奎尼丁

(1)作用结果:用药后第 1 天即可引起血清地高辛水平增高,其原因不明。

(2)护理:开始或中断奎尼丁治疗时,监测血清地高辛水平。同时用两种药物治疗时,地高辛应减量。

(三)美西律

(1)作用结果:胃排空迟缓,两种药物的药血浓度增高。

(2)护理:监测血清地高辛水平和临床效果。

(四)钙通道阻滞剂

(1)作用结果:同时服用两药可导致房室传导阻滞。

(2)护理:减少地高辛剂量,监测心电图变化。

(五)抗酸剂

(1)作用结果:钙离子、镁离子、铝离子与地高辛结合,会妨碍其吸收,使地高辛的血清浓度降低。

(2)护理:服用地高辛 2 小时后再服用抗酸剂。

（六）抗腹泻药（如果胶等）、考来烯胺、降血脂药

（1）作用结果：减少地高辛吸收，使血清地高辛水平下降。

（2）护理：分别服药，两药间隔时间为 2 小时，同时监测血清地高辛浓度和治疗效果。

三、婴幼儿消化不良时常用口服药物配伍禁忌

（一）常用的口服药物

（1）收敛止泻类：碱式碳酸铋、药用炭、鞣酸蛋白等。

（2）健胃消食类：胰酶片、干酵母、乳酶生、胃蛋白酶合剂等。

（3）解痉类：颠茄合剂、小儿溴颠合剂等。

（4）纠酸补液类：口服补液盐等。

（二）药物的配伍禁忌

（1）碱式碳酸铋与乳酶生、胃蛋白酶合剂不宜并用。因为碱式碳酸铋与碱性重金属盐制剂、乳酶生、胃蛋白酶制剂合用可降低疗效。

（2）碱式碳酸铋与口服抗菌药物也不宜并用。因为碱式碳酸铋可在肠道形成保护膜，降低抗菌药物吸收，影响抗菌药物发挥作用。

（3）药用炭与乳酶生、胃蛋白酶合剂不宜并用。因为药用炭是强吸附剂，乳酶生、胃蛋白酶合剂可由于被吸附而失活。

（4）药用炭与口服抗菌药物不宜同服。因为药用炭可吸附此类药物，减少其吸收。

（5）鞣酸蛋白与胃蛋白酶合剂、胰酶片不宜并用。因为鞣酸可与多种蛋白质的酶类结合而使其失活。

（6）乳酶生与鞣酸蛋白不宜同服。因为鞣酸蛋白可抑制乳酸菌生长，合用时会降低乳酶生药效。

（7）乳酸生与抗菌药物（磺胺类、小檗碱、呋喃唑酮、红霉素、氯霉素、广谱抗生素）不宜同服。因为抗菌药物抑制乳酸菌生长或使乳酶生失活。

（8）胃蛋白酶与颠茄合剂不宜同服。因为颠茄合剂可抑制胃酸分泌，并中和胃蛋白酶合剂中的盐酸成分及破坏胃蛋白酶活性。

（9）胰酶及胃蛋白酶不能与中药大黄及含大黄成分的中成药合用。因为这些药物合用可发生沉淀反应。

（10）口服补液盐与乳酶生、胃蛋白酶合剂等有配伍禁忌。因为口服补液盐含有碳酸氢钠，而乳酶生、胃蛋白酶等在碱性条件下，都会降低甚至失去活性。

四、碳酸镁的临床新用途及护理

传统上，硫酸镁主要被用来治疗高血压、导泻、利胆及外用湿敷消炎等。随着医学科学的不断发展，人们发现硫酸镁还具有其他多种作用，可以被广泛地用于治疗呼吸、循环、消化及脑血管系统中的各种疾病。

（一）缓解支气管哮喘

硫酸镁具有解除支气管平滑肌痉挛、扩张支气管作用，故可用于治疗支气管哮喘和哮喘型支气管炎。

（1）用法：在控制感染的同时，采用 25% 硫酸镁 10～20 mL 加入 5% 葡萄糖或 0.9% NaCl 注

射液300～500 mL中静脉滴注。

（2）护理：用药中注意观察患者呼吸频率和节律的变化并定期检查腱反射，以防硫酸镁引起的呼吸肌麻痹。呼吸衰竭患者应慎用。

（二）治疗顽固性心力衰竭

镁离子具有改善心肌代谢、增强心肌收缩力、扩张血管及利尿作用，因而可减轻心脏前后负荷，可用于治疗各种原因引起的心力衰竭。

（1）用法：25%硫酸镁10～20 mL加入5%葡萄糖注射液500 mL中，以30～40滴/分的速度静脉滴注。

（2）护理：在静脉注射初始，应每隔15～30分钟测量血压脉搏1次，以后可根据病情定时测量，同时监测患者尿量变化。患者尿量减少或肾功能不全时应慎用。

（三）治疗缺血性心脏病

镁离子能拮抗钙离子，稳定纤维蛋白原和血小板，防止血管内凝血及血栓形成，可用于治疗心肌梗死和心绞痛。

（1）用法：25%硫酸镁10～20 mL加入能量合剂或极化液中静脉滴注。

（2）护理：在用药过程中应严密观察血压变化。对心肌梗死伴低血压者应慎用。

（四）转复心律

硫酸镁可催化或激活325种酶，使窦房结内冲动形成，房内及房室结内冲动传导减慢，因而可用于转复阵发性室上性心动过速和尖端扭转型室性心动过速。

（1）用法：25%硫酸镁8～10 mL加入5%葡萄糖注射液20～40 mL内静脉注射。

（2）护理：在转复心律过程中，要严密观察和记录患者血压、心率、呼吸变化及心律转复情况，同时做好抢救准备，备好10%葡萄糖酸钙注射液。

（五）治疗急性腹痛

硫酸镁可抑制神经末梢释放乙酰胆碱，使平滑肌松弛，缓解肠痉挛，因而可减轻腹痛、腹泻、呕吐等症状。

用法：10%硫酸镁10 mL加入葡萄糖注射液20 mL中静脉注射。

五、服药期间饮食护理

饮食与药物的相互作用是药物治疗和护理人员不容忽视的问题。食物的种类不同，所含的化学成分及含量也各有差异。食物中不同的化学成分，对药物有着重要的影响，有些可以提高药物的效力，有些则会降低药效或增强其毒性。因此，在服药期间应注意饮食的宜忌，做好饮食护理。

（一）服药期宜进的饮食

（1）在服用消炎利胆排石药期间，宜常食些生姜。现代医学发现，胆石的形成与前列腺素分泌过多有关。而生姜中含有大量姜酚，能抑制前列腺素的合成，破坏胆石的形成，同时姜酚又有很强的利胆作用，故在服用消炎利胆排石类药时，常食生姜对治疗有益。

（2）服用排钾利尿剂期间，应进含钾高的食品。如多吃绿色蔬菜、水果、豆制品类、核桃、小米、荞麦面等含钾丰富的食品，以防氢氯噻嗪、呋塞米等排钾利尿剂引起的低钾血症。

（3）服用铁剂时，应进食富含维生素C的蔬菜等食物，可增强铁盐溶解度以利吸收，从而增加药效。

(4)某些抗生素,如新霉素等,在酸性尿液中杀菌力最强,因此在使用这类抗生素时多吃些蛋白质含量高的食物,如瘦肉、蛋、鱼类,使尿液呈酸性以增强其效力。

(5)服脉通等药期间,可适当吃些蛋类。因为蛋类富含卵磷脂,是强乳化剂,能使胆固醇和脂肪颗粒变小呈悬浮状态,为组织所利用,从而降低血中胆固醇;同时蛋黄中的胆固醇与蛋白质结合,可形成高密度脂蛋白,以清除附着在血管壁上的胆固醇,故能抗动脉粥样硬化。

(6)长期服用糖皮质激素的患者,除补钾外,饮食当以低糖、低脂、高蛋白、高钙为宜。因糖皮质激素能促进机体糖原异生,蛋白质分解增加、合成减少,同时保钠、排钾、排钙,故按上述原则饮食可防止和减少其不良反应。

(7)服用驱虫药后,为促使虫体排出,可多吃些含纤维素多的食物,增强肠蠕动,加强驱虫效果。

(二)服药期间忌进的食物

(1)高血压患者在服用降压药帕吉林时,忌食含酪胺食物。酪胺具有升压效应,诱发高血压危象、脑出血、心律失常及惊厥等,甚至危及生命。天然酪胺存在于扁豆、啤酒、红葡萄酒、乳酪、青鱼、腌鱼、鸡肝等食物中。

(2)在服用抗心律失常药奎尼丁时,应忌食或限制能使尿液碱化的食物,如椰子、栗子、杏仁等,因它们可致药物浓度增高而发生中毒。

(3)应用强心苷,如地高辛、洋地黄等,需禁食含钙高的食品,因钙离子能增强洋地黄等药的毒性。

(4)用阿司匹林治疗冠状动脉粥样硬化性心脏病(简称冠心病)时,不应在用药后同时饮酒,否则会引起胃黏膜屏障的损伤,以致胃出血。

(5)在服用阿米卡星、多黏菌素等抗生素期间,应忌食菠菜、胡萝卜、黄瓜、苏打饼干等碱性食物,因这些抗生素在酸性环境中杀菌力最强。相反,氨基糖苷类、大环内酯类抗生素,如红霉素等,在服用时切不可过食酸菜、咸肉、鸡、鱼与山楂、杨梅、果汁等酸性食物,否则会降低药效。

(6)服用灰黄霉素,切忌高脂饮食,因该药为脂溶性,若进食大量脂肪,血液中的药物浓度便会成倍增高,从而增加其毒性。

(7)服用呋喃唑酮和镇静剂:若在服药期间饮酒或饮食有酒精的饮料,会增加酒精对机体的毒性,甚至发生酒精中毒。

(8)抗震颤麻痹药左旋多巴不宜与乳酪、奶制品、牛肉、动物肝脏、对虾、蛋类及大豆等高蛋白食物同服。因蛋白质在代谢过程中产生大量氨基酸,会妨碍药物吸收,使其疗效降低,毒性增加。

(9)服用异烟肼期间,忌食富含组胺的食物。因异烟肼可使人体内组胺代谢减慢,浓度升高。若再进食长期储存的鱼类等组胺含量高的食物,则可能使机体组胺浓度进一步增高而引起中毒。

(10)口服多酶片、胃蛋白酶制剂时,应忌饮茶水。因茶水中的鞣酸与蛋白质发生化学作用,会使其活性减弱甚至消失而影响疗效。另外,服用铁剂也应忌茶,因铁离子会和茶叶中的鞣酸产生沉淀反应而难于吸收。

(11)常服抗酸药者,不宜饮牛奶。由于抗酸药内多含碳酸钙和碳酸氢钠,若服用这类药时再饮牛奶,常会出现恶心、呕吐、腹痛等症状,甚至钙盐沉积于肾实质,造成肾脏的不可逆性损害。

(12)维生素 K 具有促凝血作用,在治疗出血性疾病时,当忌食黑木耳。因黑木耳中有妨碍血液凝固的成分,会使维生素 K 凝血作用减弱或丧失。

(13)在服用华法林、双香豆素等抗凝剂期间,切忌食用富含维生素 K 的食物,如动物肝脏、菠菜、花菜、卷心菜等,否则可致抗凝剂药效降低,甚至失效。

（14）使用甲状腺类激素期间,应忌食大豆、豌豆、芦笋、卷心菜、菠菜等绿色蔬菜。因这些蔬菜含有致甲状腺肿的物质,可使甲状腺素原本不足的患者病情加重。

（15）服用酚氨咖敏时忌用腌制食品（如咸肉）佐餐,由于酚氨咖敏中含有氨基比林,与腌制食品中亚硝酸反应,有可能生成强力化学致癌物质。

（16）服保钾利尿剂如螺内酯、氨苯蝶啶过程中,不宜食用含钾高的食品,如蘑菇、大豆、菠菜、榨菜、川冬菜等,否则会出现高钾血症。

（17）服中药期间的忌口。服补品期间不能食生萝卜、浓茶、海味、生冷和油腻食物;服黄连、桔梗、乌梅忌猪肉;服麦冬忌鲫鱼;服薄荷忌鳖肉;服鳖甲忌苋菜;服仙茅忌牛奶;服常山、首乌忌葱蒜;服柿霜忌螃蟹;服茯苓忌醋;服解表消热、消肿解痛、宣肺化痰、止咳和中的中药忌生冷、油腻食物;服平肝潜阳、守心安神、清咽止血、润肺宁咳的药物忌进酒、姜、葱、蒜、咖啡、可可、辣椒、羊肉等辛热食物;服用治疗风湿痹症、妇女经痛、男子阳痿、梦遗滑精、久泻腹痛的中药时忌食冰棒、冷饮、柿子、竹笋、生荸等寒凉食物。

（高 亭）

第三章

常见症状的护理

第一节 呼吸困难

呼吸困难是指患者呼吸时主观上自觉空气不足或呼吸急促,客观上可看到患者呼吸活动费力、辅助呼吸肌参与呼吸运动,以增加通气量。呼吸频率、深度与节律发生异常,严重时可出现张口、抬肩、鼻翼扇动、发绀甚至端坐呼吸,而引起严重不适的异常呼吸。正常人在安静状态下,因年龄不同,呼吸次数有很大的差异,一般情况下,呼吸频率随年龄的增长而减慢,但当进行运动或情绪波动时,呼吸次数也会有明显的变化。

一、病因与发病机制

(一)病因

呼吸困难的发生与呼吸运动密切相关,调节呼吸运动的机制如下:①神经调节,包括各种反射系统和高级中枢神经系统;②呼吸力学,主要为弹性阻力与非弹性阻力;③气体交换,通过气体交换,机体吸入氧,呼出二氧化碳。

一般来说,呼吸运动受很多因素的影响,如年龄、运动、睡眠、精神兴奋、剧痛等,均可使呼吸频率减慢或增快。临床上当人体呼吸不能适应机体的需要时,则发生呼吸困难,呼吸困难常见于呼吸、循环、神经、血液系统疾病及中毒患者。

1.呼吸系统疾病

(1)喉部疾病:主要是因为肺外的通气路径即上呼吸道阻塞,如吞入异物、喉头血管性水肿、白喉等。

(2)气管、支气管疾病:支气管哮喘、毛细支气管炎、异物、肿瘤、气管或支气管受压(如甲状腺肿大、主动脉瘤、纵隔肿瘤)。

(3)肺部疾病:肺炎、肺脓肿、肺不张、肺梗死、弥漫性肺结核、肺动脉栓塞等。

(4)胸膜疾病:胸膜炎、胸腔积液、自发性气胸、血胸等。

(5)胸壁形态改变:多源于胸廓畸形,如漏斗胸、鸡胸,脊柱侧弯或后侧弯、后弯、前弯及脊柱炎等。

(6)呼吸肌病变:呼吸肌麻痹是由膈神经受损或吉兰-巴雷综合征造成支配呼吸肌的运动神经元损害。

2.心脏疾病

充血性心力衰竭、心包大量快速积液等。

3.血液变化

重度贫血、失血、一氧化碳中毒、糖尿病、尿毒症等。

4.神经精神性疾病

脊髓灰质炎或吉兰-巴雷综合征所致的肋间肌或膈肌麻痹、脑出血、癔症、重症肌无力等。

5.其他

大量腹水、气腹、腹腔内巨大肿瘤、怀孕后期等。

（二）发病机制

造成呼吸困难的机制大致分为以下几个方面。

1.通气不足

（1）呼吸道阻力增加。

（2）呼吸运动受限，胸肺顺应性降低，顺应性由弹性决定，弹性丧失，则由不顺应变为僵硬。

（3）呼吸肌的神经调节或胸廓功能障碍。

2.弥散功能障碍

肺泡中的氧透过气血屏障进入血液并与血红蛋白结合的量下降。肺泡毛细血管膜面积减少或肺泡毛细血管膜增厚，均会影响换气功能而导致呼吸困难。

3.肺泡通气与血流比例失调

肺泡通气与血流比值大于或小于 0.8 时，分别造成无效通气与生理性动静脉分流，导致缺氧。

4.吸入的氧气不足

空气中的氧含量较低或组织无法利用氧，如氰化物中毒时，不正常的血红蛋白无法携带氧气，虽有足够的氧气到达组织，但是却无法为组织所利用等。

由于以上因素刺激延髓呼吸中枢，增加呼吸肌的工作量，企图增加氧的供给量，从而造成呼吸困难的症状。

二、分类

（1）按其病因可分为呼吸源性、心源性、血源性、中毒性、神经精神性呼吸困难。

（2）按其发病急缓可分为突发性、阵发性和慢性呼吸困难。

（3）按其程度可分为轻度呼吸困难，指运动时出现呼吸困难；中度呼吸困难，指安静状态下无症状，但稍微运动即造成呼吸困难；重度呼吸困难，指安静状态下也出现明显的呼吸困难。

（4）按呼吸周期可分为吸气性呼吸困难，指吸气时出现显著的呼吸困难，有明显的三凹征，即吸气时胸骨上窝、锁骨上窝、肋间隙出现凹陷；呼气性呼吸困难，指呼气费力，呼气时间延长；混合性呼吸困难，指吸气与呼气均费力。

三、临床表现

（一）呼吸困难会导致呼吸频率、节律及深度的变化

1.潮式呼吸

潮式呼吸指呼吸由浅慢至深快，再由深快至浅慢直至暂停数秒，再开始如上的周期性呼吸。

2.间停呼吸

间停呼吸即比奥呼吸,指在有规律地呼吸几次后,突然停止呼吸,间隔短时间后,又开始呼吸,如此周而复始。

3.叹息样呼吸及点头呼吸

叹息样呼吸及点头呼吸是临终性呼吸。

4.呼吸频率异常

呼吸频率异常指呼吸过快或过慢。

5.呼吸深度异常

呼吸深度异常指呼吸深大或呼吸微弱而呼吸频率不变,也可为频率、深度均异常。

（二）循环系统反应

呼吸困难刺激心脏使心率加快,心搏出量增加,血压上升。但严重呼吸困难可导致血压、脉率和搏出量下降,而发生心肌缺氧、心肌坏死、心律失常,甚至心搏骤停,表现为出冷汗、发绀、胸部压迫感、杵状指等。

（三）中枢神经系统反应

呼吸困难可致低氧血症和高碳酸血症,神经细胞对低氧极为敏感。一般说来,轻度低氧血症时,最早出现的功能紊乱表现在智力、视觉方面,短暂或轻微的缺氧后功能可迅速恢复,重而持久的缺氧则导致神经细胞死亡。严重时,可出现脑皮质功能紊乱而发生一系列功能障碍,直接威胁生命。中枢神经系统功能障碍表现为头痛、不安、空白与记忆障碍、计算障碍、精神紊乱、嗜睡、惊厥、昏迷等。

（四）泌尿系统反应

呼吸困难引起轻度缺氧时,尿中可出现蛋白、红细胞、白细胞管型,严重时可发生急性肾功能衰竭（简称肾衰竭）,出现少尿、氮质血症和代谢性酸中毒,甚至无尿。

（五）消化系统反应

呼吸困难致严重缺氧时,可使胃壁血管收缩,降低胃黏膜的屏障作用,出现消化道出血;另外,二氧化碳潴留可增强胃壁细胞的碳酸酐酶活性,而使胃酸分泌增加。

（六）酸碱度与电解质变化反应

呼吸困难可致呼吸性酸中毒、代谢性酸中毒,或呼吸性酸中毒合并代谢性酸中毒、呼吸性碱中毒。

（七）耐力反应

严重的呼吸困难致患者能量消耗增加和缺氧,故感胸闷、气急、耐力下降,而使活动量减少。

（八）心理反应

呼吸困难与心理反应是相互作用、相互影响的关系。呼吸困难的心理反应受个性、人群关系、情绪及既往经验等影响。如极度紧张会导致呼吸困难,激怒、焦虑或挫折等易加剧哮喘者的呼吸困难,惊吓、疼痛等易发生过度换气的呼吸困难。呼吸困难一般可导致表情痛苦、紧张、疲劳、失眠;严重时会有恐惧、惊慌、濒死感;慢性呼吸困难患者自觉预后差。另外,家庭经济不宽裕、家属或人群缺乏同情心也可使患者悲观、失望甚至厌世。呼吸困难的病因是否明确,以及其性质和发作持续时间,也会使患者产生不良的心理反应。

四、治疗

(一)药物治疗

常用药物有肾上腺素,用以治疗支气管哮喘,禁用于高血压及心脏病患者,且注射时要测量患者的脉搏、血压等生命体征;异丙肾上腺素,禁用于伴冠状动脉粥样硬化性心脏病(简称冠心病)、心动过速、甲状腺功能亢进的支气管哮喘者,且用量不宜过大,并应舌下含服;氨茶碱,禁用于伴严重心血管病、肾脏病的呼吸困难患者,静脉注射液的配制一般为氨茶碱 0.25 g+25% 葡萄糖注射液 20 mL,缓慢推注,同时应严密观察患者,静脉注射后至少 4 小时再开始口服治疗,本品不宜与麻黄碱或其他拟肾上腺素药同时注射,否则会增加氨茶碱的毒性作用。

(二)氧疗法

氧疗法是指用提高吸入气中氧浓度的方法增加肺泡中的氧分压、提高动脉血氧分压和氧含量、改善或消除低氧血症的治疗方法。氧疗吸入气的氧浓度,低的可只稍高于空气,如 24%~28%,高的可达 100%,即"纯氧",应根据呼吸困难的程度而定。氧疗法一般包括使用鼻导管、面罩、气管插管等给氧方式。在氧疗过程中,会因使用不当而出现如下危险。

1.慢性气道阻塞

用氧之初,若氧的浓度太高,则有导致二氧化碳积聚的危险,因为这些病的呼吸运动是由低的血氧分压刺激外周感受器所驱动的,一旦用过高浓度氧,就消除了这种刺激,引起通气减少甚至暂停,反而导致更严重的二氧化碳积聚。

2.氧中毒

长时间使用高浓度氧将发生氧中毒。持续用氧 24 小时,胸骨会产生难受的感觉,用氧 36 小时则发生血氧分压下降,连续用 2 天 50% 浓度的氧,则可产生氧中毒的反应。

(三)人工机械通气法

人工机械通气是帮助重度呼吸困难者度过危险期的重要手段。使用人工通气,须用气管内插管或气管切开。机械通气类型有间歇正压通气(IPPV)、呼气末正压通气(PEEP)、连续气道正压通气(CPAP)等。

五、护理

(一)护理目标

(1)呼吸困难的程度及伴随症状减轻或消失。

(2)患者舒适感增加。

(3)患者及家属配合治疗的自我管理能力提高。

(二)护理措施

1.减轻呼吸困难

(1)维持患者呼吸道通畅:①对意识清醒、能自行咳嗽、咳痰者,应协助其翻身、叩背,指导其有效咳嗽、排痰的动作;②痰液多且黏稠时,可服祛痰药或行雾化吸入;③对于咳痰无力、痰不易咳出者,应及时给予吸痰;④对于气道部分完全堵塞、神志不清者,应及时建立人工气道,如行气管切开或气管内插管,进行吸痰。

(2)维持患者的舒适体位:①根据病情,可借助枕头、靠背椅或床旁桌,采取半坐卧或坐位身体前倾的体位,并维持患者舒适;②若无法躺下或坐下,则可采取背靠墙、重心放于双脚、上半身前倾的姿势,使胸廓和横膈放松,以利呼吸;③少数患者也可采取特殊卧位,如自发性气胸者应取健侧卧位,大量胸腔积液患者取患侧卧位,严重堵塞性肺气肿患者应静坐,缓缓呼吸。

(3)保证休息:减少活动量,可减少氧及能量的消耗,减轻缺氧,改善心肺功能。

(4)穿着适当:避免穿紧身衣物和盖厚重被子,以减轻胸部压迫感。

(5)提供舒适环境:保持环境安静,避免噪声,调整室内温度、相对湿度,保持空气流通、清新。

(6)稳定情绪:必要时限制探视者,并避免谈及引起患者情绪波动的事件,使患者心情平静。

(7)指导患者采取放松技巧:①吸气动作应缓慢,尽量能保持 5 秒以上,直至无法再吸气后,再缓慢吐气;②噘嘴呼吸以减慢呼吸速率,增加气道压力,减轻肺塌陷,缓解呼吸异常现象。

2.指导患者日常生活方式

(1)禁烟、酒,以减轻对呼吸道黏膜的刺激。

(2)进易消化、不易发酵的食物,控制体重,避免便秘、腹部胀气及肥胖,因为肥胖时代谢增加,氧耗量增加,从而使呼吸困难加重。

(3)根据自我呼吸情况,随时调整运动类型及次数。

(4)避免接触可能的变应原,减少呼吸困难的诱因。

(5)保持口腔、鼻腔清洁,预防感染。

3.严密观察病情并记录

(1)观察呼吸频率、节律、形态的改变及伴随症状的严重程度等。

(2)及时分析血气结果,以判断呼吸困难的程度。

(3)记录出入水量,如心源性呼吸困难者,应准确记录出入水量,以了解液体平衡情况;哮喘引起的呼吸困难者,在不加重心脏负担的前提下,应适当进水。

4.提高患者自我管理能力

(1)指导患者掌握各种药物的正确使用方法,尤其是呼吸道喷雾剂的使用,并给予其反复示教,以确定患者能正确使用。

(2)指导患者及家属执行胸部物理治疗,如呼吸锻炼、有效咳嗽、背部叩击、体位引流等,使之能早日自行照顾。

(3)向患者解释饮食的重要性,使之了解饮食习惯与呼吸困难的利害关系。

(4)教会患者观察呼吸困难的各种表现,严重时应及时就医。

(5)保持心情愉快,适当休息,避免劳累,减少谈话。

(6)向患者解释氧疗及建立人工气道的重要性,使之能理解与配合。

5.氧疗护理

正确的氧疗可缓解缺氧引起的全身各器官系统生理学改变,提高患者的活动耐力和信心。鼻导管氧气吸入较为普遍,一般流量为 2～4 L/min。

(1)轻度呼吸困难伴轻度发绀,$PaO_2 > 34.6$ kPa(260 mmHg),$PaCO_2 < 6.7$ kPa(50 mmHg),可给低流量鼻导管吸氧。

(2)中度呼吸困难伴明显发绀,PaO_2 为 4.7～6.7 kPa(35～50 mmHg),可给低流量吸氧,必要时也可加大氧流量,氧浓度为 25%～40%。

(3)重度呼吸困难伴明显发绀,$PaO_2 < 4.0$ kPa(30 mmHg),$PaCO_2 > 9.3$ kPa(70 mmHg),可给持续低流量吸氧,氧浓度为 25%～40%,并间断加压给氧或人工呼吸给氧。

6.加强用药管理

用药期间应密切监测呼吸情况、伴随症状及体征,以判断疗效,注意药物不良反应,掌握药物配伍禁忌。

（高　亭）

第二节　发　热

发热是人体对于致病因子的一种全身性反应。正常人在体温调节中枢的调控下,机体的产热和散热过程保持相对平衡,当机体在致热原的作用下或体温调节中枢的功能发生障碍时,其产热增加,而散热不能随之增加,散热减少,体温升高超过正常范围,称为发热。当腋下温度高于37.0 ℃,口腔温度高于37.2 ℃,或直肠温度高于37.6 ℃,一昼夜间波动在1 ℃以上时,可认作发热。按发热的高低可分为:低热(37.3～38.0 ℃)、中等度热(38.1～39.0 ℃)、高热(39.1～40.0 ℃)、超高热(40.0 ℃以上)。

一、常见病因

发热是由各种原因引起的机体散热减少、产热增多或体温调节中枢功能障碍所致。发热的原因可分为感染性和非感染性两类,其中以感染性最为常见。

（一）感染性发热

各种病原体,如病毒、细菌、支原体、立克次体、螺旋体、真菌、寄生虫等所引起的感染。由于病原体的代谢产物或毒素作用于单核巨噬细胞系统而释放出致热原,从而导致发热。

（二）非感染性发热

(1)结缔组织与变态反应性疾病,如风湿热、类风湿病、系统性红斑狼疮、结节性多动脉炎、血清病、药物热等。

(2)组织坏死与细胞破坏,如白血病、各种恶性肿瘤、大手术后、大面积烧伤、重度外伤、急性溶血、急性心肌梗死、血管栓塞等。

(3)产热过多或散热减少,如甲状腺功能亢进(产热过多)、重度脱水(散热减少)等。

(4)体温调节中枢功能障碍失常,如中暑、颅脑损伤、颅内肿瘤等。

(5)自主神经功能紊乱,如功能性低热、感染后低热等。

二、热型及临床意义

（一）稽留热

体温恒定地维持在39～40 ℃的高水平,达数天或数周。24小时内体温波动范围不超过1 ℃。常见于大叶性肺炎、斑疹伤寒及伤寒高热期。

（二）弛张热

体温常在39 ℃以上,波动幅度大,24小时内波动范围超过2 ℃,但都在正常水平以上。常见于败血症、风湿热、重症肺结核及化脓性炎症等。

（三）间歇热

体温骤升达高峰后持续数小时，又迅速降至正常水平，无热期（间歇期）可持续1天至数天。如此高热期与无热期反复交替出现，常见于疟疾、急性肾盂肾炎等。

（四）波状热

体温逐渐上升达39℃或更高，又逐渐下降至正常水平，持续数天后又逐渐升高，如此反复多次，常见于布鲁氏菌病。

（五）回归热

体温急剧上升至39℃或更高，数天后又骤然下降至正常水平。高热期与无热期各持续若干天后规律交替一次，常见于回归热、霍奇金病、周期热等。

（六）不规则热

发热的体温曲线无一定规律，常见于结核病、风湿热、支气管肺炎、渗出性胸膜炎等。

三、护理

（一）护理要点

体温反映机体调节产热和散热的情况。

（1）急性病期以感染性发热为主，对发热患者应注意热型及发热前有无寒战，发热时伴随症状，有无持续高热或高热骤退现象。

（2）高热患者应卧床休息，进食易消化、高热量、高维生素的流质或半流质食品，鼓励多饮水，保持环境安静，有寒战时注意保暖。

（3）体温超过39℃需进行物理降温，如头部冷敷、冰袋置于大血管部位、冰水或酒精擦浴、4℃冷盐水灌肠、吲哚美辛栓塞肛。

（4）按医嘱应用药物（如布洛芬、吲哚美辛、柴胡注射液、清开灵）降温，但年老体弱者不宜连续使用退热剂。

（5）加强口腔护理，发热患者唾液分泌减少，机体抵抗力下降，易引起口腔黏膜损害或口腔感染，因此应按时做好口腔护理。

（6）退热时患者常大汗淋漓，应及时补充液体，并擦身换衣，防止虚脱和受凉。

（7）如有中枢性高热服用退热剂效果较差时，可给予物理降温，以减少脑细胞耗氧量，包括盖薄被、酒精擦浴、头置冰袋或冰帽，对不宜降温者可行人工冬眠，热性惊厥患者应按医嘱给予抗惊厥药。

（8）重症结核伴高热者，可按医嘱在有效抗结核药治疗的同时，加用糖皮质激素，并按高热护理处理。

（二）用药及注意事项

（1）一般处理：卧床休息，补充能量，纠正水与电解质平衡。

（2）在发热的病因诊断过程中，若体温低于39℃且诊断尚未明确，可暂不用退热药物，观察体温变化曲线，以明确病因。若体温高于39℃，不管什么情况均需立即降温治疗（物理或药物方法）至39℃以下（尤其是小儿），以防热性惊厥发生。必要时可考虑转上级医院。

（3）对疑诊感染性疾病，经病原学检查后可针对性地给予敏感的抗生素、抗结核药、抗真菌及抗原虫药物等。

（4）物理降温：见"护理要点"。

(5)药物降温:对热性惊厥者,除物理降温外,应配合药物降温。①小儿可使用亚冬眠疗法。②成人可用吲哚美辛、布洛芬、柴胡及复方奎宁等解热剂,亦可用激素类药物如地塞米松5～10 mg,静脉推注或静脉滴注等。③针灸疗法:针刺合谷、曲池、太冲、大椎等穴,必要时针刺少商、委中穴出血。

（高　亭）

第三节　腹　泻

腹泻是指排便次数较平时增加,且粪质稀薄、容量及水分增加,并含有异常成分,如未消化的食物、黏液、脓血及脱落的肠黏膜等。腹泻时常伴有腹痛及里急后重。

正常排便次数因人而异,每天2～3次或2～3天一次。但每天排出水量不应超过200 mL,粪便成形,不含有异常成分。病程不足2个月者为急性腹泻,超过2个月者为慢性腹泻。

一、病因与发病机制

每天进入肠道的水分有两个来源:其一为体外摄入,约为2 500 mL(包括饮水1 500 mL及食物中含水约1 000 mL);另一来源为消化器官分泌进入肠道的消化液,约为7 000 mL(包括唾液1 000 mL、胃液2 000 mL、胆汁1 000 mL、胰液2 000 mL、小肠液1 000 mL、大肠液60 mL),二者合计约为9 000 mL。其中绝大部分被重吸收,空肠每天吸收水分约为4 500 mL,回肠吸收约为3 500 mL,结肠吸收约为900 mL。因此,每天从粪便排出的水分为100～200 mL。当某些原因造成肠道分泌增加、吸收障碍或肠蠕动过快时,即可造成腹泻。但腹泻的发生常不是单一因素所致,有些腹泻是通过几种机制共同作用而产生的,根据发病机制可分为以下几种。

(一)感染性腹泻

造成的机制有二:①毒素,主要是细菌毒素与肠黏膜上皮细胞的受体结合,使腺苷环化酶活力增强,细胞内cAMP增加,使肠黏膜细胞分泌的电解质和水增加。②细菌直接侵犯造成肠黏膜的破坏,使肠黏膜无法吸收而造成腹泻,如霍乱、沙门氏菌属感染及葡萄球菌毒素中毒。

(二)渗透性腹泻

水溶性物质吸收障碍,使肠腔内渗透压增加,影响水的吸收,肠内容积增大,肠管扩张,肠蠕动加速,从而发生腹泻。引起渗透性腹泻的原因如下。

1.消化不良

消化不良可因胃、胰腺、肝胆系统疾病引起。

(1)胃原性腹泻:如胃大部分切除、空肠吻合术后,食物到达胃内未经充分消化即进入空肠,肠蠕动加快,引起腹泻,还可见于萎缩性胃炎等。

(2)胰原性腹泻:见于慢性胰腺炎、胰腺癌等,由于胰腺分泌胰酶减少,食物中蛋白质、脂肪及淀粉的消化发生障碍,未经消化的营养物质不能被吸收而产生腹泻。

(3)肝、胆原性腹泻:常见于肝脏疾病、胆管梗阻等。因胆汁中含有胆盐和胆汁酸,对脂肪的消化和吸收具有重要作用。肝脏疾病时胆盐产生减少,胆管梗阻时胆汁不能进入肠道,皆可导致肠道胆盐缺乏,使脂肪的消化和吸收不良而发生腹泻。

2.吸收不良

吸收不良见于吸收不良综合征,是由肠道吸收功能障碍所致,口服不易吸收的药物,如硫酸镁、甘露醇、山梨醇等引起的腹泻,亦为渗透性腹泻。

(三)分泌性腹泻

此类腹泻乃因肠黏膜不但无法吸收水及电解质,反而不断地分泌水及电解质进入肠道内,这种腹泻即使在没有吃东西时也会发生。例如,心力衰竭、肝硬化门脉高压等,由于肠道静脉压升高,细胞外液容量增大,影响水分吸收也增加水的分泌,因而造成腹泻。另外,还有内分泌因素,如类癌瘤释放出的血清素及组胺、儿茶酚胺、前列腺素等物质,亦可造成肠局部血管扩张及肠黏膜的分泌作用。其他胃肠道肿瘤如佐林格-埃利森综合征(分泌胃泌素的肿瘤)等也会有此类腹泻。另肠道切除后,尤其是末端回肠切除 100 cm 以上时,会造成原本应在该处吸收的盐类进入大肠,刺激大肠的分泌作用而造成腹泻。

(四)肠运动速度改变造成的腹泻

此类腹泻最常见的是肠敏感综合征,这是因为食物由口至形成粪便需要一定的时间,假使肠道运动速度太快,则水分还未在大肠吸收足够便由肛门排出而形成腹泻。最需注意的是,某些时候有肿瘤或粪便堵住直肠,如未完全堵塞反而会出现腹泻的症状,主要是因为只有水分可由堵塞处通过而排出体外。此时给予止泻药物是其禁忌。

(五)假造的腹泻

假造的腹泻是指本来无病,却为了逃学、休假等而吃泻药或是在正常大便中加水混合,以达到其特殊目的。

二、临床表现

腹泻可造成脱水、电解质平衡紊乱,如低血钾、低血钠等。低血钾可造成肌肉无力、心律失常,甚至可因心律失常而死亡。长期腹泻可造成营养不良,血中清蛋白降低,使血中渗透压不足而造成全身性水肿,肛门局部出现溃烂、疼痛。患者感觉食欲缺乏、肠鸣、呃逆、腹痛,可合并发热(感染或脱水热)、失眠、头晕、全身倦怠。腹泻可产生低渗性脱水,即细胞外渗透压低于细胞内,引起细胞外液的水分移向细胞内,严重时导致脑细胞水肿,产生颅高压,表现为头痛、视物模糊、神志不清,甚至抽搐、惊厥、昏迷。

三、护理

(一)护理目标

(1)腹泻所带来的症状减轻或消除。

(2)患者的排便次数及大便性状恢复正常。

(3)维持水、电解质平衡和良好的营养。

(4)药物治疗次数及剂量减少或停止使用。

(5)患者能说出日常生活中导致腹泻的原因、诱因及预防方法。

(6)患者能够描述腹泻时的自我照顾方法,如饮食、饮水、药物等。

(二)护理措施

1.休息

创造舒适安静的环境,避免紧张性刺激,保持身体用物及床单位的整洁、舒适,频繁腹泻、全身症状明显者应卧床休息,腹部应予保暖,以使肠蠕动减少。腹泻症状减轻后可适当运动。

2.病情观察与标本采集

严密观察生命体征变化,注意皮肤弹性、排便情况如大便次数、间隔时间、量、气味、性状等,及伴随症状如发热、恶心、呕吐、腹痛、腹胀等情况,以提供病情依据。及时采集各项检验标本,如大便标本做常规、潜血及培养,采集标本时应注意不要放过那些有追踪病原菌价值的脓血便、红白冻状便等,并注意及时送检。

3.补液治疗

遵医嘱给予补液治疗和药物治疗,并观察排便情况,评估药物治疗效果。

4.肛门周围皮肤的护理

频繁的排便易造成肛门周围的皮肤擦伤而引起感染,应指导患者及家属便后用软纸轻拭并用温水清洗。有脱肛者可用手隔以消毒纱布轻揉局部,以助肠管还纳。每天用1∶5 000 PP 粉水坐浴,肛周局部涂以无菌凡士林或其他无菌油膏,保持清洁,保护局部皮肤。

5.饮食护理

(1)严重腹泻者应禁食,以后按医嘱做渐进式饮食治疗(禁食-流质饮食-半流质饮食-普通饮食)。

(2)轻症者宜摄取高蛋白、高热量、低脂、少纤维素、易消化的流质、半流质饮食,如能适应可逐渐增加食量,对食欲差者应鼓励进食。

(3)避免过冷、过热及易产气的食物。

6.心理护理

避免精神紧张、烦躁,耐心细致地给患者讲述疾病的发展、治疗及转归过程,以减轻患者的思想负担,对假造腹泻者予以疏导并矫正其行为。

7.穴位按压

取内关、公孙做穴位按压30~50次(2~3分钟),通常可协助改善症状。内关位于前臂掌侧桡尺骨之间腕关节以上2寸,公孙位于第一跖骨基底部前下缘处。

8.健康教育

告诉患者饮食不洁、机体抵抗力低下等都是导致腹泻的原因和诱因。指导患者及家属注意饮食卫生,如食物要洗净、煮熟;在夏秋季节,煮熟的食物不宜放置过久,食用前要再加热,生、熟食分开加工。便后及进食前要洗手等。同时,要注意吃易消化、少渣、少纤维素、低油脂的食物,如稀饭、牛奶、豆浆、豆腐等,多饮水。腹泻时暂不吃冷食、冷饮、水果。禁食酒类、油炸食物及刺激性调料等。

指导患者遵医嘱按时、按量用药,疗程足够,治疗彻底,并说明中断治疗的危害,治疗不彻底或转变成慢性腹泻,会影响今后的工作、学习和生活。只有当患者具备了有关知识,才能提高自我护理能力,有利于腹泻的治愈。

(高 亭)

第四节 疼 痛

　　疼痛是临床上一些疾病常见的症状或一种综合征,是患者就医的主要原因之一。据某医院对550名普通综合门诊连续就诊的患者统计,有40%患者主诉是疼痛。除不可测定疼痛的疾病外,美国每年有8 800万人患急、慢性疼痛,其中7 700万是慢性疼痛,每年用于这方面的花费约60亿美元。20世纪70年代以来,对疼痛的理论研究,使人们对疼痛产生的机制和疼痛的治疗、护理有了许多新的认识。

一、概述

　　疼痛是一种复杂的病理生理活动,是人体对有害刺激的一种保护性防御反应。1979年,国际疼痛研究会(IASP)对疼痛的定义是"疼痛是一种令人不快的感觉和情绪上的感受,伴随着现有的或潜在的组织损伤,疼痛经常是主观的,每个人在生命的早期就通过损伤的经历学会了表达疼痛的确切词汇。无疑这是身体局部状态或整体的感觉,而且也总是令人不愉快的一种情绪上的感受"。简而言之,疼痛是由现有的或潜在的组织损伤而产生的一种令人不快的感觉和情绪上的感受。这种感受是一个广泛涉及社会心理因素的问题,受个性、社会文化、宗教信仰及个人经历等因素的影响。疼痛感觉和反应因人而异、因时而异。所以每个人对疼痛的表达形式也不同。若严重的持续性疼痛,会使患者身心健康受到极大影响。因此,帮助患者避免疼痛、适应疼痛、解除疼痛,详细观察疼痛的性质和特点,有助医师正确地诊断和治疗,这是护理工作中的一项重要内容。提高疼痛护理的效果,与护士所具备的镇痛知识、技能及对患者的态度密切相关。提高护士教育质量、加强职业培训,尤其是使护士掌握控制疼痛的有效方法,是改善疼痛护理的关键。

　　(一)疼痛的临床分类

　　临床上可以根据疼痛的病因、发病机制、病程、疼痛的程度及部位等进行不同的分类。疼痛的分类对于诊断、治疗有一定帮助,同时对于总结分析病例及治疗效果有一定参考价值。常用分类方法如下。

　　1.按病情缓急分类

　　急性痛和慢性痛。

　　2.按疼痛轻重分类

　　轻度痛(微痛、隐痛、触痛)、中度痛(切割痛、烧灼痛)、重度痛(疝痛、绞痛)、极度痛(剧痛、惨痛)。

　　3.按时间分类

　　一过性、间断性、周期性、持续性疼痛等。

　　4.按机体部位分类

　　躯体性痛(表面痛)、内脏痛(深部痛)。

　　5.按疼痛的表现形式分类

　　原位痛、牵涉痛、反射痛、转移性痛。

　　临床上可以根据以上不同的角度,作出各种疼痛的分类,但由于疼痛包含许多复杂因素,不是一种分类方式可以概括的。因此,临床上要结合患者自身情况,根据病因、病情的主要特点进行分类。

（二）常见疼痛的病理生理变化

1.急性疼痛

急性疼痛常有明确的病因,是由疾病或损伤所致的急性症状,严重者伴有休克、虚脱、高热等全身症状。患者的精神和情绪常表现为处于兴奋、焦虑状态,进行有防御的反应。疼痛程度较重,为锐痛、快痛,一般发病及持续时间较短,临床上常见于急性炎症、心肌梗死、脏器穿孔、创伤、手术等。

2.慢性疼痛

慢性疼痛的病因可以是明确的或不明确的。患者常有复杂的精神、心理变化,常表现为精神抑郁,久病则可能出现厌世、悲观情绪。疼痛程度为轻、中度,发病慢,病程较长,常伴有自主神经功能紊乱,如表现为食欲缺乏、心动过缓、低血压等。临床上见于慢性腰腿痛、神经血管疾病性疼痛、晚期癌痛等。

3.表面疼痛

表面疼痛又称浅表痛,是指体表如皮肤、黏膜等处所感受的疼痛,如穿刺、压迫、捻挫、冷热、酸碱等物理性、化学性刺激所引起的疼痛。性质多为锐痛、快痛,比较局限,有防御反应,严重者可以产生休克等全身症状。

4.深部疼痛

肌腱、韧带、关节、骨膜、内脏、浆膜等部位的疼痛,性质一般为钝痛,不局限,患者只能笼统地说出疼痛部位,严重者常伴有呕吐、出汗、脉缓、低血压等症状。

5.内脏疼痛

内脏疼痛是深部疼痛的一部分,疼痛刺激多由于无髓纤维传入,痛阈较高。一般由挤压、切割、烧灼等引起,并伴有自主神经症状。由于其传入通路不集中,并涉及几个节段的脊神经,故疼痛定位不精确。内脏疼痛可以产生牵涉性,因为该脏器传入纤维进入脊髓神经后根后,和躯体传入纤维在同节脊髓后角细胞水平发生聚合,从而在远距离脏器的体表皮肤发生牵涉性疼痛。

（三）疼痛对全身各系统的影响

1.精神心理状态

急性剧痛的疼痛可以引起患者精神兴奋、烦躁不安甚至强烈的反应,如大哭、大喊。长时间的慢性疼痛使大部分患者呈抑制状态,表现为情绪低落、表情淡漠。

2.神经内分泌系统

急剧强烈的刺激,中枢神经系统表现为兴奋状态,疼痛刺激兴奋了交感神经和肾上腺髓质,使儿茶酚胺和肾上腺素分泌增多;肾上腺素抑制胰岛素分泌,促进胰血糖素分泌,增强糖原分解和异生,导致血糖升高,同时出现负氮平衡;皮质醇、醛固酮、抗利尿激素、甲状腺素和三碘塞罗宁都增加。

3.循环系统

剧烈疼痛可引起心电图 T 波变化,特别是冠状动脉病变患者。在浅表痛时脉搏增快,深部痛时减慢,变化与疼痛程度有关,强烈的内脏痛甚至可以引起心搏骤停。血压一般与脉搏变化一致,高血压病患者因疼痛而促使血压升高,而剧烈的深部疼痛会引起血压下降,发生休克。

4.呼吸系统

强烈疼痛时呼吸快而浅,尤其是发生胸壁或腹壁痛时表现得更明显,而静息每分钟通气量通常无变化。但是与呼吸系统无关部位的疼痛,患者由于精神紧张、兴奋不安,也可产生过度换气。

5.消化系统

强烈的深部疼痛引起恶心、呕吐,一般多伴有其他自主神经症状,表现为消化功能障碍,消化腺分泌停止或被抑制。

6.泌尿系统

疼痛可引起反射性肾血管收缩及垂体抗利尿激素分泌增加,导致尿量减少。

二、疼痛的护理评估

在某些国家,学者已经把疼痛的控制作为一门学科来研究。研究人员包括医师、护士及其他辅助治疗人员。疼痛控制是广义的概念,包括一切解除、减轻和预防疼痛的方法及措施。在对疼痛控制的过程中,疼痛的评估是一个重要环节。要选择合适的护理措施,护士不仅要客观地判断疼痛是否存在,还要确定疼痛的强度。因此,评估疼痛的强度,分析采集到的信息及选择合适的护理措施都是护士的责任。

对疼痛的反应和描述,个体差异很大,很难作为疼痛的客观指标。评估疼痛的目的:①提供疼痛的正式记录;②提供有价值的主观经历的记录;③监测缓解疼痛措施的效果;④监测治疗的不良反应;⑤认识病情进展的体征;⑥促进交流。

(一)影响疼痛表达的因素

1.主观因素

主观因素包括人的性格、精神心理状态等。

(1)个性因素:从生理和心理两方面来考虑患者的疼痛十分重要。通常,内向性格的人对疼痛的耐受性大于外向性格的人,主诉较少。

(2)注意力的集中或分散、转移:在日常生活中疼痛可以因为从事注意力集中的工作而忘却,事实表明疼痛可以由于应用其他刺激而改变或减弱。

(3)对疼痛的态度:比彻(Beecher)曾比较了战伤士兵与一般创伤患者对麻醉药的需要量,发现前者虽然创伤范围大,但所需麻醉药量却相对较少,认为这与对待创伤疼痛的不同态度有关。

(4)情绪的影响:布龙佐(Bronzo)用辐射热法研究情绪与痛阈的关系,发现焦虑不安使痛阈降低。

(5)既往经验:对疼痛的感受,除了极少数先天性痛觉缺失患者,过去的生活经历、疼痛的经验及对疼痛的理解都与疼痛的感受和反应有关。

(6)精神异常与疼痛:精神分裂症、神经官能症、精神抑郁症等患者,常伴有疼痛症状。据某疼痛治疗中心分析,精神抑郁症患者主诉头痛占40%,腰背痛占62.5%,四肢关节痛占56%,胃痛占6.3%。有人认为,这种没有躯体器质性损伤或病变的心因性疼痛,不是一种感觉体验而是一种复杂的心理状态。

2.客观因素

(1)环境的变化:昼夜不同的时间内疼痛的感受不同,如夜间疼痛常加重。充满噪声或强烈的光线照射可以影响患者疼痛的感受和反应。

(2)社会文化背景:每个人所受的教育程度和文化水平不同,对疼痛的耐受性和反应也不同。

生活在一个推崇勇敢和忍耐精神的文化背景中,往往更善于耐受疼痛。

(3)性别:一般认为男性的耐受性大于女性,女性比男性更易表达疼痛。

(4)年龄:一般老年患者较年轻患者主诉疼痛机会少、程度低,这可能是由于老年患者感觉降低及过去有较多的疼痛经历,因而对疼痛的耐受性增高。

3.护理人员的因素

护理人员的因素:①对患者的类比心理往往导致主观偏差,如认为同一种肿瘤患者的疼痛程度应该类似;②凭一般经验将患者的疼痛与某些疾病种类相联系;③缺乏有关疼痛的理论、实践知识;④过分担心药物不良反应和成瘾性,使患者得不到必要的药物治疗;⑤与患者缺乏思想交流,仅依据主诉来判断疼痛的存在与程度。以上这些因素往往使一部分患者的疼痛得不到及时处理。

(二)疼痛的护理评估

正确评估疼痛便于选择治疗方式和评价治疗效果。由于痛觉是主观的精神活动,旁观者无法直接察觉到,所以只能依赖间接方法的综合分析,做动态观察和多方位间接评估。

以往通常用简单的方法测量疼痛的次数和程度,或是简单地问:"你还疼吗? 疼痛减轻了吗?"近年来,许多学者从多方面进行研究,试图找到测量疼痛的理想方法。目前常用的方法有以下几种。

1.详细询问病史

(1)初次疼痛的表现:出现时间,整个过程疼痛特征的变化,疼痛的部位、分布、强度、性质、时间特性,持续性或周期性等。

(2)相差的感觉现象:如感觉异常、感觉障碍及麻木。伴随症状常见肌萎缩、消瘦、乏力、出汗、流泪、鼻塞、头晕、眼花、视力障碍、恶心、呕吐、内脏功能障碍等。

(3)激化或触发疼痛的因素:不同体位对疼痛的影响。体力活动、社交活动、情绪、药物等对疼痛的影响。

(4)用药史:包括止痛和其他治疗史。

(5)癌性疼痛:若是癌症患者,应知道癌肿的病理诊断、手术、转移和扩散、化疗和放疗的剂量和疗程、CT 或 MRI 检查结果等。

2.视觉模拟评分测量法(VAS)

此法由日本学者发明。具体方法:在白纸上画一条粗直线,通常为 10 cm,一端为"0",表示"无痛",另一端为"10",表示"最剧烈的疼痛"(图 3-1)。患者根据自己所感受的疼痛程度,在直线上某一点做一记号,以表示疼痛的强度及心理上的冲击。从起点至记号处的距离就是疼痛的量。此评分法较多地用于衡量疼痛强度,也可作多方位的疼痛评估。它的优点是简单明白,易行易评,对疼痛强度有量的表达。此法的灵敏度较高,微细的变化均可以表示出来,可让 7 岁以上意识正常的患者自己填写疼痛的等级。

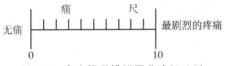

图 3-1　疼痛视觉模拟评分法(VAS)

3.麦吉尔疼痛问卷(MPQ)

这是由疼痛闸门学说的提出者梅尔扎克(Melzack)以他所在的大学名称命名的疼痛调查表,他是在达伦巴哈(Dallenbach)于 1939 年列出的 44 个形容疼痛性质的词的基础上,广泛地从书刊上收集有关疼痛的词汇达 102 个,如轻度、重度疼痛,可怕的疼痛及无法忍受的疼痛等来帮助描述自己的疼痛,使患者更好地表达疼痛。它是目前被英语国家最为广泛应用的评估疼痛的工具。由于它的合理性,已被翻制成法语、德语、芬兰语、意大利语、西班牙语及阿拉伯语等多种版本。

这些疼痛描绘词汇分散在三个大组中:感觉的、情感的和评价的。感觉组又分为 10 个亚小组,分别代表不同性质的疼痛,包括时间性疼痛(如搏动性痛)、空间性疼痛(如穿透样痛)、点样压力、切样压力、收缩压力、牵引压力、热感、钝性、明快性和杂类感觉。情感分为 5 个亚小组,包括紧张、油然自发的情绪、恐惧性、惩罚性、情绪-评估-感觉的杂类。评价不分类,共 16 个亚小组,61 个字。由于以上范围内的描述字汇不敷应用,故又补充 4 个亚小组,共 17 个字,供患者选择合适的描绘字(表 3-1、表 3-2)。

表 3-1　麦吉尔疼痛问卷

病人姓名＿＿＿＿＿＿　日期＿＿＿＿＿＿　时间＿＿＿＿＿＿　AM/PM

PRI:S＿＿＿＿＿　A＿＿＿＿＿　E＿＿＿＿＿　M＿＿＿＿＿　PRI(T)＿＿＿＿＿　PPI＿＿＿＿＿

(1~10)	(1~15)	(16)	(17~20)	(1~20)

疼痛在何处?

I=内部　　　E=外部

评述

PPI
0.无痛
1.轻微
2.不适
3.痛苦
4.可怕
5.极度

注:1~10 为感觉,11~15 为情感,16 为评估,17~20 为杂类,PRI 为疼痛分级指数,PPI 为目前疼痛强度

表 3-2 麦吉尔疼痛问卷的总体评级法的举例

感觉	评估	情绪	评估	情绪	评估
1.闪烁性	1	11.劳累*	1	16.烦忧的*	1
颤抖性	2	精疲力竭	2	忧虑的	2
悸动性*	3			悲伤的	3
搏动性	4			渴望的	4
鞭打性	5			受不了的	5
猛锤性	6				
亚小组评级	3/6=0.50		1/2=0.50		1/5=0.20
4.锐利性	1	14.惩罚的	1		
切割性	2	虐待的*	2		
撕裂性*	3	残暴的	3		
恶毒的	4				
宰杀的	5				
亚小组评级	3/3=1.00		2/5=0.40		
7.热辣样*	1				
灼样	2				
烫样	3				
烙焦样	4				
亚小组评级	1/4=0.25				
亚小组总分	1.75		0.90		0.20
小组 PRI	$\frac{1.75}{10}=0.175$		$\frac{0.90}{5}=0.18$		$\frac{0.20}{1}=0.20$
总评级	$\frac{0.175+0.18+0.20}{3}=0.185$				

注:* 选中的字;PRI 疼痛分级指数

此问卷应用时费时 15～20 分钟,随着经验的增加,时间可缩短为 5～10 分钟。MPQ 的结果可靠有效,重复性好,而且可多方面地反映疼痛的情况。

MPQ 虽然是目前较为合理的测痛手段,但由于语言文字结构学上的问题,不能将英语的描绘字简单地直译而全盘照搬过来,在英语国家里,不少人对某些词汇也不是轻易能理解的。其他国家首先收集有关疼痛的词汇,如阿拉伯语中痛的词汇为 100 个,意大利语为 203 个,然后在大批群众中进行每个字评级,如德国将 122 人分三批,意大利将 160 人分两批对痛的词汇评级。可见这是非常艰巨的工作。美国的 Memillan 设计了一份短期形式的 MPQ 疼痛估计表(SFM.P.Q),该表简化了 MPQ 调查表的内容,缩短了填写时间。由 15 个描述信息组成,包括 11 个感觉(跳痛、针刺样痛、刀割样痛、刺骨痛、痉挛性痛、咬痛、烧灼痛、剧烈痛、触痛、痛苦的痛、撕裂样痛),4 个情感(疲劳、厌倦、恐惧、痛苦的折磨)。将每一个信息从 0～3 分为 4 个等级。我们只能采用 MPQ 的原理,制作适合我国自己的中文版 MPQ。

4.上海医科大学华山医院的疼痛评估表

参照卡尔诺夫斯基(Karnofsky)的 100 等分法和基尔(Keele)的 24 小时记录的方法,设计了疼痛缓解程度评价表。这是疼痛缓解百分制评分法,把患者在治疗前所感受到的最痛的程度假定为 100 分,不管患者的疼痛程度如何。在 100 分以下表示疼痛减轻,超过 100 分表示疼痛加重。记录的次数由患者自己掌握,并不严格要求患者必须每小时记录一次,但必须记录最痛和最轻的时间和程度,以免患者把注意力终日集中在疼痛上。此法的优点是,100 分法比较符合中国人的习惯,可以看到动态变化和药物治疗的关系。缺点是不能反映疼痛的程度和性质。这方面只能依靠详细的病史记录来补充。从我国人群的总体文化水平考虑,此方法是切实可行的(表 3-3)。

表 3-3 上海医科大学华山医院麻醉科所设计的疼痛缓解程度评价表

姓名____ 性别:男、女 年龄____ 日期____年____月____日 编号____

病员同志:

下表是请你对自己的疼痛做一评价,横线表示时间,从早上 6 点到第 2 天早晨 6 点,每格代表 1 小时,纵线表示疼痛程度,以原来疼痛作为 100%,将现在的疼痛与其做比较,如增加则为大于 100%,如减轻 20%,则为 80%,依次类推,每小时记录 1 次,并且,请把用药情况记录下来。

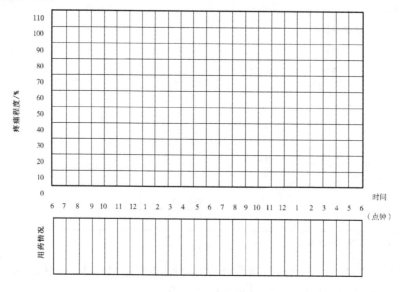

5.疼痛的监护

疼痛的监护包括心跳、呼吸、局部肌肉紧张度、掌心出汗、血浆皮质醇水平等指标,其他如表情、体位、儿童哭闹等也可间接了解疼痛的程度。

另外,学者还研制了评估疼痛的仪器,以记录疼痛的感觉和情感的尺度及对生活的影响。尽管方法很多,但至今仍未找到理想的客观评估疼痛的仪器和方法。

护士对疼痛患者管理的重要步骤是对病史的收集,其主要内容如下:①疼痛的部位;②疼痛的程度,让患者自己描述;③疼痛的性质,即疼痛感觉像什么;④疼痛的频率和持续的时间;⑤加重或缓解的有关因素;⑥疼痛对生活的影响;⑦以前和现在缓解疼痛的方法;⑧当前患者的期望是什么。通过以上诸项调查,可较全面了解疼痛的原因,从而正确评估疼痛的程度,制定控制疼痛的措施。

（三）小儿疼痛的评估

对小儿疼痛性质和强度的客观评估是一个难题。婴儿尚未有直接表达疼痛的能力，较大儿童有口述表达的能力，但他们的词汇量是随着年龄增长而积累的。由于背景不同，所用的词汇也不同，所以医护人员一般并不信赖儿童的口述，而依赖小儿行为的表现。

1.行为评估法

对婴儿疼痛的评估，目前只限于急性疼痛，如声音的表达包括尖叫声，哭声的强度、时间，哭周期的数目，哭声的频率、音调、曲调等作为疼痛程度的标志。婴儿哭声的 11 个声学特性可被鉴别出来。哭声的长度及发音可用于预测哭的类型，如冷热、饥饿、疼痛。面部表情是婴儿对伤害性刺激的先天性反应，“鉴别面部活动的系统”将面部分为三个区域，即前额及眉头、眼及鼻脊、嘴等；有 9 种面部表情，即眉收紧、鼻唇沟加深、双唇张开、嘴垂直拉开（唇角拉紧、下巴明显下拉）、嘴水平拉大、噘嘴、舌拉紧（舌呈高耸的杯状，舌边紧锐）及下巴抖动。身体部位分为上身、手臂及双腿。疼痛动作如上身的僵硬、回缩、四肢的猛烈移动和护卫。

2.生理学的痛测试

疼痛时呼吸频率及心率上升，手掌出汗被看作焦虑的标志。

3.疼痛评估法

（1）推测式方法：此法特别适合于年龄较小的儿童。①颜色选择法。斯图尔特（Stewart）最初让小儿从 7 种颜色中选择一种代表疼痛，红、黑、紫等被选为疼痛的标志，以后采用很多组的不同直径的同心圆，以红色代表疼痛、黑色代表情绪、直径长度代表强度。②海兰特（Hester）的扑克牌方法。用 0～4 数字的扑克牌以代表不同程度的疼痛，让小儿选择以表示所受痛苦的程度。

（2）直接自报法：包括口述自报、面谈、视觉模拟评分法及各种间距度量法，如表达情绪的面部变化。①口头描述法。儿童的口述难免带有偏见，或夸张，或缩小，应配合仔细观察。根据口述，了解疼痛性质、强度、部位、高峰期、持续时间等。②面谈。面谈有独特的作用，可以了解很多信息，包括疼痛原因，环境的或内源性的疼痛激化因素，家庭成员或朋友的反应，患儿对治疗的态度和祈求。③琼斯（Jeans）及戈登（Gorden）的画图法。要求 54 名 3～13 岁的健康儿童画出他们自己想象中和经历中的关于疼痛的图画。画后，和儿童面谈，了解他们以往的疼痛经历、痛的词汇、痛的言语及应付痛的能力。根据图的内容、所用的颜色、类型、痛的来源（自伤或他伤）及意向（意外的或意料的），将图画编码。患儿画出一人或身体的一部分，选择红色或黑色代表疼痛程度，然后根据编码评分。

三、疼痛的护理措施

控制疼痛的方法很多，归纳起来主要是药物治疗、手术治疗及心理行为的治疗。

（一）疼痛护理的要点

（1）护士首先要有同情心，用亲切和蔼的态度对待患者，表现出对患者痛苦的充分理解。国外曾报道一组癌症患者通过护士及家属的鼓励，96％获得止痛效果，一般的止痛方法可能产生 80％以上的效果。

（2）保持病室环境安静，尽量减少噪声，使患者充分休息。避免对患者的一切恶性刺激。在进行护理工作时，动作要轻柔，避免粗暴操作，减少疼痛刺激。

（二）药物止痛

1. 常用的止痛药物

（1）抗胆碱能药：用以解痉止痛，对各种平滑肌痉挛，如肠绞痛，有明显效果，常用药有颠茄片、颠茄合剂、溴苯胺太林、阿托品等，服后可出现口干舌燥。

（2）解热镇痛药：用以抗风湿性解热镇痛药治疗头痛、风湿性神经痛等，常用药有阿司匹林、水杨酸钠等。

（3）镇痛药：如阿片、吗啡、可卡因、哌替啶等为全身性止痛剂，有镇痛、镇静、解痉作用，多用于严重疼痛患者，但有成瘾性。

（4）非麻醉性镇痛药：这类药物对肌肉、韧带、骨关节的疼痛有效，对内脏疼痛则无效。

（5）麻醉性镇痛药：此类药物对癌症性疼痛最有效，由于会产生耐药性与成瘾性，故倾向于作为最后的治疗手段。但深部的绞痛和胀痛，任何部位剧烈的锐痛，有时必须注射麻醉性镇痛药。针对晚期癌症患者的剧烈疼痛使用麻醉性镇痛药缓解疼痛时，不宜迟延，因为药物成瘾并不重要，最后阶段应尽一切可能让患者感到舒适。

只有依据疼痛的不同原因，选用恰当的止痛药物，采用适当的给药途径，才能获得止痛效果。

2. 给药方法

（1）经口给药：口服止痛药是最常见的方法，患者也易接受。如阿司匹林、吲哚美辛等，由于对胃肠道黏膜有一定的损伤，临床应用受到一定限制。近年来文献报道，对慢性癌痛采用布洛芬与美沙酮合用，取得了良好效果。

口服吗啡制剂控制癌痛已沿用多年，过去每 4 小时给药一次较为麻烦。多年来研究者试图研制长效口服吗啡制剂，以克服上述剂型的缺点。近来应用控制释放硫酸吗啡片剂治疗晚期癌痛取得了较好的临床效果。

关于给药时间，以往习惯于疼痛时给药，近来研究发现，定时给药血清中浓度较稳定，止痛效果较好，同时用药总量还会减少。但不能千篇一律，如病情加重超出定时给药控制疼痛的效力时，则按需要给药更为适宜，也有一些人喜欢疼痛开始时给药。制定治疗方案时，要依据患者的意愿及影响止痛成败的各种因素作出选择。

（2）经胃肠外给药：当大量口服止痛药不能控制疼痛，或有严重的胃肠道反应如恶心、呕吐等不良反应时，需采用胃肠道外给药途径。①连续皮下输入麻醉剂。安全性和效果较好，深受患者欢迎，现已为普遍采用。②静脉给药患者自控止疼（PCA）。用一个计数电子仪控制的注药泵——微泵，由患者或患者家属控制，在患者疼痛时给予一定剂量的止痛药物。可以提供麻醉剂的剂量、增减范围和估计两剂量的间隔最短时间及提供一个稳定的注药间隔周期。优点是能较好地控制疼痛，减少止痛药用量及不良反应，并提供患者独立地管理止痛药的机会，对改善肺功能和减少术后并发症也有帮助。适用于不同的临床病例，包括 7 岁以上的儿童，已日趋广泛地应用于临床。早年用于手术后止痛，近来这一技术广泛用于意识正常而没有阿片类药物成瘾的各种癌痛患者，其安全性和止痛效果是可靠的，在使用 PCA 泵时应注意要有完整的医疗记录：医嘱记录、护理计划、疼痛管理计划、护理记录和医疗记录等。此外，所有医护人员都要知道患者正在实施的疼痛管理情况，有的医院是在患者的门上或病历上贴上带有 PCA 标志的标签，提示护理人员做好患者的疼痛管理工作。③硬膜外镇痛法（epidural inducing analgesia，EIA）。经硬膜外导管通过人工或可控性微泵持续给小剂量止痛药，方法简便有效，尤其适用于长期疼痛患者。

a.特点:提供持久的止痛效果,降低麻醉镇痛剂用量。b.不良反应:呼吸抑制、血压降低及小腿水肿,一般呼吸抑制的危险性存在于中断给药后 6～24 小时。c.减少呼吸抑制发生率可采用以下措施:高龄全身情况差者减量;避免与其他镇痛方法联合使用;注意呼吸类型。据报道,通过静脉、肌肉、吸入等途径的中枢性镇痛与通过硬膜外腔等途径的局部镇痛比较,后者效果更佳,不影响意识,无成瘾性。

（三）针刺和刺激镇痛

1.针刺

这是一种值得推广的安全、简便、经济、有效的止痛方法。针刺镇痛是用特制的不锈钢针刺入机体一定的穴位来解除疼痛的一种方法。有时也采用电针刺激。大量的临床试验和观察研究表明,针刺利用可控制的低振幅频率的电流刺激局部组织,或兴奋深部组织包括肌肉在内的牵张、压力等多种感受器,通过各种传入神经纤维将信息传入中枢神经系统,在中枢神经系统的各级水平阻遏或调制伤害性信号的传递和感受。电针的传入冲动主要进入中枢神经系统,激活内源性阿片肽镇痛系统、非阿片肽镇痛系统和经典递质系统而达到镇痛效果。

2.经皮肤电刺激神经

这是根据痛觉产生的闸门控制学说和电针镇痛而发展起来的一种方法。这种方法常被用于慢性疼痛,刺激电极可放在某些穴位、疼痛部位或邻近关节。其镇痛范围限于同一脊髓节段或同神经支配区。根据刺激脉冲的频率及强度不同,其作用机制也不尽相同,低频低强度刺激可兴奋神经干中粗的神经纤维。在脊髓水平,粗神经纤维的冲动可抑制细神经纤维或中间神经元对痛觉信号的向上传递。如果刺激较强,则可激活脑内源性镇痛系统,通过下行抑制作用抑制痛觉信息在脊髓的传递。

3.表皮刺激止痛法

冷、温湿敷法,可使神经末梢的敏感性降低而减轻疼痛。

涂薄荷脑软膏止痛法止痛的原理尚不清楚。用法:取薄荷脑软膏(如清凉油)涂在疼痛部位附近。对疼痛不易触及的"内在疼"可用以上方法或用按摩七星针敲打刺激对侧皮肤以达到止痛的目的。

4.脑刺激镇痛

在脑内某些核团如中脑水管周围灰质、下丘脑、尾核等埋藏电极,电刺激这些部位可控制癌症患者的顽痛。

（四）常用的疼痛护理措施

1.松弛

这种方法是通过各种放松训练,使患者在精神上和肉体上从应激中释放出来。放松训练包括生物反馈、进行性肌肉松弛、深呼吸等。最简单的松弛性动作,如叹气、打呵欠、腹式呼吸等。

2.想象

想象是现实和幻想在精神上的表现。它不仅包括精神上的画面,而且也包括听觉、触觉、嗅觉、味觉及运动的再现。想象包括会话式的、简单的症状替换、标准想象技术、系统的个体想象技术等。

3.分散注意力

引导患者注意其他事物,"忽视"疼痛感觉,从而提高患者疼痛阈值以减轻疼痛。这种方法能提高对痛的耐受力,但不能去除疼痛,只可短期应用。分散注意力,采用的方法:当患者疼痛很轻时,可讲述患者感兴趣的故事;选放患者喜欢的音乐,播放快速高音调的音乐,嘱患者边听边随节奏打拍并闭目,疼痛减轻时音量放小;缓慢有节奏的呼吸,嘱患者眼睛注意室内前方物体,进行深慢吸气与缓慢呼出,继续慢吸慢呼并数数,闭目想象空气缓慢进肺或臆想眼前是海滨和绿色原野。

4.催眠

这是在有意识的状态下,由催眠师所执行的通过强化暗示改变意识状态而使行为改变的一种方法。

催眠状态是一种注意力或精神高度集中的状态,可产生多种效果。许多研究都证实催眠术对抑制疼痛十分有效,但其神经生理学基础尚不清楚。

5.音乐

选择适当的音乐,使患者放松,不仅能改善患者的疼痛,而且对克服焦虑也有效。

6.幽默

有人报道,对某些患者来说,大笑 10 分钟后,患者的疼痛可缓解 2 小时。

7.按摩

皮肤和皮下组织施以不同程度的按压,能松弛肌肉,改善循环,以减轻疼痛。

8.心理疗法

(1)生物反馈疗法:通过机器让患者本人感觉到自主神经系统反应(血压、脉搏、体温、肌电图),通过附加自发反应条件用意志控制这些功能。自我催眠疗法可减轻疼痛的感觉和苦恼,其内容是同疼痛做斗争,好像疼痛从伤口出来而消失。

(2)图像法:通过交谈制成图像以提供患者控制疼痛的感觉。道克(Doake)初次报道了图像法可减少止痛药的使用剂量并减轻疼痛。

四、癌症疼痛的护理

疼痛是癌症患者主要的症状之一。世界上每天有 350 万例以上的癌症患者忍受着疼痛的折磨。一般癌症的疼痛率占 53%,晚期癌症则高达 91%。根据研究,疼痛发生率最高的是骨癌和口腔癌,为 80%～90%;其次是肝癌、泌尿系统癌肿、乳腺癌、肺癌等;发生最低的是白血病,仅占5%。老年患者癌症出现的疼痛在程度上可能稍轻,但疼痛仍是晚期癌症患者护理的一项重要内容。世界卫生组织(WHO)近来公布了治疗癌痛的指导原则,强调用药的三个步骤:首先用非麻醉药,如非甾体抗炎药物(NSAIDs);然后用弱麻醉镇痛剂,可卡因;最后选用强麻醉镇痛剂与复合止痛药联用,如吗啡制剂等。

(一)癌性疼痛的护理原则

1.变按需给药为按时给药

对癌性疼痛的治疗,传统的做法多以患者超过忍耐力为给药标准,并有意识地尽可能延长给药间隔时间,以减少止痛药用量,这样不仅不能使患者摆脱疼痛的痛苦,还会提高对疼痛的警觉和恐惧,甚至形成索取更多、更强的止痛药愿望,造成对止痛药的"心理性成瘾"。因此,最好根据药物半衰期按时给药,一般在前次服药效果消失1小时前给药为宜。首先尽可能口服,其次直肠给药,最后才考虑注射。

2.分阶梯复合用药

WHO建议癌性痛治疗选用镇痛剂必须从弱到强按三个阶梯进行。首选第1类非阿片镇痛剂,代表药是阿司匹林,代替药是氨基比林,对于轻、中度疼痛有效。如果止痛不满意,可选用第2类阿片镇痛剂,代表药是可待因,代替药是右旋丙氧酚。只有效果仍不满意时才选用第3类强阿片镇痛剂,代表药是吗啡,代替药有美沙酮、哌替啶等。由于癌性疼痛具有急性和慢性疼痛两种特点,用止痛药可长期安排应付持续性疼痛,并应根据疼痛程度经常变换止痛药,在充分缓解的前提下尽可能减少止痛药用量。实践表明,合理的间隔时间、充足的剂量、科学的搭配药物,应用非麻醉性止痛药可使大多数癌性疼痛缓解。

3.注重心理护理

疼痛患者极为敏感,需要格外关注,不仅需要技术上治疗,也需要情感上的照料。给予疼痛患者心理安慰、鼓励,使其精神上摆脱恐惧感,并教育患者及家属改变对药物不良反应及耐受性的错误认识,使广大的癌症患者从疼痛的痛苦中解脱出来。

(二)麻醉技术控制癌痛

1.神经阻滞

神经阻滞是经皮将局麻药或神经破坏药直接注入神经节、神经干或神经丛及其周围,阻断疼痛传导的一类方法,在晚期癌痛患者中已应用了多年。近年来提倡给早期癌痛患者应用。治疗性神经阻滞常用不可逆的破坏神经的药物,如酚、酒精等。

2.椎管内应用麻醉剂

椎管内应用麻醉剂已有十余年的历史。这项技术是通过导管或泵,连续或间断地将药物输入硬膜外或鞘内。这种方法避免了口服给药法和其他方法给药的不良反应,同时还减少了辅助药物的应用。然而,耐药性是影响止痛效果的一个因素。

(三)神经外科技术控制癌痛

神经外科手术已广泛用于治疗癌痛。这些技术近期才应用于临床,手术治疗的目的是在周围神经与中枢神经之间某一点切断传导疼痛的途径。如周围神经切断术、脊髓前侧切断术、脑回切断术等。

（张　华）

第四章

内分泌科护理

第一节　甲状腺功能亢进症

甲状腺功能亢进症简称甲亢,是指甲状腺腺体本身产生甲状腺激素(TH)过多而引起的甲状腺毒症。格雷夫斯病(Graves diseas,GD)又称毒性弥漫性甲状腺肿,各种病因所致的甲状腺功能亢进症中,以格雷夫斯病最多见。该病占全部甲状腺功能亢进的 $80\%\sim85\%$,女性高发,高发年龄为 $20\sim50$ 岁。本节以格雷夫斯病为例阐述甲状腺功能亢进症。

一、病因与发病机制

(1)遗传因素:GD 有显著的遗传倾向。

(2)免疫因素:本病以遗传易感为背景,在感染、精神创伤等因素作用下,诱发体内免疫功能紊乱。

(3)环境因素:如细菌感染、性激素、应激等,可能是本病发生和病情恶化的重要诱因。

二、临床表现

(一)典型表现

1.甲状腺毒症表现

(1)高代谢综合征:患者常有疲乏无力、怕热多汗、多食善饥、体重显著下降等。

(2)精神神经系统:神经过敏、紧张焦虑、失眠不安、记忆力减退、手腱反射亢进。

(3)心血管系统:心悸、胸闷、气短、心律失常、心力衰竭等。

(4)消化系统:因胃肠蠕动增快,消化吸收不良而出现排便次数增多。

(5)肌肉与骨骼系统:主要表现为甲状腺毒症性周期性瘫痪,主要累及下肢。甲状腺功能亢进症可影响骨骼脱钙而发生骨质疏松。

(6)生殖系统:女性常有月经减少或闭经,男性有勃起功能障碍。

(7)造血系统:白细胞总数减少,血小板寿命缩短,可伴发血小板减少性紫癜。

2.甲状腺肿

甲状腺肿常为弥漫性、对称性肿大。肿大程度与甲状腺功能亢进症病情轻重无明显关联。甲状腺上下极可触及震颤,闻及血管杂音,为本病的重要体征。

3.眼征

GD 的眼部表现分为两类：一类为单纯性突眼，另一类为浸润性突眼。

（二）特殊的临床表现

1.甲状腺危象

甲状腺危象早期表现为原有的甲状腺功能亢进症症状加重，并出现高热、大汗、心动过速（140 次/分以上）、烦躁不安、呼吸急促、恶心、呕吐、腹泻，严重者可有心力衰竭、休克及昏迷等。主要诱因：应激状态、严重躯体疾病、口服过量 TH 制剂、严重精神创伤及手术中过度挤压甲状腺。

2.甲状腺毒症心脏病

甲状腺毒症心脏病主要表现为心房颤动和心力衰竭。

3.淡漠型甲状腺功能亢进症

淡漠型甲状腺功能亢进症多见于老年人，起病隐袭，主要表现为明显消瘦、心悸、乏力、神经质、腹泻，可伴有心房颤动、震颤和肌病等体征，但高代谢综合征、眼征和甲状腺肿均不明显。

4.胫前黏液性水肿

水肿常见于胫骨前下 1/3 部位，皮损为对称性，皮损周围的表皮可有感觉过敏或减退。

5.格雷夫斯眼病（GO）

男性多见，常见的临床表现有眼内异物感、胀痛、畏光、流泪、复视、斜视、视力下降，眼球显著突出。

三、治疗要点

目前三种疗法被普遍应用，即抗甲状腺药物（ATD）、^{131}I和手术治疗。

（一）抗甲状腺药物

常用的药物有硫脲类和咪唑类两类，硫脲类包括丙硫氧嘧啶（PTU）和甲硫氧嘧啶（MTU）等；咪唑类包括甲巯咪唑（MMI）和卡比马唑（CMZ）等。严重病例、甲状腺危象或妊娠患者首选 PTU。

（二）^{131}I治疗

^{131}I甲状腺功能亢进症的治愈率在 85％以上，但不可避免地会引起甲状腺功能减退症等多种并发症。

（三）手术治疗

治愈率为 70％以上，但可引起多种并发症。

（四）甲状腺危象的治疗

（1）针对诱因治疗。

（2）抑制 TH 合成：PTU 500～1 000 mg 首次口服或经胃管注入，以后每次 250 mg，每 4 小时口服 1 次。

（3）抑制 TH 释放：服 PTU 1 小时后再加用复方碘口服溶液 5 滴，每 6 小时 1 次，以后视病情逐渐减量，一般使用 3～7 天。

（4）β受体阻滞剂：普萘洛尔 60～80 mg/d，每 4 小时 1 次。

（5）糖皮质激素：氢化可的松 300 mg 首次静脉滴注，以后每次 100 mg，每 8 小时 1 次。

（6）降低和清除血浆 TH：常规治疗效果不满意时，可选用腹膜透析、血液透析或血浆置换等措施。

（7）对症治疗：高热者予物理降温，避免用乙酰水杨酸类药物。给氧，纠正水、电解质和酸碱平衡紊乱,防治感染和各种并发症。

（五）格雷夫斯眼病（GO）的治疗

有效控制甲状腺功能亢进症是治疗 GO 的关键。

1.一般治疗

高枕卧位,限制钠盐及使用利尿剂,可减轻眼部水肿。另外,还有戴有色眼镜、使用人工泪液、睡眠时眼睛不能闭合者,使用盐水纱布或眼罩保护角膜,强制性戒烟等治疗措施。

2.应用糖皮质激素

泼尼松 40～80 mg/d,每天 2 次口服,持续 2～4 周。然后每 2～4 周减量 2.5～10.0 mg/d,持续治疗 3～12 个月。

3.球后外照射

球后外照射与糖皮质激素联合使用可增加疗效。

4.眶减压手术

眶减压手术可引起术后复视。

四、护理评估

（一）健康史评估

甲状腺功能亢进大多起病缓慢。病史询问总应注意患者有无自觉乏力、多食、消瘦、怕热、多汗、急躁、易怒及排便次数增多等异常改变。体检甲状腺多呈弥漫性重大,可由震颤或血管杂音,伴有眼征者眼球可向前突出,病情严重变化时可出现甲状腺危象。

（二）临床症状及评估

(1)高代谢症群患者常有疲乏无力、怕热、多汗、低热、体重减轻。

(2)精神神经系统:神经过敏、易于激动、多言、善虑、双手平举出现震颤。

(3)消化系统:食欲亢进、多食、消瘦、大便次数增多。

(4)心血管系统:心悸、脉压增大、心律失常,严重者可出现甲状腺功能亢进性心脏病。

(5)甲状腺肿对称性、弥漫性、质地不等、触之无压痛。

(6)眼征有 25%～50%患者伴有眼征,其中突眼为重要而特异的体征之一。

（三）辅助检查及评估

1.了解机体代谢状态的项目

基础代谢率（BMR）测定,血胆固醇、甘油三酯及尿肌酸测定。

2.了解血清甲状腺高低的项目

血清总 T_3（TT_3）测定、血清总 T_4（TT_4）测定、血清游离 T_3（FT_3）测定、血清游离 T_4（FT_4）测定、血清反 T_3（rT_3）测定。

3.了解垂体-甲状腺轴调节的项目

甲状腺吸 ^{131}I 率及甲状腺抑制试验（包括 T_3 抑制试验和甲状腺片抑制试验）、血清超敏促甲状腺激素测定（S-TSH）、促甲状腺激素释放激素兴奋试验（TRH 兴奋试验）。

4.了解甲状腺肿大情况的项目

甲状腺 B 型超声检查、甲状腺放射性核素显影检查等。

5.甲状腺免疫学检查

促甲状腺受体抗体（TRAb）的测定,如甲状腺刺激性免疫球蛋白测定等;甲状腺球蛋白抗体测定(TgAb);甲状腺微粒体抗体(TmAb)或抗甲状腺过氧化物酶抗体(anti-TPOAb)测定。

6.甲状腺病变性质的项目

甲状腺细针穿刺活检。

7.心电图

心电图可以显示心动过速、心房颤动和P波、T波的变化。

（四）心理、社会评估

患者可出现情绪改变,表现为敏感、急躁、易怒、焦虑,处理日常生活事件能力下降,家庭人际关系紧张。此外,由甲状腺功能亢进所致突眼、甲状腺肿大等外形改变,患者会产生自卑心理。部分老年患者还可表现为抑郁、淡漠,重者可有自杀行为。

五、护理问题

(1)营养失调:低于机体需要量与基础代谢率增高、蛋白质分解加速有关。

(2)感知改变:有视觉丧失的危险与甲状腺功能亢进所致浸润性突眼有关。

(3)个人应对无效与甲状腺功能亢进所致精神神经系统兴奋性增高、性格与情绪改变有关。

(4)潜在并发症:甲状腺危象。

六、护理措施

（一）一般护理

1.饮食

(1)应给予高热量、高蛋白、高维生素及矿物质丰富的饮食。主食应足量,增加瘦肉、蛋类、奶类等优质蛋白,多摄入新鲜蔬菜和水果。

(2)鼓励患者多饮水,每天饮水2 000~3 000 mL,但并发心脏疾病者,应避免大量饮水,预防因血容量增加而加重水肿和心力衰竭。

(3)禁止摄入辛辣刺激性的食物,禁止饮用浓茶、咖啡等,以免引起患者精神兴奋。

(4)减少食物中粗纤维的摄入,以减少排便次数。

(5)避免进食含碘丰富的食物,如海带、紫菜等海产品,慎食卷心菜、甘蓝等易致甲状腺肿食物。

2.运动

与患者及家属共同制订个体化活动计划,活动时以不感到疲劳为度。

3.休息

适当增加休息时间,保证充足睡眠,防止病情加重。病情重、有心力衰竭或严重感染者,应严格卧床休息。

（二）病情观察

观察患者精神神志状态,注意生命体征及体重变化情况;注意手指震颤、恶心、呕吐、腹泻等临床表现;注意突眼、甲状腺肿的程度,了解突眼保护情况及用药情况。警惕甲状腺危象发生,一旦发生,立即报告医师并协助处理。

（三）突眼的护理

1.保护眼睛

(1)经常以眼药水湿润眼睛,防止角膜干燥。

(2)外出时戴眼罩或有色眼镜,以减少强光刺激或异物的损伤。

(3)睡前涂抗生素眼膏,并用无菌生理盐水纱布或眼罩覆盖双眼。

(4)定期眼科角膜检查以防止角膜溃疡造成失明。

2.减轻眼部症状

(1)限制钠盐摄入,遵医嘱适量使用利尿剂,睡眠或休息时抬高头部,以减轻球后软组织水肿。

(2)指导患者当眼睛有异物感、刺痛或流泪时,勿用手揉眼,可用0.5%甲基纤维素或0.5%氢化可的松溶液滴眼。

(四)用药护理

(1)指导患者遵医嘱正确用药。不可自行减量或停药,如病情发生变化应及时就医,调整用药。定期监测肝功能和血常规。

(2)密切观察并及时处理药物的不良反应。①粒细胞计数减少:主要表现为突然畏寒、高热、全身肌肉或关节酸痛、咽痛、溃疡和坏死。要定期复查血象,若外周血白细胞计数低于$3.0 \times 10^9/L$或中性粒细胞计数低于$1.5 \times 10^9/L$,考虑停药,遵医嘱给予促进白细胞增生药物,进行保护性隔离并预防交叉感染。②肝损坏:应立即停药并给予相应治疗。③药疹:较常见,可用抗组胺药控制症状,不必停药。若出现皮肤瘙痒、团块状等严重皮疹,应立即停药,以免发生剥脱性皮炎。

(五)甲状腺危象的护理

1.吸氧

呼吸困难时取半卧位,立即给予吸氧。

2.环境

保持病房环境安静,患者绝对卧床休息,减少探视,避免不良刺激。

3.及时、准确遵医嘱给药

立即建立静脉通道。遵医嘱使用PTU、复方碘溶液、β受体阻滞剂、氢化可的松等药物,及时通过口腔、静脉补充液体。注意观察有无碘剂中毒或变态反应,心率过快者静脉输液速度不宜过快。

4.密切监测病情

观察生命体征、神志、出入量、躁动情况,尤其要密切监测体温和心率变化情况,注意有无心力衰竭、心律失常、休克等严重并发症。

5.对症护理

对体温过高者,给予冰敷或乙醇擦浴降温,必要时遵医嘱使用降温药物。对躁动不安者,使用床档加以保护。对昏迷者,加强口腔护理、会阴护理、皮肤护理,给予气垫床,定时翻身、叩背,防止出现压疮、肺炎等并发症。

6.避免诱因

告知患者及家属甲状腺危象的诱因,如感染、精神刺激、创伤、用药不当等,并尽量帮助减少和避免诱因。

(六)心理护理

(1)鼓励患者表达内心感受,理解和同情患者,建立互信关系。让患者充分了解病情,学会控制情绪,并积极配合治疗。

(2)向患者亲属耐心讲解疾病知识,提高他们对疾病的认知水平,说明患者的情绪变化往往是病情所致,争取患者亲属的理解和支持,如保持居室安静和轻松的气氛,避免提供兴奋、刺激的信息,以减少患者激动、易怒的精神症状。

(3)患者病情稳定转入社区后,应提醒社区护士继续给予心理指导,以保证甲状腺功能亢进症患者情绪护理的延续性,促进患者康复。

（七）健康指导

1.出院指导

(1)指导患者遵照医嘱按剂量、按疗程服药,强调长期服药的重要性。

(2)指导患者服药期间,定期复查血常规,肝、肾功能和甲状腺功能。

(3)指导患者每天清晨自测脉搏,定期测量体重,脉搏减慢、体重增加是治疗有效的重要标志。

(4)鼓励患者保持身心愉快,避免精神刺激或过度劳累。

(5)指导患者家属关心体贴患者,为患者提供有力的支持,如为患者提供安静、通风良好的居室环境。

(6)对有生育需要的女性患者,应告知其妊娠可加重甲状腺功能亢进症,宜治愈后再妊娠。

(7)指导患者出院后到社区卫生服务中心建档,接受社区延续性护理服务。

2.疾病预防与康复指导

(1)上衣宜宽松,严禁用手挤压甲状腺,以免甲状腺受压后甲状腺激素分泌增多,加重病情。

(2)若出现高热、恶心、呕吐、不明原因腹泻、突眼加重等,警惕甲状腺危象发生,及时就诊。

(3)鼓励患者参加社交活动,以免因社交障碍产生焦虑。

七、护理评价

(1)住院期间患者知道正确的饮食管理,患者恢复并维持正常体重。

(2)患者视觉无异常改变,患者知道保护眼睛的措施。

(3)患者能按医嘱规则服药,患者能解释情绪和行为改变的原因,患者能知道正确处理生活事件的方法。

(4)患者知道避免应激的措施,一旦发生甲状腺危象可被及时发现与处理。

（付　默）

第二节　甲状腺功能减退症

甲状腺功能减退症简称甲减,是由各种原因引起的低甲状腺素血症或甲状腺激素抵抗而引起的全身性低代谢综合征,病理特征表现为黏多糖在组织和皮肤堆积,表现为黏液性水肿。各年龄均可发病,女性较男性多见,临床甲状腺功能减退症的患病率为1%左右。

一、病因与发病机制

(1)自身免疫损伤:最常见的是自身免疫性甲状腺炎引起 TH 合成和分泌减少。

(2)甲状腺破坏:由手术和放射性碘治疗所致。

（3）抗甲状腺药物：如锂盐、硫脲类等可抑制 TH 合成。

（4）碘过量：碘过量可引起具有潜在性甲状腺疾病者发生甲状腺功能减退症，也可诱发和加重自身免疫性甲状腺炎。

（5）下丘脑和垂体病变：下丘脑和垂体病变是中枢性甲状腺功能减退症的常见病因。

二、临床表现

（一）一般表现

易疲劳、畏寒、少汗、记忆力减退、食欲缺乏但体重不减或增加、便秘、月经不调等。典型者可见黏液性水肿面容：表情淡漠、眼睑水肿、面色苍白、皮肤干燥粗糙脱屑、毛发脱落、眉毛稀少等。

（二）肌肉和关节

肌肉软弱乏力，部分患者可伴有关节病变。

（三）心血管系统

心肌黏液水肿导致心肌收缩力损伤、心动过缓、心排血量减少。

（四）血液系统

主要表现为贫血。

（五）消化系统

厌食、腹胀、便秘等。

（六）内分泌生殖系统

性欲减退，女性患者常有月经失调，男性患者可出现勃起功能障碍。

（七）神经精神系统

记忆力减退、智力低下、反应迟钝、嗜睡、精神抑郁、有神经质表现。

（八）黏液性水肿昏迷

黏液性水肿昏迷常见于病情严重者，多在冬季寒冷时发病，诱因为严重的全身性疾病、感染、寒冷、甲状腺激素替代治疗中断、手术、使用麻醉镇静药物等。临床表现为嗜睡，低体温（<35 ℃），呼吸减慢，心动过缓，血压下降，四肢肌肉松弛，反射减弱或消失，甚至出现昏迷、休克，以及心、肾功能不全而危及生命。

三、辅助检查

（一）血常规及生化检查

血常规及生化检查多为轻、中度正细胞正色素性贫血，血脂异常。

（二）甲状腺功能检查

血清 TSH 升高；TT_4、FT_4 降低是诊断本病的必备指标。

（三）甲状腺^{131}I摄取率

甲状腺^{131}I摄取率低于正常。

（四）功能试验

TRH 兴奋试验主要用于原发性甲状腺功能减退症与中枢性甲状腺功能减退症的鉴别。

四、治疗要点

（一）替代治疗

首选左甲状腺素（LT_4）口服。

（二）对症治疗

有贫血者补充铁剂、维生素 B_{12}、叶酸等。

（三）黏液性水肿昏迷的治疗

(1)立即静脉补充 TH（LT_3 或 LT_4），清醒后改口服维持治疗。

(2)保温，给氧，保持呼吸道通畅。

(3)遵医嘱给予氢化可的松 200～300 mg/d 持续静脉滴注，待患者清醒后逐渐减量。

(4)根据需要补液，但补液量不宜过多。

(5)控制感染，积极治疗原发病。

(6)监测血清离子、甲状腺激素、尿量、血压等。

五、护理评估

（一）临床症状及评估

(1)一般表现有畏寒、少汗、少言懒动、动作缓慢、体温偏低、食欲减退而体重无明显减轻。典型黏液性水肿往往表情淡漠，面色苍白，眼睑水肿，皮肤干燥、发凉、增厚，毛发脱落。

(2)神经系统：疲乏无力、失去活力、记忆力减退、智力低下。

(3)心血管系统：心动过缓，多为窦性。

(4)消化系统：厌食、腹胀、便秘。

(5)黏液性水肿昏迷见于病情重，诱发因素为寒冷、感染、手术和使用麻醉、镇静药物。临床表现为嗜睡、低温、呼吸减慢、心动过缓、血压下降、反射减弱或消失，甚至昏迷、休克，以及心、肾功能不全危及生命，一旦发生应尽早抢救。

（二）辅助检查及评估

TSH 升高，TT_4、FT_4 降低，摄碘率表现低平。

（三）心理、社会评估

抑郁和躁狂是患者寻求医疗帮助的主要原因。甲状腺功能减退症影响患者注意力、记忆力，患者可由于昏睡、情感淡漠或嗜睡而不能识别自身状况。

六、护理问题

(1)心排血量减少：与心动过缓有关。

(2)思维过程的改变：与肠道水肿增加和水潴留有关。

(3)皮肤完整性受损：与营养状况改变和低体温有关。

(4)营养失调：低于机体需要量与代谢率降低、厌食、贫血有关。

(5)活动无耐力：与疲倦、软弱无力、反应迟钝有关。

(6)体温过低：与代谢下降有关。

(7)知识缺乏：缺乏病情、诊断和低能量水平与疲乏治疗方面的知识有关。

(8)体液过多：与组织间隙堆积大量多糖类并引起水肿有关。

(9)保护能力改变:与甲状腺激素缺乏、蛋白质功能障碍有关。

(10)便秘:与肠蠕动减慢活动量减少有关。

(11)社交障碍:与甲状腺激素分泌不足致精神情绪改变或反应迟钝、冷漠有关。

(12)潜在并发症:黏液性水肿、甲减性危象。

七、护理措施

(一)饮食方面

给予高蛋白、高维生素、多纤维素、低钠、低脂、易消化饮食。嘱患者细嚼慢咽、少量多餐以免增加胃肠负担;多食蔬菜水果以增加膳食纤维摄入;每天饮水 2 000～3 000 mL。桥本甲状腺炎所致甲状腺功能减退症者,应禁食含碘食物和药物,以免诱发严重黏液性水肿。

(二)病情观察

(1)监测生命体征的变化,尤其注意严密监测体温、心率及节律的变化。

(2)监测患者的神志和精神状态,观察患者有无表情淡漠、反应迟钝、精神异常。

(3)观察患者的活动能力,有无疲乏无力、肌肉萎缩。

(4)观察患者的进食和营养状况。

(三)用药护理

(1)用药前后分别测量脉搏,观察有无心悸、腹痛、心律失常、烦躁不安等药物过量的症状。

(2)观察患者的体重和水肿情况。

(3)甲状腺制剂需长期或终身服用,不能随意中断。

(四)对症护理

1.体温过低的护理

(1)注意保暖(如室温调节在 22～23 ℃,适当增加衣服,晚上睡觉时加盖被子,用热水袋,但要注意防止烫伤)。

(2)病情观察:监测生命体征变化,观察患者有无寒战、皮肤苍白等体温过低表现及心律失常、心动过缓等现象并及时通知医师。

2.便秘的护理

建立正常的排便习惯;进食粗纤维食物,多饮水;给予缓泻药,必要时使用开塞露。

3.社交障碍的护理

与患者建立良好的护患关系;保证环境的安静与舒适,鼓励家属探视;制订活动计划,并按计划指导和鼓励患者由简单到复杂地进行自我护理;鼓励患者多参与社交活动。

(五)黏液性水肿昏迷患者的护理

(1)避免诱因。

(2)病情监测:观察神志、体温、脉搏、呼吸、血压的变化,若出现体温低于 35 ℃、呼吸浅慢、心动过缓、血压降低、有嗜睡表现,或出现口唇发绀、呼吸深长、喉头水肿症状,立即通知医师并配合抢救。

(3)护理措施:建立静脉通道,遵医嘱给予抢救药物;保持呼吸道通畅,吸氧;监测生命体征;记录 24 小时出入液量;保暖,避免局部热敷,以免加重循环不良和烫伤。

(六)健康指导

(1)指导患者坚持服药,不可随意停药或变更剂量,否则可能导致心血管疾病。

（2）指导患者自我监测甲状腺激素服用过量的症状,如出现多食消瘦、脉搏＞100 次/分、心律失常、发热、大汗、情绪激动等情况时,及时到医院就诊。

（3）给患者讲解黏液性水肿昏迷的原因及表现,若出现心动过缓、体温低于 35 ℃等,应及时就医。

（4）指导患者定期复查肝、肾功能,甲状腺功能,血常规等。

（5）注意个人卫生,冬季注意保暖,减少出入公共场所,预防感染和创伤;慎用镇静、催眠、镇痛、麻醉等药物。

（6）为了防止皮肤干裂,可涂抹乳液和润肤油,洗澡时避免使用肥皂。

八、护理效果评价

（1）患者能按医嘱正确服药。

（2）患者的症状缓解、体重恢复。

（3）患者对活动、社交等产生兴趣并参与。

（4）患者住院期间未发生并发症。

（5）患者能接受对终身性永久服药表示顺应。

（6）患者及家属共同加深了对疾病发展与预后的认识和了解。

（付　默）

第三节　原发性肾上腺皮质功能减退症

肾上腺皮质功能减退症按病因可分为原发性和继发性。原发性者又称艾迪生病,是由肾上腺皮质功能低下引起的一种全身性疾病,表现为血压低、全身乏力、皮肤及黏膜色素沉着等。

一、病理生理

原发性多为自身免疫、结核、感染、肿瘤、白血病等破坏双侧绝大部分的肾上腺所致;继发性者是指垂体、下丘脑等病变引起促肾上腺皮质激素（ACTH）不足所致。

二、病因与诱因

（一）自身免疫性肾上腺炎

70%～90% 的原发性肾上腺皮质功能减退症是由自身免疫性肾上腺破坏所致,60%～75% 的患者血清中可以检出抗肾上腺抗体,在出现临床皮质功能减退症状后,抗体滴度逐渐下降。

（二）感染性肾上腺炎

结核菌血行播散引起的结核性肾上腺炎以前曾是原发性肾上腺皮质功能减退症的主要原因,自有效的结核防治措施问世以来,只有约 20% 的患者病因是结核性肾上腺炎。少见的感染性肾上腺炎病原菌还有真菌、梅毒螺旋体和非洲地区的锥虫等。

（三）转移癌

约 30% 的黑色素瘤和 20% 的胃或结肠癌有肾上腺转移,但是出现皮质功能减退临床症状者不多见,这可能是肿瘤的发展较快和一些症状往往被误认为是肿瘤引起,而忽略了存在肾上腺皮质功能减退的可能。

三、临床表现

双侧肾上腺皮质破坏在 90% 以上时,才会出现肾上腺皮质功能减退症状。

（一）胃肠系统

厌食、恶心、呕吐、便秘、腹泻、腹痛、体重下降。

（二）神经精神系统

记忆力减退、混乱、健忘、木僵、抑郁、精神错乱。

（三）心血管系统

体位性眩晕、晕厥、直立性低血压。

（四）皮肤黏膜

皮肤弥漫性色素沉着,特别是暴露、摩擦和新瘢痕部位。掌纹、乳晕、腋下、脐和会阴部色素沉着尤为显著。原有的雀斑色素加深,数目增加。

（五）生殖系统

女性患者往往有性欲减退、腋毛和阴毛脱落、闭经。

（六）肌肉骨骼系统

全身不适、疲乏无力(体力活动时加重)、弥漫性肌痛、关节痛、耳软骨钙化、多发性龋齿。

（七）其他

脱水、嗜食盐、扁桃体、淋巴结肿大和脾大。对饥饿耐受力下降,易发生低血糖,对镇静剂和麻醉剂高度敏感。

（八）肾上腺危象

当患者在感染、创伤或突然中断治疗等应激状态可诱发危象,表现为高热、恶心、呕吐、腹痛、血压降低、心率快、脉细弱、精神失常、低血糖症、低钠血症、血钾可高可低等表现。

四、实验室及其他检查

（一）血常规测定

贫血、白细胞计数减少、嗜酸细胞计数增多、淋巴细胞计数相对性增多。

（二）血生化测定

低血钠、高血钾、轻度高氯性酸中毒、肾前性氮质血症、轻度高血钙、空腹和餐后血糖偏低、转氨酶升高。

（三）肾上腺皮质功能检查

(1)基础血、尿皮质醇,24 小时尿游离皮质醇的测定常降低。

(2)ACTH 试验:ACTH 刺激肾上腺皮质分泌激素,可反映肾上腺皮质储备功能。用于鉴别原发性与继发性肾上腺皮质功能不全。

(3)血浆基础 ACTH 测定:原发性肾上腺功能减退者明显升高,继发性肾上腺皮质功能减退者明显降低,接近于零。

（四）影像学检查

CT 或 MRI 扫描可发现双侧肾上腺增大,约在 2 年以后,肾上腺大小正常或缩小,影像学检查阴性不能排除本病的诊断。

（五）心电图检查

T 波高尖或低平、倒置，Q-T 间期延长，P 波低平，室内阻滞，QRS 间期增宽或低电压，房性或室性心搏停止。

五、治疗原则

对肾上腺皮质功能减退症的治疗，包括肾上腺危象时的紧急治疗和平时的激素替代治疗，以及病因治疗。

（一）紧急治疗

当临床高度怀疑急性肾上腺皮质危象时，在取血标本送检 ACTH 和皮质醇后应立即开始治疗。治疗包括静脉给予大剂量糖皮质激素，纠正低血容量和电解质紊乱，同时应注意预防和治疗低血糖。

（二）平时的替代治疗

（1）应首选长效制剂，以求血药浓度和疗效持久而平稳，根据患者的身高、体重、年龄、体力劳动强度等确定合适的基础量。模仿激素分泌周期在上午 8 时前服氢化可的松 20 mg，下午 4 时前服氢化可的松 10 mg。

（2）除了糖皮质激素，一般需要同时补充盐皮质激素。9α-氟氢化可的松 0.1～0.2 mg/d，口服。自由摄取食盐。

（三）妊娠分娩时的替代治疗

（1）妊娠期平时替代治疗剂量不变。

（2）待产期：静脉滴注盐水，氢化可的松 25 mg，每 6 小时 1 次输入。

（3）分娩时或产程延长：氢化可的松 100 mg，每 6 小时 1 次静脉注射或连续静脉滴注。分娩后在 3 天内迅速减少至平时维持剂量。

（四）病因治疗

在抢救期间，应同时积极处理其他诱因。病情危险期应设特护，加强护理。肾上腺皮质功能减退者对吗啡、巴比妥类药物特别敏感，在危象特效治疗开始前，应禁用这类药物。合并感染时应选用有效、适量的抗生素，切口感染需扩创引流。

六、护理评估

（一）一般评估

1.患者主诉

如乏力、食欲减退、体重减轻等症状。

2.生命体征

发生危象可出现高热、血压降低、脉率快等。

3.相关记录

体重、饮食、皮肤情况、出入量等记录结果。

（二）身体评估

注意患者出现典型的皮肤色素沉着、心脏缩小、心音低钝等体征，当患者在感染、创伤或突然中断治疗等应激状态时出现高热、恶心、呕吐、腹痛、血压降低、心率快、脉细弱、精神失常等表现，应警惕肾上腺危象的发生。

（三）心理、社会评估

患者在疾病治疗过程中的心理反应与需求，家庭及社会支持情况，引导患者正确配合疾病的治疗与护理。

（四）辅助检查结果评估

(1)基础血、尿皮质醇,24 小时尿游离皮质醇的测定常降低。

(2)ACTH 试验原发性肾上腺皮质功能减退者血、尿皮质醇不升高;继发性肾上腺皮质功能减退者则表现为延迟反应,一般静脉滴注 4 小时以后才逐渐升高。

七、主要护理诊断/问题

（一）体液不足

体液不足与醛固酮分泌减少,引起水钠排泄增加及恶心、呕吐有关。

（二）营养失调

低于机体需要量与疾病导致畏食、消化功能不良有关。

（三）活动无耐力

活动无耐力与皮质醇缺乏导致肌肉无力、疲乏有关。

（四）潜在并发症

肾上腺危象。

八、护理措施

（一）饮食护理

(1)指导进食高碳水化合物、高蛋白、高钠饮食。病情许可时,鼓励患者摄取水分在 3 000 mL/d 以上。

(2)避免进含钾高的食物,如柑橘类、香蕉、南瓜、甜瓜等,以免加重高血钾,诱发心律失常。

(3)摄取足够的食盐(8～10 g/d)以补充失钠量,如有大量出汗、腹泻时可酌情增加食盐摄入量。

（二）活动与休息

给予安全的环境,保证患者充分休息,限制探视。避免单独下床,指导患者在改变体位时动作宜缓慢,防止发生直立性低血压。

（三）病情观察

(1)记录每天液体出入量,观察患者皮肤的颜色、湿度及弹性,注意有无脱水表现,如皮肤干燥、粗糙、缺乏弹性等。

(2)监测有无低血钠、高血钾、高血钙、低血糖及血清氯化物降低。给予心电监护,观察心电图变化,注意有无心律失常。

(3)观察患者有无恶心、呕吐、腹泻情况并记录。

(4)用盐皮质激素的患者要监测有无头痛、水肿、高血压等药物过量的表现。

（四）并发症的护理

1.避免诱因

积极控制感染,避免创伤、劳累和突然中断治疗。手术和分娩时应做好充分的准备。

2.病情监测

注意患者意识、生命体征变化,当患者出现恶心、呕吐、腹泻、大量出汗时,应及时处理。

3.危象的抢救配合

保持静脉输液通畅,按医嘱迅速补充生理盐水、葡萄糖液和糖皮质激素,并注意观察用药疗效。

（五）健康教育

（1）患者对疾病的性质、替代治疗的方法、罹患其他疾病时如何调整剂量和紧急时如何求医等要有基本的了解。

（2）随身携带病情卡,写明诊断、服用药名和每天服用剂量。

（3）外出工作或旅行时避免阳光直晒,以免加重色素沉着并带足所需口服药物和注射用地塞米松和注射器。

（4）指导服药方法,告知不良反应。切勿自行增加药量或停药,药物应与食物或制酸剂一起服用,避免单独或饭前服用,以免损伤胃黏膜。

（5）强调按时定量服药,并定期到医院复查及随访,遵医嘱调整药物剂量。

九、护理效果评估

（1）患者临床症状改善,如直立性低血压缓解,皮肤色素变浅等。

（2）患者血钾及血浆 ACTH 等激素水平下降至正常范围。

（3）患者未发生肾上腺危象或发生时被及时发现和处理。

（付　默）

第四节　糖　尿　病

糖尿病（DM）是一组由多病因引起的以慢性高血糖为特征的代谢性疾病,是由胰岛素分泌和（或）作用缺陷所引起。糖尿病是常见病、多发病。

一、分型

（一）1 型糖尿病（T1DM）

β细胞破坏,常导致胰岛素绝对缺乏。

（二）2 型糖尿病（T2DM）

从以胰岛素抵抗为主伴胰岛素分泌不足到以胰岛素分泌不足为主伴胰岛素抵抗。

（三）其他特殊类型糖尿病

其他特殊类型糖尿病指病因相对比较明确,如胰腺炎、库欣综合征等引起的一些高血糖状态。

（四）妊娠糖尿病（GDM）

妊娠糖尿病指妊娠期间发生的不同程度的糖代谢异常。

二、病因与发病机制

糖尿病的病因和发病机制至今未完全阐明。总的来说,遗传因素及环境因素共同参与其发病过程。胰岛素由胰岛β细胞合成和分泌,经血液循环到达体内各组织器官的靶细胞,与特异受体结合并引发细胞内物质代谢效应,该过程中任何一个环节发生异常,均可导致糖尿病。

（一）T1DM

1.遗传因素

遗传因素在 T1DM 发病中起重要作用。

2.环境因素

环境因素可能与病毒感染、化学毒物和饮食因素有关。

3.自身免疫

有证据支持 T1DM 为自身免疫性疾病。

4.T1DM 的自然史

T1DM 的发生、发展经历以下阶段:①个体具有遗传易感性,临床无任何异常;②某些触发事件如病毒感染引起少量β细胞破坏并启动自身免疫过程;③出现免疫异常,可检测出各种胰岛细胞抗体;④β细胞数目开始减少,仍能维持糖耐量正常;⑤β细胞持续损伤达到一定程度时(通常只残存 10%～20%的β细胞),胰岛素分泌不足,出现糖耐量降低或临床糖尿病,需用外源胰岛素治疗;⑥β细胞几乎完全消失,需依赖外源胰岛素维持生命。

（二）T2DM

1.遗传因素与环境因素

有资料显示遗传因素主要影响β细胞功能。环境因素包括年龄增加、现代生活方式、营养过剩、体力活动不足、子宫内环境,以及应激、化学毒物等。

2.胰岛素抵抗和β细胞功能缺陷

胰岛素抵抗是指胰岛素作用的靶器官对胰岛素作用的敏感性降低。β细胞功能缺陷主要表现为胰岛素分泌异常。

3.糖耐量减低和空腹血糖调节受损

糖耐量减低是葡萄糖不耐受的一种类型。空腹血糖调节受损是指一类非糖尿病性空腹血糖异常,其血糖浓度高于正常,但低于糖尿病的诊断值。目前认为二者均为糖尿病的危险因素,是发生心血管病的危险标志。

三、临床表现

（一）代谢紊乱症状群

(1)多饮、多食、多尿和体重减轻。

(2)皮肤瘙痒:患者常有皮肤瘙痒,女性患者可出现外阴瘙痒。

(3)其他症状:四肢酸痛、麻木、腰痛、性欲减退、月经失调、便秘、视物模糊等。

（二）并发症

1.糖尿病急性并发症

(1)糖尿病酮症酸中毒(DKA):最常见的糖尿病急症,以高血糖、酮症和酸中毒为主要表现。DKA 最常见的诱因是感染,其他诱因有胰岛素治疗中断或不适当减量、饮食不当、各种应激及酗酒等。临床表现为早期"三多一少"症状加重;随后出现食欲缺乏、恶心、呕吐、多尿、口干、头痛、嗜睡、呼吸深快,呼气中有烂苹果味(丙酮);后期严重失水、尿量减少、眼球下陷、皮肤黏膜干燥、血压下降、心率加快、四肢厥冷;晚期不同程度意识障碍。

(2)高渗高血糖综合征(HHS):是糖尿病急性代谢紊乱的另一临床类型,以严重高血糖、高血浆渗透压、脱水为特点,无明显酮症酸中毒,患者常有不同程度的意识障碍或昏迷。本病起病缓慢,最初表现为多尿、多饮,但多食不明显,或反而食欲缺乏;随病情进展出现严重脱水和神经、精神症状,患者反应迟钝、烦躁或淡漠、嗜睡,逐渐陷入昏迷、出现抽搐,晚期尿少甚至尿闭,但无酸中毒样深大呼吸。与 DKA 相比,失水更为严重,神经、精神症状更为突出。

(3)感染性疾病:糖尿病容易并发各种感染,血糖控制差者更易发生,病情也更严重。

(4)低血糖:一般将血糖值≤2.8 mmol/L 作为低血糖的诊断标准,而糖尿病患者血糖值≤3.9 mmol/L就属于低血糖范畴。低血糖有两种临床类型,即空腹低血糖和餐后(反应性)低血糖。低血糖的临床表现呈发作性,具体分为两类。①自主(交感)神经过度兴奋表现:多有出汗、颤抖、心悸、紧张、焦虑、饥饿、流涎、软弱无力、面色苍白、心率加快、四肢冰凉、收缩压轻度升高等。②脑功能障碍表现:初期表现为精神不集中、思维和语言迟钝、头晕、嗜睡、视物不清、步态不稳,后可有幻觉、躁动、易怒、性格改变、认知障碍,严重时发生抽搐、昏迷。

2.糖尿病慢性并发症

(1)微血管病变:是糖尿病的特异性并发症。微血管病变主要发生在视网膜、肾、神经和心肌组织,尤以肾脏和视网膜病变最为显著。

(2)大血管病变:是糖尿病最严重、最突出的并发症,主要表现为动脉粥样硬化。动脉粥样硬化主要侵犯主动脉、冠状动脉、脑动脉、肾动脉和肢体外周动脉等。

(3)神经系统并发症:以周围神经病变最常见,通常为对称性,下肢较上肢严重,病情进展缓慢。患者常先出现肢端感觉异常,如袜子或手套状分布,伴麻木、烧灼、针刺感或如踏棉垫感,可伴痛觉过敏、疼痛;后期可有运动神经受累,出现肌力减弱甚至肌萎缩和瘫痪。

(4)糖尿病足:指与下肢远端神经异常和不同程度周围血管病变相关的足部溃疡、感染和(或)深层组织破坏,主要表现为足部溃疡、坏疽。糖尿病足是糖尿病最严重且需治疗费用最多的慢性并发症,是糖尿病非外伤性截肢的最主要原因。

(5)其他:糖尿病还可引起黄斑病、白内障、青光眼、屈光改变、虹膜睫状体病变等。牙周病是最常见的糖尿病口腔并发症。

在我国,糖尿病是导致成人失明、非创伤性截肢的主要原因;心血管疾病是使糖尿病患者致残、致死的主要原因。

四、辅助检查

(一)尿糖测定

尿糖受肾糖阈的影响。尿糖阳性只提示血糖值超过肾糖阈(大约 10 mmol/L),尿糖阴性不能排除糖尿病可能。

(二)血糖测定

血糖测定的方法有静脉血葡萄糖测定、毛细血管血葡萄糖测定和 24 小时动态血糖测定三种。前者用于诊断糖尿病,后两种仅用于糖尿病的监测。

（三）口服葡萄糖耐量试验（OGTT）

当血糖高于正常范围而又未达到诊断糖尿病标准时，须进行 OGTT。OGTT 应在无摄入任何热量8小时后，清晨空腹进行，成人口服 75 g 无水葡萄糖，溶于 250～300 mL 水中，5～10 分钟内饮完，空腹及开始饮葡萄糖水后两小时测静脉血浆葡萄糖。儿童服糖量按每千克体重 1.75 g 计算，总量不超过 75 g。

（四）糖化血红蛋白 A_1（$GHbA_1$）测定

$GHbA_1$ 反映患者取血前 8～12 周血糖的总水平，是糖尿病病情控制的监测指标之一，正常值是3％～6％。

（五）血浆胰岛素和 C 肽测定

血浆胰岛素和 C 肽测定主要用于胰岛 β 细胞功能的评价。

（六）其他

根据病情需要选用血脂，肝、肾功能等常规检查，急性严重代谢紊乱时的酮体、电解质、酸碱平衡检查，心、肝、肾、脑、眼科，以及神经系统的各项辅助检查等。

五、治疗要点

糖尿病管理须遵循早期和长期、积极而理性、综合治疗和全面达标、治疗措施个体化等原则。国际糖尿病联盟提出糖尿病综合管理五个要点（有"五驾马车"之称）：糖尿病教育、医学营养治疗、运动治疗、血糖监测和药物治疗。

（一）糖尿病教育

糖尿病教育是重要的基础管理措施，是决定糖尿病管理成败的关键。每位糖尿病患者均应接受全面的糖尿病教育，充分认识糖尿病并掌握自我管理技能。

（二）医学营养治疗

医学营养治疗是糖尿病基础管理措施，是综合管理的重要组成部分。

（三）运动治疗

运动治疗在糖尿病的管理中占重要地位，尤其对肥胖的 T2DM 患者，运动可增加胰岛素敏感性，有助于控制血糖和体重。运动的原则是适量、经常性和个体化。

（四）血糖监测

糖尿病患者要定期监测空腹血糖、餐后 2 小时血糖、糖化血红蛋白，如果血糖值波动比较大，需要做动态血糖监测。

（五）药物治疗

1.口服药物治疗

（1）促胰岛素分泌剂。①磺脲类药物：其作用不依赖于血糖浓度。常用的有格列苯脲、格列吡嗪、格列齐特、格列喹酮和格列苯脲等。②非磺脲类药物：降血糖作用快而短，主要用于控制餐后高血糖，如瑞格列奈和那格列奈。

（2）增加胰岛素敏感性药物。①双胍类：常用的药物有二甲双胍。二甲双胍通常每天剂量500～1 500 mg，分 2～3 次口服，最大剂量不超过每天 2 g。②噻唑烷二酮类：也称格列酮类，有罗格列酮和吡格列酮两种制剂。

（3）α 葡萄糖苷酶抑制剂：作为 T2DM 第一线药物，尤其适用于空腹血糖正常（或偏高）而餐后血糖明显升高者。常用药物有阿卡波糖和伏格列波糖。

（4）GLP-1 受体激动剂和 DPP-Ⅳ 抑制剂：基于肠促胰液素的降糖药物。①GLP-1 受体激动剂：代表药物有艾塞那肽和利拉鲁肽，适用于肥胖患者的胰岛素抵抗。②DPP-Ⅳ 抑制剂：代表药物有西格列汀和沙格列汀。

2.胰岛素治疗

胰岛素治疗是控制高血糖的重要和有效手段。

（1）适应证：①T1DM；②合并各种严重的糖尿病急性或慢性并发症；③处于应激状态，如手术、妊娠和分娩等；④T2DM 血糖控制不满意，β 细胞功能明显减退者；⑤某些特殊类型糖尿病。

（2）制剂类型：按作用快慢和维持作用时间长短，可分为速效、短效、中效、长效、预混胰岛素五类。根据胰岛素的来源不同，可分为动物胰岛素、人胰岛素和胰岛素类似物。

（3）使用原则：①胰岛素治疗应在综合治疗基础上进行；②胰岛素治疗方案应力求模拟生理性胰岛素分泌模式；③从小剂量开始，根据血糖水平逐渐调整。

六、护理评估

（一）临床症状及评估

（1）"三多"症状：多尿、多饮、多食。

（2）善食多饥。

（3）疲乏、体重减轻、虚弱。

（4）急性并发症糖尿病酮症酸中毒、糖尿病高渗昏迷、乳酸酸中毒昏迷。

（5）慢性并发症长期高血糖导致全身大小血管病变。

（二）辅助检查及评估

（1）血糖测定糖尿病诊断的重要方法。糖尿病症状加任意时间血糖水平≥11.1 mmol/L。口服葡萄糖耐量试验：空腹血糖≥7.0 mmol/L，2 小时血糖≥11.1 mmol/L。

（2）糖化血红蛋白可反映过去 8～12 周血糖控制的情况。

（3）胰岛素释放试验做法同葡萄糖耐量试验。成年人空腹基础胰岛素参考正常值：5～20 μU/mL，餐后正常人血清胰岛素峰值为空腹时的 5～10 倍。

（三）心理、社会评估

本病为终身疾病，漫长的病程及多器官、多组织结构功能障碍对病情产生的影响，易使患者产生焦虑、抑郁等情绪，对疾病缺乏信心。亲属、同事等对患者的支持是患者适应慢性疾病的重要因素，应予以评估。

七、护理问题

（1）营养失调：低于机体需要量与体内糖、脂肪、蛋白质代谢紊乱有关。

（2）有皮肤完整性受损的危险：与皮肤营养不良、感觉障碍有关。

（3）有感染的危险：与机体抵抗力降低、高血糖有关。

（4）知识缺乏：与未接受相关健康知识教育有关。

八、护理措施

（一）一般护理

1.饮食护理

应帮助患者制订合理、个性化的饮食计划，并鼓励和督促患者坚持执行。

(1)制定总热量。①计算理想体重(简易公式法):理想体重(kg)=身高(cm)-105。②计算总热量:成年人休息状态下每天每千克理想体重给予热量 25~30 kcal,轻体力劳动 30~35 kcal,中度体力劳动 35~40 kcal,重体力劳动 40 kcal 以上。儿童、孕妇、乳母、营养不良和消瘦及伴有消耗性疾病者,应酌情增加,肥胖者酌减,使体重逐渐恢复至理想体重的±5%。

(2)食物的组成和分配。食物组成:总的原则是高碳水化合物、低脂肪、适量蛋白质和高纤维的膳食。碳水化合物所提供的热量占饮食总热量的 50%~60%,蛋白质的摄入量占供能比的 10%~15%,脂肪所提供的热量不超过总热量的 30%,饱和脂肪酸不应超过总热量的 7%,每天胆固醇摄入量宜在 300 mg 以下。确定每天饮食总热量和碳水化合物、脂肪、蛋白质的组成后,按每克碳水化合物、蛋白质产热 4 kcal,每克脂肪产热 9 kcal,将热量换算为食品后制定食谱,可按每天三餐分配为 1/5、2/5、2/5 或 1/3、1/3、1/3。

2.运动护理

(1)糖尿病患者运动锻炼的原则:有氧运动、持之以恒、量力而行。

(2)运动方式的选择:有氧运动为主,如散步、慢跑、快走、骑自行车、做广播体操、打太极拳、做球类活动等。

(3)运动量的选择:合适的运动强度为活动时患者的心率达到个体 60% 的最大氧耗量,简易计算方法为:心率=170-年龄。

(4)运动时间的选择:最佳运动时间是餐后 1 小时(以进食开始计时)。每天安排一定量的运动,至少每周 3 次。每次运动时间 30~40 分钟,包括运动前做准备活动和运动结束时的整理运动时间。

(5)运动的注意事项:①不宜空腹进行,运动过程中应补充水分,携带糖果,出现低血糖症状时,立即食用;②运动过程中出现胸闷、胸痛、视物模糊等,应立即停止运动,并及时处理;③血糖值>14 mmol/L,应减少活动,增加休息;④随身携带糖尿病卡以备急需;⑤运动时,穿宽松的衣服、棉质的袜子和舒适的鞋子,可以有效排汗和保护双脚。

(二)用药护理

1.口服用药的护理

指导患者正确服用口服降糖药,了解各类降糖药的作用、剂量、用法、不良反应和注意事项。

(1)口服磺脲类药物的护理:①协助患者于早餐前 30 分钟服用,每天多次服用的磺脲类药物应在餐前 30 分钟服用。②严密观察药物的不良反应。最主要的不良反应是低血糖,护士应教会患者正确识别低血糖的症状及如何及时应对和选择医疗支持。③注意药物之间的协同作用与拮抗作用:水杨酸类、磺胺类、苯基丁氮酮、利血平、β受体阻滞剂等药物与磺脲类药物合用时,会产生协同作用,增强后者的降糖作用;噻嗪类利尿剂、呋塞米、依他尼酸、糖皮质激素等药物与磺脲类药物合用时会产生拮抗作用,降低后者的降糖作用。

(2)口服双胍类药物的护理:①指导患者餐中或餐后服药;②如出现轻微胃肠道反应,给予患者讲解和指导,以减轻患者的紧张或恐惧心理;③用药期间限制饮酒。

(3)口服 α 葡萄糖苷酶抑制剂类药物的护理:①应与第一口饭同时服用;②本药的不良反应有腹部胀气、排气增多或腹泻等症状,在继续使用或减量后消失;③服用该药时,如果饮食中淀粉类比例太低,而摄入单糖或饮用啤酒过多则疗效不佳;④出现低血糖时,应直接给予葡萄糖口服或静脉注射,进食淀粉类食物无效。

(4)口服噻唑烷二酮类药物的护理:①每天服用一次,可在餐前、餐中、餐后任何时间服用,但服药时间应尽可能固定;②密切观察水肿、体重增加等不良反应,缺血性心血管疾病的风险增加,一旦出现应立即停药;③如果发现食欲缺乏等情况,警惕肝功能损害。

2.使用胰岛素的护理

(1)胰岛素的保存:①未开封的胰岛素放于冰箱 4~8 ℃冷藏保存,勿放在冰箱门上,以免震荡受损;②正在使用的胰岛素在常温下(不超过 28 ℃)可使用 28 天,无须放入冰箱;③运输过程尽量保持低温,避免过热、光照和剧烈晃动等,否则可因蛋白质凝固变性而失效。

(2)胰岛素的注射途径:包括静脉注射和皮下注射两种。注射工具有胰岛素专用注射器、胰岛素笔和胰岛素泵。

(3)胰岛素的注射部位:皮下注射胰岛素时,宜选择皮肤疏松部位,如上臂三角肌、臀大肌、大腿前侧、腹部等。进行运动锻炼时,不要选择大腿、臂部等要活动的部位注射。注射部位要经常更换,如在同一区域注射,必须与上次注射部位相距 1 cm 以上,选择无硬结的部位。

(4)胰岛素不良反应的观察与处理。①低血糖反应(见本节"低血糖的治疗和护理")。②变态反应:表现为注射部位瘙痒,继而出现荨麻疹样皮疹,全身性荨麻疹少见。处理措施包括更换高纯胰岛素,使用抗组胺药及脱敏疗法,严重反应者中断胰岛素治疗。③注射部位皮下脂肪萎缩或增生:采用多点、多部位皮下注射和及时更换针头可预防其发生。若发生则停止注射该部位后可缓慢自然恢复。④水肿:胰岛素治疗初期可发生轻度水肿,以颜面和四肢多见,可自行缓解。⑤视物模糊:部分患者出现,多为晶状体屈光改变,常于数周内自然恢复。⑥体重增加:以老年T2DM 患者多见,多引起腹部肥胖。护士应指导患者配合饮食、运动治疗控制体重。

(5)使用胰岛素的注意事项:①准确执行医嘱,按时注射。对每毫升 40 U 和 100 U 两种规格的胰岛素,使用时应注意注射器与胰岛素浓度的匹配。②长、短效或中、短效胰岛素混合使用时,应先抽吸短效胰岛素,再抽吸长效胰岛素,然后混匀,禁忌反向操作。③注射胰岛素时应严格无菌操作,防止发生感染。④胰岛素治疗的患者,应每天监测血糖 2~4 次,出现血糖波动过大或过高,及时通知医师。⑤使用胰岛素笔时要注意笔与笔芯是否匹配,每次注射前确认笔内是否有足够的剂量,药液是否变质。每次注射前安置新针头,使用后丢弃。⑥用药期定期检查血糖,尿常规,肝、肾功能,视力,眼底视网膜血管,血压及心电图等,了解病情及糖尿病并发症的情况。⑦指导患者配合糖尿病饮食和运动治疗。

(三)并发症的护理

1.低血糖的护理

(1)加强预防:①指导患者应用胰岛素和胰岛素促分泌剂,从小剂量开始,逐渐增加剂量,谨慎调整剂量;②指导患者定时定量进餐,如果进餐量较少,应相应减少药物剂量;③指导患者运动量增加时,运动前应增加额外的碳水化合物的摄入;④乙醇能直接导致低血糖,应指导患者避免酗酒和空腹饮酒;⑤容易在后半夜及清晨发生低血糖的患者,晚餐适当增加主食或含蛋白质较高的食物。

(2)症状观察和血糖监测:观察患者有无低血糖的临床表现,尤其是服用胰岛素促分泌剂和注射胰岛素的患者。对老年患者的血糖不宜控制过严,一般空腹血糖值不超过 7.8 mmol/L,餐后血糖值不超过 11.1 mmol/L 即可。

(3)急救护理:一旦确定患者发生低血糖,应尽快给予糖分补充,解除脑细胞缺糖状态,并帮助患者寻找诱因,给予健康指导,避免再次发生。

2.酮症酸中毒、高渗高血糖综合征的护理

(1)预防措施:定期监测血糖,应激状况时每天监测血糖。合理用药,不要随意减量或停药。保证充足的水分摄入。

(2)病情监测:严密观察患者的生命体征、意识和瞳孔的变化,记录 24 小时出入液量等。遵医嘱定时监测血糖、血钠和渗透压的变化。

(3)急救配合与护理:①立即开放两条静脉通路,准确执行医嘱,输入胰岛素,按照正确的顺序和速度输入液体;②绝对卧床休息,注意保暖,给予患者持续低流量吸氧;③加强生活护理,尤其是口腔护理、皮肤护理。④昏迷者按昏迷常规护理。

3.糖尿病足的预防与护理

(1)足部观察与检查:①每天检查双足一次,视力不佳者,亲友可代为检查。②了解足部有无感觉减退、麻木、刺痛感;观察足部的皮肤温度、颜色及足背动脉搏动情况。③注意检查趾甲、趾间、足底皮肤有无红肿、破溃、坏死等损伤。④定期做足部保护性感觉的测试,常用尼龙单丝测试。

(2)日常预防措施。保持足部清洁,避免感染:每天清洗足部一次,10 分钟左右;水温适宜,不能烫脚;洗完后用柔软的浅色毛巾擦干,尤其是脚趾间;皮肤干燥者可涂护肤软膏,但不要太油,不能常用。

预防外伤:①指导患者不能赤足走路,外出时不能穿拖鞋和凉鞋,不能光脚穿鞋,禁忌穿高跟鞋和尖头鞋,防止脚受伤。②应帮助视力不好的患者修剪趾甲,趾甲修剪与脚趾平齐,并锉圆边缘尖锐部分。③冬天不要使用热水袋、电热毯或烤灯保暖,防止烫伤,同时应注意预防冻伤。夏天注意避免蚊虫叮咬。④避免足部针灸、修脚等,防止意外感染。

选择合适的鞋袜:①指导患者选择厚底、圆头、宽松、系鞋带的鞋子;鞋子的面料以软皮、帆布或布面、透气性好的面料为佳;购鞋时间最好是下午,需穿袜子试穿,新鞋第一次穿 20~30 分钟,之后再延长穿鞋时间。②袜子选择以浅色、弹性好、吸汗、透气及散热好的棉质袜子为佳,大小适中、无破洞、不粗糙。

促进肢体血液循环:①指导患者步行和进行腿部运动(如提脚尖,即脚尖提起、放下、重复20 次,试着以单脚承受全身力量来做);②避免盘腿坐或跷二郎腿。

积极控制血糖,说服患者戒烟:足溃疡的教育应从早期指导患者控制和监测血糖开始。同时告知患者戒烟,因吸烟会导致局部血管收缩而促进足溃疡的发生。

及时就诊:如果伤口出现感染或久治不愈,应及时就医,进行专业处理。

(四)心理护理

糖尿病患者常见的心理特征:否定怀疑、恐惧紧张、焦虑烦躁、悲观抑郁、轻视麻痹、愤怒拒绝、内疚混乱等。针对以上特征,护理人员应对患者进行有针对性的心理护理。糖尿病患者的心理护理因人而异,但对每一个患者,护士都要做到以和蔼可亲的态度做耐心细致、科学专业的讲解。

(1)当患者拒绝承认患病事实时,护士应耐心主动地向患者讲解糖尿病相关的知识,使患者消除否定、怀疑、拒绝的心理并积极主动地配合治疗。

(2)有轻视麻痹心理的患者,应耐心地向患者讲解不重视治疗的后果及各种并发症的严重危害,使患者积极地配合治疗。

(3)指导患者学习糖尿病自我管理的知识,帮助患者树立战胜疾病的信心,使患者逐渐消除上述心理。

（4）寻求社会支持，动员糖尿病患者的亲友学习糖尿病相关知识，理解糖尿病患者的困境，全面支持患者。

九、护理评价

（1）患者住院期间多饮多尿症状改善，体重能够控制在理想范围，血糖控制稳定、良好。

（2）患者住院期间不发生外伤，并学会自我护理。

（3）患者住院期间不发生感染或感染时能够及时发现并通知医师配合治疗。

（4）患者住院期间能够复述健康教育的绝大部分内容，并表示理解，能够遵照进行。

（5）患者住院期间电解质平衡，不发生并发症。

（付　　默）

第五节　痛　　风

痛风是由单钠尿酸盐沉积在骨关节、肾脏和皮下等部位，引发的急、慢性炎症与组织损伤，与嘌呤代谢紊乱及（或）尿酸排泄减少所导致的高尿酸血症直接相关。其临床特点为高尿酸血症、反复发作的痛风性急性关节炎、间质性肾炎和痛风石形成，严重者可导致关节畸形及功能障碍，常伴有尿酸性尿路结石。根据病因可分为原发性及继发性两大类，其中原发性痛风占绝大多数。

一、病因与发病机制

由于地域、民族、饮食习惯的不同，高尿酸血症的发病率也明显不同。其中，原发性痛风属遗传性疾病，由先天性嘌呤代谢障碍所致，多数有阳性家族史。继发性痛风可由肾病、血液病、药物及高嘌呤食物等多种原因引起。

（一）高尿酸血症的形成

痛风的生化标志是高尿酸血症。尿酸是嘌呤代谢的终产物，血尿酸的平衡取决于嘌呤的生成和排泄。高尿酸血症的形成原因如下。①尿酸生成过多：当嘌呤核苷酸代谢酶缺陷和（或）功能异常时，引起嘌呤合成增加，尿酸升高，这类患者在原发性痛风中不足 20％。②肾对尿酸排泄减少：这是引起高尿酸血症的重要因素，在原发性痛风中 80％～90％ 的个体有尿酸排泄障碍。事实上尿酸的排泄减少和生成增加常是伴发的。

（二）痛风的发生

高尿酸血症的患者只有 5％～15％ 发生痛风，部分患者的高尿酸血症可持续终生，但却无痛风性关节炎发作。当血尿酸浓度过高或在酸性环境中，尿酸可析出结晶，沉积在骨关节、肾脏及皮下组织等，引起痛风性关节炎、痛风肾及痛风石等。

二、临床表现

痛风多见于 40 岁以上的男性，女性多在绝经期后发病，近年发病有年轻化趋势，常有家族遗传史。

（一）无症状期

本期突出的特点为仅有血尿酸持续性或波动性升高，无任何临床表现。一般从无症状的高尿酸血症发展至临床痛风需要数年，有些甚至可以终生不出现症状。

（二）急性关节炎期

该病常于夜间突然起病并可因疼痛而惊醒。初次发病往往为单一关节受累，继而累及多个关节。以第一跖趾关节为好发部位，其次为足、踝、跟、膝、腕、指和肘。症状一般在数小时内进展至高峰，受累关节及周围软组织呈暗红色，明显肿胀，局部发热，疼痛剧烈，常有关节活动受限，大关节受累时伴有关节腔积液。可伴有体温升高、头痛等症状。

（三）痛风石及慢性关节炎期

痛风石是痛风的特征性临床表现，典型部位在耳郭，也可见于反复发作的关节周围。外观为大小不一、隆起的黄白色赘生物，表面菲薄，破溃后排出白色豆渣样尿酸盐结晶，很少引起继发感染。关节内大量沉积的痛风石可导致骨质破坏、关节周围组织纤维化及继发退行性改变等，临床表现为持续的关节肿痛、畸形、关节功能障碍等。

（四）肾脏改变

肾脏改变主要表现在两个方面。①痛风性肾病：早期表现为尿浓缩功能下降，可出现夜尿增多、低分子蛋白尿和镜下血尿等。晚期发展为慢性肾功能不全、高血压、水肿、贫血等。少数患者表现为急性肾衰竭，出现少尿甚至无尿，尿中可见大量尿酸晶体。②尿酸性肾石病：有 10%～25% 的痛风患者出现肾尿酸结石。较小者呈细小泥沙样结石并可随尿液排出，较大的结石常引起肾绞痛、血尿、排尿困难及肾盂肾炎等。

三、辅助检查

（一）尿尿酸测定

经过 5 天限制嘌呤饮食后，24 小时尿尿酸排泄量超过 3.57 mmol（600 mg），即可认为尿酸生成增多。

（二）血尿酸测定

男性血尿酸正常值为 208～416 μmol/L，女性为 149～358 μmol/L，绝经后接近男性。男性及绝经期后女性血尿酸＞420 μmol/L，绝经前女性＞350 μmol/L，可诊断为高尿酸血症。

（三）滑囊液或痛风石内容物检查

偏振光显微镜下可见双折光的针形尿酸盐结晶。

（四）X 线检查

急性关节炎期可见非特异性软组织肿胀；慢性关节炎期可见软骨缘破坏，关节面不规则，特征性变化为穿凿样、虫蚀样圆形或弧形的骨质透亮缺损。

（五）CT 与 MRI 检查

CT 扫描受损部位可见不均匀的斑点状高密度痛风石影像；MRI 的 T_1 和 T_2 加权图像呈斑点状低信号。

四、治疗要点

痛风防治原则：控制高尿酸血症，预防尿酸盐沉积；控制急性关节炎发作；预防尿酸结石形成和肾功能损害。

（一）无症状期的处理

一般无须药物治疗，积极寻找病因及相关因素。如一些利尿剂、体重增加、饮酒、高血压、血脂异常等。适当调整生活方式，以减低血尿酸水平。此期的患者需定期监测血尿酸水平。

（二）急性关节炎期的治疗

此期治疗目的是迅速终止关节炎发作。①非甾体抗炎药：为急性痛风关节炎的一线药物，代表药物有吲哚美辛、双氯芬酸、依托考昔。②秋水仙碱：为痛风急性关节炎期治疗的传统药物，其机制是抑制致炎因子释放，对控制痛风急性发作具有非常显著的疗效，但不良反应较大。③糖皮质激素：上述两类药无效或禁忌时用，一般尽量不用。

（三）间歇期及慢性关节炎期的治疗

主要治疗目的是降低血尿酸水平。抑制尿酸合成的药物有别嘌醇；促进尿酸排泄的药物有丙磺舒、磺吡酮、苯溴马隆等；碱性药物有碳酸氢钠，目的是碱化尿液。

（四）继发性痛风的治疗

除治疗原发病外，需要对痛风进行相应治疗。

五、护理评估

疼痛的时间、原因及部位。

六、护理问题

（1）关节疼痛：与原发性高尿酸血症有关。

（2）生活自理能力下降：与疼痛有关。

（3）知识缺乏：与未接受过相关教育有关。

七、护理措施

（一）一般护理

改变生活方式，饮食应以低嘌呤食物为主，鼓励多饮水，每天饮水量至少在 1 500 mL，最好＞2 000 mL。限制烟酒，坚持运动和控制体重等。

（二）病情观察

观察关节疼痛的部位、性质、间隔时间等。观察受累关节红、肿、热、痛的变化和功能障碍。观察有无过度疲劳、受凉、潮湿、饮酒、饱餐、精神紧张、关节扭伤等诱发因素。有无痛风石体征，结石的部位，有无溃破，有无症状。观察药物疗效及不良反应，及时反馈给医师，调整用药。卧床患者做好口腔、皮肤护理，预防压疮发生。观察患者体温的变化，有无发热。监测血尿酸、尿尿酸、肾功能的变化。

（三）关节疼痛的护理

急性发作时，应卧床休息，抬高患肢，避免受累关节负重，也可在病床上安放支架支托盖被，减少患部受压，也可给予 25％硫酸镁于受累关节处湿敷，消除关节的肿胀和疼痛。如果痛风石溃破，则要注意保持受损部位的清洁，避免发生感染。

（四）用药护理

指导患者正确用药，观察药物的疗效，及时发现不良反应并反馈给医师，给予处理。

1.秋水仙碱

口服给药常有胃肠道反应,若患者一开始口服即出现恶心、呕吐、水样腹泻等严重的消化道反应,可静脉给药。但是静脉给药可能发生严重的不良反应,如肝损害、骨髓抑制、弥散性血管内凝血(DIC)、脱发、肾衰竭、癫痫样发作甚至死亡。应用时要密切观察患者状态,一旦出现不良反应立即停药。此外,静脉给药时要特别注意切勿外漏,以免引起组织坏死。

2.非甾体抗炎药

要注意有无活动性消化道溃疡或消化道出血的发生。

3.别嘌醇

除有可能出现皮疹、发热、胃肠道反应外,还可能出现肝损害、骨髓抑制等表现,要密切关注。对于肾功能不全者,使用别嘌醇宜减量。

4.丙磺舒、磺吡酮、苯溴马隆

患者可能出现皮疹、发热、胃肠道反应等。

5.糖皮质激素

要观察其疗效,是否出现"反跳"现象。

(五)健康指导

给予患者健康指导及心理指导,讲解疾病相关知识,提高患者防病治病的意识,提高治疗依从性。

(1)培养良好的生活习惯,肥胖的患者要减轻体重,避免劳累、受凉、感染、外伤等诱发因素。

(2)限制进食高嘌呤食物,多饮水,尤其是碱性水,多食碱性食物,有助于尿酸的排出。

(3)适度活动与保护关节:急性期避免运动。运动后疼痛超过1小时,则暂时停止此项运动。不要长时间持续进行重体力劳动或工作,可选择交替完成轻、重不同的工作。不时改变姿势,使受累关节保持舒适,若局部红肿,应尽可能避免活动。

(4)促进局部血液循环,可通过局部按摩、泡热水澡等促进局部血液循环,避免尿酸盐结晶形成。

(5)自我观察病情,如经常用手触摸耳郭及手足关节,检查是否有痛风石形成。

(6)定期复查血尿酸及门诊随访。

八、护理评价

疼痛减轻或消失,合理饮食。

（付　默）

第五章

肾内科护理

第一节　急性肾小球肾炎

急性肾小球肾炎(acute glomerulonephritis, AGN)简称急性肾炎,是以急性肾炎综合征为主要表现的一组疾病。其特点为起病急,患者出现血尿、蛋白尿、水肿和高血压,可伴有一过性氮质血症。本病好发于儿童,男性居多。常有前驱感染,多见于链球菌感染后,其他细菌、病毒和寄生虫感染后也可引起本病。本节主要介绍链球菌感染后的急性肾炎。

一、病因及发病机制

急性肾小球肾炎常发生于β溶血性链球菌"致肾炎菌株"引起的上呼吸道感染(多为扁桃体炎)或皮肤感染(多为脓疱疮)后,感染导致机体产生免疫反应而引起双侧肾脏弥漫性的炎症反应。目前多认为,链球菌的主要致病抗原是胞质或分泌蛋白的某些成分,抗原刺激机体产生相应抗体,形成免疫复合物沉积于肾小球而致病。同时,肾小球内的免疫复合物可激活补体,引起肾小球内皮细胞及系膜细胞增生并吸引中性粒细胞及单核细胞浸润,导致肾脏病变。

二、临床表现

(一)症状与体征

1.尿异常

几乎所有患者均有肾小球源性血尿,约30%患者出现肉眼血尿,且常为首发症状或患者就诊的原因。可伴有轻、中度蛋白尿,少数(<20%)患者可呈大量蛋白尿。

2.水肿

80%以上患者可出现水肿,常为起病的初发表现,表现为晨起眼睑水肿,呈"肾炎面容",可伴有下肢轻度凹陷性水肿,少数严重者可波及全身。

3.高血压

约80%患者患病初期水、钠潴留时,出现一过性轻、中度高血压,经利尿后血压恢复正常。少数患者可出现高血压脑病、急性左心衰竭等。

4.肾功能异常

大部分患者起病时尿量减少(400~700 mL/d),少数为少尿(<400 mL/d)。可出现一过性

轻度氮质血症。一般于 1~2 周后尿量增加，肾功能于利尿后数日恢复正常，极少数出现急性肾衰竭。

（二）并发症

前驱感染后常有 1~3 周（平均 10 天左右）的潜伏期。呼吸道感染的潜伏期较皮肤感染短。本病起病较急，病情轻重不一，轻者仅尿常规及血清 C3 异常，重者可出现急性肾衰竭。大多预后良好，常在数月内临床自愈。

三、辅助检查

（一）尿液检查

尿液检查均有镜下血尿，呈多形性红细胞。尿蛋白多为（＋）~（＋＋）。尿沉渣中可有红细胞管型、颗粒管型等。早期尿中白细胞、上皮细胞稍增多。

（二）血清 C3 及总补体

发病初期下降，于 8 周内恢复正常，对本病诊断意义很大。血清抗链球菌溶血素"O"滴度可增高，部分患者循环免疫复合物（circulating immune complex，CIC）阳性。

（三）肾功能检查

内生肌酐清除率（CCR）降低，血尿素氮（BUN）、血肌酐（Scr）升高。

四、诊断要点

（1）链球菌感染后 1~3 周出现血尿、蛋白尿、水肿、高血压，甚至少尿及氮质血症。

（2）血清 C3 降低（8 周内恢复正常），即可临床诊断为急性肾小球肾炎。

（3）若肾小球滤过率（GFR）进行性下降或病情 1~2 个月尚未完全好转的应及时做肾活检，以明确诊断。

五、治疗要点

治疗原则：以休息、对症处理为主，缩短病程，促进痊愈。本病为自限性疾病，不宜用肾上腺糖皮质激素及细胞毒药物。对急性肾衰竭患者，应予透析。

（一）对症治疗

利尿治疗可消除水肿，降低血压。利尿后高血压控制不满意时，可加用其他降压药物。

（二）控制感染灶

以往主张使用青霉素或其他抗生素 10~14 天，现其必要性存在争议。对于反复发作的慢性扁桃体炎，待肾炎病情稳定后，可做扁桃体摘除术，手术前后 2 周应注射青霉素。

（三）透析治疗

对于少数发生急性肾衰竭者，应予血液透析或腹膜透析治疗，帮助患者度过急性期，一般不需长期维持透析。

六、护理评估

（一）健康史

询问发病前 2 个月有无上呼吸道和皮肤感染史、起病急缓、就诊原因等，既往呼吸道感染史。

（二）身体状况

评估水肿的部位、程度、特点，血压增高程度，有无局部感染灶存在。

（三）心理及社会因素

因患者多为儿童，对疾病的后果常不能理解，因而不重视疾病，不按医嘱注意休息，家属则往往较急，过分约束患者，年龄较大的患者因休学、长期休息而产生焦虑、悲观情绪。评估患者及家属对疾病的认识，目前的心理状态等。

（四）辅助检查

周围血象有无异常，淋巴细胞是否升高。

七、护理目标

（1）能自觉控制水、盐的摄入，水肿明显消退。

（2）患者能逐步达到正常活动量。

（3）无并发症发生，或能早期发现并发症并积极配合抢救。

八、护理措施

（一）一般护理

急性期患者应绝对卧床休息，以增加肾血流量和减少肾脏负担。应卧床休息6周至2个月，尿液检查只有蛋白尿和镜下血尿时，方可离床活动。病情稳定后逐渐增加运动量，避免劳累和剧烈活动，坚持1～2年，待完全康复后才能恢复正常的体力劳动。存在水肿、高血压或心力衰竭时，应严格限制盐的摄入，一般进盐应小于3 g/d，特别严重的病例应完全禁盐。在急性期，为减少蛋白质的分解代谢，限制蛋白质的摄取量为0.5～0.8 g/(kg·d)。当血压下降，水肿消退，尿蛋白减少后，即可逐渐增加食盐和蛋白质的量。除限制钠盐外，也应限制液体摄入量，进水量的控制本着"宁少勿多"的原则。每天进水量应为不显性失水量（约500 mL）加上24小时尿量，此进水量包括饮食、饮水、服药、输液等所含水分的总量。另外，饮食应注意热量充足、易于消化和吸收。

（二）病情观察

注意观察水肿的范围、程度，有无胸腔积液、腹水，有无呼吸困难、肺部湿啰音等急性左心衰竭的征象；监测高血压动态变化，监测有无头痛、呕吐、颈项强直等高血压脑病的表现；观察尿的变化及肾功能的变化，及早发现有无肾衰竭的可能。

（三）用药护理

在使用降压药的过程中，要注意一定要定时、定量服用，随时监测血压的变化，还要嘱患者服药后在床边坐几分钟，然后缓慢站起，防止眩晕及直立性低血压。

（四）心理护理

患者尤其是儿童对长期的卧床会产生忧郁、烦躁等心理反应，加上担心血尿、蛋白尿是否会恶化，会进一步会加重精神负担。故应尽量多关心、巡视患者，随时注意患者的情绪变化和精神需要，按照患者的要求予以尽快解决。关于卧床休息需要持续的时间和病情的变化等，应适当予以说明，并要组织一些有趣的活动活跃患者的精神生活，使患者能以愉快、乐观的态度安心接受治疗。

九、护理评价

（1）能接受限制钠、水的治疗和护理，尿量已恢复正常，水肿有减轻甚至消失。

（2）能正确面对患病现实，说出心理感受，保持乐观情绪。

（3）无并发症发生。

十、健康指导

（一）预防指导

平时注意加强锻炼，增强体质。注意个人卫生，防止化脓性皮肤感染。有上呼吸道或皮肤感染时，应及时治疗。注意休息和保暖，限制活动量。

（二）生活指导

急性期严格卧床休息，按照病情进展调整作息制度。掌握饮食护理的意义及原则，切实遵循饮食计划。指导患者及其家属掌握本病的基本知识和观察护理方法，消除各种不利因素，防止疾病进一步加重。

（三）用药指导

遵医嘱正确使用抗生素、利尿剂及降压药等，掌握不同药物的名称、剂量、给药方法，观察各种药物的疗效和不良反应。

（四）心理指导

增强战胜疾病的信心，保持良好的心境，积极配合诊疗计划。

（付　默）

第二节　急进性肾小球肾炎

急进性肾小球肾炎（rapidly progressive glomerulonephritis，RPGN）又名新月体性肾小球肾炎，是指以少尿或无尿、蛋白尿、血尿，伴或不伴水肿及高血压等为基础临床表现，肾功能骤然恶化而致肾衰竭的一组临床综合征。病理改变特征为肾小囊内细胞增生、纤维蛋白沉积，我国目前对该病的诊断标准是肾穿刺标本中50％以上的肾小球有大新月体形成。

一、病因

本病有多种病因。一般将有肾外表现者或明确原发病者称为继发性急进性肾炎，病因不明者则称为原发性急进性肾炎。前者继发于过敏性紫癜、系统性红斑狼疮、弥漫性血管炎等，偶有继发于某些原发性肾小球疾病，如系膜毛细血管性肾炎及膜性肾病患者。后者半数以上患者有上呼吸道前驱感染史，其中少数呈典型链球菌感染，其他一些患者呈病毒性呼吸道感染，本病患者有柯萨奇病毒 B_5 感染的血清学证据，但流感及其他常见呼吸道病毒的血清滴度无明显上升，故本病与病毒感染的关系，尚待进一步观察。此外，少数急进性肾炎患者有结核杆菌抗原致敏史（结核感染史），在应用利福平治疗过程中发生本病。个别肠道炎症性疾病也可伴随本病存在。

二、临床表现

急进性肾小球肾炎患者可见于任何年龄,但有青年和中老年两个发病高峰,男女比例为2∶1。该病可呈急性起病,多数患者在发热或上呼吸道感染后出现急性肾炎综合征,即水肿、尿少、血尿、蛋白尿、高血压等。发病时患者全身症状较重,如疲乏、无力、精神萎靡,体重下降,可伴发热、腹痛。病情发展很快,起病数天内即出现少尿及进行性肾功能衰。部分患者起病相对隐袭缓慢,病情逐步加重。

三、辅助检查

(一)尿液实验室检查

常见血尿、异形红细胞尿和红细胞管型,常伴蛋白尿,尿蛋白量不等,可像肾病综合征那样排出大量的蛋白尿,但明显的肾病综合征表现不多见。

(二)其他

可溶性人肾小球基底膜抗原的酶联免疫吸附法检查抗肾小球基底膜抗体,最常见的类型是IgG型。

四、治疗

(一)强化疗法

急进性肾小球肾炎患者病情危重时必须采用强化治疗,包括如下措施。

(1)强化血浆置换。该法是用膜血浆滤器或离心式血浆细胞分离器分离患者的血浆和血细胞,然后用正常人的血浆或血浆成分(如清蛋白)对其进行置换,每天或隔天置换1次,每次置换2～4 L。此法清除致病抗体及循环免疫复合物的疗效肯定,已被临床广泛应用。

(2)甲泼尼龙冲击治疗,主要应用于Ⅱ型及Ⅲ型急进性肾小球肾炎的治疗。甲泼尼龙,静脉滴注,每天或隔天1次,3次为1个疗程,据病情需要应用1～3个疗程(两疗程间需间隔3～7天)。

(3)大剂量丙种球蛋白静脉滴注。当急进性肾小球肾炎合并感染等因素不能进行上述强化治疗时,可应用此治疗:丙种球蛋白,静脉滴注,5次为1个疗程,必要时可应用数个疗程。

(二)基础治疗

应用各种强化治疗时,一般都要同时服用常规剂量的激素及细胞毒药物作为基础治疗,抑制免疫及炎症反应。

(1)肾上腺皮质激素,常用泼尼松或泼尼松龙,口服,用药应遵循如下原则:起始量要足,不过最大剂量常不超过60 mg/d;减、撤药要慢(足量服用12周后开始减药,每2～3周减去原用量的10%);维持用药要久(以10 mg/d做维持量,服6个月至1年或更久)。

(2)细胞毒药物,常用环磷酰胺,每天口服100 mg或隔天静脉注射200 mg,累积量为6～8 g停药。而后可以再用硫唑嘌呤100 mg/d继续治疗6～12个月以巩固疗效。

(3)其他免疫抑制药,如吗替麦考酚酯抑制免疫疗效肯定,而不良反应较细胞毒药物轻,已被广泛应用于肾病治疗,包括Ⅱ型及Ⅲ型急进性肾小球肾炎。

(三)替代治疗

如果患者肾功能急剧恶化达到透析指征时,应尽早进行透析治疗(包括血液透析或腹膜透析)。如疾病已进入不可逆性终末期肾衰竭,则应予长期维持透析治疗或肾移植。

五、主要护理问题

(一)潜在并发症

急性肾衰竭。

(二)体液过多

体液过多与肾小球滤过功能下降、大剂量激素治疗导致水、钠潴留有关。

(三)有感染的危险

感染与激素及细胞毒药物的应用、血浆置换、大量蛋白尿致机体抵抗力下降有关。

(四)焦虑、恐惧

焦虑、恐惧与疾病进展快、预后差有关。

(五)有皮肤完整性受损的危险

皮肤完整性受损与皮肤水肿有关。

(六)知识缺乏

缺乏急进性肾小球肾炎相关知识。

(七)自理能力缺陷

自理能力缺陷与疾病所致贫血、水肿和心力衰竭等有关。

(八)电解质紊乱

电解质紊乱与使用利尿剂有关。

六、护理目标

(1)保护残余肾功能,纠正肾血流量减少的各种因素(如低蛋白血症、脱水、低血压等),防治急性肾衰竭。

(2)维持体液平衡,水肿消失,血压恢复正常。

(3)预防感染。

(4)患者焦虑、恐惧减轻,配合治疗护理,树立战胜疾病的信心。

(5)保持皮肤完整性,无破溃、受损。

(6)患者了解急进性肾小球肾炎相关知识,了解相关预防和康复知识,自我照顾和管理能力提高。

(7)生活自理能力恢复。

七、护理措施

(一)病情观察

(1)密切观察病情,及时识别急性肾衰竭的发生。监测内生肌酐清除率(CCR)、血尿素氮(BUN)、血肌酐(Scr)水平。若CCR快下降,BUN、Scr进行性升高,提示有急性肾衰竭发生,应协助医师及时处理。

(2)监测尿量的变化,注意尿量迅速减少或出现无尿的现象,此现象往往提示了急性肾衰竭。

(3)监测血电解质及pH的变化,特别是血钾情况,避免高血钾可能导致的心律失常,甚至心搏骤停。

(4)观察有无食欲明显减退、恶心、呕吐、呼吸困难及端坐呼吸等症状的发生,及时进行护理干预。

(5)定期测量患者体重,观察体重变化和水肿的部位、分布、程度和消长情况,注意有无腹水及胸腔积液、心包积液的表现;观察皮肤有无红肿、破损、化脓等情况发生。

(二)用药护理

(1)按医嘱严格用药,密切观察药物(激素、免疫抑制剂、利尿剂)在使用过程中的疗效与不良反应。

(2)治疗后都需认真评估有无甲泼尼龙冲击治疗常见的不良反应发生,如继发感染和水、钠潴留,精神兴奋及可逆性记忆障碍、面红、血糖升高、骨质疏松、伤口不愈合、消化道出血或穿孔、严重高血压、充血性心力衰竭等。

(3)大剂量激素冲击治疗可有效抑制机体的防御能力,必要时实施保护性隔离,预防继发感染。

(4)观察利尿剂、环磷酰胺冲击治疗的相关不良反应,如血清电解质变化情况及相应的临床症状。

(三)避免不利因素

避免正血容量下降的不利因素(低蛋白血症、脱水、低血压等)。

(四)预防感染

避免使用损害肾脏的药物,同时积极预防感染。

(五)皮肤护理

(1)水肿较严重的患者应着宽松、柔软的棉质衣裤、鞋袜。协助患者做好全身皮肤黏膜的清洁,指导患者注意保护好水肿的皮肤,如清洗时注意水温适当,勿过分用力,平时避免擦伤、撞伤、跌伤、烫伤。阴囊水肿等严重的皮肤水肿部位可用中药芒硝粉袋干敷或硫酸镁溶液敷于局部。水肿部位皮肤破溃应用无菌辅料覆盖,必要时可使用稀释成 1∶5 的碘伏溶液局部湿敷,以预防或治疗破溃处感染,促进创面愈合。

(2)注射时严格无菌操作,采用 5～6 号针头,保证药物准确及时的输入,注射完拔针后,应延长用无菌干棉球按压穿刺部位的时间,减少药液渗出。严重水肿者尽量避免肌内和皮下注射,尽力保证患者皮肤的完整性。

(六)心理护理

由于病情重,疾病进展快,患者出现恐惧、焦虑、烦躁、抑郁等心理。护士应加强沟通、充分理解患者的感受和心理压力,并鼓励家属共同努力疏导患者的心理压力。护士尽量多关心、巡视,及时解决患者的合理需要,让其体会到关心和温暖。护士应鼓励患者说出对患病的担忧,给其讲解疾病过程、合理饮食和治疗方案,以消除疑虑,提高治疗信心。

(七)健康指导

(1)休息:患者应注意休息、避免劳累。急性期绝对卧床休息。卧床休息时间应较急性肾小球肾炎更长。

(2)积极预防和控制感染:从病因与治疗方法上对患者进行健康教育,提高患者预防感染的意识。

(3)提高治疗的依从性:告知患者与家属严格依从治疗的重要性、药物(激素及免疫抑制剂)治疗可能出现的不良反应与转归,避免患者擅自停药或改变剂量,鼓励患者配合治疗。

(4)避免加重肾损害的因素,建立随访计划,鼓励患者进行自我病情监测,以防止疾病复发及恶化。

(5)定期复查电解质(低钠、低钾等),有异常及时协助医师处理。

(付　默)

第三节　慢性肾小球肾炎

慢性肾小球肾炎简称慢性肾炎,是最常见的一组原发于肾小球的疾病,以蛋白尿、血尿、高血压及水肿为基本表现,可有不同程度的肾功能减退,大多数患者会发展成慢性肾衰竭。本病起病方式各不相同,病情迁延,进展缓慢,可发生于任何年龄,以中青年居多,男性多于女性。

一、病因及诊断检查

(一)致病因素

慢性肾炎的病因尚不完全清楚,大多数由各种原发性肾小球疾病迁延不愈发展而成。目前认为,其发病与感染有明确关系,细菌、原虫、病毒等感染后可引起免疫复合物介导性炎症而导致肾小球肾炎,故认为发病起始因素为免疫介导性炎症。另外,在发病过程中也有非免疫非炎症性因素参与,如高血压、超负荷的蛋白饮食等。仅少数慢性肾炎由急性肾炎演变而来。在发病过程中可因感染、劳累、妊娠和使用肾毒性药物等使病情加重。

(二)身体状况

1.症状体征

慢性肾炎多数起病隐匿,大多无急性肾炎病史,病前也无感染史,发病已为慢性肾炎;少数为急性肾炎迁延不愈超过 1 年以上而成为慢性。临床表现差异大,症状轻重不一。主要表现如下。

(1)水肿:多为眼睑水肿和(或)轻度至中度下肢水肿,一般无体腔积液,缓解期可完全消失。

(2)高血压:部分患者可以高血压为首发或突出表现,多为持续性中等程度以上高血压。持续血压升高可加速肾小球硬化,使肾功能迅速恶化,预后较差。

(3)全身症状:表现为头晕、乏力、食欲缺乏、腰膝酸痛等,其中贫血较为常见。随着病情进展可出现肾功能减退,最终发展成为慢性肾衰竭。

(4)尿异常:可有尿量减少,偶有肉眼血尿。

2.并发症

(1)感染:易合并呼吸道及泌尿道感染。

(2)心脏损害:心脏扩大、心律失常和心力衰竭。

(3)高血压脑病:因血压骤升所致。

(4)慢性肾衰竭:是慢性肾炎最严重的并发症。

(三)心理、社会状况

患者常因病程长、反复发作、疗效不佳、药物不良反应大、预后较差等而出现焦虑、恐惧、悲观的情绪。

(四)实验室及其他检查

1.尿液检查

尿比重多在 1.020 以下;最具有特征的是蛋白尿,尿蛋白为(＋)～(＋＋＋),尿蛋白定量1～3 g/24 h;尿沉渣镜检可见红细胞和颗粒管型。

2.血液检查

早期多正常或有轻度贫血,晚期红细胞计数和血红蛋白多明显降低。

3.肾功能检查

慢性肾炎可导致肾功能逐渐减退,表现为肾小球滤过率下降,内生肌酐清除率下降、血肌酐和尿素氮增高。

二、护理诊断及医护合作性问题

(1)体液过多:与肾小球滤过率下降及血浆胶体渗透压下降有关。

(2)营养失调(低于机体需要量):与蛋白丢失、摄入不足及代谢紊乱有关。

(3)焦虑:与担心疾病复发和预后有关。

(4)潜在并发症:感染、心脏损害、高血压脑病、慢性肾衰竭。

三、治疗及护理措施

(一)治疗要点

慢性肾小球肾炎的主要治疗目的是防止或延缓肾功能恶化,改善症状,防止严重并发症。

1.一般治疗

适当休息、合理饮食、防治感染等。

2.对症治疗

(1)利尿:水肿明显的患者可使用利尿剂,常用氢氯噻嗪、螺内酯、呋塞米,既可利尿消肿,也可降低血压。

(2)控制血压:高血压可加快肾小球硬化,因此及时有效地维持适宜的血压是防止病情恶化的重要环节。容量依赖性高血压首选利尿剂,肾素依赖性高血压首选血管紧张素转化酶抑制剂(卡托普利等)和β受体阻滞药(普萘洛尔等)。

3.抗血小板药物

长期使用抗血小板药物可改善微循环,延缓肾衰竭。常用双嘧达莫和阿司匹林。

4.糖皮质激素和细胞毒性药物

一般不主张应用。可试用于血压不高、肾功能正常、尿蛋白较多者,常选用泼尼松、环磷酰胺等。

(二)护理措施

1.病情观察

因高血压易加剧肾功能的损害,故应密切观察患者的血压变化。准确记录 24 小时出入液量,监测尿量、体重和腹围,观察水肿的消长情况。监测肾功能变化,及时发现肾衰竭。

2.生活护理

(1)适当休息:因卧床休息能增加肾血流量,减轻水肿、蛋白尿及改善肾功能,故慢性肾炎患者宜多卧床休息,避免重体力劳动。特别是有明显水肿、大量蛋白尿、血尿及高血压或合并感染、心力衰竭、肾衰竭及急性发作期的患者,应限制活动,绝对卧床休息。

(2)饮食护理:水肿少尿者应限制钠、水的摄入,食盐摄入量为 1～3 g/d,每天进水量不超过 1 500 mL,记录 24 小时出入液量;每天测量腹围、体重,监测水肿消长情况。低蛋白、低磷饮食可减轻肾小球内高压、高灌注及高滤过状态,延缓肾功能减退,宜尽早采用富含必需氨基酸的优质低蛋白饮食(如鸡肉、牛奶、瘦肉等),蛋白质的摄入量为 $0.5\sim0.8$ g/(kg·d),低蛋白饮食亦可达到低磷饮食的目的。补充多种维生素及锌,适当增加糖类和脂肪的摄入比例,保证足够热量,减少自体蛋白的分解。

3.药物治疗的护理

使用利尿剂时应注意有无电解质、酸碱平衡紊乱;服用降压药起床时动作宜缓慢,以防直立性低血压;应用血管紧张素转化酶抑制剂时,注意观察患者有无持续性干咳;应用抗血小板药物时,注意观察有无出血倾向等。

4.对症护理

对症护理包括对水肿、高血压、少尿等症状的护理。

5.心理护理

注意观察患者的心理活动,及时发现患者的不良情绪,主动与患者沟通,鼓励患者说出其内心感受,做好疏导工作,帮助患者调整心态,积极配合治疗及护理。

6.健康指导

(1)指导患者严格按照饮食计划进餐。注意休息,保持精神愉快,避免劳累、受凉和使用肾毒性药物,以延缓肾功能减退。

(2)进行适当锻炼,提高机体抵抗力,预防呼吸道感染。

(3)遵医嘱服药,定期复查尿常规和肾功能。

(4)育龄妇女注意避孕,以免因妊娠导致肾炎复发和病情恶化。

(付　默)

第四节　间质性肾炎

间质性肾炎又称肾小管间质性肾炎,是由各种原因引起的肾小管间质性急慢性损害的临床病理综合征。临床常分为急性间质性肾炎、慢性间质性肾炎。急性间质性肾炎以多种原因导致短时间内发生肾间质炎性细胞浸润、间质水肿、肾小管不同程度受损伴肾功能不全为特点,临床表现可轻可重,大多数病例均有明确的病因,去除病因、及时治疗,疾病可痊愈或使病情得到不同程度的逆转。慢性间质性肾炎病理表现以肾间质纤维化、间质单个核细胞浸润和肾小管萎缩为主要特征。

一、病因

(一)感染

致病感染可有细菌、真菌及病毒等致病微生物感染,包括金黄色葡萄球菌败血症、重症链球菌感染、白喉、猩红热、支原体肺炎、梅毒、布鲁氏菌病、军团病、乙肝病毒抗原血症、巨细胞病毒感染、伤寒、麻疹、肾盂肾炎等。

(二)系统性疾病

如系统性红斑狼疮、干燥综合征、结节病、原发性冷球蛋白血症。血液系统疾病,如多发性骨髓瘤、阵发性血红蛋白尿、淋巴增生性疾病、镰状细胞病等。

（三）药物致病

药物致病可能与环孢素、氨基糖苷类抗生素、两性霉素 B、止痛剂、非甾体抗炎药、顺铂等长期应用相关。

（四）重金属盐

可能与镉、锂、铝、金、铍等长期接触有关。

（五）化学毒物或生物毒素

如四氯化碳、四氯乙烯、甲醇、乙二醇、煤酚、亚硝基脲或蛇毒、鱼胆毒、蜂毒、蕈毒等中毒史。

（六）代谢疾病

如胱氨酸病、低钾血症肾病、高尿酸血症肾病、糖尿病肾病及淀粉样变性肾病史。

二、临床表现

一般有多尿、烦渴、恶心、夜尿、肉眼血尿、肌无力、软瘫、关节痛等表现。

（一）急性间质性肾炎

急性间质性肾炎因其病因不同，临床表现各异，无特异性，主要突出表现为少尿性或非少尿性急性肾功能不全，可伴有疲乏无力、发热及关节痛等非特异性表现。肾小管功能损失可出现低比重及低渗透压尿、肾小管性蛋白尿及水、电解质和酸碱平衡紊乱，部分患者表现为范科尼综合征。

（二）慢性间质性肾炎

慢性间质性肾炎常为隐匿、慢性或急性起病，因肾间质慢性炎症改变，主要为纤维化组织增生，肾小管萎缩，故常有其共同临床表现。

三、辅助检查

（一）尿液检查

一般为少量小分子蛋白尿，尿蛋白定量多在 0.5～1.5 g/24 h，极少大于 2.0 g/24 h；尿沉渣检查可有镜下血尿、白细胞及管型尿，偶可见嗜酸细胞。肾小管功能异常根据累及小管的部位及程度不同而表现不同，可有肾性糖尿、肾小管酸中毒、低渗尿、范科尼综合征等。

（二）血液检查

部分患者可有低钾血症、低钠血症、低磷血症和高氯性代谢性酸中毒等表现。血尿酸常正常或轻度升高。慢性间质性肾炎贫血发生率高且程度较重，常为正细胞正色素性贫血。急性间质性肾炎患者外周血嗜酸细胞比例升高，可伴 IgE 升高，特发性间质性肾炎可有贫血、嗜酸细胞增多、血沉快、C 反应蛋白及球蛋白升高。

（三）影像学检查

急性间质性肾炎 B 超可显示肾脏呈正常大小或体积增大，皮质回声增强。慢性间质性肾炎 B 超、放射性核素、CT 等影像学检查通常显示双肾缩小、肾脏轮廓不光整。影像学检查还有助于判断某些特殊病因，如尿路梗阻、膀胱输尿管反流、肾脏囊性疾病等。静脉尿路造影（IVU）可显示止痛剂肾病特征性的肾乳头坏死征象。由于造影剂具有肾小管毒性，在肾小管损伤时应慎用。

（四）肾活检病理

病理检查对确诊有重要意义。除感染相关性急性间质性肾炎外，其他类型均应积极行肾穿刺，以区别肾间质浸润细胞的类型及纤维化程度，从而有助于治疗方案的制定后预后的判断。

四、诊断

感染或药物应用史、临床表现、一些实验室及影像学检查有助于诊断,但肾脏病理仍然是诊断间质性肾炎的金标准。

临床出现不明原因的急性肾功能不全时要考虑急性间质性肾炎可能。具有下列临床特征者应考虑慢性间质性肾炎:①存在导致慢性间质性肾炎的诱因,如长期服用止痛剂、慢性尿路梗阻等,或有慢性间质性肾炎家族史;②临床表现有小管功能障碍,如烦渴、多尿、夜尿增多、肾小管性酸中毒等,或肾功能不全但无高血压、无高尿酸血症等;③尿液检查表现为严重小管功能受损。少量小分子蛋白尿($<2.0 \text{ g/24 h}$),尿维生素 A 结合蛋白、溶菌酶、尿 β_2 微球蛋白、葡萄糖苷酶升高,可有糖尿、氨基酸尿。慢性间质性肾炎还须根据病史和临床病理特征进一步明确病因。

五、治疗

(一)一般治疗

去除病因。控制感染、及时停用致敏药物、处理原发病是间质性肾炎治疗的第一步。

(二)对症支持治疗

纠正肾性贫血、电解质、酸碱及容量失衡,血肌酐明显升高或合并高血钾、心力衰竭(简称心衰)、肺水肿等有血液净化指征者,临床应及时行血液净化治疗,急性间质性肾炎可选用连续性血液净化治疗。进入尿毒症期者,如条件允许,可行肾移植治疗。

(1)促进肾小管再生:冬虫夏草有促进肾小管上皮细胞的生长、提高细胞膜的稳定性、增强肾小管上皮细胞耐受缺氧等作用,对小管间质性肾炎有一定治疗。

(2)免疫抑制剂自身免疫性疾病、药物变态反应等免疫因素介导的间质性肾炎,可给予激素及免疫抑制剂治疗。

六、护理措施

(一)一般护理措施

(1)卧床休息,限制活动量。

(2)鼓励患者多饮水或饮料。

(3)给予清淡易消化的高热量、高蛋白流质或半流质饮食。

(4)出汗后要及时更换衣被,注意保暖。

(5)协助口腔护理,鼓励多漱口。口唇干燥者可涂护唇油。

(6)体温超过 38.5 ℃时,给予物理降温,慎用药物降理,因为退热制剂易致敏而加重病情,物理降温后 0.5 小时测量体温并记录于体温单上。

(7)指导患者识别并及时报告体温异常的早期表现和体征。

(二)自理方面的护理

患者自理方面的缺陷一般与发热和水、电解质紊乱有关。要使患者生活自理能力提高,需要做的护理措施如下。

(1)落实晨、晚间护理,协助患者洗脸、梳头、洗脚、就餐、大小便。

(2)鼓励患者生活自理,将传呼器置于患者伸手可及的位置。

(3)呼吸困难者,取半坐卧位,给氧。

(4)吞咽能力下降者,应防呛咳。

(5)患者外出时,应有专人护送防止发生意外。

(6)监测血电解质变化,做好间质性肾炎护理工作,可提高患者生活质量。

(三)饮食调理

饮食有禁有补,对于间质性肾炎患者而言,是非常重要的,尤其是对间质性肾炎治疗的辅助是患者必须引起重视的一个方面。

(1)间质性肾炎应该多漱口,口唇干燥者可涂护唇油。

(2)指导间质性肾炎患者识别并及时报告体温异常的早期体征和表现。

(3)中老年人如果患有间质性肾炎,常常会感到双腿酸软、小便频繁、腰酸背胀、精神不振等,一般是因为肾脏发生了病变。应选用红豆、玉米食用,对肾病有好处,但胡椒、花椒、浓茶、浓咖啡等刺激性食物应该禁用。

(4)肾病患者必须忌盐。尿量少或水肿时,除服药外,可选用一些具有利水适用的食物。如冬瓜止渴、利小便、主治小腹水涨。冬瓜皮煎汤代茶利水消肿作用。丝瓜有利尿消肿、凉血解毒的作用。

(5)间质性肾炎患者应该多喝水,并且在饮食方面要给予易消化的高热量、高蛋白、清淡的半流质食物。出汗后要更注意保暖,及时更换衣被。口唇干燥者可涂护唇油。体温超过 38.5 ℃时,应该给予物理降温,慎用药物降温,因为退热制剂易致敏而加重病情,物理降温 0.5 小时后应该测量体温并记录。

(付　默)

第五节　肾盂肾炎

肾盂肾炎是由各种病原微生物感染所引起的肾盂、肾盏及肾实质的感染性炎症,是泌尿系统感染中最常见的临床类型。肾盂肾炎为上尿路感染,尿道炎和膀胱炎为下尿路感染,而肾盂肾炎常伴有下尿路感染,临床上在感染难以定位时可统称为尿路感染。本病好发于女性,尤多见于育龄期妇女、女婴、老年女性和免疫功能低下者。

一、病因及诊断检查

(一)致病因素

1.病因

尿路感染最常见的致病菌是肠道革兰氏阴性杆菌,其中以大肠埃希菌最常见,占 70% 以上,其次为副大肠杆菌、变形杆菌、克雷伯菌、产气荚膜梭菌、沙雷菌、产碱杆菌和葡萄球菌等。致病菌常为 1 种,极少数为 2 种以上细菌混合感染,偶可由真菌、病毒和原虫感染引起。

2.易感因素

由于机体具有多种防御尿路病原微生物感染发生的机制,正常情况下细菌进入膀胱不会引起肾盂肾炎,主要易感因素如下。

(1)尿路梗阻和尿流不畅:是最主要的易感因素,以尿路结石最常见。尿路不畅时,尿路的细菌不能被及时冲刷清除出尿道,在局部生长和繁殖,易引起肾盂肾炎。

(2)解剖因素:女性尿道短、直而宽,尿道口距肛门、阴道较近,易被细菌污染,故易发生上行感染。

(3)尿路器械操作:应用尿道插入性器械时,如留置导尿管和膀胱镜检查、尿道扩张等可损伤尿道黏膜,或使细菌进入膀胱和上尿路而致感染。

(4)机体抵抗力低下:糖尿病、重症肝病、癌症晚期、艾滋病、长期应用激素和免疫抑制药等均易发生尿路感染。

3.感染途径

(1)上行感染:为最常见的感染途径,病原菌多为大肠埃希菌,以女性多见。细菌由尿道外口经膀胱、输尿管逆流上行到肾盂,引起肾盂炎症,再经肾盏、肾乳头至肾实质。

(2)血行感染:致病菌多为金黄色葡萄球菌。病原菌从体内感染灶如扁桃体炎、鼻窦炎、龋齿或皮肤化脓性感染等侵入血流,到达肾皮质引起多发性小脓肿,再沿肾小管向下扩散至肾乳头、肾盂及肾盏,引起肾盂肾炎。

(3)淋巴道感染:病原菌从邻近器官的病灶经淋巴管感染。

(4)直接感染:外伤或肾、尿路附近的器官与组织感染,细菌直接蔓延至肾引起肾盂肾炎。

(二)身体状况

按病程和病理变化可将肾盂肾炎分为急性和慢性两型。

1.急性肾盂肾炎

(1)起病急剧,病程不超过半年。

(2)全身表现:常有寒战、高热,体温升高为 38.5～40.0 ℃,常伴有全身不适、头痛、乏力、食欲缺乏、恶心、呕吐等全身毒血症状。

(3)泌尿系统表现:可有腰痛、肾区不适和尿路刺激征,上输尿管点或肋腰点压痛,肾区叩击痛。重者尿外观浑浊,呈脓尿、血尿。

2.慢性肾盂肾炎

急性肾盂肾炎反复发作,迁延不愈,病程超过半年即转为慢性肾盂肾炎。慢性肾盂肾炎症状一般较轻,或仅有低热、倦怠,无尿路感染症状,但多次尿细菌培养均呈阳性,称无症状菌尿。急性发作时与急性肾盂肾炎症状相似,如不及时治疗可导致肾功能减退,最终可发展为肾衰竭。

3.并发症

常见并发症有慢性肾衰竭、肾盂积水、肾盂积脓、肾周围脓肿等。

(三)心理、社会状况

由于起病急,症状明显,女性患者羞于检查,或反复发作迁延不愈,患者易产生焦虑、紧张和悲观情绪。

(四)实验室及其他检查

1.尿常规

尿液外观浑浊;急性期尿沉渣镜检可见大量白细胞和脓细胞,如出现白细胞管型,对肾盂肾炎有诊断价值;少数患者有肉眼血尿。

2.血常规

急性期白细胞总数及中性粒细胞数增高。

3.尿细菌学检查

尿细菌学检查是诊断肾盂肾炎的主要依据。新鲜清洁中段尿细菌培养,菌落计数$\geq 10^5/mL$为阳性,菌落计数$< 10^4/mL$为污染,如介于两者之间为可疑阳性,需复查或结合病情判断。

4.肾功能检查

急性肾盂肾炎肾功能多无改变,慢性肾盂肾炎可有夜尿增多、尿比重低而固定,晚期可出现氮质血症。

5.X线检查

X线腹部平片及肾盂造影可了解肾的大小、形态、肾盂肾盏变化,以及尿路有无结石、梗阻、畸形等情况。

6.超声检查

可准确判断肾大小、形态,以及有无结石、囊肿、肾盂积水等。

二、护理诊断及医护合作性问题

(1)体温过高:与细菌感染有关。

(2)排尿异常:与尿路感染所致的尿路刺激征有关。

(3)焦虑:与症状明显或病情反复发作有关。

(4)潜在并发症:有慢性肾衰竭、肾盂积水、肾盂积脓和肾周围脓肿。

三、治疗及护理措施

(一)治疗要点

1.一般治疗

急性期全身症状明显者应卧床休息,饮食应富有热量和维生素并易于消化,高热脱水时应静脉补液,鼓励患者多饮水、勤排尿,促使细菌及炎性渗出物迅速排出。

2.抗菌药物治疗

原则上应根据致病菌和药敏试验结果选用抗菌药,但由于大多数病例为革兰氏阴性杆菌感染,急性型患者常不等尿培养结果,即首选对此类细菌有效,而且在尿中浓度高的药物治疗。

(1)常用药物:①喹诺酮类。如环丙沙星、氧氟沙星,为目前治疗尿路感染的常用药物,病情轻者,可口服用药;较严重者宜静脉滴注,环丙沙星 0.25 g,或氧氟沙星 0.2 g,每 12 小时 1 次。②氨基糖苷类。庆大霉素肌内注射或静脉滴注。③头孢类。头孢唑啉肌内或静脉注射。④磺胺类。复方磺胺甲基异噁唑(复方新诺明)口服。

(2)疗效与疗程:若药物选择得当,用药 24 小时后症状即可好转,如经 48 小时仍无效,应考虑更换药物。抗菌药用至症状消失,尿常规转阴和尿培养连续 3 次阴性后 3～5 天为止。急性肾盂肾炎一般疗程为 10～14 天,疗程结束后每周复查尿常规和尿细菌培养 1 次,共 2～3 周,若均为阴性,可视为临床治愈。慢性肾盂肾炎疗程应适当延长,选用敏感药物联合治疗,疗程 2～4 周;或轮换用药,每组使用 5～7 天查尿细菌,如连续 2 周(每周 2 次)尿细菌检查阴性,6 周后再复查 1 次仍为阴性,则为临床治愈。

(二)护理措施

1.病情观察

观察生命体征,尤其是体温变化;观察尿路刺激征及伴随症状的变化,有无并发症等。

2.生活护理

(1)休息:为患者提供安静、舒适的环境,增加休息和睡眠时间。高热患者应卧床休息,体温超过 39 ℃时需行冰敷、擦浴等措施进行物理降温。

(2)饮食护理:给予高蛋白、富含维生素和易消化的清淡饮食,鼓励患者多饮水,每天饮水量不少于 2 000 mL。

3.药物治疗的护理

(1)遵医嘱用药,轻症者尽可能单一用药,口服有效抗生素 2 周;严重感染宜联合用药,采用肌内注射或静脉给药;已有肾功能不全者,则避免应用肾毒性抗生素。

(2)观察药物疗效,协助医师判断停药指征。

(3)注意药物的不良反应:诺氟沙星、环丙沙星可引起轻微消化道反应、皮肤瘙痒等;氨基糖苷类药物对肾脏和听神经有毒性作用,可引起耳鸣、听力下降甚至耳聋;磺胺类药物服药期间要多饮水和服用碳酸氢钠以碱化尿液,增强疗效和减少磺胺结晶的形成。

4.尿细菌学检查的标本采集

(1)宜在使用抗生素前或停药 5 天后留取尿标本。

(2)留取清洁中段尿标本前用肥皂水清洗外阴部,不宜用消毒剂,指导患者留取尿标本于无菌容器内,于 1 小时内送检。

(3)最好取清晨第 1 次(尿液在膀胱内停留 6～8 小时或以上)的清洁、新鲜中段尿送检,以提高阳性率。

(4)尿标本中注意勿混入消毒液;女性患者留取尿标本时应避开月经期,防止阴道分泌物及经血混入。

5.心理护理

向患者说明紧张情绪不利于尿路刺激征的缓解,指导患者放松身心,消除紧张情绪及恐惧心理,树立战胜疾病的信心,共同制订护理计划,积极配合治疗。

6.健康教育

(1)向患者及家属讲解肾盂肾炎发病和加重的相关因素,积极治疗和消除易感因素。尽量避免导尿及尿道器械检查,如果必须进行,应严格无菌操作,术后应用抗菌药以防泌尿系统感染。

(2)指导患者保持良好的生活习惯,合理饮食,多饮水,勤排尿,尽量不留残尿;保持外阴清洁,女性患者忌盆浴,注意月经期、妊娠期、产褥期卫生。

(3)加强身体锻炼,提高机体抵抗力。

(4)育龄妇女患者,急性期治愈后 1 年内应避免妊娠。与性生活有关的反复发作患者,应于性生活后立即排尿并行高锰酸钾坐浴。

(5)告知患者遵医嘱坚持按疗程应用抗菌药物是最重要的治疗措施,嘱患者不可随意增减药量或停药,以达到彻底治愈的目的,避免因治疗不彻底而演变为慢性肾盂肾炎。慢性肾盂肾炎应按医嘱用药,定期检查尿液,出现症状立即就医。

(付　　默)

第六节 IgA 肾病

IgA 肾病是最为常见的一种原发性肾小球疾病,是指肾小球系膜区以 IgA 或 IgA 沉积为主,伴或不伴有其他免疫球蛋白在肾小球系膜区沉积的原发性肾小球病。病变类型包括局灶节段性病变、毛细血管内增生性病变、系膜增生性病变、新月体病变及硬化性病变等。其临床表现为反复发作性肉眼血尿或镜下血尿,可伴有不同程度蛋白尿,部分患者可以出现严重高血压或者肾功能不全。

一、病因

病因不明,原发性 IgA 肾病,由肾脏本身疾病引起。继发性 IgA 肾病由肾脏以外的疾病引起,如紫癜性肾炎、人类免疫缺陷病毒(HIV)感染、血清阴性脊柱关节炎、肿瘤、麻风病、肝脏疾病、家族性 IgA 肾病等。

二、临床表现

本病多在上呼吸道感染 1～3 天后出现反复发作的肉眼血尿,持续数小时至数天后可转为镜下血尿,可伴有腹痛、腰痛、肌肉痛或低热。部分患者在体检时发现尿异常,为无症状性蛋白尿和(或)镜下血尿,少数患者有持续性肉眼血尿和不同程度的蛋白尿,可伴有水肿和高血压。

三、检查

(一)免疫学检查

50％的患者血清 IgA 水平升高。37％～75％患者测到含有 IgA 的特异性循环免疫复合物。

(二)尿液检查

蛋白尿的定量和分型对 IgA 肾病病情判断、估计预后很重要。蛋白尿<1 g/24 h 者常以轻微及病灶性系膜增生为主。中度至重度蛋白尿多为弥漫性系膜增生,常伴新月体及肾小球硬化。血尿:尿红细胞形态呈多形性,提示血尿来源是肾小球源性。

(三)肾功能检查

血肌酐上升到 1.5 mg/dL(132.6 μmol/L)多为病情进展。GFR<20 mL/min 时,病理改变属Ⅲ级以上。

四、诊断

IgA 肾病的诊断必须有肾活检病理,必须有免疫荧光或免疫组化的结果支持。其诊断特点:光镜下常见弥漫性系膜增生或局灶节段性增生性肾小球肾炎;免疫荧光可见系膜区 IgA 或以 IgA 为主的免疫复合物沉积,这是 IgA 肾病的诊断标志。

五、治疗

本病无特殊治疗方法,临床根据患者不同表现及病程,采用不同措施,目的是保护肾功能,减慢病情进展。按照临床分型治疗 IgA 肾病方法如下。

（一）孤立性镜下血尿型

无须特殊治疗，定期随访。

（二）反复发作肉眼血尿型

病灶清除如扁桃体切除，可根据蛋白尿的多少使用三联疗法：雷公藤总苷、大黄素、血管紧张素转化酶抑制酶/血管紧张素Ⅱ受体阻滞剂（ACEI/ARB）。

（三）尿检异常型

三联疗法（雷公藤总苷、大黄素、ACEI/ARB）。

（四）血管炎型

1.MMF 治疗方案

甲泼尼龙静脉滴注冲击治疗三天，继以泼尼松 0.6 mg/(kg·d)，每 2 周减少 5～10 mg/d，以后维持此剂量。MMF 以 0.5 g，每天 2 次开始给药，依据血药浓度增加为 1.5～2.0 g/d，连续使用 6 个月，以每天 0.75～1.00 g 剂量维持，总疗程 2 年。

2.环磷酰胺（CTX）治疗方案

甲泼尼龙同 MMF 治疗方案。CTX 冲击疗法，每月 1 次，共 6 个月，以后每 3 个月 1 次。总剂量＜8 g。CTX 治疗结束后用硫唑嘌呤维持，总疗程 2 年。

3.大量蛋白尿型（合并微小病变）

泼尼松正规治疗。

4.大量蛋白尿型

低蛋白饮食，使用雷公藤总苷、大黄素、ACEI/ARB 药物治疗。

5.高血压型

选择使用 ACEI/ARB、钙通道阻滞剂（CCB）、利尿剂种类的降压药，蛋白尿＞1.5 g/24 h 的病例可合用雷公藤总苷片。

六、护理

（一）护理评估

(1)水肿：患者眼睑及双下肢水肿。

(2)血尿：肉眼血尿或镜下血尿。

(3)蛋白尿：泡沫尿、尿蛋白。

(4)上呼吸道感染：扁桃体炎、咽炎等。

(5)高血压。

（二）护理措施

1.病情观察

(1)意识状态、呼吸频率、心率、血压、体温。

(2)肾穿刺术后观察患者的尿色、尿量，有无腰痛、腹痛，有无出血。

(3)自理能力和需要，有无担忧、焦虑、自卑等异常心理。

(4)观察患者水肿变化：详细记录 24 小时出入量，每天记录腹围、体重，每周送检尿常规 2～3 次。

(5)严重水肿和高血压时需卧床休息，一般无须严格限制活动，根据病情适当安排文娱活动，使患者精神愉快。

2.症状护理

(1)监测生命体征、血压及用药反应。注意观察有无出血及感染现象。

(2)观察疼痛的性质、部位、强度、持续时间等，解释疼痛的原因。协助患者变换体位以减轻疼痛。让患者听音乐、与人交谈来分散注意力以减轻疼痛。遵医嘱给予镇痛药并观察疗效及不良反应。

(3)长时间卧床休息时，注意皮肤的护理，预防压疮的出现，肾穿刺后 4～6 小时，在医师允许的情况下可翻身侧卧。

(4)观察尿色，如有血尿，立即告知医师，遵医嘱给予止血药物。

(5)观察患者排尿情况，对床上排尿困难的患者先给予诱导排尿，如仍排不出，可给予导尿。

3.一般护理

(1)患者要注意休息：卧床休息可以松弛肌肉有利于疾病的康复。剧烈活动可见血尿，因刚烈活动时，肾脏血管收缩，导致肾血流量减少，氧供应暂时不足，导致肾小球毛细血管的通透性增加，从而引起血尿，使原有血尿加重。

(2)每天监测血压：密切观察血压，注意水肿情况、尿量变化；一旦血压上升，尿量减少时，应警惕慢性肾衰竭。

(3)观察疼痛的性质、部位、强度、持续时间等。疼痛严重时可局部热敷或理疗。

(4)加强锻炼：锻炼身体，增强体质，预防感冒。积极预防感染和疮、疖等皮肤疾病。

(5)注意扁桃体的变化：急性扁桃体炎能使血尿出现，扁桃体摘除后血尿明显减少、蛋白尿减轻，血清中的 IgA 水平也降低。

(6)注意病情的变化：一要观察水肿的程度、部位、皮肤情况；二要观察水肿的伴随症状，如疲倦、乏力、高血压、食欲减退、恶心、呕吐；三要观察尿量、颜色、饮水量的变化，经常监测尿镜检或尿沉渣分析的指标。

(7)注意避免使用对肾脏有损害的药物：有很多中成药和中草药对肾脏有一定的毒性，可以损害肾功能，应注意。

(付　默)

第七节　肾病综合征

肾病综合征(nephrotic syndrome，NS)传统上分为原发性和继发性两类。原发性是指原发于肾小球疾病并除外继发于全身性疾病引起的肾小球病变。在肾病综合征中，约 75% 是由原发性肾小球疾病引起，约 25% 为继发性肾小球疾病引起，因此它不是一个具有独立性的疾病。NS 的临床诊断并不困难，但不同病理改变引起者治疗效果不一，某些病理类型易发展为肾功能不全，但即使预后较好的病理类型，也可因其引起的严重全身水肿(胸腔积液、腹水、心包积液等)，影响各脏器功能并出现各种严重并发症，如威胁生命的感染和肺动脉栓塞等，因此临床上对疾病的早期病因和病理类型进行诊断，对整体治疗十分重要。本节仅讨论原发性肾病综合征。

一、病理

原发性肾病综合征在国内以肾小球系膜增生最为常见,占 1/4～1/3,其次为膜性肾病,占 1/5～1/4,以成人较为多见;微小病变成人约占 1/5,再次为膜增生,约为 15%,局灶节段性肾小球硬化占 10%～15%。局灶节段性系膜增生较少发生肾病综合征。各病理类型中均可伴有肾间质不同程度炎症改变和(或)纤维化,其中炎症较为明显的类型,如系膜增生、膜增生和少部分局灶节段性肾小球硬化,常伴有肾间质炎症或纤维化改变;膜性引起者亦不罕见,肾间质炎症程度和纤维化范围对肾小球滤过功能减退有较大影响。

原发性肾病综合征病理类型不同,与临床表现(除均可有肾病综合征外)有一定关联,如微小病变和膜性肾病引起者,多表现为单纯性肾病综合征,早期少见血尿、高血压和肾功能损害,但肾病综合征临床表现多较严重、突出,经尿丢失蛋白质多,可高达 20 g/d;而系膜增生和膜增生等炎症明显类型常伴有血尿、高血压和不同程度肾功能损害,且肾功能损害发生相对较早。局灶、节段性肾小球硬化,常有明显高血压和肾功能损害,出现镜下血尿亦较多见。少数情况病理类型改变与临床表现相关性可不完全一致。

二、临床表现及发病机制

(一)大量蛋白尿

大量蛋白尿是指每天从尿液中丢失蛋白质为 3.0～3.5 g,儿童为 50 mg/kg。因此,体重为 60 kg 的成人经尿液丢失蛋白质 3 g/d,即可认为是大量蛋白尿。大量蛋白尿的产生是由肾小球滤过膜通透性异常所致。正常肾小球滤过膜对血浆蛋白有选择性滤过作用,能有效阻止绝大部分血浆蛋白从肾小球滤过,只有极小量的血浆蛋白进入肾小球滤液。首先,肾小球病变引起滤过膜对大中分子量蛋白质选择性滤过屏障作用损伤,导致大分子蛋白和中分子量清蛋白等大量漏出。其次,肾小球疾病时,肾小球基底膜组织结构功能异常,涎酸成分明显减少,使带负电荷的清蛋白滤过基底膜增多,出现蛋白尿。此外,肾小球血流动力学改变也能影响肾小球滤过膜的通透性,血压增高,尿蛋白增多,血压降低,蛋白尿减轻。肾内血管紧张素Ⅱ增加使出球小动脉收缩,肾小球内毛细血管压力增加,亦可增加蛋白质漏出。使用血管紧张素转换酶抑制剂或血管紧张素Ⅱ受体阻滞剂可因降低出球小动脉阻力而降低肾小球毛细血管压力,从而减轻蛋白尿。

临床上对肾病综合征患者不仅要定期进行准确的 24 小时尿液蛋白定量测定,以了解蛋白尿程度和判断治疗效果,从而调整治疗方案,而且要进行尿液系列蛋白检查,以了解丢失蛋白的成分,从而判断蛋白丢失部位是在肾小球还是肾小管间质。尿液蛋白量多少有时不能说明肾脏病变的广泛程度和严重程度,但蛋白尿成分的测定则可反映肾小球病变的程度。如果尿液中出现大量 IgG 成分,则说明大分子量蛋白从尿液中丢失,提示肾小球滤过膜体积屏障结构破坏严重;若尿液中蛋白几乎均为中分子量的清蛋白或转铁蛋白,一般提示病变在肾小球或肾小管间质,此时参考丢失蛋白质多少甚为重要,一般来说肾小管性尿蛋白丢失较少超过 3 g/d,个别超过 3 g/d,后者多数对治疗反应相对较佳;若尿液出现较多小分子量蛋白,则应进一步检查以明确是否由轻链蛋白引起大量蛋白尿,故尿蛋白成分检查有时尚有助于病因诊断。

(二)低白蛋白血症

低白蛋白血症见于绝大部分肾病综合征患者,即血浆清蛋白水平在 30 g/L 以下。其主要原因是尿中丢失清蛋白,但二者可不完全平行,因为血浆清蛋白值是清蛋白合成与分解代谢平衡的结果,它主要受以下几种因素影响:①肝脏合成清蛋白增加。在低蛋白血症和清蛋白池体积减小时,清蛋白分解速度是正常的,甚至下降。肝脏代偿性合成清蛋白量增加,如果饮食中能给予足够的蛋白质及热量,正常人肝脏每天可合成清蛋白在 20 g 以上。体质健壮和摄入高蛋白饮食的患者可不出现低蛋白血症。有人认为,血浆胶体渗透压在调节肝脏合成清蛋白方面可能有重要的作用。②肾小管分解清蛋白的量增加。正常人肝脏合成的清蛋白 10% 在肾小管内代谢。在肾病综合征时,由于近端小管摄取和分解滤过蛋白明显增加,肾内代谢可增加为 16%~30%。③严重水肿时胃肠道吸收能力下降,肾病综合征患者常呈负氮平衡状态。年龄、病程、慢性肝病、营养不良,均可影响血浆清蛋白水平。

由于低白蛋白血症,药物与清蛋白的结合会有所减少,因而血中游离药物的水平升高(如激素约 90% 与血浆蛋白结合,而具有生物活性的部分仅占 10% 左右)。此时,即使常规剂量也可产生毒性或不良反应。低蛋白血症时,花生四烯酸和血浆蛋白结合减少,促使血小板聚集和血栓素 A2(TXA2)增加,后者可加重蛋白尿和肾损害。

(三)水肿

水肿多较明显,与体位有关,严重者常见头枕部凹陷性水肿、全身水肿、两肋部皮下水肿、胸腔积液和腹水,甚至出现心包积液,以及阴囊或会阴部高度水肿,此种情况多见于微小病变或部分膜性肾病患者。一般认为,水肿的出现及其严重程度与低蛋白血症的程度呈正相关,然而也有例外的情况。机体自身具有抗水肿形成能力,其调节机制如下:①当血浆清蛋白浓度降低,血浆胶体渗透压下降的同时,从淋巴回流组织液大大增加,从而带走组织液内的蛋白质,使组织液的胶体渗透压同时下降,两者的梯度差值仍保持正常范围。②组织液水分增多,则其静水压上升,可使毛细血管前的小血管收缩,从而使血流灌注下降,减少了毛细血管床的面积,使毛细血管内静水压下降,从而抑制体液从血管内向组织间渗出。③水分渗出血管外,使组织液蛋白浓度下降,而血浆内蛋白浓度上升。鉴于淋巴管引流组织液蛋白质的能力有限,上述体液分布自身平衡能力有一定的限度,当血浆胶体渗透压进一步下降时,组织液的胶体渗透压无法调节至相应的水平,两者间的梯度差值不能维持正常水平而产生水肿。大多数肾病综合征水肿患者血容量正常,甚至增多,并不一定都减少,血浆肾素正常或处于低水平,提示肾病综合征的钠潴留,是由于肾脏调节钠平衡的障碍,而与低血容量激活肾素-血管紧张素-醛固酮系统无关。肾病综合征水肿的发生不能仅以一个机制来解释。血容量的变化,仅在某些患者身上可能是造成水、钠潴留,加重水肿的因素,可能尚与肾内某些调节机制的障碍有关。此外,水肿严重程度虽与病变严重性并无相关,但严重水肿本身如伴有大量胸腔积液、心包积液或肺间质水肿,则会引起呼吸困难和心肺功能不全;若患者长期保持低钠饮食和大量应用利尿剂,还可造成有效血容量减少性低血压甚至低血容量性休克。

(四)高脂血症

肾病综合征时脂代谢异常的特点为血浆中几乎各种脂蛋白成分均增加,如血浆总胆固醇(Ch)和低密度脂蛋白胆固醇(LD-C)明显升高,甘油三酯(TG)和极低密度脂蛋白胆固醇(VLDL-C)升高。高密度脂蛋白胆固醇(HDL-C)浓度可以升高、正常或降低;HDL 亚型的分布异常,即 HDL_3 增加而 HDL_2 减少,表明 HDL_3 的成熟障碍。在疾病过程中各脂质成分的增加出现在不同的时间,一般以 Ch 升高出现最早,其次才为磷脂及 TG。除浓度发生改变外,各脂质的比例也发生改变,各种脂蛋白中胆固醇、磷脂及胆固醇、甘油三酯的比例均升高。载脂蛋白也常有异常,如 ApoB 明显升高,ApoC 和 ApoE 轻度升高。脂质异常的持续时间及严重程度与病程及复发频率明显相关。

肾病综合征时脂质代谢异常的发生机制：①肝脏合成 Ch、TG 及脂蛋白增加；②脂质调节酶活性改变及 LDL 受体活性或数目改变导致脂质的清除障碍；③尿中丢失 HDL 增加。在肾病综合征时，HDL 的 ApoA I 可以有 50%～100% 从尿中丢失，而且患者血浆 HDL_3 增加而 HDL_2 减少，说明 HDL_3 在转变为较大的 HDL_2 颗粒之前即在尿中丢失。

肾病综合征患者的高脂血症对心血管疾病发生率的影响，主要取决于高脂血症出现时间的长短、LDL 与 HDL 的比例、高血压史及吸烟等因素。长期的高脂血症，尤其是 LDL 上升而 HDL 下降，可加速冠状动脉粥样硬化的发生，增加患者发生急性心肌梗死的概率。脂质引起肾小球硬化的作用已在内源性高脂血症等的研究中得到证实。脂代谢紊乱所致肾小球损伤的发病机制及影响因素较为复杂，可能与下述因素有关：肾小球内脂蛋白沉积、肾小管间质脂蛋白沉积、LDL 氧化、单核细胞浸润、脂蛋白导致的细胞毒性致内皮细胞损伤、脂类介质的作用和脂质增加基质合成。

（五）血中其他蛋白浓度改变

肾病综合征时多种血浆蛋白浓度可发生变化。如血清蛋白电泳显示 α_2 球蛋白和 β 球蛋白水平升高，而 α_1 球蛋白水平可正常或降低，IgG 水平可显著下降，而 IgA、IgM 和 IgE 水平多正常或升高，但免疫球蛋白的变化同原发病有关。补体激活旁路 B 因子的缺乏可损害机体对细菌的调理作用，这是肾病综合征患者易发生感染的原因之一。纤维蛋白原和凝血因子 V、Ⅶ、Ⅹ 可升高；血小板也可轻度升高；抗凝血酶Ⅲ可从尿中丢失而导致严重减少；C 蛋白和 S 蛋白浓度多正常或升高，但其活性降低；血小板凝聚力增加和 β 血栓球蛋白的升高，后者可能是潜在的自发性血栓形成的一个征象。

三、诊断与鉴别诊断

临床上根据大量蛋白尿（3～3.5 g/d）、低白蛋白血症（<30 g/L）、水肿和高脂血症四个特点，即可作出肾病综合征诊断；若仅有大量蛋白尿和低白蛋白血症，而无水肿和高脂血症者也可考虑诊断，因可能为病程早期所致。确定肾病综合征后，应鉴别是原发性或继发性。两者病因各异，治疗方法不一，一般需先排除继发性因素才能考虑原发性，故对常见继发性病因应逐一排除。继发性肾病综合征患者常伴有全身症状（如皮疹、关节痛、各脏器病变等）、血沉增快、血 IgG 增高、血清蛋白电泳 γ 球蛋白增多、血清补体下降等征象，而原发性则罕见。肾组织检查对病理类型诊断十分重要，对指导治疗十分有帮助，多数情况下也可作出病因诊断，但有时相同病理改变，如膜性肾病，可由各种病因引起，故临床上必须结合病史、体征、实验室检查和病理形态、免疫荧光及电镜等检查作出综合诊断与鉴别诊断。

四、治疗

（一）引起肾病综合征的原发疾病治疗

1.糖皮质激素

一般认为只有对微小病变型肾病的疗效最为肯定，故首选治疗原发性 NS 中的原发性肾小球肾病（微小病变）。一般对微小病变首治剂量为泼尼松 0.8～1.0 mg/(kg·d)，治疗 8 周，有效者应逐渐减量，一般每 1～2 周减原剂量的 10%～20%，剂量越少，递减的量越少，减量速度越慢。激素的维持量和维持时间因病例不同而异，以不出现临床症状而采用的最小剂量为度，以低于 15 mg/d 为宜。成人首次治疗的完全缓解率可在 80% 或 80% 以上。在维持阶段有体重变化、感染、手术和妊娠等情况时应调整激素用量。经 8 周以上正规治疗无效病例，需排除影响疗效的因素，如感染、水肿所致的体重增加和肾静脉血栓形成等，应尽可能及时诊断与处理。若无以上情况存在，常规治疗 8 周无效不能认为是对激素抵抗，激素使用到 12 周才奏效的患者不在少数。

除微小病变外，激素尚适用于膜性肾病，部分局灶节段性肾小球硬化，对增生明显的病理类型亦有一定的疗效，对伴有肾间质各种炎症细胞浸润也有抑制作用。此外，临床上对病理上有明显的肾间质炎症病变，小球弥漫性增生，细胞性新月体形成和血管纤维素样坏死及有渗出性病变等活动性改变的患者，特别是伴有近期血肌酐升高者，应予以甲基泼尼松龙静脉滴注治疗，剂量为 120～240 mg/d，疗程 3～5 天，以后酌情减为 40～80 mg/d 并尽早改为小剂量，这样可减少感染等不良反应。此外，NS 伴严重水肿患者，其胃肠道黏膜亦有明显肿胀，影响口服药物吸收，此时亦应改为静脉用药。

长期应用激素可产生很多不良反应，有时相当严重。激素导致的蛋白质高分解状态可加重氮质血症，促使血尿酸增高，诱发痛风，加剧肾功能减退。大剂量应用有时可加剧高血压，促发心衰。长期使用激素时的感染症状有时可不明显，特别容易延误诊断，使感染扩散。激素长期应用可加重肾病综合征的骨病，甚至产生无菌性股骨颈缺血性坏死和白内障等。因此，临床上强调适时、适量用药和密切观察，对难治性 NS 患者要时时权衡治疗效果与治疗风险。

2.细胞毒药物

对激素治疗无效，或激素依赖型或反复发作型，或因不能耐受激素不良反应且全身情况尚可而无禁忌证的肾病综合征，可以试用细胞毒药物治疗。此类药物多系非选择性杀伤各型细胞，可降低人体抵抗力，存在诱发肿瘤的危险，因此它仅作为二线治疗药物，在用药指征及疗程上应慎重把握。对严重肾病综合征特别是高度水肿、血清蛋白在 20 g/L 或以下，有学者不选择环磷酰胺（CTX）治疗。目前，临床上常用的为 CTX、硫唑嘌呤和苯丁酸氮芥（CB-1348），三者选一，首选 CTX。CTX 作用于 G_2 期，即 DNA 合成后期、有丝分裂前期，起到抑制细胞 DNA 合成、干扰细胞增殖并降低 B 淋巴细胞功能、抑制抗体形成的作用。约 30% 活性 CTX 经肾脏排泄，故肾功能减退者慎用。CTX 的参考用量为 1.5～2.5 mg/(kg·d)，起始宜从小剂量开始，疗程 8 周，以静脉注射或滴注为主。对微小病变、膜性肾炎引起的肾病综合征，有主张选用 CTX 间歇静脉滴注治疗，参考剂量为 8～10 mg/(kg·次)，每 3～4 周 1 次，连用 5～6 次，以后按患者的耐受情况延长用药间隙期，总用药剂量为 6～12 g。间歇静脉治疗目的为减少激素用量，降低感染并发症并提高疗效，但应根据肝、肾功能和血白细胞数选择剂量或忌用。应用细胞毒药物应定期测定血常规和血小板计数、肝功能和尿常规，注意造血功能抑制、病毒和细菌感染及出血性膀胱炎等。

硫唑嘌呤每天剂量为 50～100 mg；苯丁酸氮芥 0.1 mg/(kg·d)，分 3 次口服，疗程 8 周，累积总量为 7～8 mg/kg，则易发生毒性不良反应。对用药后缓解、停药又复发者，多不主张进行第二次用药，以免产生毒性反应。目前这两者已较少应用。

3.环孢素 A(CsA)

CsA 能可逆性抑制 T 淋巴细胞增殖，降低 Th 细胞功能，减少 IL-2 和其他淋巴细胞因子的生成和释放。目前，临床上对微小病变、膜性肾病和膜增生性肾炎疗效较好。与激素和细胞毒药物相比，应用 CsA 最大优点是对减少蛋白尿及改善低蛋白血症的疗效可靠，不影响生长发育或抑制造血细胞功能，新剂型新环孢素 A 还具有吸收快的特点。但此药亦有多种不良反应，最严重的不良反应为肾肝毒性。其肾损害发生率在 20%～40%，长期应用可导致间质纤维化，个别病例在停药后易复发,故不宜长期用此药治疗肾病综合征,更不宜轻易将此药作为首选药物。CsA治疗起始剂量为3.5~4.0 mg/(kg·d),分2次给药,使血药浓度的谷值在75~200 μg/mL(全血,HPLC法),可同时加用硫氮唑酮30 mg每天3次以提高血药浓度、减少环孢素A剂量。一般在用药后2~8周起效,但个体差异很大,个别患者则需更长的时间才显效,见效后应逐渐减量。用药过程中出现血肌酐升高,应警惕CsA致肾损害的可能。血肌酐在221 μmol/L(2.5 mg/dL)不宜使用CsA。疗程一般为3~6个月,复发者再用仍可有效。

4.吗替麦考酚酯

选择性地抑制T淋巴细胞增殖和B淋巴细胞增殖,对肾小球系膜细胞增殖亦有抑制作用,此外还抑制血管黏附分子,对血管炎症亦有较好的抑制作用,故近几年来已广泛用于治疗小血管炎和狼疮性肾炎,并试用于治疗原发性肾小球疾患特别是膜性肾炎、系膜增生性肾炎和IgA肾病,参考剂量为1.5~2.0 g/d,维持量为0.5~1.0 g/d,疗程为3~6个月,由于目前费用昂贵尚不能列为首选药物,不良反应为腹泻、恶心、呕吐和疱疹病毒感染等。

(二)对症治疗

1.休息

NS患者应绝对休息,直到尿蛋白消失或减至微量3个月后再考虑部分复课或半日工作。

2.低白蛋白血症治疗

(1)饮食疗法:肾病综合征者通常存在负氮平衡,如能摄入高蛋白饮食,则有可能改善氮平衡。但肾病综合征患者摄入过多蛋白会导致尿蛋白增加,加重肾小球损害。因此,建议每天蛋白摄入量为1 g/kg,每摄入1 g蛋白质,必须同时摄入非蛋白热量138 kJ(33 kcal)。供给的蛋白质应为优质蛋白,如牛奶、鸡蛋和鱼、肉类。

(2)静脉注射或滴注清蛋白:使用人血清蛋白应严格掌握适应证。①血清蛋白浓度低于25 g/L伴全身水肿,或胸腔积液、心包腔积液;②使用呋塞米利尿后,出现血浆容量不足的临床表现;③因肾间质水肿引起急性肾衰竭。

3.水肿的治疗

(1)限钠饮食:肾功能正常者每天摄入钠盐均可由尿液等量排出,但肾病综合征患者常因水肿、激素、中药治疗、伴有高血压等,应酌情适量限制食盐摄入。但又由于患者多同时使用袢利尿剂,加之长期限钠后患者食欲不振,影响了蛋白质和热量的摄入,可导致体内缺钠,甚至出现低钠性休克,应引起注意。建议饮食的食盐含量为3~5 g/d,应根据水肿程度、有无高血压、血钠浓度、激素剂量等调整钠摄入量,必要时测定尿钠排出量,作为摄钠量参考。

(2)利尿剂:袢利尿剂,如呋塞米和布美他尼。一般呋塞米剂量为20~40 mg/d,布美他尼1~3 mg/d。严重水肿者,应以静脉用药为妥,若使用静脉滴注者,应以生理盐水50~100 mL稀释滴注。噻嗪类利尿剂对肾病综合征严重水肿效果较差,现已被袢利尿剂替代。排钠潴钾利尿剂螺内酯常用剂量为60~120 mg/d,单独使用此类药物效果较差,故常与排钾利尿剂合用。渗透性利尿剂可经肾小球自由滤过而不被肾小管重吸收,从而增加肾小管的渗透浓度,阻止近端小管和远端小管对水、钠的重吸收,而达到利尿效果。对无明显肾功能损害的高度水肿患者,可间歇、短程使用甘露醇125~250 mL/d,但对肾功能损害者慎用。对用利尿剂无效的全身高度水肿患者,可根据肾功能情况分别选用单纯超滤或连续性血液滤过,每天超滤量一般以不超过2 L为宜。

4.高凝状态治疗

肾病综合征患者特别是重症患者,均有不同程度的血液高凝状态,尤其当血浆清蛋白低于20 g/L时,即有静脉血栓形成的可能。因此,抗凝治疗应列为本综合征患者常规预防性治疗措施。目前临床常用的抗凝药物如下。

(1)肝素:主要通过激活抗凝血酶Ⅲ(ATⅢ)活性而发挥作用。常用剂量50～75 mg/d静脉滴注,使ATⅢ活力单位在90%以上。肝素与清蛋白均为负电荷物质,两者电荷相斥,故可减少肾病综合征的尿蛋白排出。目前,尚有小分子量肝素5 000 U皮下注射,每天1次,但价格昂贵,不列为首选抗凝药物。

(2)尿激酶(UK):直接激活纤溶酶原,致使纤维蛋白溶解导致纤溶。常用剂量为2万单位/天至8万单位/天,使用时从小剂量开始,并可与肝素同时静脉滴注。

(3)华法林:抑制肝细胞内维生素K依赖因子Ⅱ、Ⅶ、Ⅸ、Ⅹ的合成,常用剂量为2.5 mg/d,口服,监测凝血酶原时间,使其为正常人的50%～70%。

有静脉血栓形成者行如下治疗。①手术移去血栓;②溶栓:经介入导管在肾动脉端一次性注入UK 24万单位以溶解肾静脉血栓,此方法可重复应用;③全身静脉抗凝,即肝素加尿激酶,尿激酶4万单位/天至8万单位/天,可递增至12万单位/天,疗程为2～8周。

抗凝和溶栓治疗均有潜在出血可能,在治疗过程中应加强观察和监测。有出血倾向者,低分子肝素相对安全;对尿激酶治疗剂量偏大者,应测定优球蛋白溶解时间,以维持在90～120分钟为宜;长期口服抗凝剂者应监测凝血酶原时间,叮嘱患者勿超量服用抗凝剂。

5.高脂血症治疗

肾病综合征患者,高脂血症与低蛋白血症密切相关,提高血清蛋白浓度可降低高脂血症程度,但对肾病综合征多次复发、病程较长者,其高脂血症持续时间亦久,部分患者即使肾病综合征缓解后,高脂血症仍持续存在。近年来,认识到高脂血症对肾脏疾病进展的影响,而一些治疗肾病综合征的药物,如肾上腺皮质激素及利尿剂,均可加重高脂血症,故目前多主张对肾病综合征的高脂血症使用降脂药物。可选用的降脂药物如下。①纤维酸类药物:非诺贝特每天3次,每次100 mg,吉非贝齐每天2次,每次600 mg,其降甘油三酯作用强于降胆固醇。此药偶引起胃肠道不适和血清转氨酶升高。②HMG-CoA还原酶抑制剂:适用于降低血胆固醇浓度,普伐他汀10～20 mg/d或氟伐他汀20～40 mg/d,此类药物主要使细胞内Ch下降,降低血浆LDL-C浓度,减少肝细胞产生VLDL及LDL。阿托伐他汀20 mg,每天1次,既可降低血胆固醇,亦可控制甘油三酯。③血管紧张素转换酶抑制剂(ACEI):主要作用有降低血浆中Ch及TG浓度,使血浆中HDL升高,而且其主要的载脂蛋白ApoAⅠ和ApoAⅡ也升高,可以加速清除周围组织中的Ch,减少LDL对动脉内膜的浸润,保护动脉管壁。此外ACEI尚可有不同程度降低蛋白尿的作用。

6.急性肾损伤治疗

肾病综合征合并急性肾损伤时,因病因不同而治疗方法各异。对于由血流动力学因素所致者,主要治疗原则包括合理使用利尿剂、肾上腺皮质激素,纠正低血容量和透析疗法。血液透析不仅控制氮质血症、维持电解质酸碱平衡,且可较快清除体内水潴留。因肾间质水肿所致的急性肾衰竭经上述处理后,肾功能恢复较快。使用利尿剂时需注意以下几点。①适时使用利尿剂:肾病综合征伴急性肾衰竭有严重低蛋白血症者,在未补充血浆蛋白就使用大剂量利尿剂时,会加重低蛋白血症和低血容量,肾衰竭更趋恶化。故应在补充血浆清蛋白后(每天静脉用10～50 g人体清蛋白)再予以利尿剂。一次过量补充血浆清蛋白又未及时用利尿剂时,有可能导致肺水肿。

②适量使用利尿剂：由于肾病综合征患者有相对血容量不足和低血压倾向，此时用利尿剂应以每天尿量 2 L 左右或体重每天下降在 1 kg 左右为宜。③伴血浆肾素水平增高的患者，使用利尿剂血容量下降后使血浆肾素水平更高，利尿治疗不但无效反而加重病情。此类患者只有纠正低蛋白血症和低血容量后再用利尿剂，才有利于肾功能恢复。对肾间质活动病变应加用甲基泼尼松龙。

肾病综合征合并急性肾损伤一般均为可逆性，大多数患者在治疗后，随着尿量增加，肾功能逐渐恢复。少数患者在病程中多次发生急性肾衰竭也均可恢复。预后与急性肾衰竭的病因有关，一般来说急进性肾小球肾炎、肾静脉血栓形成的患者预后较差，而单纯与肾病综合征相关者预后较好。

五、肾病综合征的护理

（一）护理诊断

1.体液过多

体液过多与低蛋白血症致血浆胶体渗透压下降有关。

2.有感染的危险

感染与皮肤水肿、大量蛋白尿致机体营养不良、免疫抑制剂和细胞毒性药物的应用致机体免疫功能低下有关。

3.营养失调

低于机体需要量与蛋白丢失、食欲下降及饮食限制有关。

4.焦虑

焦虑与本病的病程长、易反复发作有关。

5.潜在并发症

电解质紊乱、血栓形成、急性肾衰竭、心脑血管并发症、皮肤完整性受损。

（二）护理措施

1.休息与活动

（1）有全身严重水肿、血压高、尿量减少，应绝对卧床休息，最好取半坐卧位，以利于减轻心肺负担。

（2）水肿减轻，血压、尿量正常，可逐步进行简单室内活动。

（3）恢复期患者，应在其体能范围适当活动。在整个治疗过程中，患者应避免剧烈运动和劳累。

（4）协助患者在床上做四肢运动，防止肢体血栓形成。

2.摄入适当饮食

（1）蛋白质：选择优质蛋白（动物性蛋白），1.0 g/(kg•d)。当肾功能不全时，应根据肌酐清除率调整蛋白质的摄入量。

（2）热量：不少于 147 kJ/(kg•d)，多食植物油、鱼油、麦片及豆类。

（3）水肿时给予低盐饮食，勿食腌制食品。

3.监测生命体征

监测生命体征、体重、腹围，出入量变化。

4. 观察用药后反应

在应用激素、细胞毒药物、利尿剂、抗凝药和中药时应观察用药后反应,出现不良情况时,应及时给予处理。

5.关注患者心理

及时调整患者负面情绪,根据评估资料,调动患者的社会支持系统,为患者提供最大限度的物质和精神支持。

（三）应急措施

(1)出现左心衰竭时,应立即协助患者取端坐位或半坐卧位,双腿下垂。

(2)迅速建立静脉通路,遵医嘱静脉给予强心利尿剂。

(3)吸氧或 20％～30％乙醇湿化吸氧。

(4)必要时行血液透析。

六、健康教育

(1)讲解积极预防感染的重要性,讲究个人卫生,注意休息。

(2)给予饮食指导,严格掌握、限制盐和蛋白质的摄入。

(3)坚持遵守医嘱用药,切勿自行减量或停用激素,了解激素及细胞毒药物的常见不良反应。

(4)及时疏导患者心理问题,多交流、多沟通,及时反馈各种检查结果。

(5)出院后要定期门诊随访。

（付　默）

第六章

胸外科护理

第一节 血 胸

一、概述

胸部穿透性或非穿透性创伤,由于损伤了肋间或乳内血管、肺实质、心脏或胸内大血管而形成血胸。成人胸膜腔内积血量在 0.5 L 以下,称为少量血胸;积血在 0.5～1.0 L 为中量血胸;胸积血在 1 L 以上,称为大量血胸。内出血的速度和量取决于出血伤口的部位及大小。肺实质的出血常常能自行停止,但心脏或其他动脉出血需要外科修补。根据积血量分为少量血胸、中量血胸、大量血胸,如图 6-1 所示。

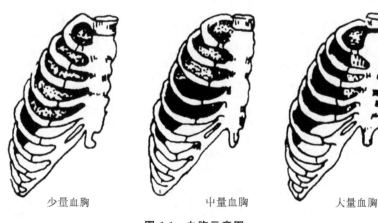

少量血胸　　　　　　　　中量血胸　　　　　　　　大量血胸

图 6-1 血胸示意图

二、护理评估

(一)临床症状的评估与观察

患者因失血过多处于休克状态,胸膜腔内积血压迫肺及纵隔,导致呼吸系统循环障碍,患者严重缺氧。血胸还可能继发感染引起中毒性休克,如合并气胸,则上胸部叩诊鼓音,下胸部叩诊浊音,呼吸音下降或消失。

（二）辅助检查

根据病史体征可做胸腔穿刺,如抽出血液即可确诊,行 X 线胸片检查可进一步证实。

三、护理问题

（一）低效性呼吸形态

低效性呼吸形态与胸壁完全受损及可能合并有肺实质损伤有关。

（二）气体交换障碍

气体交换障碍与肺实质损伤及有关。

（三）恐惧

恐惧与呼吸窘迫有关。

（四）有感染的危险

感染与污染伤口有关。

（五）有休克的危险

有效循环血量缺失与应激生理反应有关。

四、护理措施

（一）维持有效呼吸

（1）半卧位,卧床休息。膈肌下降利于肺复张,减轻疼痛及非必要的氧气需要量。如有休克应采取中凹卧位。

（2）吸氧:根据缺氧状态给予患者鼻导管及面罩吸氧,并及时发现患者有无胸闷、气短、烦躁、发绀等缺氧症状,以及观察患者皮肤、黏膜的情况。

（3）协助患者翻身,鼓励深呼吸及咳痰。为及时排出痰液可给予雾化吸入及化痰药,必要时吸痰以排出呼吸道分泌物,预防肺不张及肺炎的发生。

（二）维持正常心排血量

（1）迅速建立静脉通路,保证通畅。

（2）在监测中心静脉压的前提下,遵医嘱快速输液、输血、给予血管活性药物等综合抗休克治疗。

（3）严密观察有无胸腔内出血征象:脉搏增快,血压下降;补液后血压虽短暂上升,又迅速下降;胸腔闭式引流量大于 200 mL/h,并持续 2 小时以上。必要时开胸止血。

（三）病情观察

（1）严密监测生命体征,注意神志、瞳孔、呼吸的变化。

（2）抗休克:观察是否有休克的征象及症状,如皮肤苍白、湿冷、不安、血压过低、脉搏浅快等情形。若有,立即通知医师并安置一条以上的静脉通路输血、补液,并严密监测病情变化。

（3）如出现心脏压塞(呼吸困难、心前区疼痛、面色苍白、心音遥远),应立即抢救。

（四）胸腔引流管的护理

严密观察失血量,补足失血及预防感染。如有进行性失血、生命体征恶化,应做开胸止血手术,清除血块,以减少日后粘连。

（五）心理护理

（1）提供安静舒适的环境。

(2)活动与休息:保证充足睡眠,劳逸结合,逐渐增加活动量。

(3)保持排便通畅,不宜下蹲过久。

(龙明敏)

第二节　气　胸

一、概述

胸膜腔内积气称为气胸(图 6-2)。气胸是由利器或肋骨断端刺破胸膜、肺、支气管或食管后,空气进入胸膜腔所造成。气胸分三种。

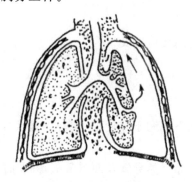

图 6-2　气胸示意图

(1)闭合性气胸:伤口伤道已闭,胸膜腔与大气不相通。

(2)开放性气胸:胸膜腔与大气相通。可造成纵隔扑动:吸气时,健侧胸膜腔负压升高,与伤侧压力差增大,纵隔向健侧移位;呼气时,两侧胸膜腔压力差减少,纵隔移向正常位置,这样纵隔随呼吸来回摆动的现象,称为纵隔扑动。

(3)张力性气胸:有受伤的组织起活瓣作用,空气只能入不能出,胸膜腔内压不断增高,如抢救不及时,可因急性呼吸衰竭而死亡。

二、护理评估

(一)临床症状评估与观察

1.闭合性气胸

小的气胸多无症状。超过 30％的气胸,可有胸闷及呼吸困难;气管及心脏向健侧偏移;伤侧叩诊呈鼓音,呼吸渐弱,严重者有皮下气肿及纵隔气肿。

2.开放性气胸

患者有明显的呼吸困难及发绀,空气进入伤口发出"嘶嘶"的响声。

3.张力性气胸

重度呼吸困难,发绀,常有休克,颈部及纵隔皮下气肿明显。

(二)辅助检查

根据上述指征,结合 X 线胸片即可确诊,必要时做患侧第 2 肋间穿刺,常能确诊。

三、护理问题

(一)低效性呼吸形态

低效性呼吸形态与胸壁完全受损及可能合并有肺实质损伤有关。

(二)疼痛

疼痛与胸部伤口及胸腔引流管刺激有关。

(三)恐惧

恐惧与呼吸窘迫有关。

(四)有感染的危险

感染与污染伤口有关。

四、护理措施

(一)维持或恢复正常的呼吸功能

(1)半卧位,卧床休息。膈肌下降利于肺复张、疼痛减轻及增加非必要的氧气需要量。

(2)吸氧:根据缺氧状态给予鼻导管及面罩吸氧,并及时发现患者有无胸闷、气短、烦躁、发绀等缺氧症状,以及皮肤、黏膜的情况。

(3)协助患者翻身,鼓励其深呼吸及咳痰,及时排出痰液,可给予雾化吸入及化痰药,必要时吸痰,排出呼吸道分泌物,预防肺不张及肺炎的发生。

(二)皮下气肿的护理

皮下气肿在胸腔闭式引流第3～7天可自行吸收,也可用粗针头做局部皮下穿刺,挤压放气。纵隔气肿加重时,要在胸骨柄切迹上做一2 cm的横行小切口。

(三)胸腔引流管的护理

1.体位

半卧位,利于呼吸和引流。鼓励患者进行有效的咳嗽和深呼吸运动,利于积液排出,恢复胸膜腔负压,使肺复张。

2.妥善固定

下床活动时,引流瓶位置应低于膝关节,运送患者时双钳夹管。引流管末端应在水平线下2～3 cm,保持密封(图6-3)。

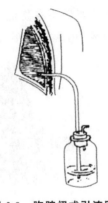

图6-3　胸腔闭式引流图

3.保持引流通畅

闭式引流主要靠重力引流,水封瓶液面应低于引流管胸腔出口平面60 cm,任何情况下不得高于胸腔,以免引流液逆流造成感染。高于胸腔时,引流管要夹闭。定时挤压引流管以免阻塞。水柱波动反映残腔的大小与胸腔内负压的大小。其正常时上下可波动4~6 cm。如无波动,患者出现胸闷气促、气管向健侧移位等肺受压的症状,应疑为引流管被血块堵塞,应挤捏或用负压间断抽吸引流瓶短玻璃管,促使其通畅,并通知医师。

4.观察记录

观察引流液的量、性状、颜色、水柱波动范围,并准确记录。若引流量不少于200 mL/h,并持续2小时以上,颜色为鲜红色或红色,性质较黏稠、易凝血,则疑为胸腔内有活动性出血,应立即报告医师,必要时开胸止血。每天更换水封瓶并记录引流量。

5.保持管道的密闭和无菌

使用前注意引流装置是否密封,胸壁伤口、管口周围用油纱布包裹严密,更换引流瓶时双钳夹管,严格执行无菌操作。

6.脱管处理

如引流管从胸腔滑脱,立即用手捏闭伤口处皮肤,消毒后用油纱布封闭伤口,协助医师做进一步处理。

7.拔管护理

24小时引流液<50 mL,脓液<10 mL,X线胸片示肺膨胀良好、无漏气,患者无呼吸困难,即可拔管。拔管后严密观察患者有无胸闷、憋气、呼吸困难、切口漏气、渗液、出血、皮下气肿等症状。

(四)急救处理

1.积气较多的闭合性气胸

经锁骨中线第2肋间行胸腔穿刺,或行胸腔闭式引流术,迅速抽尽积气,同时应用抗生素预防感染。

2.开放性气胸

用无菌凡士林纱布加厚敷料封闭伤口,再用宽胶布或胸带包扎固定,使其转变成闭合性气胸,然后穿刺胸腔抽气减压,解除呼吸困难。

3.张力性气胸

立即减压排气。在危急情况下可用一粗针头在伤侧第2肋间锁骨中线处刺入胸腔,尾部扎一橡胶手指套,将指套顶端剪一约1 cm开口,起活瓣作用(图6-4)。

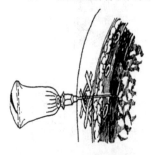

图6-4 气胸急救处理图

（五）预防感染

（1）密切观察体温变化，每 4 小时测体温 1 次。

（2）有开放性气胸者，应配合医师及时清创缝合。更换伤口及引流瓶应严格无菌操作。

（3）遵医嘱合理应用化痰药及抗生素。

（六）健康指导

（1）教会或指导患者腹式呼吸及有效排痰。

（2）加强体育锻炼，增加肺活量和机体抵抗力。

（龙明敏）

第三节　脓　　胸

脓胸是指脓性渗出液聚积于胸膜腔内的化脓性感染，可分为急性脓胸和慢性脓胸。急性脓胸多为继发性感染，以肺部为最主要的原发灶。一般急性脓胸病程超过 3 个月，脓腔壁硬厚，脓腔容量固定不变者，即为慢性脓胸。急性脓胸常伴有高热、呼吸急促、脉速、胸痛、食欲缺乏及全身乏力等症状。其处理原则为控制感染、排出脓液、消除病因和全身支持治疗。慢性脓胸常有慢性全身中毒症状，表现为长期低热、消瘦、低蛋白血症、食欲缺乏、贫血等。手术治疗包括胸廓成形术、胸膜纤维板剥除术、胸膜肺切除术。

一、术前护理

（1）执行外科术前护理常规。

（2）病情观察：观察患者有无呼吸急促、胸痛；有无发热、发绀、全身乏力、食欲缺乏；观察排出痰的量、颜色、性状。

（3）体位：取半坐卧位，利于呼吸和引流；支气管胸膜瘘者取患侧卧位。

（4）全身支持治疗：嘱患者多进食高蛋白、高热量、维生素丰富的食物，注意补充电解质。病情危重者少量多次输入新鲜血或血浆，纠正贫血，增加抵抗力。

（5）改善呼吸功能：遵医嘱给予氧气吸入。痰液多者，协助患者进行有效排痰或体位引流，并遵医嘱给予止咳化痰、抗生素抗感染治疗。

（6）协助医师治疗：急性脓胸者每天或隔天一次行胸腔穿刺抽脓，抽脓后给予抗生素。脓液多时，分次抽吸，每次抽吸量小于 1 000 mL，抽吸过程中密切观察患者有无不良反应。脓液稠厚者、治疗后脓液未减少者、伴有气管或食管瘘者、腐败性脓胸者，应行胸腔闭式引流术。执行胸腔闭式引流护理常规。

二、术后护理常规

（1）执行外科术后护理常规。

（2）执行全身麻醉后护理常规。

（3）执行术后疼痛护理常规。

（4）控制反常呼吸：胸廓成形术后患者取术侧向下卧位，用厚棉垫、胸带加压包扎，根据肋骨切除范围,在胸廓下垫一硬枕或用1～3 kg沙袋压迫,从而控制反常呼吸。经常检查包扎松紧是否适宜,并随时进行调整。

(5)呼吸功能训练:教患者吹气球或用深呼吸功能训练器等方法进行呼吸功能训练,使患者能有效咳嗽、排痰,促进肺膨胀。

(6)引流管护理:保持引流管通畅,严密观察患者生命体征及引流液的量、颜色和性状,妥善固定引流管,防止其受压、打折、扭曲、堵塞、滑脱。

急性脓胸:患者若能及时排出脓液,肺逐渐膨胀,一般可治愈。胸腔闭式引流置管位置通常选择脓液积聚的最低位,引流脓液的管子较引流气体的管子质地硬,管径为1.5～2.0 cm,不易打折、扭曲和堵塞,以利于引流。

慢性脓胸:除引流管不能过细外,引流位置适当,勿插入过深;若脓腔缩小,纵隔固定,可将胸腔闭式引流改为开放式引流,注意引流口周围皮肤保护,可使用皮肤保护膜或开放式造口袋,防止皮炎的发生。

(7)降温:高热患者嘱其多饮水,可给予物理降温,如冰敷、擦浴等,必要时遵医嘱予以药物降温。

(8)康复锻炼:胸廓成形术后患者宜取直立姿势,坚持头部及上半身运动。

(9)并发症的观察与护理:胸膜纤维板剥除术后易发生大量渗血,严密观察生命体征、引流液量、颜色、性状;若出现血压下降、心率上升、尿量减少等,立即通知医师给予止血处理,必要时协助医师准备再次开胸手术。

(10)健康指导:注意保暖,防止感冒,防止肺部感染。加强营养,鼓励患者进食高蛋白、高维生素、易消化饮食。保证睡眠,劳逸结合。进行呼吸功能锻炼和散步、太极拳等有氧运动。遵医嘱按时服药,定期复查肺功能。

(龙明敏)

第四节　支气管扩张

一、概述

(一)定义

支气管扩张是由支气管壁及其周围组织的炎性破坏所造成的一根或多根支气管异常性、永久性扩张的慢性呼吸道疾病。

(二)病因

支气管扩张的主要病因是支气管-肺组织感染和支气管阻塞。可能与先天发育障碍、遗传因素、免疫失衡或缺陷解剖等因素有关。

(三)临床表现及并发症

1.临床表现

临床表现主要为咳痰、咯血。慢性咳嗽、大量脓性痰和反复咯血为典型的症状。

2.并发症

胸膜炎、慢性肺源性心脏病、肺脓肿。

（四）主要辅助检查

1.CT 检查

CT 检查为支气管扩张的主要诊断方法。特征性表现为管壁增厚的柱状扩张或成串、成簇的囊样改变。

2.纤维支气管镜

纤维支气管镜有助于支气管扩张的直观或病因诊断。

3.支气管造影

支气管造影可明确扩张的部位、范围和形状。

（五）诊断和鉴别诊断

1.诊断

根据临床表现及 CT 影像学的改变与支气管造影，即可明确诊断支气管扩张。

2.鉴别诊断

肺脓肿、慢性支气管炎。

（六）治疗原则

支气管扩张症的内科治疗主要是控制感染和促进痰液引流；必要时应考虑外科手术切除。

二、常见护理诊断

（一）清理呼吸道无效

清理呼吸道无效与肺部感染、肺组织破坏等有关。

（二）营养失调

低于机体需要量与营养素摄入不足、消耗增大有关。

（三）潜在并发症

窒息、肺部感染或胸腔感染。

三、护理措施

（一）术前护理

（1）控制感染，减少痰液，清除慢性感染灶。

（2）保持呼吸道通畅，指导患者体位引流，咯血患者除外。

（3）戒烟：术前戒烟 2 周，减少气管分泌物，预防肺部并发症。

（4）营养：提供高蛋白、高热量、高维生素饮食，鼓励患者摄取足够的水分。

（5）呼吸功能锻炼：练习腹式呼吸与有效咳嗽。

（6）心理护理：多与患者交流，减轻其焦虑情绪和对手术的担心。

（7）术前准备：①术前 2～3 天训练患者床上排尿、排便的适应能力；②术前清洁皮肤，常规备皮（备皮范围：上过肩，下过脐，前后过正中线，包括手术侧腋窝）；③术前一日晚给予开塞露或磷酸钠盐灌肠液纳肛，按医嘱给安眠药，术前 6～8 小时禁饮食；④手术日早晨穿病员服，戴手腕带、摘除眼镜、活动性义齿及饰物等，备好水封瓶、胸带、X 线片、病历等。

（二）术后护理

（1）按全麻术后护理常规。

（2）生命体征监测：术后密切监测生命体征变化，特别是呼吸、血氧饱和度的变化，注意有无血容量不足和心功能不全的发生。

（3）呼吸道护理：①鼓励并协助深呼吸及咳嗽，协助叩背咳痰；②雾化吸入疗法；③必要时用鼻导管或支气管镜吸痰。

（4）胸腔闭式引流的护理：按胸腔闭式引流常规进行护理。

（5）上肢功能康复训练：早期手臂和肩关节的运动训练，可防止患侧肩关节僵硬及手臂挛缩。

四、健康教育

（一）休息与运动

术后尽早下床活动，活动量逐渐增加，劳逸结合。

（二）饮食指导

维持良好的进食环境及口腔清洁，提供高蛋白、高热量、富含维生素、易消化的食物。

（三）用药指导

遵医嘱准确用药。

（四）心理指导

了解患者思想状况，解除顾虑，树立信心。

（五）康复指导

戒烟，注意口腔卫生，避免感冒。继续进行手术侧肩关节和手臂的锻炼，多做深呼吸以扩大肺活量。

（六）复诊须知

告知患者术后定期门诊随访。若出现发热、血痰、胸痛等表现应及时与医师联系。

（龙明敏）

第五节 肺 大 疱

一、概述

（一）定义

肺大疱是指发生在肺实质内的直径超过 1 cm 的气肿性肺泡。

（二）病因

肺大疱一般继发于细小支气管的炎性病变，如肺炎、肺气肿和肺结核，临床上常与肺气肿并存。

（三）临床表现及并发症

1.临床表现

小的肺大疱可无任何症状，巨大肺大疱可使患者感到胸闷、气短。当肺大疱破裂，产生自发性气胸,可引起呼吸困难、胸痛。

2.并发症

自发性气胸、自发性血气胸。

(四)主要辅助检查

1.X线检查

X线检查是诊断肺大疱的主要方法。

2.CT检查

CT检查能显示肺大疱的大小,有助于与气胸的鉴别诊断。

(五)诊断和鉴别诊断

1.诊断

根据临床表现及辅助检查可诊断。

2.鉴别诊断

局限性气胸、肺结核空洞、膈疝。

(六)治疗原则

(1)体积小的肺大疱多采用非手术治疗,如戒烟、抗感染治疗等。

(2)体积大的肺大疱,合并自发性气胸或感染等,应采取手术治疗。

二、常见护理诊断

(一)气体交换受损

气体交换受损与疼痛、胸部损伤、胸廓活动受限或肺萎陷有关。

(二)疼痛

疼痛与组织损伤有关。

(三)潜在并发症

肺部或胸腔感染。

三、护理措施

(一)术前护理

1.戒烟

术前戒烟2周,减少气管分泌物,预防肺部并发症。

2.营养

提供高蛋白、高热量、高维生素饮食,鼓励患者摄取足够的水分。

3.呼吸功能锻炼

练习腹式呼吸与有效咳嗽。

4.用药护理

遵医嘱准确用药。

5.心理护理

与患者交流,减轻焦虑情绪和对手术的担心。

6.术前准备

术前 2～3 天训练患者床上排尿、排便的适应能力；术前清洁皮肤,常规备皮(备皮范围:上过肩,下过脐,前后过正中线,包括手术侧腋窝),做药物过敏试验；术前一日晚给予开塞露或磷酸钠盐灌肠液纳肛,按医嘱给安眠药,术前 6～8 小时禁饮食；手术日早晨穿病员服,戴手腕带,摘除眼镜、活动性义齿及饰物等,备好水封瓶、胸带、X 线片、病历等。

(二)术后护理

1.全麻术后护理常规

麻醉未清醒前去枕平卧位,头偏向一侧,以防误吸而窒息,意识恢复、血压平稳后取半卧位。

2.生命体征监测

术后密切监测生命体征变化,特别是呼吸、血氧饱和度的变化,注意有无血容量不足和心功能不全的发生。

3.呼吸道护理

鼓励并协助深呼吸及咳嗽,协助叩背咳痰；雾化吸入疗法；必要时用鼻导管或支气管镜吸痰。

4.胸腔闭式引流的护理

按胸腔闭式引流常规进行护理。

5.上肢功能康复训练

早期手臂和肩关节的运动训练,可防止患侧肩关节僵硬及手臂挛缩。

6.疼痛的护理

给予心理护理,分散患者的注意力；给予安置舒适体位；咳嗽时协助患者按压手术切口减轻疼痛,必要时遵医嘱应用止痛药物。

四、健康教育

(一)休息与运动

适当活动,避免剧烈运动,防止并发症发生。

(二)饮食指导

加强营养,多食水果、蔬菜,忌食辛辣油腻,防止便秘。

(三)用药指导

遵医嘱准确用药。

(四)心理指导

了解患者思想状况,解除顾虑,增强战胜疾病信心。

(五)康复指导

加强营养,预防感冒。

戒烟,注意口腔卫生,继续进行手术侧肩关节和手臂的锻炼。

(六)复诊须知

告知患者术后定期门诊随访。若出现胸痛、呼吸困难等症状,应及时与医师联系。

(龙明敏)

第六节　肺　移　植

肺移植是治疗晚期肺实质疾病及晚期肺血管疾病的唯一有效方法。

一、术前护理常规

（一）心理护理
术前进行 3 个月科普宣教和心理疏导，以提高患者配合医护的积极性。

（二）加强呼吸康复训练
训练缩唇呼气和有效咳嗽，避免连续咳嗽。

（三）营养支持
加强营养，体重不低于标准体重的 70%。

（四）术前病房准备
在监护室的基础上使用单间，强调术前 1 天用高锰酸钾 1.5 g 加甲醛（3 mL/m³）对监护病房及物品熏蒸 12 小时以上，有效开窗通风后紫外线消毒 1 小时后备用。

二、术后护理常规

（一）血流动力学监测与缺血再灌注（IR）损伤监护
肺移植后移植肺都有不同程度的 IR，主要表现为大量泡沫样痰、肺功能减退等肺水肿表现。通过中心静脉压监测控制输液总量和速度，增加胶体液的比例，降低左室前负荷。

（1）保留血流导向气囊导管（Swan-Ganz 导管），监测心功能及维持合理的脱水状态。

（2）严格控制液体平衡，避免输液过多或过快，可随时用利尿剂。

（3）术后 2～3 天，静脉维持低浓度多巴胺每分钟 3～4 μg/kg，可减低左室后负荷，扩张肾血管。移植肺液体渗出量与肺楔压成正比，故应注意肺楔压，防止肺水肿。

（4）肺动脉高压患者术后血流动力学常不稳定，如术后移植肺有明显的肺通气/肺灌注（V/Q）失调，通气一般仅能达 50%，而灌注可在 95% 以上，由于绝大部分灌注到移植肺，使术后肺水肿的危险性增大，应严密监护。

（二）呼吸功能监测和机械通气的应用
呼吸功能监测和机械通气模式的调整依靠呼吸体征、无创动脉血氧饱和度和动脉血气分析的动态观察来进行。

（1）机械通气原则是采用保护性辅助通气，通常采用 SIMV＋PSV 通气模式，使用呼吸机时应遵循两个原则：①最低浓度氧，吸氧浓度初始为 60%，以后根据监测指标逐步下调。最低吸气压力峰值控制在 4.0 kPa（30 mmHg）以下。②如肺活量及吸气力量足够，氧浓度在 30%～50%，检查血气稳定，应尽早拔管。多数患者数小时至 24 小时即可拔管，拔管后应及时拍摄胸片。

（2）在患者自主呼吸期间，仍需密切监测呼吸频率、幅度、肺部呼吸音等，每天雾化吸入 3～4 次，必要时协助叩背咳痰，配合口服祛痰药物，保持呼吸道通畅，防止肺部感染。

（三）泌尿系统护理

（1）观察尿量、尿密度、pH及尿色，记录每小时尿量，尿量过多时需注意纠正电解质紊乱，及早补充钾、钠、镁离子，防止引起心律失常，尿量＜30 mL/h，须及时查明原因。

（2）会阴护理每天2次，保持局部干燥，防止逆行感染。

（四）饮食护理

（1）在气管插管拔除4～6小时后可少许饮水，若无呛咳且肠蠕动恢复好，可进半流质，给予高蛋白、高碳水化合物、高维生素的少渣饮食。

（2）卧床期间应进富含纤维食物，预防便秘发生，如3天不排便者，可给润肠药物或开塞露通便。

（五）术后并发症的观察与护理

1.急性排斥反应

一般出现在1周以后，最早可出现在术后第5天，主要表现为体温上升，超过原体温的0.5 ℃，以及胸痛、疲乏、全身不适、咳嗽和程度不等的呼吸困难。一旦出现或怀疑需大剂量激素冲击治疗。

2.慢性排斥反应

病变为不可逆性，随着病程加长，病变进行性加重，肺功能不断破坏，虽给大量的免疫抑制剂、激素等，仍继续恶化，严重者则长期依赖氧气。

3.移植肺功能衰竭

（1）发生率最高可达20％，如术后严重低氧血症，难以脱离呼吸机，需较高氧浓度，表现为急性呼吸窘迫综合征（ARDS）。

（2）X线肺内持续有浸润性改变，肺活检有严重弥漫性肺泡病变，一般可保守治愈，严重者可使用膜肺，活用双腔气管插管，双肺独立通气治疗，如仍无效，则需再移植。

4.肺部感染的预防

（1）严密执行保护性隔离，病情稳定后尽早拔除各种插管，以减少医源性感染。

（2）吸痰时严格执行无菌操作原则，严密观察气道分泌物的量、颜色及性状，随时做痰培养加药敏。

（3）注意叩背、咳嗽不能用力过度，防止吻合口张力过大影响愈合。

5.其他脏器功能监测

严密监测心、肝、肾及造血系统的功能。

（六）疼痛的护理

本手术创伤大，如镇痛效果不佳，患者不能进行有效的咳嗽、咳痰，会增加肺部感染的概率。应多与患者沟通，使其保持乐观积极的情绪，分散其注意力，提高对疼痛的耐受性，遵医嘱应用镇痛药。

三、健康教育

（一）用药指导

需终生、按时、按量服用免疫抑制剂。

（二）消毒隔离

（1）保持居住环境干净和整洁。

(2)进食时注意分开餐具,煮食要熟,避免生冷、辛辣食物。注意均衡饮食,多进食高蛋白、高维生素食物。避免烟酒和浓茶。

(3)注意日常卫生和口腔卫生,勤洗手,三餐后清洁牙齿。

(4)在人群集中的公共场所和医院,要戴口罩,禁止探视患传染性疾病的人。

(三)心理指导

保持心情舒畅、情绪稳定。

(四)休息与运动

坚持适量运动和避免劳累,维持机体良好免疫状态,避免感染发生。

(五)随访指导

严格按照医师要求随访胸片、胸部 CT、肺功能、气管镜等。

(龙明敏)

第七章

妇科护理

第一节 阴 道 炎

一、分类

(一)滴虫性阴道炎

滴虫性阴道炎是由阴道毛滴虫引起的常见阴道炎症,也是常见的性传播疾病。约60%的患者合并细菌性阴道炎。

(二)外阴阴道假丝酵母菌病

外阴阴道假丝酵母菌病是由假丝酵母菌引起的常见外阴阴道炎症。国外资料显示,约75%妇女一生中至少患过1次阴道假丝酵母菌病,45%的妇女经历过2次或2次以上的发病。

(三)细菌性阴道病

细菌性阴道病为阴道内正常菌群失调所致的一种混合感染。

(四)老年性阴道炎

老年性阴道炎常见于自然绝经或人工绝经后妇女,也可见于产后闭经或药物假绝经治疗的妇女。

二、发病机制

(一)滴虫性阴道炎

病原体为阴道毛滴虫,滴虫寄生在阴道皱襞及腺体中,月经后 pH 为 5.2~6.6,使隐藏的滴虫得以生长繁殖,引起炎症发作;同时滴虫能消耗氧或吞噬阴道上皮细胞内的糖原,阻碍乳酸生成,致阴道 pH 升高,同时使阴道成为厌氧环境,致厌氧菌繁殖,约60%患者合并细菌性阴道炎。性交直接传播是主要的传播方式,也可间接传播。

(二)外阴阴道假丝酵母菌病

病原体为假丝酵母菌,属机会致病菌,当阴道 pH 为 4.0~4.7 时,易诱发感染(内源性)。10%~20%非孕妇女及30%孕妇阴道中有此菌寄生,但菌量极少,并不引起症状。

(三)细菌性阴道病

细菌性阴道病是由阴道内乳酸杆菌减少、厌氧菌等增加所致的内源性混合感染。促使阴道菌群发生变化的原因不清,推测可能与频繁性交、多个性伴侣或阴道灌洗使阴道环境碱化有关。

（四）老年性阴道炎

老年性阴道炎为雌激素水平降低、局部抵抗力下降引起的以需氧菌感染为主的炎症。

三、临床表现

（一）症状

1.滴虫性阴道炎

阴道分泌物增多,呈稀薄脓性、黄绿色、泡沫状、有臭味,当混合有其他细菌感染时,白带可呈黄绿色;阴道口及外阴瘙痒;尿频、尿痛,有时可见血尿;不孕（阴道毛滴虫能吞噬精子,影响精子在阴道内存活）。

2.外阴阴道假丝酵母菌病

外阴瘙痒、灼痛、有性交痛及尿痛;阴道分泌物增多,白色稠厚,呈凝乳或豆腐渣样。

3.细菌性阴道病

10%～40%的患者无临床症状。有症状者主要表现为阴道分泌物增多,呈灰白色、匀质、稀薄,常黏附于阴道壁,但黏度很低,容易从阴道壁拭去,有鱼腥臭味;有轻度外阴瘙痒或烧灼感。

4.老年性阴道炎

阴道分泌物增多,稀薄,呈淡黄色,感染严重者呈脓血性白带;外阴瘙痒、灼热感;伴性交痛。

（二）体征

1.滴虫性阴道炎

检查见阴道黏膜充血,严重者有散在出血点,形成"草莓样"宫颈。

2.外阴阴道假丝酵母菌病

检查见外阴红斑、水肿、常伴有抓痕,严重者可见皮肤皲裂、表皮脱落;阴道黏膜红肿、小阴唇内侧及阴道黏膜附有白色块状物,擦去后见黏膜红肿,急性期还可见到糜烂或浅表溃疡。

3.细菌性阴道病

检查见阴道黏膜无充血的炎性改变。

4.老年性阴道炎

检查见阴道呈萎缩性改变,上皮皱襞消失、萎缩、菲薄;阴道黏膜充血,有散在小出血点和点状出血斑,有时可见表浅溃疡。

四、辅助检查

（一）滴虫性阴道炎

阴道分泌物湿片法,镜下见到活动的阴道毛滴虫。

（二）外阴阴道假丝酵母菌病

阴道分泌物检查,发现假丝酵母菌的芽孢或假菌丝。

（三）细菌性阴道病

线索细胞呈阳性;阴道 pH>4.5（通常为 4.7～5.7,多为 5.0～5.5）;胺臭味试验阳性。

（四）老年性阴道炎

阴道分泌物检查镜下见大量基底细胞及白细胞而无滴虫及假丝酵母菌。

五、治疗

（一）滴虫性阴道炎

切断传染途径，杀灭阴道毛滴虫，恢复阴道正常的 pH，保持阴道自净功能。需全身用药、局部用药，强调性伴侣治疗。

（二）外阴阴道假丝酵母菌病

消除诱因，根据病情选择局部或全身应用抗真菌药物。

（三）细菌性阴道病

细菌性阴道炎主要采用针对厌氧菌的治疗。

（四）老年性阴道炎

补充雌激素，增加阴道抵抗力，抑制细菌生长。

六、护理措施

（一）一般护理

(1)病房整洁、安静，保持床单位清洁、舒适，注意室内空气流通，避免发生交叉感染。

(2)测量生命体征，定期巡视病房，细致观察病情变化及治疗反应等，发现异常及时报告医师，做好护理记录和书面交班，危重患者床边交班。

（二）症状护理

1.阴道分泌物增多

观察阴道分泌物颜色、性状、气味及量，选择合适的药液进行阴道冲洗。滴虫性阴道炎、细菌性阴道病及老年性阴道炎，选 1％乳酸液或 0.1％～0.5％醋酸液，增加阴道酸度；阴道假丝酵母菌病选碱性溶液。在不清楚阴道炎的种类时，不可滥用冲洗液，指导患者勤换会阴垫及内裤，保持外阴清洁干燥。

2.外阴瘙痒与灼痛

嘱患者尽量避免搔抓，防止外阴部皮肤破损，炎症急性期减少活动，避免摩擦外阴。

（三）用药护理

1.用药选择

明确阴道炎的类型，遵医嘱用药，选择合适的用药方法及时间。

(1)滴虫性阴道炎：主要药物为甲硝唑及替硝唑。方法：全身用药。初次治疗可选甲硝唑或替硝唑 2 g，单次口服；或甲硝唑 400 mg，每天 2 次，连服 7 天。口服药物的治愈率为 90％～95％。对妊娠期阴道炎患者，为防止新生儿呼吸道和生殖道感染，可应用甲硝唑 2 g，顿服，或甲硝唑 400 mg，每天 2 次，连服 7 天。

(2)外阴阴道假丝酵母菌病：主要药物为抗真菌药，唑类药物的疗效高于制霉菌素。全身用药和局部用药疗效相似。局部用药：可选用咪康唑栓剂，每晚 1 粒，连用 7 天；或每晚 1 粒，连用 3 天；或每晚 1 粒，单次用药。全身用药：对不能耐受局部用药者、未婚妇女及不愿意采用局部用药者可选用口服药物。常用药物：氟康唑 150 mg，顿服。妊娠合并外阴阴道假丝酵母菌病，以局部治疗为主，7 天为 1 个疗程最佳。

(3)细菌性阴道病：选用抗厌氧菌药物，首选甲硝唑。全身用药：甲硝唑 400 mg，口服，每天 2～3 次，连服 7 天。局部用药：含甲硝唑栓剂 200 mg，每晚 1 次，连用 7 天。

（4）老年性阴道炎：①补充雌激素，用雌三醇乳膏局部涂抹，每天 1～2 次，连用 14 天。②抑制细菌生长，用诺氟沙星 100 mg，放于阴道深部，每天 1 次，7～10 天为 1 个疗程。可选用中药，如保妇康栓。

2.用药指导

（1）指导患者阴道用药的正确方法，对不能自理者，协助用药。

（2）告知患者口服甲硝唑期间及停药 24 小时内、替硝唑用药期间及停药 72 小时内，禁止饮酒；哺乳期间用药，应暂停哺乳。

（3）乳腺癌或子宫内膜癌患者慎用雌激素制剂。

3.用药观察

出现不良反应，立即停药并通知医师。常见药物不良反应如下。

（1）胃肠道反应：如食欲减退、恶心和呕吐。

（2）双硫仑样反应：又称"戒酒硫样反应"，主要是使用头孢菌素类抗生素（头孢哌酮、头孢曲松、头孢噻肟）、甲硝唑和酮康唑等药物后，如果喝酒，可出现胸闷胸痛、心慌气短、面部潮红、头痛头晕和腹痛、恶心等一系列症状。

（3）药物变态反应：包括局部皮肤症状和全身症状。

（4）偶见头痛、皮疹、白细胞计数减少等。

（四）心理护理

（1）向患者解释疾病与健康的问题，说明"小病"早治，可防"大病"，引导患者重视问题并轻松面对。

（2）加强疾病知识宣传，引导患者规范治疗；对卵巢切除患者、放疗患者给予安慰，告知雌激素替代治疗可缓解内分泌的失衡，减轻因疾病带来的烦恼，消除心理压力，增强其战胜疾病的信心。

（3）与家属沟通，让其多关心患者，包括说服其性伴侣同时治疗。

（王娟娟）

第二节　盆腔炎性疾病

盆腔炎性疾病是指女性上生殖道的一组感染性疾病，主要包括子宫内膜炎、输卵管炎、输卵管卵巢脓肿、盆腔腹膜炎。最常见的是输卵管炎及输卵管卵巢脓肿。

一、病因

（1）年龄：盆腔炎性疾病高发年龄为 15～25 岁。

（2）性活动及性卫生：初次性交年龄小、有多个性伴侣、性交过频及性伴侣有性传播疾病；有使用不洁的月经垫、经期性交等。

（3）下生殖道感染：性传播疾病，如淋病奈瑟菌性子宫颈炎、衣原体性子宫颈炎及细菌性阴道炎。

（4）子宫腔内手术操作后感染：行刮宫术、输卵管通液术、子宫输卵管造影术、宫腔镜检查、人工流产、放置宫内节育器等手术时,消毒不严格或术前适应证选择不当,导致感染。

(5)邻近器官炎症直接蔓延:如阑尾炎、腹膜炎等蔓延至盆腔。

(6)盆腔炎性疾病再次发作。

二、主要发病机制

女性生殖系统具有比较完善的自然防御功能,当自然防御功能遭到破坏,或机体免疫力降低、内分泌发生变化或外源性病原体入侵时,可导致子宫内膜、输卵管、卵巢、盆腔腹膜、盆腔结缔组织发生炎症。感染严重时,可累及周围器官和组织,当病原体毒性强、数量多、患者抵抗力低时,常发生败血症及脓毒血症,若未得到及时治疗,可能发生盆腔炎性疾病后遗症。

三、临床表现

(一)症状

(1)轻者无症状或症状轻微不易被发现,常表现为持续性下腹痛、活动或性交后加重、发热、阴道分泌物增多等。

(2)重者可表现为寒战、高热、头痛、食欲减退;月经期发病者可表现为经量增多、经期延长;腹膜炎者出现消化道症状,如恶心、呕吐、腹胀等;若脓肿形成,可有下腹包块及局部刺激症状。

(二)体征

(1)急性面容、体温升高、心率上升。

(2)下腹部压痛、反跳痛及肌紧张。

(3)阴道充血;大量脓性臭味分泌物从宫颈口外流;穹隆有明显触痛;宫颈充血、水肿、抬举痛明显;子宫体增大有压痛且活动受限;一侧或双侧附件增厚,有包块,压痛。

四、辅助检查

(一)实验室检查

宫颈黏液脓性分泌物,或阴道分泌物 0.9% 氯化钠溶液湿片中见到大量白细胞;红细胞沉降率升高;血 C 反应蛋白升高;宫颈分泌物培养或革兰氏染色涂片淋病奈瑟菌呈阳性或沙眼衣原体呈阳性。

(二)阴道超声检查

阴道超声检查显示,输卵管增粗,输卵管积液,伴或不伴有盆腔积液、输卵管卵巢肿块。

(三)腹腔镜检查

输卵管表面明显充血;输卵管壁水肿;输卵管伞端或浆膜面有脓性渗透物。

(四)子宫内膜活组织检查

子宫内膜活组织检查是子宫内膜炎的确诊依据。

五、护理措施

(一)一般护理

(1)病房整洁、安静,保持床单位清洁、舒适,注意室内空气流通,避免发生交叉感染。

(2)测量生命体征,定期巡视病房,细致观察病情变化及治疗反应等,发现异常及时报告医师,做好护理记录和书面交班,危重患者床边交班。

（二）症状护理

（1）分泌物增多,同阴道炎护理。

（2）支持疗法:卧床休息,取半卧位,有利于脓液积聚于直肠子宫陷凹,使炎症局限;给予高热量、高蛋白、高维生素饮食或半流质饮食,及时补充丢失的液体;对出现高热的患者,采取物理降温的措施,出汗时及时更衣,保持身体清洁舒服;若患者腹胀严重,应行胃肠减压术。

（3）症状观察:密切监测生命体征,测体温、脉搏、呼吸、血压,每 4 小时测量1次;物理降温后30 分钟测体温,以观察降温效果。若患者突然出现腹痛加剧、寒战、高热、恶心、呕吐、腹胀,应立即报告医师,同时做好剖腹探查的准备。

（三）用药护理

严格遵医嘱用药,了解用药方案并密切观察用药反应。

1.头孢霉素类或头孢菌素类药物

头孢西丁钠 2 g,静脉滴注,每 6 小时 1 次。头孢替坦 2 g,静脉滴注,每 12 小时 1 次。多西环素 100 mg,每 12 小时 1 次,静脉滴注或口服。对不能耐受多西环素者,可用阿奇霉素替代,每次 500 mg,每天 1 次,连用 3 天。输卵管卵巢脓肿患者,可加用克林霉素或甲硝唑。

2.克林霉素与氨基糖苷类药物联合方案

克林霉素.900 mg,每 8 小时 1 次,静脉滴注;庆大霉素先给予负荷量(2 mg/kg),然后给予维持量(1.5 mg/kg),每 8 小时 1 次,静脉滴注;临床症状、体征改善后继续静脉应用24～48 小时,克林霉素改口服,每次 450 mg,每天 4 次,连用 14 天;或多西环素 100 mg,每 12 小时 1 次,连续用药14 天。

3.观察药物疗效

若用药后 48～72 小时,体温持续不降,患者症状加重,应及时报告医师处理。

（四）手术护理

1.术前护理

（1）饮食护理:外阴、阴道手术及恶性肿瘤手术,或可能涉及肠道的手术,术前 3 天进无渣半流质饮食,术前 1 天进流质饮食,术前 8 小时禁食,术前 4 小时禁饮。

（2）皮肤准备:腹部手术备皮范围是上起剑突水平,两侧至腋中线,下至大腿内上侧1/3 及会阴部。阴道手术上起耻骨联合上 10 cm,两侧至腋中线,下至外阴部、肛门周围、臀部及大腿内侧上 1/3。腹腔镜手术患者重点做好脐周清洁,清除脐窝污垢。

（3）肠道准备:清洁肠道应遵医嘱于术前 3 天、术前 1 天、手术当天灌肠或清洁灌肠,也可以口服缓泻剂代替多次灌肠。

（4）阴道准备:遵医嘱术前 1 天或术前 3 天行阴道冲洗或擦洗,每天 1～2 次。

2.术中护理

按手术室护理常规护理。

3.术后护理

（1）术后体位:术后回病房根据麻醉方式决定体位,硬膜外麻醉者去枕平卧 6～8 小时,全麻患者未清醒时,应去枕平卧,头偏向一侧。然后根据不同手术指导患者采取不同体位,如外阴癌根治术应采取平卧位,腹部手术可采取半卧位。

（2）监测生命体征:通常术后每 15～30 分钟测量一次脉搏、呼吸、血压,观察患者神经和精神状态,4～6 小时平稳后,可根据手术大小及病情,改为每 4 小时一次或遵医嘱监测并记录。

(3)饮食护理:术后 6 小时禁食、禁水,根据病情遵医嘱开始进食流质食物,然后进食半流质食物,最后过渡到普食。

(4)伤口护理:观察伤口有无渗血、渗液或敷料脱落情况,有无阴道流血,发现异常应报告医师及时处理。

(5)导尿管护理:保持导尿管通畅,观察并记录尿量、颜色、性状,手术当天每小时尿量应不少于 100 mL,如有异常,及时通知医师。根据手术范围及病情术后留置尿管 1～14 天,保持会阴清洁,每天 2 次会阴擦洗,防止发生泌尿系统感染,尿管拔除后 4～6 小时应督促并协助患者自行排尿,以免发生尿潴留。

(6)引流管护理:包括盆腔、腹腔引流管,可经腹部或阴道放置,合理固定引流管,注意保持引流管通畅,避免扭曲、受压及脱落,注意观察引流液的颜色、性状及量并做好记录。一般 24 小时内引流液不超过 200 mL,性状应为淡血性或浆液性,引流量逐渐减少,根据引流量,一般留置 24～48 小时,引流量＜10 mL 便可拔除。拔管后,注意观察置管伤口的愈合情况。

(五)心理护理

(1)关心患者,倾听患者诉说,鼓励患者表达内心感受,通过与患者进行交流,建立良好的护患关系,尽可能满足患者的合理需求。

(2)加强疾病知识宣传,解除患者思想顾虑,增加其对治疗的信心。

(3)与家属沟通,指导家属关心患者,与患者及家属共同探讨适合个人的治疗方案,取得家人的理解和帮助,减轻患者心理压力。

(王娟娟)

第三节　功能失调性子宫出血

功能失调性子宫出血(DUB)简称功血,是由调节生殖的下丘脑-垂体-卵巢轴功能失调引起的异常子宫出血,全身及内外生殖器官无明显器质性病变存在,常表现为月经周期长短不一、经期延长、经量过多或不规则阴道流血。按发病机制可分为无排卵性和排卵性功血两类,70%～80%的患者属于无排卵性功血。功血可发生于月经初潮至绝经间的任何年龄,50%患者发生于绝经前期,30%发生于育龄期,20%发生于青春期。

一、病因及发病机制

(一)无排卵性功血

无排卵性功血主要发生在青春期和绝经过渡期,少数发生在生育年龄。无排卵性功血的病理生理基础,主要是缺乏孕激素。孕激素是保护子宫内膜的一个非常重要的激素。无排卵性功血的患者往往表现为经过很长时间闭经后,再次出血。这主要是因为患者无排卵,子宫内膜在单一雌激素的作用下处于增生状态,而雌激素水平波动下降,内膜脱落出血,雌激素水平波动上升,内膜修复,周而复始,产生子宫内膜的不规则脱落,造成出血不止且易继发贫血。各期功血发病机制不同。

1.青春期

青春期功血常常是无排卵的,初潮是月经来临的标志,但是并不意味着下丘脑-垂体-卵巢轴发育成熟。也就是说,青春期常常需要 1.5～6.0 年的时间才能够建立正常的正负反馈调控机制。如果正负反馈建立不好,不能形成 LH 的高峰,卵巢就不排卵,而卵巢不排卵,就不能产生孕激素,导致雌激素持续的刺激。雌激素对促性腺激素、促卵泡生成素(FSH)存在负反馈。FSH下降以后,雌激素分泌下降,子宫内膜失去了支持而导致出血。青春期功血的诊断要素包括初潮、月经周期的变化、经期的长短、经量的情况、发病的年龄、有没有用过激素类药物等。对于青春期功血,基本不需要分段诊刮手术,因为这个阶段很少发生器质性的子宫病变;但对于异常出血时间长、长期无排卵的患者,需要警惕内膜发生病变。

2.围绝经期

围绝经期功血主要是由卵巢功能衰退、卵泡不能发育成熟导致无排卵。在临床上发生率大概是 20%。这类患者反复出现月经过多、月经不规则或月经频发,因此建议进行诊断性刮宫术,诊断性刮宫的目的是了解内膜情况,排除内膜病变,但不应将诊断性刮宫作为治疗的手段,反复刮宫止血,而是在第一次刮宫获得内膜病理,根据病理学的提示,给予患者相应的内分泌治疗。

3.育龄期

育龄期妇女可因内、外环境中某种刺激,如劳累、应激、流产、手术或疾病等引起短暂阶段的无排卵,亦可因肥胖、多囊卵巢综合征、高催乳素血症等长期存在的因素引起持续无排卵。

各种因素造成的无排卵,均导致子宫内膜受单一的雌激素刺激、无孕酮对抗而发生雌激素突破性出血或撤退性出血。

(二)排卵性功血

排卵性功血较无排卵性宫血少见,多发生于育龄期妇女或者是围绝经期。其主要特点:周期规律,但是在规则的周期当中,可以有出血。如在黄体期出血,也就是在正常月经前出血,应考虑黄体功能不足、过早衰退;在卵泡期出血,考虑黄体发育是良好的,但是萎缩过程过长,所以导致出血时间比较长;排卵期出血,可能和发育中的卵泡夭折引起雌激素的波动,或者是排卵前雌激素水平下降过多,或者内膜对雌激素波动过度敏感有关。

1.黄体功能不足

神经内分泌调节功能紊乱,导致卵泡期 FSH 缺乏,卵泡发育缓慢,使雌激素分泌减少,从而对垂体及下丘脑正反馈不足;LH 峰值不高,使黄体发育不全,孕激素分泌减少,使子宫内膜分泌反应不足。此外,生理性因素如初潮、分娩后及绝经过渡期,也可能因下丘脑-垂体-卵巢轴功能紊乱,导致黄体功能不足。

2.黄体萎缩不全

黄体萎缩不全表现为患者先有正常月经,经后淋漓不尽,持续时间长,是由黄体萎缩不全导致的。

3.月经过多

现在的功能失调性子宫出血临床指南中包括了月经过多的诊断。月经过多可以是由器质性疾病引起的,也可以是非器质性的。如有些子宫肌瘤,表现为月经规律,但是经量明显增多,也可称作月经过多。但在我们国家,月经过多是特指特发性月经过多,也就是在排除器质性病变后,仍有月经过多的临床表现。按照有无排卵分类,由于患者月经周期正常,仅仅表现为月经过多,所以归为有排卵性功血。月经过多实际上是影响女性健康的一个重要因素,也是缺铁性贫血的主要原因,还是切除子宫的原因之一。月经过多的发病机制可能和子宫内膜局部前列腺素的失衡及局部纤溶亢进有关。

二、临床表现

(一)无排卵性功血

无排卵性功血常见的症状是子宫不规则出血,特点是患者的月经周期紊乱,月经长短不一,出血量时多时少,可少至点滴淋漓,多至大量出血,不易自止。少数表现为类似正常月经的周期性出血,但量较多。出血期不伴有下腹疼痛或其他不适,出血多或时间长的患者常伴贫血,大量出血可导致休克。

(二)排卵性功血

排卵性功血表现:①黄体功能不足,表现为月经周期缩短,月经频发。有时月经周期虽在正常范围内,但是卵泡期延长,黄体期缩短,故不易受孕或孕早期流产发生率高。②子宫内膜不规则脱落,表现为月经周期正常,但经期延长,多达 10 天,且出血量多。③围排卵期出血。出血期小于 7 天,出血停止后数天又出血,量少,多数持续 1~3 天,时有时无。出血原因不明,可能与排卵后激素水平波动有关。

三、实验室及辅助检查

(一)血常规

血常规是必查项目。确定有无贫血及严重程度,初步筛查是否存在血液病。功能失调性子宫出血患者出血期血红蛋白的测定值可为临床选择止血治疗方案提供参考,如果患者血红蛋白 <80 g/L,原则上不可以选择药物性刮宫,应选择剂量较大的孕激素行子宫内膜萎缩法或剂量较大的雌激素行子宫内膜修复法止血。

(二)凝血功能

凝血酶原时间、部分促凝血酶原激酶时间、血小板计数、出凝血时间等,排除凝血功能障碍疾病。

(三)尿妊娠试验或血人绒毛膜促性腺激素(β-HCG)

排除妊娠相关疾病。

(四)血生化检查

了解肝功能、肾功能、血糖,以排除肝肾疾病及糖尿病。

(五)血性激素或其他内分泌激素

1.孕酮

适时测定可确定有无排卵,血孕酮 >5 ng/mL 提示有排卵。

2.催乳素(PRL)

在正常育龄妇女,经过至少 2 次严格按要求进行准确测定的血清 PRL 值 >25 μg/L(请注意各实验室检查正常值的差异),可确诊高 PRL 血症。高 PRL 血症的原因可以是生理性、药理性、病理性和特发性。如血清 PRL 值 >100 μg/L,应进一步检查是否患垂体肿瘤,最常见为垂体微腺瘤或腺瘤。

3.促性腺激素(FSH、LH)、雌激素(E)、雄激素(T)

这三种激素的检测结果对于功能失调性子宫出血诊断无决定性意义。但是,如果检验结果符合多囊卵巢综合征的特征,应结合其他检查结果,采取相应治疗。如雄激素水平高,患者有明显的高雄激素体征,应进一步检查游离睾酮(FT)、硫酸脱氢表雄酮(DHEAS)、性激素结合球蛋白(SHBG)、17α-羟孕酮(17α-OHP),可以有助于鉴别是否有引起高雄激素的器质性病变,如产生雄激素的肿瘤、先天性肾上腺皮质增生症。

4.甲状腺激素

检查促甲状腺激素(TSH),有时同时还检测 FT_3、FT_4,可排除甲状腺功能减退症(简称甲减)或甲状腺功能亢进症(简称甲亢)。

5.肾上腺激素

皮质醇、促肾上腺激素,必要时行地塞米松刺激试验、ACTH 刺激试验,以排除肾上腺肿瘤、库欣综合征等。

(六)盆腔 B 超

盆腔 B 超对鉴别诊断有重要价值。已婚者首选经阴道超声检查;无性生活史者为了更清楚了解子宫颈及以下部位情况,可选择经直肠超声检查;当出血量较多时,为了及时排除盆腔器质性病变,可以选择经腹超声检查。必须测定子宫内膜厚度及回声是否正常,以明确有无宫腔内占位病变,子宫内膜的厚度及声像特征也有助于判断患者体内的雌、孕激素水平。超声检查还必须判断是否有生殖系统其他部位的器质性病变。对于卵巢内存在的小囊肿或黄体,也有助于判断是否有排卵。据报道,阴道超声异常的阳性测值为 87%,阴道超声正常的阴性测值为 89%。如结合宫腔内注入生理盐水行声学造影,超声诊断宫腔内小型器质性病变的敏感性和特异性可与宫腔镜相当。但是,超声检查不能代替病理诊断。

(七)诊断性刮宫

对于长期子宫出血导致贫血的已婚患者,诊断性刮宫既是快速有效的止血措施,又是协助获取病理诊断的最直接方法。如年龄大于 40 岁,或异常子宫出血病程较长,或超声子宫内膜厚度>12 mm者,可首选诊断性刮宫止血,同时将子宫内膜送病理检查以明确病变,或子宫内膜受到性激素影响,判断有无排卵引起的子宫出血。但是,诊断性刮宫可能漏刮宫腔的一些区域,有时子宫内膜息肉和黏膜下子宫肌瘤也不易被刮出,诊断性刮宫的敏感度仅为 65%。

(八)宫腔镜检查

宫腔镜检查目前已成为鉴别子宫出血原因非常重要的手段。在非出血期或极少量出血时可以进行检查,宫腔镜检查可提示子宫内膜息肉、子宫内膜炎、黏膜下子宫肌瘤、子宫内膜增生过长、子宫内膜癌、子宫腺肌病、子宫内膜结核。

(九)子宫输卵管碘油造影

在非出血期月经干净后进行检查,可以协助诊断子宫黏膜下肌瘤、子宫内膜息肉等宫腔内占位性病变。对于有宫腔镜检查条件的单位,此项检查可能更多被宫腔镜检查取代。

(十)基础体温(BBT)测定

BBT 有助于判断有无排卵。双相体温提示有排卵或卵巢有黄体形成[未破卵泡黄素化综合征(LUFS)]。双相体温,但体温升高天数<11 天,或上升缓慢(72 小时未达峰),或高温相波动较大,提示黄体功能不全,患者常伴有经前少量点滴出血及不孕;高相期体温下降缓慢(月经来潮后还未下降),伴月经淋漓不尽,常提示黄体萎缩不全。而当基础体温双相,经间期出现不规则出血时,应考虑生殖道器质性病变。

四、主要护理诊断

（一）活动无耐力

活动无耐力与月经过多、经期延长造成贫血有关。

（二）焦虑

焦虑与缺乏相关知识及担心预后有关。

（三）有感染的危险

感染与出血多、持续不净及继发性贫血等有关。

（四）舒适改变

恶心、呕吐与应用雌激素治疗有关。

（五）潜在并发症

贫血、感染等。

（六）功能障碍的悲哀

悲哀情绪与治疗失败及经济负担过重有关。

五、护理措施

（一）一般护理

观察并记录患者的生命体征、出血量，嘱患者保留出血期间使用的会阴垫及内裤，以便准确地估计出血量。出血量较多者应卧床休息，贫血严重者，遵医嘱做好输血、止血措施。

（二）补充营养

成人体内大约每 100 mL 血中含 50 mg 铁，行经期妇女，每天从食物中吸收铁 0.7～2.0 mg，经血多者应额外补充铁。向患者推荐含铁较多的食物，如猪肝、豆角、蛋黄、胡萝卜、葡萄干等。按照患者的饮食习惯，制订适合个人的饮食计划，保证患者获得足够的铁、维生素 C 和蛋白质等营养。

（三）预防感染

严密观察与感染有关的体征，如体温、脉搏、宫体压痛等。按医嘱做白细胞计数及分类检查，以及时发现异常。如有感染征象，应及时与医师联系并选用抗生素治疗，同时做好会阴护理，保持局部清洁，防止上行性感染。

（四）症状护理

1.贫血

患者需要保证充足的睡眠和休息，避免过度疲劳和剧烈运动，出血量较多者应卧床休息，加强营养，补充铁剂，严重者需输血。

2.子宫出血

监测生命体征变化，一旦出现出冷汗、发绀、少尿等休克表现，立即让患者取平卧位、吸氧、保暖，迅速建立静脉通道，做好输血前准备（抽血送化验室进行交叉配血）；遵医嘱输血、输液，控制好输注速度；尽快做好手术止血准备，如刮宫前消毒及手术器械准备；嘱患者出血期间注意休息，保留会阴垫以便准确估计出血量，保持会阴部清洁、干燥，预防感染。

（五）用药护理

1.正确使用药物

（1）雌孕激素联合用药：常用第三代口服避孕药。如去氧孕烯炔雌醇片、复方孕二烯酮片或炔雌醇环丙孕酮片，每次 1～2 片，每 8～12 小时 1 次，血止 3 天后逐渐减量至每天 1 片，维持至21 天周期结束。止血效果优于单一用药。若用于调整月经周期，则从撤药性出血第 5 天开始，每天 1 片，连用 21 天，1 周为撤药性出血间隔，连续 3 个周期为 1 个疗程，病情反复者，酌情延至6 个周期。

（2）单纯雌激素：应用大量雌激素可迅速促进子宫内膜生长，短期内修复创面而止血，适用于急性大量出血时。常用药物有苯甲酸雌二醇、结合雌激素（针剂）。苯甲酸雌二醇：初剂量 3～4 mg/d，分 2～3 次肌内注射。若出血明显减少，则维持；若出血未见减少，则加量。结合雌激素（针剂）：25 mg 静脉注射，可 4～6 小时重复 1 次，一般用药 2～3 次，第二天应给予口服结合雌激素（片剂）3.75～7.5 mg/d，并按每 3 天减量 1/3 逐渐减量。

（3）单纯孕激素：也称"子宫内膜脱落法"或"药物刮宫"，停药后短期内即有撤退性出血。适用于体内已有一定雌激素水平、血红蛋白水平＞80 g/L、生命体征稳定的患者。合成孕激素分两类，常用 17α-羟孕酮衍生物（甲羟孕酮、甲地孕酮）和 19-去甲基睾酮衍生物（炔诺酮等）。以炔诺酮为例，首剂量 5 mg，每 8 小时 1 次，2～3 天止血后每隔 3 天递减 1/3 量，直至维持量每天 2.5～5.0 mg，持续用至血止后 21 天停药，停药后 3～7 天发生撤药性出血。也可用左炔诺酮 1.50～2.25 mg/d，血止后按同样原则减量。

（4）雌孕激素序贯疗法：又称人工周期，即模拟自然月经周期中卵巢的内分泌化，序贯应用雌、孕激素，使子宫内膜发生相应变化，引起周期性脱落，适用于青春期生育年龄功血内源性雌激素水平较低患者，应于性激素止血后调整月经周期。从撤药性出血第 5 天开始，生理替代全量为妊马雌酮 1.25 mg 或戊酸雌二醇 2 mg，口服，每晚 1 次，连用 21 天，于服药的第 11 天起加用醋酸甲羟孕酮，每天 10 mg，连用 10 天。连续 3 个周期为 1 个疗程。若正常月经仍未建立，应重复上述序贯疗法。

（5）促排卵药物：功血患者经上述周期调整药物治疗几个疗程后，部分患者可恢复自发排卵。青春期一般不提倡使用促排卵药，有生育要求的无排卵不孕患者，可针对病因采取促排卵。常用药物有氯米芬（CC）、人绒毛膜促性腺激素（HCG）、人绝经期促性腺激素（HMG）、促性腺激素释放激素（GnRH）。

（6）辅助治疗：氨甲环酸 1 g，2～3 次/天，或酚磺乙胺、维生素 K；丙酸睾酮，对抗雌激素；补充凝血因子，矫正凝血功能；给予铁剂或叶酸，矫正贫血；应用抗生素，预防感染。

2.用药观察

用药期间应仔细观察患者阴道流血情况，判断用药效果。

（六）手术治疗护理

患者经内科治疗无效，或需要进一步诊断时，可能会进行刮宫术、子宫内膜切除术或子宫切除术。

1.了解手术指征

各指征如下。①诊断性刮宫术：适用于病程长的已婚育龄期妇女或围绝经期妇女，未婚者不宜选用；急性大出血或存在子宫内膜癌高危因素的功血患者。②子宫内膜切除术：适用于经量多的绝经过渡期功血和经激素治疗无效且有生育要求的生育期功血。③子宫切除术：药物治疗效果不佳,在了解所有治疗功血可行方法后,患者和家属知情选择,接受子宫切除。

2.术前准备

(1)饮食护理:外阴、阴道手术及恶性肿瘤手术或可能涉及肠道的手术,术前3天进无渣半流质饮食,术前1天进流质饮食,术前8小时禁食,术前4小时禁饮。

(2)皮肤准备:腹部手术备皮范围是上起剑突水平,两侧至腋中线,下至大腿内上侧1/3及会阴部。阴道手术上起耻骨联合上10 cm,两侧至腋中线,下至外阴部、肛门周围、臀部及大腿内侧上1/3。腹腔镜手术患者重点做好脐周清洁,清除脐窝污垢。

(3)肠道准备:清洁肠道应遵医嘱于术前3天、术前1天、手术当天灌肠或清洁灌肠,也可以口服缓泻剂代替多次灌肠。

(4)阴道准备:遵医嘱术前1天或3天行阴道冲洗或擦洗,每天1~2次。

3.术后护理

(1)床边交班:术毕返回病房,责任护士向手术室护士及麻醉师详细了解术中情况,包括麻醉类型、手术范围、术中出血量、尿量、用药情况、有无特殊注意事项等;及时为患者测量血压、脉搏、呼吸;观察患者神志;检查输液、腹部伤口、引流管、背部麻醉管、镇痛泵、阴道流血情况等,认真做好床边交班并详细记录。

(2)术后体位:术后回病房根据麻醉方式决定体位,硬膜外麻醉者去枕平卧6~8小时,全麻患者未清醒时应去枕平卧,头偏向一侧。然后根据不同手术指导患者采取不同体位,如外阴癌根治术应采取平卧位,腹部手术可采取半卧位。

(3)监测生命体征:通常术后每15~30分钟测量1次脉搏、呼吸、血压,观察患者神经精神状态,4~6小时平稳后可根据手术大小及病情改为每4小时1次或遵医嘱监测并记录。

(4)饮食护理:术后6小时禁食、禁饮,根据病情遵医嘱开始进食流质食物,然后半流质饮食,最后过渡到普食。

(5)伤口护理:观察伤口有无渗血、渗液或敷料脱落情况,有无阴道流血,发现异常应报告医师及时处理。

(6)导尿管护理:保持导尿管通畅,观察并记录尿量、颜色、性状,手术当天每小时尿量应至少在50 mL以上,如有异常,及时通知医师。根据手术范围及病情术后留置尿管1~14天,保持会阴清洁,每天2次擦洗会阴,防止发生泌尿系统感染,尿管拔除后4~6小时应督促并协助患者自行排尿,以免发生尿潴留。

(7)引流管护理:包括盆、腹腔引流管,可经腹部或阴道放置,合理固定引流管,注意保持引流管通畅,避免扭曲、受压及脱落,注意观察引流液的颜色、性状及量并做好记录。一般24小时内引流液不超过200 mL,性状应为淡血性或浆液性,引流量逐渐减少,根据引流量,一般留置24~48小时,引流量少于10 mL便可拔除。拔管后,注意观察置管伤口的愈合情况。

(8)活动指导:鼓励尽早下床活动,暂时不能下床的患者需勤翻身、四肢适当活动,可以改善胃肠功能,预防或减轻腹胀,协助并教会患者做踝足运动,预防静脉血栓的发生。术后第一次下床的患者起床需缓慢,有护士或家属陪护,防止因直立性低血压引起晕厥。

(9)疼痛护理:伤口疼痛,通常术后24小时内最为明显,可以更换体位减轻伤口张力,遵医嘱给予止痛药;腹腔镜手术后1~2天因二氧化碳气腹可引起双肋部及肩部疼痛,即串气痛,多可自行缓解,适当活动四肢可减轻症状,必要时使用镇痛剂。

(10)腹胀护理:如出现腹胀不能缓解,可采取肛管排气、肌内注射新斯的明等护理措施。

（七）心理护理

（1）鼓励患者表达内心感受，耐心倾听，有针对性地解释疾病与健康的问题。

（2）及时提供更多疾病相关信息，使患者摆脱焦虑，树立信心；使用放松技术，如看电视、听音乐等分散注意力，调整情绪。

（3）与家属沟通，让其多关心患者，尤其对不孕患者，更要鼓励患者放松思想，减少精神压力，为其提供心理支持。

（八）健康教育

了解患者对月经的看法，向患者解释正常月经发生的机制、不正常月经的表现。经期时间长的患者日常生活受到影响，担心洗澡、洗头运动等活动会对身体有影响。告诉患者个人卫生的重要性，洗澡和洗头对疾病没有影响。采用温水洗澡可以减轻下腹不适。患者可以游泳、锻炼身体、正常性生活。指导患者在月经期要经常更换卫生垫，预防感染。出血量多时需要准确测量出血量，根据卫生垫的大小、数量和浸湿程度估计出血量。若出血量多，或心悸、疲乏无力程度加重，需要及时报告医师。

（王娟娟）

第四节 闭 经

一、概述

闭经为常见妇科症状，表现为无月经或月经停止。根据既往有无月经来潮，分为原发性闭经和继发性闭经两类。

（一）原发性闭经

原发性闭经指年龄超过 13 岁，第二性征未发育；或年龄超过 15 岁，第二性征已发育，月经还未来潮。原发性闭经较少见，多为遗传学原因或先天性发育缺陷引起，约 30% 患者伴有生殖道异常。

（二）继发性闭经

继发性闭经指正常月经周期建立后月经停止 6 个月，或按自身原来月经周期计算停止 3 个周期以上。继发性闭经发病率明显高于原发性闭经，根据控制正常月经周期的 5 个主要环节，以下丘脑性原因为主，依次为垂体、卵巢、子宫及下生殖道发育异常性闭经。

二、发病机制

正常月经的建立和维持有赖于下丘脑-垂体-卵巢轴的神经内分泌调节，以及靶器官子宫内膜对性激素的周期性反应，其中任何一个环节发生障碍就会出现月经失调，甚至导致闭经。

三、辅助检查

（1）功能试验：药物撤退试验，用于评估体内雌激素水平及闭经程度，其他有孕激素试验、雌激素序贯试验、垂体兴奋试验（又称 GnRH 刺激试验）。

(2)激素测定:血甾体激素测定;催乳素及垂体促性腺激素测定;肥胖、多毛、痤疮患者还应行胰岛素测定、雄激素测定、口服葡萄糖耐量试验(OGTT)、胰岛素释放试验等。

(3)影像学检查:盆腔超声检查,观察盆腔有无子宫,子宫形态、大小及内膜厚度,卵巢大小、形态、卵泡数目;子宫输卵管造影,了解有无宫腔病变和宫腔粘连;CT、磁共振成像(MRI),用于盆腔及头部蝶鞍区检查;静脉肾盂造影,怀疑先天性子宫阴道缺如综合征时,用以确定有无肾脏畸形。

(4)宫腔镜检查:精确判断宫腔有无粘连。

(5)腹腔镜检查:直视下观察卵巢形态、子宫大小,对诊断多囊卵巢综合征等有价值。

(6)染色体检查:对鉴别性腺发育不全病因及指导临床处理有重要意义。

(7)其他检查:如靶器官反应检查,包括基础体温测定、子宫内膜取样等。

四、治疗

针对病变环节及病因,分别采取全身治疗、药物治疗及手术治疗。

五、护理评估

(一)健康史

(1)详细询问月经史,包括初潮年龄、月经周期、经期、经量和闭经期限及伴随症状等。

(2)了解发病诱因,如精神因素、环境改变、体重增减、饮食习惯、剧烈运动、各种疾病及用药情况、职业和学习成绩等。

(3)已婚妇女需询问生育史及产后并发症史。

(4)原发性闭经应询问第二性征发育情况,了解生长发育史,有无先天性缺陷或其他疾病及家族史。

(二)生理状况

1.症状

本病主要表现为无月经或月经停止,同时出现与疾病相关的症状。

(1)阴道横隔或无孔处女膜患者可出现周期性下腹痛。

(2)嗅觉缺失综合征患者可伴有嗅觉减退或丧失。

(3)卵巢早衰有过早绝经并伴有绝经综合征症状。

2.体征

检查发现与疾病相关体征。

(1)嗅觉缺失综合征患者的内外生殖器均发育异常(两性畸形等)。

(2)多囊卵巢综合征患者有毛发分布异常或多毛、肥胖、双侧卵巢增大。

(3)特纳综合征患者有身体发育异常(身高、体重、四肢与躯干的比例失调)、第二性征缺失、卵巢不发育。

(4)希恩综合征患者有生殖器官萎缩、阴毛稀少等。

(5)先天生殖道发育异常,可见处女膜闭锁。

(三)高危因素

1.遗传因素或先天发育缺陷

(1)第二性征存在的原发性闭经:包括米勒管发育不全综合征、雄激素不敏感综合征、对抗性卵巢综合征、生殖道闭锁、真两性畸形等。

(2)第二性征缺乏的原发性闭经:包括低促性腺激素性腺功能减退和高促性腺激素性腺功能减退等。

2.下丘脑性闭经

精神应激、体重下降、运动性闭经、药物性闭经、颅咽管瘤。

3.垂体性闭经

垂体梗死、垂体肿瘤、空蝶鞍综合征等。

4.卵巢性闭经

卵巢早衰、卵巢功能性肿瘤、多囊卵巢综合征等。

5.子宫性闭经

阿谢曼综合征(因人工流产刮宫过度或产后、流产后出血和刮损子宫内膜致宫腔粘连而闭经)、手术切除子宫或放疗。

6.内分泌功能异常疾病

如甲状腺、肾上腺、胰腺等。

(四)心理、社会因素

1.对健康问题的感受

闭经患者的自我概念会有较大影响,担心闭经对自己的健康、性生活和生育能力有影响。

2.对疾病的反应

突然或长期精神压抑、紧张、忧郁、环境改变、过度劳累、情感变化、寒冷等,引发精神应激;饮食习惯改变、内在情感剧烈矛盾或为保持体形强迫节食、超负荷剧烈运动等致神经性厌食和体脂下降(1年内体重下降在10％～15％或体脂丢失30％,将出现闭经)。

3.家庭、社会及经济状况

病程延长及反复治疗效果不佳时,会加重患者和家属的心理压力,加重闭经。

六、护理措施

(一)症状护理

指导患者积极治疗全身性疾病,供给足够营养,增强机体体质,保持标准体重。运动性闭经者,应适当减少运动量;应激或精神因素所致闭经者,应进行耐心的心理治疗,消除紧张和焦虑;肿瘤、多囊卵巢综合征引起的闭经,应进行特异性治疗。

(二)用药护理

1.正确使用激素

根据闭经的类别,遵医嘱正确使用激素治疗,给予相应的激素以补充体内的不足或拮抗过多的激素。

2.激素应用方案、常用药物及作用

(1)性激素补充治疗:雌激素补充治疗,促进第二性征发育,适用于无子宫者,常用药物有妊马雌酮0.625 mg/d或微粒化17β-雌二醇1 mg/d,连服21天,停药1周后重复给药;雌、孕激素人工周期疗法,适用于有子宫者,上述药物连服21天,最后10天同时给服醋酸甲羟孕酮6～10 mg/d;孕激素疗法,适用于体内有一定的雌激素水平的Ⅰ度闭经患者,可于月经周期后半期或撤退性出血第16～25天口服醋酸甲羟孕酮6～10 mg/d,共10天。

（2）促排卵治疗：适用于有生育要求的患者。常用药物有氯米芬和促性腺激素类。促性腺激素包括尿促性腺激素（HMG）、卵泡刺激素（FSH）、人绒毛膜促性腺激素（HCG）、促性腺激素释放激素（GnRH）。用药方法：氯米芬，50～100 mg/d，从月经的第5天开始，连用5天。HMG（内含FSH和LH各75 U）或FSH每天75～150 U，于撤药性出血第3～5天开始，卵巢无反应，每隔7～14天增加半支（37.5 U），直到B超下见优势卵泡，最大剂量为225 U/d，待优势卵泡达到成熟标准时，再使用HCG 5 000～10 000 U促排卵；GnRH用脉冲皮下注射或静脉给药。

（3）恢复排卵：通过与垂体多巴胺受体结合，直接抑制垂体PRL的分泌，常用药物溴隐亭。单纯高PRL血症患者，每天2.5～5.0 mg，一般在服药的第5～6周能使月经恢复；垂体催乳素瘤患者，每天5.0～7.5 mg，敏感者在服药3个月后肿瘤明显缩小。

（4）其他激素治疗：肾上腺皮质激素适用于先天性肾上腺皮质增生所致闭经；甲状腺素适用于甲状腺功能减退引起的闭经。

3.用药观察

用药期间应仔细观察用药效果及不良反应。氯米芬的不良反应主要有黄体功能不足、对宫颈黏液的抗雌激素影响、黄素化未破裂卵泡综合征及卵质量欠佳；促性腺激素的并发症为多胎妊娠和卵巢过度刺激征。

（三）辅助生殖技术治疗的护理

对于有生育要求，诱发排卵后未成功妊娠，或合并输卵管问题的闭经患者，或由于男方因素不孕者，可采用辅助生殖技术治疗。

（四）手术治疗的护理

（1）生殖器畸形：如处女膜闭锁、阴道横隔或阴道闭锁，均可通过手术切开，使经血流畅。宫颈发育不良若无法手术矫正，则应行子宫切除术。

（2）阿谢曼综合征：多采用宫腔镜下分离粘连，随后加大剂量雌激素和放置宫腔内支撑的治疗方法。宫腔狭窄和粘连可通过宫腔扩张治疗。

（3）肿瘤：卵巢肿瘤一经确诊，应手术治疗；垂体肿瘤患者，应根据肿瘤部位、大小及性质确定治疗方案；对于催乳素瘤，常采用药物治疗，手术多用于药物治疗无效或巨腺瘤产生压迫症状者。其他中枢神经系统肿瘤，多采用手术和（或）放疗。含Y染色体的高促性腺激素闭经者，性腺易发生肿瘤，应手术治疗。

（五）心理护理

（1）鼓励患者说出自己的感受及对疾病的看法，解释疾病与健康的问题，并随时帮助患者澄清错误观念，客观地评价自己。

（2）加强疾病知识宣传，仔细耐心解说病情，消除心理压力，配合治疗。

（3）与患者家属沟通，因引起闭经原因较多，闭经诊断周期长，需逐一检查以明确诊断，因此要耐心地按时、按规定接受有关检查，取得正确检查结果，才能有满意的治疗效果，让其多关心、支持患者。

（六）健康指导

（1）告知及时就诊和规范治疗的重要性。

（2）个人卫生指导：在接受治疗期间和阴道有流血时，避免性生活。

（3）用药指导：向患者讲解性激素治疗的作用，具体用药方法、剂量及不良反应，帮助患者了解药物的撤退性出血，指导患者严格按医嘱准时服药，不能随意增量、减量或停药。

(4)饮食指导:加强身体锻炼,参与力所能及的社会活动,合理摄取营养,增强体质,保持标准体重。

(5)随访指导:告知患者使用性激素后的不良反应,如出现异常,立即随诊。

七、注意事项

(一)用药护理注意事项

(1)用性激素补充治疗时要严格遵医嘱正确给药,不擅自停服、漏服,也不随意更改药量。

(2)促进卵泡发育及诱发排卵,可能导致卵巢过度刺激综合征(OHSS),严重者可危及生命,故必须由有经验的医师在有B超和激素水平监测的条件下用药;对于 FSH 和 PRL 正常的闭经患者,由于体内已有一定内源性雌激素,可首选氯米芬;对于 FSH 升高的闭经患者,由于其卵巢功能衰竭,不建议采用促排卵药物治疗。

(3)氯米芬治疗剂量的选择主要根据体重或身体质量指数、女性年龄和不孕原因,卵泡和孕酮监测不增加治疗妊娠率。

(二)检查配合注意事项

已婚妇女闭经须首先排除妊娠,通过病史和妇科检查结果选择相关辅助检查。

(三)手术护理注意事项

严格掌握手术指征,正确评价手术效果,认真做好术前护理、术后护理,遵守无菌操作原则,防止感染。

(王娟娟)

第五节 多囊卵巢综合征

一、概念

多囊卵巢综合征(PCOS)是常见的妇科内分泌疾病之一。以雄激素过高的临床或生化表现、持续无排卵、卵巢多囊改变为特征,常伴有胰岛素抵抗和肥胖。

二、发病机制

发病机制可能涉及下丘脑-垂体-卵巢轴调节功能异常;胰岛素抵抗和高胰岛素血症;肾上腺内分泌功能异常。

三、辅助检查

(1)基础体温测定:表现为单相型基础体温曲线。

(2)B超检查:卵巢增大,一侧或两侧卵巢多囊改变。连续监测未见主导卵泡发育及排卵迹象。

(3)诊断性刮宫:应选在月经前数天或月经来潮6小时内进行,刮出的子宫内膜呈不同程度增殖改变,无分泌期改变。

（4）腹腔镜检查：见卵巢增大，包膜增厚，表面光滑，呈灰白色，有新生血管。包膜下显露多个卵泡，无排卵征象。

（5）内分泌测定：雄激素水平高、雌激素改变、促性腺素变化、胰岛素抵抗、血清催乳素水平升高，腹部肥胖者应检测空腹血糖及口服葡萄糖耐量试验，还应检测空腹胰岛素及葡萄糖负荷后血清胰岛素。

四、治疗

以调整月经周期、降低血雄激素水平、改善胰岛素抵抗及有生育要求者促排卵为主，兼以调整生活方式，控制体重。

五、护理评估

（一）健康史

详细询问患者月经史，包括初潮年龄、月经周期、经期、经量等情况，询问患者及其家族的既往疾病史，了解患者生育史、血压、体重、饮食、运动状况等。

（二）生理状况

1.症状

（1）月经失调。

（2）不孕。

2.体征

（1）多毛、痤疮。

（2）肥胖。

（3）黑棘皮症。

（三）高危因素

（1）遗传因素：有 PCOS、糖尿病、高血压、男性秃顶，肥胖家族史的少女患青春期的 PCOS 的风险更高。

（2）环境因素：超重、肥胖及继发的胰岛素抵抗。

（3）其他因素：心理障碍如抑郁、焦虑，饮酒，睡眠质量差，慢性炎症，铁代谢异常，等等。

（四）心理、社会因素

（1）多毛、痤疮等高雄激素的临床表现和肥胖，可能导致自我形象紊乱和自尊低下。

（2）不孕患者担心家人不理解，影响家庭关系。

六、护理措施

（一）症状护理

（1）月经失调者需定期合理应用药物，调整月经周期。

（2）肥胖者应控制饮食和增加运动以降低体重、缩小腰围，可增加胰岛素敏感性，降低胰岛素水平、睾酮水平，从而恢复排卵功能及生育功能。

（二）用药护理

遵医嘱合理正确使用药物。

1.调整月经周期

(1)避孕药:为雌孕激素联合周期疗法,常用口服短效避孕药,周期性服用,疗程一般为3～6个月,可重复使用,能有效抑制毛发生长和治疗痤疮。口服避孕药不宜用于有血栓性疾病、心脑血管疾病及40岁以上吸烟的女性。青春期女孩应用口服避孕药前,应做好充分的知情同意。服药初期可能出现食欲缺乏、恶心、呕吐、乏力、头晕、乳房胀痛等反应,一般不需特殊处理。

(2)孕激素:后半周期疗法,适用于无严重高雄激素症状和代谢紊乱的患者。于月经周期后半期(第16～25天)口服地屈孕酮片10 mg,每天1次,共10天,或肌内注射孕酮20 mg,每天1次,共5天。

2.降低血雄激素水平

(1)复方醋酸环丙孕酮:高雄激素血症治疗首选药物。从自然月经或撤退出血第1～5天服用,每天1片,连续服用21天。停药约5天开始撤退性出血,撤退出血第1～5天重新开始用药。至少3个月。告知患者停药后高雄激素症状将恢复。

(2)糖皮质激素:适用于雄激素过多为肾上腺来源或肾上腺和卵巢混合来源者,常用药物为地塞米松,每晚0.25 mg口服,剂量不宜超过每天0.5 mg,以免过度抑制垂体-肾上腺轴功能。

3.改善胰岛素抵抗

改善胰岛素抵抗可采用二甲双胍,常用剂量为每次口服500 mg,每天2～3次,3～6个月复诊,了解月经和排卵情况,复查血胰岛素。服用二甲双胍常见不良反应是胃肠道反应,餐中用药可减轻反应。严重的不良反应是可能发生肾功能损害和乳酸性酸中毒,需定期复查肾功能。

4.诱发排卵

氯米芬为一线促排卵药物,从自然月经或撤退出血第1～5天开始口服,每天1次,每次50 mg,共5天。如无排卵,遵医嘱可增加剂量。氯米芬抵抗患者可给予二线促排卵药物,如促性腺激素等。诱发排卵时易发生卵巢过度刺激综合征,需严密监测。

(三)手术护理

(1)手术指征:对严重的多囊卵巢综合征患者及对促排卵治疗无效者,需行手术治疗。

(2)手术方式:腹腔镜下卵巢打孔术或卵巢楔形切除术。

(四)心理护理

(1)告知患者坚持治疗的重要性,多毛、痤疮、肥胖等症状会逐步缓解或消除,纠正自我形象紊乱,增强自尊心。

(2)告知患者通过规范治疗,有可能受孕,同时和家属沟通,希望家人给予患者理解和鼓励,保持家庭关系和睦。

(五)健康指导

(1)为患者讲解疾病知识及生活方式的调整对疾病的影响,无论是否有生育要求,均应控制饮食、加强身体锻炼、控制体重;戒烟戒酒,避免抽烟喝酒影响自身内分泌。

(2)指导患者饮食应以低脂、高蛋白食物为主,少食用动物脂肪,鼓励食用新鲜低糖水果、蔬菜和粗粮,避免辛辣刺激的食物。

(3)说明遵医嘱合理用药的重要性,详细讲解药物的作用、不良反应及具体用药方法。

(4)多囊卵巢综合征常发病于青春期和生育期,以无排卵、不孕和肥胖、多毛等临床表现为主;中老年人则出现因长期代谢障碍,导致高血压、糖尿病、心血管疾病等,还可能增加子宫内膜癌、乳腺癌的发病率,因此要指导患者坚持长期、正规的治疗,以减少远期合并症的发生。

七、注意事项

性激素使用时,应准时准量给药,保证药物在体内的稳态浓度,不得随意停服和漏服,避免因药量不足致撤退性出血。

(王娟娟)

第六节　压力性尿失禁

一、概念及发病率

压力性尿失禁是指腹压突然增加导致的尿液不自主流出,但不是由逼尿肌收缩压或膀胱壁对尿液的张力压所引起的。特点是在正常情况下无遗尿,腹压突然增高时尿液自动流出,也称真性压力性尿失禁、张力性尿失禁、应力性尿失禁。压力性尿失禁在成年女性中的发病率为18.9%。

二、发病机制

妊娠与阴道分娩损伤、绝经后雌激素水平降低等引起盆底组织松弛、支持结构缺损、膀胱颈/近端尿道脱出于盆底外。咳嗽时腹压不能平均传到膀胱和近端的尿道,导致增加的膀胱内压力大于尿道内压力而出现漏尿。10%的患者为先天发育异常所致。

三、辅助检查

压力试验阳性;指压试验阳性;棉签倾斜试验判断解剖学支持情况。尿动力学检查可明确膀胱功能,包括膀胱内压测定和尿流率测定。

四、治疗

轻、中度压力性尿失禁给予非手术治疗;重度尿失禁患者生育后可手术治疗并在手术前后辅以非手术治疗。

五、护理评估

(一)健康史

详细询问患者年龄、月经史、婚育史,注意了解有无产程过长、阴道助产及盆底组织撕裂等病史,同时了解产褥期是否进行重体力劳动;评估有无慢性咳嗽、便秘等;评估患者是否存在营养不良或先天性盆底组织发育不良;评估患者是否伴有其他器官的下垂。

(二)生理状况

1.症状

典型的症状是腹压增加下不自主溢尿,常伴有尿频、尿急、急迫性尿失禁、排尿后膀胱区胀满感。可分Ⅰ、Ⅱ、Ⅲ级尿失禁,Ⅰ级只在剧烈压力下发生;Ⅱ级在中度压力下发生;Ⅲ级发生在轻度压力下,如站立时,但患者仰卧位时可控制尿液。

2.体征

腹压增加时能观察到尿液不自主从尿道流出。80%的压力性尿失禁伴有阴道膨出,检查可见阴道前壁或后壁呈球状膨出,阴道口松弛。

(三)高危因素

(1)年龄:随着年龄的增长,女性压力性尿失禁患病率逐年增高。

(2)婚育史:生育次数、初次生育年龄、生产方式、胎儿大小等均与产后尿失禁有关。

(3)长期腹压增加:慢性咳嗽、腹水、频繁举重或便秘、肥胖、绝经后。

(4)肥胖、先天发育异常者。

(5)盆腔脏器脱垂与压力性尿失禁常伴随存在。

六、护理措施

(一)症状护理

(1)下尿路症状,如尿频、尿急、急迫性尿失禁等,指导患者多饮水,切不可因尿液溢出减少液体摄入。

(2)做好阴部清洁,指导患者出现不自主尿液排出时,及时更换内裤,清洗会阴部,保持局部清洁干燥,防止感染。

(3)合并阴道前后壁膨出者,如膀胱膨出加重,可致排尿困难,需用手将阴道前壁向上抬起方能排尿。

(二)用药护理

α肾上腺素能激动剂:常用盐酸米多君,开始剂量2.5 mg,每天2～3次,使用者需观察心率、血压的变化,如出现高血压、竖毛反应、冷感、心动过缓和尿潴留,及时停药治疗。

(三)手术护理

1.术前护理

需训练患者床上排便。

2.术后护理

需做好患者尿管留置的护理,阴道前壁修补术需保留尿管48～72小时,拔除尿管后,嘱患者适量饮水,尽早排尿,4小时未自解小便,需评估原因并通知医师;患者自行排尿后,立即行膀胱B超检测残余尿量。排尿不畅者,可口服尿感宁,或加以针灸治疗。另外,使用生物合成吊带的患者,需注意排斥反应。

(四)心理护理

(1)理解并尊重患者,给予生活上的帮助,耐心解答其提出的问题,缓解其压力。

(2)鼓励患者诉说内心的真实感受,有针对性地给予指导,增强其治疗疾病的信心。

(3)协助其取得家人的理解和帮助,提供足够的支持系统。

(五)健康指导

1.指导患者随访

术后6周内至少进行1次随访,主要了解近期并发症(出血、血肿形成、感染、膀胱尿道损伤、尿生殖道瘘、神经损伤和排空障碍等);6周以后主要了解远期并发症(新发尿急、继发泌尿生殖器官脱垂、耻骨上疼痛、性交痛、尿失禁复发、慢性尿潴留及吊带的侵蚀等)及手术疗效。药物治疗者 3～6 个月门诊随访。盆底肌肉训练者 2～6 个月门诊随访。

2.遵医嘱进行电刺激治疗

通过放置在肛门或者阴道内的探头传递不同的电流,刺激盆底肌肉和神经,增加盆底肌强度及力量,根据治疗效果决定治疗疗程。

3.指导患者进行盆底肌肉训练

有意识地对盆底肌肉进行重复、选择性地自主收缩和放松,以恢复衰弱的盆底肌,加强控尿能力。每次进行 3 秒后放松,连续 15 分钟,6～8 周 1 个疗程。规范长期的盆底肌肉训练,30％～60％的患者症状可以得到改善。

七、注意事项

该病预防重于治疗,推行计划生育,提高助产技术。尿失禁的种类很多,术前确诊对手术适应证和治疗效果很重要。因此,需向患者及家属交代各种检查的目的及相关注意事项。

(李海霞)

第七节 子宫脱垂

一、概念及发病率

子宫从正常位置沿阴道下降,宫颈外口达坐骨棘水平以下,甚至子宫全部脱出阴道口以外,称为子宫脱垂,常伴有阴道前后壁膨出。

二、发病机制

妊娠、分娩,尤其是阴道助产,可能会使支持子宫的筋膜、韧带和盆底肌肉受到过度牵拉,导致张力降低甚至撕裂,如产后过早从事重体力劳动,未复旧的子宫可有不同程度的下移;多次分娩可增加盆底组织受损;此外,长期腹压增加、盆底组织发育不良或绝经后出现的支持结构萎缩,以及医源性原因造成的盆腔支持结构的缺损,都可能引起子宫脱垂。

三、辅助检查

压力性尿失禁检查可证明患者是否存在压力性尿失禁。直肠检查是区别直肠膨出和肠疝的有效方法。

四、治疗

除非合并张力性尿失禁,无症状者不需要治疗,有症状者采取保守治疗或手术治疗,治疗方案应个体化,治疗以安全简单和有效为原则。

五、护理评估

（一）健康史

详细询问患者年龄、月经史、婚育史，注意了解有无产程过长、阴道助产及盆底组织撕裂等病史，同时了解产褥期是否进行重体力劳动；评估有无慢性咳嗽、便秘等；评估患者是否存在营养不良或先天性盆底组织发育不良；评估患者是否伴有其他器官的下垂。

（二）生理状况

1.症状

了解患者是否有下腹坠胀、腰痛症状，是否有排便或排尿困难、尿路感染；是否有阴道肿物脱出；是否当腹内压增加时症状加重，经卧床休息后症状减轻。

2.体征

妇科检查时嘱患者屏气，增加腹压，可见子宫、阴道前后壁脱出伴有膀胱、直肠膨出。长期暴露的子宫可见宫颈及阴道壁溃疡。

（三）高危因素

1.妊娠与分娩因素

多次妊娠、巨大胎儿、分娩损伤、多次分娩。

2.长期腹压增加

慢性咳嗽、腹水、频繁举重或便秘、肥胖、绝经后。

3.盆底组织

发育不良、退行性变。

（四）心理、社会因素

评估患者对子宫脱垂的感受及治疗的认知；是否因疾病造成烦躁情绪；了解患者的性生活状况及夫妻关系；了解患者的人际关系；了解患者的经济水平等。

六、护理措施

（一）一般护理

需指导患者避免重体力劳动，经常保持排便通畅，并治疗如慢性咳嗽、便秘等导致长期腹压增加的疾病。

（二）症状护理

1.下腹部坠胀及腰痛患者

指导患者卧床休息，加强盆底肌肉锻炼（Kegel 锻炼）。方法：用力收缩肛门 3 秒以上后放松，如此反复，每天 2～3 次，每次 10～15 分钟或每天 150～200 次。锻炼时应注意放松腹肌、大腿、臀部肌肉。盆底肌肉锻炼适用于所有类型患者，重度脱垂患者手术治疗同时辅以盆底肌肉锻炼治疗效果更佳；盆底肌肉锻炼治疗辅助生物反馈，治疗效果更佳。

2.重度子宫脱垂并发宫颈及阴道壁溃疡者

指导患者遵医嘱给予 1∶5 000 高锰酸钾液或 1∶5 000 呋喃西林液温水坐浴，擦干后局部涂药，保持外阴清洁干燥。

3.重度子宫脱垂并发尿路感染、压力性尿失禁患者

指导患者多饮水以保证足够的尿量。

（三）用药护理

（1）绝经后妇女适量补充雌激素，但不建议长期使用，一般可指导局部涂含雌激素的软膏。

（2）用中药补中益气汤（丸）调理，有促进盆底肌张力恢复、缓解局部症状的作用。

（3）局部溃疡应行阴道冲洗后涂抹 40％紫草油或抗生素软膏。重度子宫脱垂伴有盆底肌肉萎缩，以及宫颈、阴道壁有炎症、溃疡者不宜使用子宫托，应给予局部上药。

（四）手术护理

1.术前护理

需按医嘱使用抗生素软膏及局部涂雌激素软膏，并在术前 3 天行阴道冲洗，每天 2 次。

2.术后护理

需注意患者应卧床休息 3～10 天，留置尿管 10～14 天。

（五）心理护理

（1）护士应亲切对待患者，耐心倾听其主诉。

（2）鼓励患者表达真实的内心感受，护士向患者讲解本病治疗方法及术后的康复过程，鼓励患者参与医疗。

（3）由于长期子宫脱垂致行动不便，工作受到影响，患者烦恼，部分患者性生活受影响，护士应理解患者，帮助患者消除不必要的顾虑，协助其取得家人的理解和帮助，提供足够的支持系统。

（六）健康指导

1.指导患者随访

术后 2 个月门诊复查伤口情况，休息 3 个月，禁止盆浴和性生活 3 个月，6 个月内避免重体力劳动。

2.教会患者放取子宫托的方法

放置子宫托前嘱患者排尽大小便，洗净双手、两腿分开蹲下，一手托子宫托柄，使托盘呈倾斜状进入阴道口内，向阴道顶端旋转推进，直至托盘达子宫颈，放妥后，将托柄弯度朝前，正对耻骨弓。取出子宫托时，洗净双手，手指捏住子宫托柄，上下左右轻轻摇动，待子宫托松动后向后外方牵拉，子宫托即可自阴道滑出，用温水洗净子宫托，拭干后包好备用。

3.告知患者子宫托使用的注意事项

（1）放置前阴道应有一定水平的雌激素作用，绝经后妇女用子宫托前 4～6 周开始使用阴道雌激素霜。

（2）子宫托每天早上放入阴道，睡前取出，消毒后备用。

（3）保持阴道清洁，经期和妊娠期停用。

（4）上托后分别于第 1、3、6 个月到医院检查 1 次，以后每 3～6 个月到医院检查 1 次。

4.指导患者盆底肌肉锻炼的方法

一般 4～6 周为 1 个疗程，长期坚持效果更好。

七、注意事项

（1）医务人员积极宣传健康的生育理念，正确处理产程，避免产程过长，提高接产技术，避免困难阴道分娩，减少分娩损伤。

（2）产妇避免产后过早进行体力劳动，提倡产后保健操。

（3）妇女应积极治疗慢性咳嗽和习惯性便秘等增加腹压的疾病，避免重体力活动。

（李海霞）

第八节　子宫内膜异位症

一、概念及发病率

子宫内膜组织(腺体和间质)出现在子宫体以外的任何部位时,称为子宫内膜异位症,简称内异症。子宫内膜异位症为良性病变,但具有类似恶性肿瘤的远处转移和种植生长能力。其多发生在育龄妇女中,其中76%的患者为25～45岁。

二、发病机制

其发病机制尚未完全阐明,目前认为与此相关的有子宫内膜种植学说、体腔上皮化生学说等。

三、辅助检查

(1)影像学检查:B型超声检查可提示内异症位置、大小和形态;盆腔CT和MRI对盆腔内异位症有诊断价值。

(2)腹腔镜检查和活组织检查:目前国际公认的内异症诊断的最佳方法,只有在腹腔镜或剖腹探查直视下,才能确定内异症临床分期。

(3)血清CA12-5值:中、重度内异症患者,血清CA12-5值可能升高。

四、治疗

应根据患者年龄、症状、病变部位、范围及对生育要求等加以选择,强调治疗个体化。症状轻或无症状的轻微病变可选择期待治疗;有生育要求的轻度患者,经过全面评估判断后,先给予药物治疗,重者行保留生育功能手术;年轻无生育要求的重症患者,可行保留卵巢功能手术,并辅以激素药物;症状及病变均严重的无生育要求者,考虑行根治性手术。腹腔镜手术是首选的手术方法,目前认为腹腔镜确诊、手术加药物为内异症的金标准治疗。

五、护理评估

(一)健康史

了解患者既往病史、药物过敏史;了解患者婚育史,是否有不孕或性交痛,是否有人流史及输卵管手术史;了解患者月经史,是否有痛经,痛经发生的时间、伴随症状、痛经时是否卧床休息或使用药物镇痛;了解是否有月经过多及经期延长,经期前后有无排便坠胀感;了解是否有周期性尿频;了解腹壁瘢痕或脐部是否会出现周期性局部肿块及疼痛。

(二)生理状况

1.症状

疼痛是内异症的主要症状,典型症状为继发性痛经且进行性加重。了解下腹疼痛的部位、性质、伴随症状、与经期的关系。

2.体征

卵巢异位囊肿较大时,妇科检查可触及与子宫粘连的肿块,破裂时可有腹膜刺激征。典型盆腔内膜异位症行双合诊检查时,可扪及触痛性结节,触痛明显。如阴道直肠受累,可在阴道后穹隆触及甚至看到突出的紫蓝色结节。

(三)高危因素

1.年龄

育龄期是内异症的高发年龄,这与内异症是激素依赖性疾病的特点相符合。

2.遗传因素

直系亲属中患有此病者的妇女发病率高,此病与基因遗传相关。

3.手术史

手术可造成医源性种植。

(四)心理、社会因素

了解患者对疾病的认知,是否有紧张、焦虑等表现;了解患者家庭关系;了解患者的经济水平等。

六、护理措施

(一)症状护理

1.疼痛护理

告知患者疼痛发生的原因,患者疼痛剧烈时可卧床休息,必要时可遵医嘱给予镇痛药物。

2.阴道流血的护理

出血明显大于既往月经量的患者,注意收集会阴垫,评估出血量。按医嘱给予止血药,必要时输血、补液、抗感染治疗;指导患者做好会阴部清洁,防止感染。

3.压迫症状的护理

当患者出现局部压迫致排尿排便不畅时,可给予导尿,以缓解尿潴留;指导患者进食富含纤维素的蔬菜,如芹菜,必要时使用缓泻剂软化粪便,缓解便秘症状。

(二)用药护理

1.口服避孕药物

口服避孕药物适用于轻度内异症患者,常用低剂量高效孕激素和炔雌醇复合制剂,用法为每天 1 片,连续用 6～9 个月。护士需观察药物疗效,观察患者有无恶心、呕吐等不良反应。

2.注射药物治疗

常使用促性腺激素释放激素类似物(GnRH-a)类药物,用药频率为每 4 周注射一次,治疗时间为 3～6 个月。护士需观察药物疗效,观察有无潮热、阴道干涩、性欲降低等不良反应。

3.孕激素类药物

孕激素类药物常用为甲羟孕酮、甲地孕酮或炔诺酮,剂量为 30 mg/d,使用时护士需观察患者是否有恶心,轻度抑郁,水、钠潴留,体重增加,不规则点滴出血等不良反应。停药数月后痛经可缓解,月经恢复。

(三)心理护理

(1)理解并尊重患者,耐心解答其提出的问题,缓解其压力。

(2)鼓励患者诉说内心的真实感受,讲解疾病知识,增强其治疗疾病的信心。

（3）协助其取得家人的理解和帮助，提供足够的支持系统。

（四）健康指导

（1）指导患者出院后 3 个月到门诊复查，了解术后康复情况。

（2）子宫内膜异位灶切除及全子宫切除患者禁止性生活 3 个月，禁止盆浴 3 个月，可淋浴。

（3）指导患者遵医嘱按时服药，定期做 B 超检查，检查子宫内膜异位症的治疗效果，如出现超过月经量的阴道出血、异常分泌物、下腹疼痛，及时到医院就诊。

（4）指导非手术治疗患者注意饮食卫生，多进食水果、干果，月经前后注意勿进食过热或过冷的食物。

七、注意事项

（1）子宫内膜异位症为良性病变，但具有类似恶性肿瘤的远处转移和种植生长能力。手术后容易复发，因此术后常常需配合药物治疗，药物治疗过程中如出现严重的绝经期症状，可酌情反向添加治疗，提高雌激素水平，降低相关血管症状和骨质疏松的发生率，也可提高患者的顺应性。

（2）子宫内膜异位症患者不孕率高达 40%，应注意做好不孕相关的健康指导。

（李海霞）

第九节　子宫腺肌病

一、概念及发病率

子宫腺肌病是指当子宫内膜腺体和间质侵入子宫肌层时，形成弥漫或局限性的病变，是妇科常见病。本病多发生于 30～50 岁经产妇；约 15% 患者同时合并子宫内膜异位症；约 50% 患者合并子宫肌瘤；临床病理切片检查发现，10%～47% 子宫肌层中有子宫内膜组织，但 35% 无临床症状。

二、发病机制

多次妊娠、分娩、人工流产、慢性子宫内膜炎等造成子宫内膜基底层损伤，子宫内膜自基底层侵入子宫肌层内生长可能是主要原因。此外，由于内膜基底层缺乏黏膜下层的保护，从解剖结构上来说，子宫内膜易于侵入肌层。腺肌病常合并子宫肌瘤和子宫内膜增生，提示高水平雌、孕激素刺激，也可能是促进内膜向肌层生长的原因之一。

三、辅助检查

阴道 B 超提示子宫增大，肌层中不规则回声增强；盆腔 MRI 可协助诊断；宫腔镜下取子宫肌肉活检可确诊。

四、治疗

治疗方式应视患者症状、年龄、生育要求而定。药物治疗适用于症状较轻，有生育要求和接近绝经期的患者;年轻或希望生育的子宫腺肌瘤患者,可试行病灶挖除术;症状严重、无生育要求或药物治疗无效者,应行全子宫切除术。

五、护理评估

(一)健康史

了解患者年龄、婚姻、月经史、婚育史、生育史、既往患病史、出现典型症状的情况,以及对患者身心的影响。子宫腺肌病多发生于生育年龄的经产妇,常合并内异症和子宫肌瘤,有多次妊娠及分娩或过度刮宫史。生殖道阻塞患者,如单角子宫、宫颈阴道不通畅等,常同时合并腺肌病。

(二)生理状况

1.症状

询问患者是否有经量过多、经期延长和逐渐加重的进行性痛经。

2.体征

妇科检查时子宫均匀性增大或局限性隆起,质硬且有压痛。

(三)高危因素

1.年龄

40 岁以上的经产妇。

2.子宫损伤

多次妊娠、人工流产、慢性子宫内膜炎等造成子宫内膜基底层损伤。

3.先天不足

生殖道阻塞,如单角子宫、宫颈阴道不通、有子宫无阴道的先天畸形等。

4.卵巢功能失调

高水平雌孕激素刺激者,如子宫肌瘤、子宫内膜增生患者。

(四)心理、社会因素

了解患者对疾病的认知,是否存在焦虑、恐惧等表现;了解患者家庭关系,是否因不孕或继发不孕影响夫妻、家庭关系;了解患者的经济水平等。

六、护理措施

(一)症状护理

1.月经改变

对于经量增多者,指导其使用透气棉质卫生巾,保留卫生巾称重,以评估月经量;经期延长者,早晚各用温开水清洗外阴 1 次,以防逆行感染。若合并贫血,需指导患者遵医嘱服用药物,观察贫血的改善情况。

2.痛经

询问患者疼痛部位、性质、疼痛开始时间及持续时间。疼痛轻者,指导患者腹部热敷、卧床休息;疼痛重者,遵医嘱给予前列腺素合成酶抑制剂。

(二)用药护理

1.口服避孕药

口服避孕药适用于轻度内异症患者,常用低剂量高效孕激素和炔雌醇复合制剂,用法为每天

1片,连续用6～9个月。护士需观察药物疗效,观察有无恶心、呕吐等不良反应。

2.促性腺激素释放激素激动剂

常用药物:亮丙瑞林3.75 mg,月经第1天皮下注射后,每隔28天注射一次,共3～6次,需观察有无潮热、阴道干燥、性欲减退和骨质丢失等不良反应,停药后可消失。连续用药3个月以上者,需添加小剂量雌激素和孕激素,以防止骨质丢失。

3.左炔诺孕酮宫内节育器(LNG-ZUS)

治疗初期部分患者会出现淋漓出血、下移甚至脱落等,需加强随访。

(三)手术护理

1.保守手术

保守手术,如小病灶挖除术或子宫肌壁楔形切除术,可明显减轻症状并增加妊娠概率。指导其术后6个月受孕,其余护理同全子宫切除患者手术前后护理。

2.子宫切除术

年轻或未绝经的患者可保留卵巢;绝经后或合并严重子宫内膜异位症者,可行双卵巢切除术。护理同全子宫切除患者手术前后护理。

(四)心理护理

(1)痛经、月经改变及贫血影响患者生活质量,患者焦虑烦躁,护士应向患者说明月经时轻度疼痛不适是生理反应,给予其舒缓的音乐、舒适的环境,保证其足够的休息和睡眠。患者、家属、护士共同制订规律而适度的锻炼计划,家属督促患者适度锻炼,可缓解患者的心理压力。

(2)手术患者担心预后和性生活,护士应向其说明子宫切除术后,症状可基本消失,生活质量会得到改善。此外,向其说明子宫是月经来潮和孕育胎儿的器官,切除子宫不会导致男性化,以增加其对治疗的信心。

(五)健康指导

(1)指导患者随访:手术患者出院后3个月到门诊复查,了解术后康复情况。

(2)保守手术和子宫切除患者,术后休息1～3个月,3个月之内避免性生活及阴道冲洗,避免提举重物,防止正在愈合的腹部肌肉用力,并应逐渐加强腹部肌肉的力量。未经医护人员许可,避免从事可增加盆腔充血的活动,如跳舞、久站等。

(3)有生殖道阻塞疾病时,嘱患者积极治疗,实施整形手术。

(4)对实施保守手术治疗的患者,指导其术后6个月受孕。

(5)注意高危因素与妇科疾病的相关性,定期做好妇科病普查。

七、注意事项

(1)医务人员应避免刮宫过度,减少内膜碎片进入肌层的机会。

(2)在药物治疗过程中,如出现严重的绝经期症状,可酌情反向添加治疗,提高雌激素水平,降低相关血管症状和骨质疏松的发生率,也可提高患者的顺应性。

(李云凤)

第十节 妊娠滋养细胞肿瘤

一、概念

妊娠滋养细胞肿瘤是滋养细胞的恶性病变，60％继发于葡萄胎，30％继发于流产，10％继发于足月妊娠或异位妊娠，包括侵蚀性葡萄胎、绒毛膜癌和胎盘部位滋养细胞肿瘤（后者临床罕见，本节不做叙述）。

二、发病机制

（一）侵蚀性葡萄胎

侵蚀性葡萄胎继发于葡萄胎妊娠，水泡状组织侵入子宫肌层，有绒毛结构，滋养细胞增生、异型。

（二）绒毛膜癌

绒毛膜癌可继发于葡萄胎妊娠，也可继发于非葡萄胎妊娠。细胞滋养细胞和合体滋养细胞高度增生，明显异型，不形成绒毛或水泡状结构并广泛侵入子宫肌层，造成出血坏死。肿瘤不含间质和自身血管，瘤细胞靠侵蚀母体血管而获取营养物质。

三、辅助检查

（一）人绒毛膜促性腺激素（HCG）测定

血清 HCG 水平是妊娠滋养细胞肿瘤的主要诊断依据。

葡萄胎后滋养细胞肿瘤：HCG 测定 4 次高水平，呈平台状态（±10％），并持续 3 周或更长时间；或者 HCG 测定 3 次上升（＞10％），并至少持续 2 周或更长时间。

非葡萄胎后滋养细胞肿瘤：足月产、流产和异位妊娠后 HCG 多在 4 周左右转为阴性，若超过 4 周，血清 HCG 仍持续高水平，或一度下降后又上升。

（二）超声检查

超声检查是诊断子宫原发病灶最常用的方法。子宫可正常大小或增大，肌层内可见高回声团块，边界清但无包膜；或肌层有回声不均区域或团块，边界不清且无包膜；彩色多普勒超声主要显示丰富的血流信号和低阻力型血流频谱。

（三）X 线胸片

X 线胸片是诊断肺转移首选的检查方法。最初征象为肺纹理增粗，后发展为片状或小结节状阴影，典型表现为棉球状或团块状阴影。

（四）CT 和磁共振检查

CT 对发现肺部较小病灶和脑、肝等部位转移灶有较高的诊断价值，磁共振主要用于脑和盆腔病灶的诊断。

四、治疗

妊娠滋养细胞肿瘤采取以化疗为主、手术和放疗为辅的综合治疗手段。

五、护理评估

（一）健康史

采集个人及家属的既往史,包括滋养细胞疾病史、药物使用史及药物过敏史;葡萄胎第一次刮宫的资料;刮宫次数及刮宫后阴道流血量、性质、时间;子宫复旧情况;收集血、尿 HCG 随访资料,肺 X 线检查结果;询问生殖道、肺部、脑等转移的相应症状的主诉,是否接受过化疗及化疗的时间、药物、剂量、疗效及用药后机体的反应情况。

（二）生理状况

1.无转移滋养细胞肿瘤

无转移滋养细胞肿瘤大多数继发于葡萄胎妊娠,临床表现有以下几点。

（1）阴道流血。

（2）子宫复旧不全或不均匀性增大。

（3）卵巢黄素化囊肿。

（4）腹痛。

（5）假孕症状等。

2.转移性滋养细胞肿瘤

转移性滋养细胞肿瘤更多见于非葡萄胎妊娠或妊娠绒癌,肿瘤主要经血行播散,转移发生早而且广泛,转移致肝、脑者预后不良。

（1）最常见的转移部位是肺（80%）,其次是阴道（30%）、盆腔（20%）、肝（10%）及脑（10%）等。

（2）滋养细胞的生长特点之一是破坏血管,所以各转移部位症状的共同特点是局部出血。

（3）肺转移可无症状,典型表现为胸痛、咳嗽、咯血及呼吸困难。

（4）阴道转移灶常位于阴道前壁及穹隆,呈紫蓝色结节,破溃时引起不规则阴道流血甚至大出血。

（5）肝转移病灶较小时可无症状,也可表现为右上腹部疼痛或肝区疼痛、黄疸等,若病灶穿破肝包膜,可出现腹腔内出血。

（6）脑转移表现为猝然跌倒、暂时性失语、失明、头痛、喷射样呕吐、抽搐、昏迷等。

（三）影响因素

（1）年龄大于等于 40 岁。

（2）前次妊娠性质。

（3）距前次妊娠时间（月）。

（4）治疗前血 HCG 值。

（5）最大肿瘤大小（包括子宫）。

（6）转移部位。

（7）转移病灶数目。

（8）前次失败化疗。

（四）心理、社会因素

（1）患者及家属担心安全及疾病的预后,对治疗缺乏信心。

（2）害怕化疗的毒副作用。

(3)患者手术后生育无望而感到绝望,对生活失去信心。

六、护理措施

(一)症状护理

1.阴道流血

严密观察、记录出血量,保持外阴清洁,以防感染。出血多时观察血压、脉搏、呼吸,及时做好手术准备。

2.腹痛

病灶穿破浆膜层、腹腔内出血、病灶感染、卵巢黄素化囊肿发生扭转或破裂都可出现急性腹痛,应立即通知医师,并做好手术准备。

3.阴道转移症状

(1)限制走动,密切观察阴道有无破溃出血,禁止做不必要的检查和窥阴器检查。

(2)准备好各种抢救物品(输血、输液用物、长纱条、止血药物、照明灯及氧气等)。

(3)如发生溃破大出血时,应立即通知医师并配合抢救。用长纱条填塞阴道压迫止血,填塞的纱条必须于24~48小时取出,如患者出血未止,则再用无菌纱条重新填塞。同时给予输血、输液。按医嘱用抗生素。取出纱条未见继续出血者仍应严密观察阴道出血情况及生命体征。同时观察有无感染及休克。

4.肺转移症状

(1)卧床休息,减轻患者消耗,观察患者有无咳嗽、咯血、呼吸困难,有呼吸困难者给予半卧位并吸氧。

(2)治疗配合:按医嘱给予镇静药及化疗药物。

(3)大量咯血时有窒息、休克甚至死亡的危险,如发现应立即通知医师,同时给予头低侧卧位并保持呼吸道的通畅,轻击背部,排出积血,配合医师进行止血抗休克治疗。

5.脑转移症状

(1)严密观察生命体征及病情变化,记录出入量。

(2)治疗配合:按医嘱给予静脉补液用药,严格控制补液总量和补液速度。

(3)预防并发症:重视患者早期症状,采取必要的护理措施,预防跌倒、咬伤、吸入性肺炎、角膜炎、压疮等发生。

(4)检查配合:做好 HCG、腰椎穿刺、CT 等项目的检查配合。

(5)昏迷、偏瘫者按相应的护理常规实施护理。

(二)用药护理

低危患者首选单一药物化疗,高危患者首选联合化疗。目前常用的一线化疗药物有甲氨蝶呤(MTX)、氟尿嘧啶(5-FU)、放线菌素-D(Act-D)、环磷酰胺(CTX)、长春新碱(VCR)、依托泊苷(VP-16)等。单一药物化疗常用 MTX、5-FU、Act-D。联合化疗首选 EMA-CO 方案或氟尿嘧啶为主的联合化疗方案。

(三)手术护理

1.手术指征

手术主要用于控制大出血等各种并发症、切除耐药病灶、减少肿瘤负荷和缩短化疗疗程,在一些特定的情况下应用,主要用于辅助治疗。

2.手术方式

子宫切除术和肺叶切除术。

（四）心理护理

（1）向患者及家属讲解滋养细胞肿瘤的治疗、发展和转归,详细解释患者所担心的各种疑虑,减轻其心理压力,鼓励其增强信心,配合治疗。

（2）提供有关化学药物治疗及护理的信息,以减少患者的恐惧无助感。

（3）争取家属的支持与配合,家人的理解和帮助是患者迫切的需求。

（五）健康指导

（1）鼓励患者进食高营养、高蛋白、高维生素、易消化的饮食,纠正贫血,改善机体状况,以增强机体抵抗力。

（2）注意休息,避免疲劳及受凉,有转移病灶症状出现时应卧床休息,病情稳定后再适当活动。节制性生活,有阴道转移者严禁性生活。

（3）指导患者按时完成每个疗程的化疗。

（4）治疗结束后严密随访,第 1 次在出院后 3 个月,然后每 6 个月一次至 3 年,此后每年一次至 5 年,以后每 2 年一次。随访内容包括血 HCG 监测,了解月经是否规则,有无转移灶症状,做妇科检查,定期或必要时做盆腔 B 超、X 线胸片或 CT 检查。

（5）随访期间应严格避孕,避孕方法首选避孕套,也可选用口服避孕药,一般化疗停止 1 年后方可妊娠。

七、注意事项

（1）定期消毒病房及患者用物,严格控制探视,避免交叉感染。

（2）妊娠滋养细胞肿瘤高危患者联合化疗疗程多,毒副作用严重,且个体差异较大,要严密做好毒副作用监测,采取及时有效应对措施,同时也要鼓励患者及家属树立信心,积极战胜疾病。

（3）化疗是治疗妊娠滋养细胞肿瘤的有效手段,治疗过程中要避免因药物剂量不足,随意更改化疗方案,随意延迟化疗等导致的耐药病例的产生。

（李海霞）

第十一节 子宫肌瘤

子宫肌瘤又称子宫平滑肌瘤,是女性生殖器官中最常见的一种良性肿瘤,主要由子宫平滑肌组织增生而成,其间还有少量的纤维结缔组织,多见于 30～50 岁的女性。由于肌瘤生长速度慢,对机体影响不大,子宫肌瘤临床报道的发病率远比真实的要低。

一、病因

子宫肌瘤的确切病因仍不清楚。本病好发于生育年龄女性,而且绝经后肌瘤停止生长,甚至萎缩、消失,发生子宫肌瘤的女性常伴发子宫内膜的增生。所以,绝大多数的人认为子宫肌瘤的发生与女性激素,特别是雌激素有关。雌激素可以使子宫内膜增生,使子宫肌纤维增生肥大,肌层变厚,子宫增大,而且肌瘤组织经过检验,其中雌激素受体和雌二醇的含量比正常子宫肌组织高。所以,目前认为子宫肌瘤与长期和大量的雌激素刺激有关。

二、病理

(一)巨检

肌瘤为实质性球形结节,表面光滑,与周围肌组织有明显界限,外无包膜,但是肌瘤周围的肌层受压可形成假包膜。肌瘤切开后,切面呈旋涡状结构,颜色和质地与肌瘤成分有关,若含平滑肌较多,则肌瘤质地较软,颜色略红;若纤维结缔组织多,则质地较硬、颜色发白。

(二)镜检

肌瘤由皱纹状排列的平滑肌纤维相互交叉组成,切面呈旋涡状,其间掺有不等量的纤维结缔组织。细胞大小均匀,呈卵圆形或杆状,核染色质较深。

三、分类

(一)按肌瘤生长部位分类

子宫体肌瘤(90%)与子宫颈肌瘤(10%)。

(二)按肌瘤生长方向与子宫肌壁的关系分类

1.肌壁间肌瘤

肌壁间肌瘤最多见,占总数的60%~70%。肌瘤全部位于肌层内,四周均被肌层包围。

2.浆膜下肌瘤

浆膜下肌瘤占总数的20%。肌瘤向子宫浆膜面生长,突起于子宫表面,外面仅有一层浆膜包裹。这种肌瘤还可以继续向浆膜面生长,仅留一细蒂与子宫相连,成为带蒂的浆膜下肌瘤,活动度大。蒂内有供应肌瘤生长的血管,若供血不足,肌瘤易变性、坏死;若发生蒂扭转,可出现急腹痛;若因扭转而造成断裂,肌瘤脱落至腹腔或盆腔,可形成游离性肌瘤;有些浆膜下肌瘤生长在宫体侧壁,突入阔韧带,形成阔韧带肌瘤。

3.黏膜下肌瘤

黏膜下肌瘤占总数的10%~15%。肌瘤向宫腔内生长并突出于宫腔,仅由黏膜层覆盖,称黏膜下肌瘤。黏膜下肌瘤使宫腔变形、增大,易形成蒂,就好像宫腔内长了异物一样,可刺激子宫收缩,在宫缩的作用下,黏膜下肌瘤可被挤压出宫颈口外,或堵于宫颈口处,或脱垂于阴道。

各种类型的肌瘤可发生在同一子宫,称为多发性子宫肌瘤(图7-1)。

四、临床表现

(一)症状

多数患者无明显症状,只是偶尔在进行盆腔检查时发现。肌瘤临床表现的出现与肌瘤的部位、生长速度及是否发生变性有关,而与其数量和大小关系不大。

1.月经改变

月经改变为最常见的症状,主要表现为月经周期缩短,经期延长,经量过多,不规则阴道出血,其中以黏膜下肌瘤最常见,其次是肌壁间肌瘤。浆膜下肌瘤及小的肌壁间肌瘤对月经影响不明显。若肌瘤发生坏死、溃疡、感染,则可出现持续或不规则阴道流血或脓血性白带。

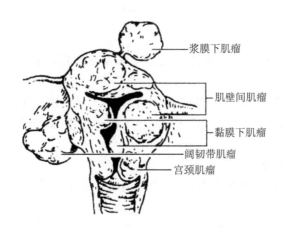

图 7-1 各型子宫肌瘤示意图

2.腹部包块

腹部包块常为患者就诊的主诉。当肌瘤增大超过妊娠 3 个月子宫大小时,可在下腹部扪及肿块,质硬,无压痛,清晨膀胱充盈将子宫推向上方时更加清楚。

3.白带增多

子宫肌瘤使宫腔面积增大,内膜腺体分泌增多,加之盆腔充血,所以患者白带增多。若为黏膜下肌瘤脱垂于阴道,则表面易感染、坏死,排出大量脓血性排液及腐肉样组织,伴臭味。

4.腰酸、腹痛、下腹坠胀

患者常感腰酸或下腹坠胀,经期加重,通常无腹痛,腹痛只在发生一些意外情况时,才会出现。例如,浆膜下肌瘤蒂扭转时,可出现急性腹痛;妊娠期肌瘤发生红色变性时,可出现腹痛剧烈伴发热、恶心,黏膜下肌瘤被挤出宫腔时,可因宫缩引起痉挛性疼痛。

5.压迫症状

大的子宫肌瘤使子宫体积增大,可对周围的组织器官产生一定的压迫症状。例如,前壁肌瘤压迫膀胱可出现尿频、尿急;宫颈肌瘤可引起排尿困难、尿潴留;后壁肌瘤可压迫直肠引起便秘、里急后重;较大的阔韧带肌瘤压迫输尿管可致肾盂积水。

6.不孕或流产

肌瘤压迫输卵管使其扭曲管腔不通,或使宫腔变形,影响受精或受精卵着床,导致不孕、流产。

7.继发性贫血

长期月经过多、不规则出血,部分患者可出现继发性贫血,严重时全身乏力,面色苍白、气短、心悸。

(二)体征

肌瘤较大时,可在腹部触及质硬、表面不规则、结节状物质。妇科检查时,肌壁间肌瘤子宫增大,表面不规则,有单个或多个结节状突起。浆膜下肌瘤外仅包裹一层浆膜,所以质地坚硬,呈球形块状物,与子宫有细蒂相连,可活动;黏膜下肌瘤突出于宫腔,像孕卵一样,所以整个子宫均匀增大,有时宫口扩张,肌瘤位于宫口内或脱出阴道呈红色、实质、表面光滑,若感染则表面有渗出液覆盖或有溃疡形成,排液有臭味。

五、治疗原则

治疗原则需根据患者的年龄、症状、有无生育要求及肌瘤的大小等情况综合考虑。

(一)随访观察

若肌瘤小(子宫<孕2月)且无症状,通常不需治疗,尤其近绝经年龄患者,雌激素水平低落,肌瘤可自然萎缩或消失,每3~6个月随访一次;随访期间若发现肌瘤增大或症状明显,再考虑进一步治疗。

(二)药物治疗(保守治疗)

肌瘤大小在2个月妊娠子宫的大小以内,症状不明显或较轻,近绝经年龄及全身情况不能手术者,均可给予药物对症治疗。

1.雄性激素

雄性激素类常用药物有丙酸睾酮,可对抗雌激素,使子宫内膜萎缩,直接作用于平滑肌,使其收缩而减少出血,并使近绝经期的患者提早绝经。

2.促性腺激素释放激素类似物(GnRH-a)

GnRH-a类常用药物有亮丙瑞林或戈舍瑞林,可抑制垂体及卵巢的功能,降低雌激素水平,使肌瘤缩小或消失,适用于肌瘤较小、经量增多或周期缩短、围绝经期患者。此类药物不宜长期使用,以免因雌激素缺乏导致骨质疏松。

3.其他药物

其他常用药物有米非司酮,作为术前用药或提前绝经使用,但不宜长期使用,以防产生拮抗糖皮质激素的不良反应。

(三)手术治疗

手术治疗为子宫肌瘤的主要治疗方法,若肌瘤大于等于2.5个月妊娠子宫大小或症状明显,出现贫血,应手术治疗。

1.肌瘤切除术

肌瘤切除术适用于年轻要求保留生育功能的患者,可经腹或腹腔镜切除肌瘤,突出宫内或脱出于阴道内的带蒂的黏膜下肌瘤也可经阴道或经宫腔镜下摘除。

2.子宫切除术

肌瘤较大,多发,症状明显,年龄较大,无生育要求或已有恶变者可行子宫全切。50岁以下,卵巢外观正常者,可保留卵巢。

六、护理评估

(一)健康史

了解患者一般情况,评估月经史、婚育史,是否有不孕、流产史;询问有无长期使用雌激素类药物。如果接受过治疗,还应了解治疗的方法及所用药物的名称、剂量、用法及用药后的反应等。

(二)身体状况

1.症状

了解有无月经异常、腹部肿块、白带增多、贫血、腹痛等临床表现,了解出现症状的时间及具体表现。

2.体征

了解妇科检查结果，子宫是否均匀或不规则增大、变硬，阴道有无子宫肌瘤脱出等情况。了解 B 超检查所示结果中肌瘤的大小、个数及部位等。

（三）心理、社会状况

患者及家属对子宫肌瘤缺乏认识，担心肿瘤为恶性，对治疗方案的选择犹豫不决，因需要手术治疗而焦虑不安，担心手术切除子宫可能会影响其女性特征，影响夫妻生活。

七、护理诊断

（一）营养失调

营养摄入低于机体需要量，与月经改变、长期出血导致贫血有关。

（二）知识缺乏

缺乏子宫肌瘤疾病发生、发展、治疗及护理等方面的知识。

（三）焦虑

焦虑与月经异常并影响正常生活有关。

（四）自我形象紊乱

自我形象紊乱与手术切除子宫有关。

八、护理目标

(1)患者获得子宫肌瘤及其健康保健知识。

(2)患者贫血得到纠正，营养状况改善。

(3)患者出院时，不适症状缓解。

九、护理措施

（一）心理护理

评估患者对疾病的认知程度，尊重患者，耐心解答患者提出的问题，告知患者和家属子宫肌瘤是妇科最常见的良性肿瘤，手术或药物治疗都不会影响今后日常生活和工作，使患者消除顾虑，纠正错误认识，配合治疗。

（二）缓解症状

对出血多需住院的患者，护士应严密观察并记录其生命体征变化情况，协助医师完成血常规、凝血功能检查、备血、核对血型、交叉配血等。注意收集会阴垫，评估出血量。按医嘱给予止血药和子宫收缩剂，必要时输血、补液、抗感染或刮宫止血。巨大子宫肌瘤者常出现局部压迫症状，如对于排尿不畅者应予以导尿，便秘者可用缓泻剂缓解不适症状。带蒂的浆膜下肌瘤发生扭转或肌瘤红色变性时，应评估腹痛的程度、部位、性质，有无恶心、呕吐、体温升高征象。需剖腹探查时，护士应迅速做好急诊手术前准备和术中、术后护理。保持患者外阴的清洁干燥，如对于黏膜下肌瘤脱出宫颈口者，应保持其局部清洁，预防感染，为经阴道摘取肌瘤做好术前准备。

（三）手术护理

经腹或腹腔镜下行肌瘤切除或子宫切除术的患者，按腹部手术患者的一般护理流程进行护理，并要特别注意观察术后阴道流血情况。经阴道黏膜下肌瘤摘除术常在蒂部留置止血钳 24～48 小时，取出止血钳后需继续观察阴道流血情况，按阴道手术患者一般护理流程进行护理。

（四）健康教育

1.保守治疗的患者

此类患者需定期随访,护士要告知患者随访的目的、意义和随访时间。应3～6个月定期复查,其间监测肌瘤生长状况,了解患者症状的变化,如有异常及时和医师联系,修正治疗方案。对应用激素治疗的患者,护士要向患者讲解用药的相关知识,使患者了解药物的治疗作用、使用剂量、服用时间、方法、不良反应及应对措施,避免擅自停药和服药过量引起撤退性出血和男性化。

2.手术后的患者

出院后1个月门诊复查,了解患者术后康复情况,并给予术后性生活、自我保健、日常工作恢复等健康指导。任何时候出现不适或异常症状,需及时随诊。

十、结果评价

（1）患者能叙述子宫肌瘤保守治疗的注意事项,或术后自我护理措施。

（2）患者面色红润,无疲倦感。

（3）患者出院时,能列举康复期随访时间及注意问题。

（李海霞）

第十二节　子宫内膜癌

一、概念及发病率

子宫内膜癌是指发生于子宫内膜的一组上皮性恶性肿瘤,以来源于子宫内膜腺体的腺癌最为常见。该病占女性生殖道恶性肿瘤的20％～30％,占女性全身恶性肿瘤的7％,是女性生殖道三大恶性肿瘤之一。近年来,发病率有上升趋势。

二、发病机制

子宫内膜癌的确切病因仍不清楚,目前认为可能有以下两种发病类型:一种为雌激素依赖型,可能是缺乏孕激素拮抗而长期受雌激素刺激,导致子宫内膜增生症,继而癌变,该类型占大多数,均为内膜样腺癌,肿瘤分化好、预后好,其中20％的内膜癌患者有家族史,常伴有肥胖、高血压、糖尿病、不孕或不育及绝经期延迟等临床表现;另一种为非雌激素依赖型,发病与雌激素无明显关系,其病理类型属于少见型,如透明细胞癌、腺鳞癌等,多见于老年体瘦妇女,肿瘤恶性程度高,分化差,预后不良。

三、辅助检查

分段诊断性刮宫是目前早期子宫内膜癌最常用且最有价值的诊断方法,确诊依据是组织学诊断。宫腔镜检查可观察宫腔,取活组织送病理检查,可提高诊断率。经阴道B型超声检查可了解子宫大小、宫腔形状、宫腔内有无赘生物、子宫内膜厚度、肌层有无浸润及深度。磁共振成像（MRI）可对浸润有较准确的判断。计算机体层成像（CT）可协助判断有无宫外转移。

四、治疗

根据患者病情及全身情况选择手术、放疗或药物（化学药物及激素）治疗，可单独或综合应用。早期患者以手术为主，术后根据高危因素选择辅助治疗；晚期患者采用手术、放疗、药物治疗等综合治疗方案。

五、护理评估

（一）健康史

了解既往病史、药物过敏史；了解婚育史、是否不孕或不育及自然流产史；了解有无家族疾病史；了解是否接受过雌激素替代治疗。

（二）生理状况

1.症状

了解是否有不规则阴道流血，从经期、经量及间隔时间进行评估，判断是否存在异常；了解是否有绝经后的异常阴道流血；了解阴道排液的性质、颜色、量；了解有无疼痛、贫血、消瘦、发热等表现。

2.体征

早期妇科检查可无异常发现，晚期可有子宫增大，若癌肿累及宫颈内口，可有宫腔积脓，子宫明显压痛，偶可在宫旁扪及不规则结节状物，偶见癌组织自宫颈口脱出，质脆，触之易出血。

（三）高危因素

1.年龄

绝经后妇女，平均发病年龄为 60 岁，其中 75% 的子宫内膜癌发生于 50 岁以上。

2.体质因素

肥胖、高血压、糖尿病、不孕及其他心血管疾病。

3.绝经后延

绝经后延妇女发生子宫内膜癌的危险性增加 4 倍，子宫内膜癌患者的绝经年龄比一般妇女平均晚 6 年。

4.遗传因素

约 20% 子宫内膜癌患者有家族史。

（四）心理、社会因素

了解患者对疾病的认知，是否有恐惧、焦虑、抑郁等表现；了解患者的家庭关系；了解患者的经济水平等。

六、护理措施

（一）症状护理

(1)有阴道流血者，需观察阴道流血的时间、量，指导患者清洁会阴部，每天 2 次。

(2)有阴道排液者，需观察排液的性质、颜色、气味、量，指导患者清洁会阴部，每天 2 次。

(3)有腹痛者，需观察疼痛的部位、性质、程度、持续时间。

（二）用药护理

1.孕激素治疗

常用药物：口服醋酸甲羟孕酮 200～400 mg/d；己酸孕酮 500 mg，每周肌内注射 2 次。孕激素治疗以高效、大剂量、长期应用为宜，至少使用 12 周以上方可判定疗效，长期使用者需观察是否有水、钠潴留，水肿或药物性肝炎等不良反应，停药后即可恢复。

2.抗雌激素制剂

此类常用药物为他莫昔芬，用法为 10～20 mg，每天 2 次，若有潮热、畏寒、急躁等类似绝经期综合征的表现，以及头晕、恶心、呕吐、不规则阴道少量流血、闭经等不良反应，及时汇报医师。

3.化学治疗

常用化学治疗药物有顺铂、环磷酰胺等，可单独或联合使用。

（三）放疗护理

1.腔内治疗

腔内治疗多采用后装治疗机放置铱-192 进行治疗，接受盆腔内放疗者，应先灌肠并留置导尿管，以保持直肠、膀胱空虚状态，避免放射性损伤。治疗后，观察阴道充血水肿情况，观察有无渗血出血，有出血应协助医师用纱布压迫止血，无出血者可每天阴道冲洗 1 次，防止阴道粘连。观察膀胱功能，护士应观察患者是否有尿频、尿痛、血尿、排尿困难、尿潴留等，鼓励患者每天饮水不少于 3 000 mL 并遵医嘱使用维生素类药物。放射性肠炎是腔内放疗最常见的并发症，护士需观察患者大便的性状，腹痛、腹泻的程度，发现异常及时汇报医师停止治疗。

2.体外照射

护士应随时观察患者照射部位皮肤的颜色、结构、完整性，有无干燥、瘙痒或疼痛等症状；告知患者不要搔抓皮肤，可用手轻拍局部皮肤或涂维生素软膏；指导患者保持皮肤清洁、干燥，每天用温水软毛巾蘸洗，避免冷热刺激；禁止使用刺激性消毒剂；指导患者着宽松、纯棉的内衣。

（四）心理护理

（1）关心体贴患者，以减轻其心理压力。

（2）提供疾病知识，告知患者子宫内膜癌治疗的良好结局和预后，以缓解其恐惧、焦虑情绪。

（3）鼓励患者诉说内心的真实想法，积极配合治疗。

（4）协助患者取得家人的理解和帮助，增加其对治疗的信心。

（五）健康指导

（1）指导患者随访：术后 2 年内每 3～6 个月 1 次；术后 3～5 年每 6～12 个月 1 次，5 年后每年 1 次。嘱患者如出现异常阴道流血、异常分泌物、下腹疼痛，及时到医院就诊。

（2）指导患者术后 3～6 个月内避免重体力劳动，术后 3 个月禁止性生活。

（3）指导患者注意个人卫生，禁止盆浴 3 个月，可选择淋浴。

（4）指导阴式手术患者出院后避免剧烈运动，避免负重过久，如久坐、久蹲、久站，保持大便通畅，必要时可口服导泻药物。患者可适当参加户外活动，劳逸结合，但应避免从事能增加盆腔充血的活动，如跳舞、久站等。

七、注意事项

（1）患者术后 6～7 天，阴道残端羊肠线吸收或感染可致残端出血，需严密观察并记录。

（2）术后 3 个月内禁止行阴道超声检查，以免导致阴道残端破裂。

（李云凤）

第十三节　子宫颈癌

子宫颈癌又称宫颈浸润癌,是除乳腺癌以外最常见的妇科恶性肿瘤。虽然它的发病率很高,但是宫颈癌有较长的癌前病变阶段,加上近四十年来,国内外已经普遍开展宫颈细胞防癌普查,使宫颈癌和癌前病变得以早期诊断和早期治疗,宫颈癌的发病率和病死率也随之不断下降。

一、分类及病理

宫颈癌的好发部位是位于宫颈外口处的鳞柱上皮与柱状上皮交界区。根据发生癌变的组织不同,宫颈癌可分为以下三种:鳞状细胞浸润癌,占宫颈癌的80%～85%;腺癌,占宫颈癌的15%～20%;鳞腺癌,由鳞癌和腺癌混合构成,占宫颈癌的3%～5%,少见,但恶性度最高,预后最差。

本节中,原位癌、浸润癌指的都是鳞癌。鳞癌与腺癌在外观上并无特殊差别,因为鳞状细胞与柱状细胞都可侵入对方领域,所以两者均可发生在宫颈阴道部或宫颈管内。

(一)巨检

鳞癌在发展为浸润癌以前,肉眼观察无特殊异常,类似一般的"宫颈糜烂"(主要是环绕宫颈外口有较粗糙的颗粒状"糜烂"区,或有不规则的溃破面,触之易出血),随着浸润癌的出现,子宫颈可以表现为以下四种不同类型(图7-2)。

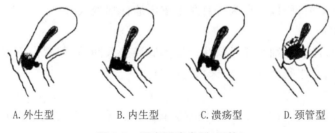

A.外生型　　　B.内生型　　　C.溃疡型　　　D.颈管型

图 7-2　子宫颈癌类型(巨检)

1.外生型

外生型又称增生型或菜花型,癌组织开始向外生长,最初呈息肉样或乳头状隆起,继而又发展为向阴道内突出的大小不等的菜花状赘生物,质地脆,易出血。

2.内生型

内生型又称浸润型,癌组织向宫颈深部组织浸润,宫颈变得肥大而硬,甚至整个宫颈段膨大似直筒。但宫颈表面还比较光滑或是仅有浅表溃疡。

3.溃疡型

不论外生型还是内生型,当癌进一步发展时,肿瘤组织发生坏死脱落,可形成凹陷性溃疡,有时整个子宫颈都为空洞所代替,形如火山口样。

4.颈管型

癌灶发生在宫颈外口内,隐蔽在宫颈管,侵入宫颈及子宫峡部供血层,转移到盆壁的淋巴结。不同于内生型,后者是由特殊的浸润性生长扩散到宫颈管。

（二）显微镜检

1.宫颈上皮内瘤样病变（CIN）

在移行带区形成过程中，未分化的化生鳞状上皮代谢活跃，在一些物质（精子、精液组蛋白、人乳头瘤病毒等）的刺激下，可发生细胞分化不良、排列紊乱、细胞核异常、有丝分裂增加，形成宫颈上皮内瘤样病变，包括宫颈不典型增生和宫颈原位癌。这两种病变是宫颈浸润癌的癌前病变。

通过显微镜下的观察，宫颈癌的进展可分为以下几个阶段（图7-3）。

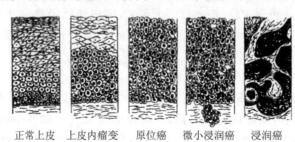

正常上皮　上皮内瘤变　原位癌　微小浸润癌　浸润癌

图7-3　宫颈癌的发展阶段

（1）宫颈不典型增生：上皮底层细胞增生活跃、分化不良，从正常的1～2层增生至多层，甚至占据了大部分上皮组织，而且细胞排列紊乱，细胞核增大、染色加深、染色质分布不均，出现很多核异质改变，称为不典型增生。不典型增生又可分为轻、中、重三种不同程度，重度不典型增生与原位癌不易区别。

（2）宫颈原位癌：鳞状上皮全层发生癌变，但是基底膜仍然保持完整，为原位癌。不典型增生和原位癌均局限于上皮内，所以合称为子宫颈上皮内瘤样病变（CIN）。

2.宫颈早期浸润癌

原位癌继续发展，已有癌细胞穿过鳞状上皮基底层进入间质，但浸润不深，不足5 mm，并未侵犯血管及淋巴管，癌灶之间孤立存在，未出现融合。

3.宫颈浸润癌

癌继续发展，浸润深度超过5 mm，且侵犯血管及淋巴管，癌灶之间呈网状或团块状融合。

二、转移途径

转移途径以直接蔓延和淋巴转移为主，血行转移极少见。

（一）直接蔓延

直接蔓延最常见。癌组织直接侵犯邻近组织和器官，向下蔓延至阴道壁，向上累及子宫腔，向两侧扩散至主韧带、阴道旁组织直至骨盆壁，向前、后可侵犯膀胱、直肠、盆壁等。

（二）淋巴转移

癌组织局部浸润后侵入淋巴管形成瘤栓，随淋巴液引流进入局部淋巴结，在淋巴管内扩散。淋巴转移一级组包括宫旁、宫颈旁、闭孔、髂内、髂外、髂总、骶前淋巴结；二级组包括腹股沟深浅淋巴结、腹主动脉旁淋巴结。

（三）血行转移

宫颈癌的血行转移极少见，晚期可转移至肺、肝或骨骼等。

三、临床分期

国际妇产科联盟（FIGO，2000 年）修订的宫颈癌临床分期可将子宫颈癌大体分为 5 期（表 7-1，图 7-4）。

表 7-1　子宫颈癌的临床分期表（FIGO，2000 年）

0 期	原位癌（浸润前癌）
Ⅰ 期	癌灶局限于宫颈（包括累及宫体）
Ⅰₐ 期	肉眼未见癌灶，仅在显微镜下可见浸润癌。
Ⅰ a1 期	间质浸润深度≤3 mm，宽度≤7 mm
Ⅰ a2 期	间质浸润深度＞3 mm，≤5 mm，宽度≤7 mm
Ⅰ b 期	肉眼可见癌灶局限于宫颈，或显微镜下可见病变＞Ⅰ a2 期
Ⅰ b1 期	肉眼可见癌灶最大直径≤4 cm
Ⅰ b2 期	肉眼可见癌灶最大直径＞4 cm
Ⅱ 期	癌灶已超出宫颈，但未达盆壁。癌累及阴道，但未达阴道下 1/3。
Ⅱ ₐ 期	无宫旁浸润
Ⅱ b 期	有宫旁浸润
Ⅲ 期	癌肿扩散至盆壁和（或）累及阴道下 1/3，导致肾盂积水或无功能肾
Ⅲ ₐ 期	癌累及阴道下 1/3，但未达盆壁
Ⅲ b 期	癌已达盆壁，或有肾盂积水或无功能肾
Ⅳ 期	癌播散超出真骨盆，或癌浸润膀胱黏膜及直肠黏膜
Ⅳ ₐ 期	癌播散超出真骨盆，或癌浸润膀胱黏膜及直肠黏膜
Ⅳ b 期	远处转移

四、临床表现

（一）症状

子宫颈癌早期可无症状；随着癌细胞的进展，可出现以下几种表现。

1.阴道流血

阴道流血由癌灶浸润间质内血管所致，出血量根据病灶大小、受累间质内血管的情况而定。年轻患者常表现为接触性出血，即性生活后或妇科检查后少量出血，也有表现为经期延长、周期缩短、经量增多等。年老患者常表现为绝经后不规则阴道流血。

一般外生型癌出血较早、量多；内生型癌出血较晚、量少。癌细胞一旦侵犯较大血管，可引起致命大出血。

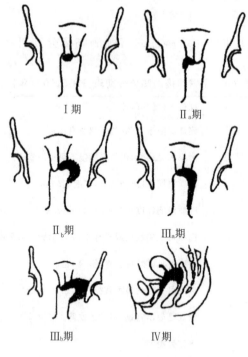

图 7-4　子宫颈癌临床分期图

2.阴道排液

阴道排液一般发生在阴道出血之后,液体为白色或血性,稀薄如水样或米泔样。初期量不多、有腥臭;晚期,癌组织坏死、破溃,继发感染则出现大量脓性或米汤样恶臭白带。

3.疼痛

疼痛为癌晚期症状。当宫旁组织明显浸润,并已累及盆壁、神经,可引起严重的腰骶部或坐骨神经痛。盆腔病变严重时,可以导致下肢静脉回流受阻,引起下肢肿胀和疼痛。

4.其他

(1)邻近器官受累症状。①压迫或侵犯膀胱、尿道及输尿管:排尿困难、尿痛、尿频、血尿、尿闭、膀胱阴道瘘、肾盂积水、尿毒症等。②累及直肠:里急后重、便血、排便困难、便秘或肠梗阻、直肠阴道瘘。③宫旁组织受侵:组织增厚、变硬、弹性消失,可直达盆壁,子宫固定不动,可形成"冰冻盆腔"。

(2)恶病质:晚期癌症,长期消耗,出现身心交瘁、贫血、低热、消瘦、虚弱等全身衰竭表现。

(二)体征

早期宫颈癌局部无明显病灶,宫颈光滑或轻度"糜烂",肉眼难以与一般宫颈炎区别。随着病变的发展,类型不同,体征也不同。外生型宫颈上有赘生物呈菜花状、乳头状,质脆,易出血;内生型宫颈肥大、质硬,如桶状,表面可光滑;晚期癌组织坏死脱落可形成溃疡或空洞;阴道受累时,阴道壁变硬,弹性减退,有赘生物生长;若侵犯宫旁组织,三合诊检查可扪及宫颈旁组织增厚、变硬、呈结节状,甚至形成"冰冻骨盆"。

五、治疗原则

本病的治疗原则为以手术治疗为主,配合放疗和化疗。

（一）手术治疗

手术治疗适用于 $I_a \sim II_a$ 期无手术禁忌证患者。根据临床分期不同,可选择全子宫切除术、子宫根治术和盆腔淋巴结清扫术,年轻患者可保留卵巢及阴道。

（二）放射治疗

放射治疗适用于各期患者,主要是年老、有严重并发症或Ⅲ期以上不能手术的患者,分为腔内和体外照射两种方法。早期以腔内放射为主、体外照射为辅;晚期则以体外照射为主、腔内放射为辅。

（三）手术加放射治疗

手术加放射治疗适用于癌灶较大者,先行放疗局限病灶后再行手术治疗;或手术后疑有淋巴或宫旁组织转移者,将放疗作为手术的补充治疗。

（四）化疗

化疗适用于晚期或有复发转移的患者,也可用于手术或放疗的辅助治疗,目前多主张联合化疗方案。

六、护理评估

（一）健康史

详细了解年轻患者有无接触性出血,年老患者绝经后阴道不规则流血情况。评估患者有无患病的高危因素存在,如慢性宫颈炎的病史;人乳头瘤病毒（HPV）、巨细胞病毒等的感染;婚育史、性生活史、高危男子性接触史等。

（二）身体状况

1.症状

详细了解患者阴道流血的时间、量、质、色等,有无妇科检查或性生活后的接触性出血;阴道排液的性状、气味;有无邻近器官受累的症状;有无疼痛,疼痛的部位、性质、持续时间等;全身有无贫血、消瘦、乏力等恶病质的表现。

2.体征

评估妇科检查的结果,如宫颈有无异常、有无糜烂和赘生物,宫颈是否出血、肥大、质硬、宫颈管外形呈桶状等。

（三）心理、社会状况

子宫颈癌确诊早期,患者常因无症状或症状轻微,对诊断表示怀疑和震惊,而四处求医,希望癌症诊断被否定;当诊断明确时,患者会感到恐惧和绝望,害怕疼痛和死亡,迫切要求治疗,以减轻痛苦、延长寿命。另外,恶性肿瘤对患者身体的折磨会给患者带来巨大的心理应激,而且手术范围大,留置尿管的时间长,疾病和手术对身体的损伤大,恢复时间长,患者很长时间不能正常生活、工作。

（四）辅助检查

宫颈癌发展过程长,尤其是癌前病变阶段,所以应该积极开展防癌普查,提倡“早发现、早诊断、早治疗”。早期宫颈癌因无明显症状和体征,需采用以下辅助检查。

1.宫颈刮片细胞学检查

宫颈刮片细胞学检查是普查宫颈癌的主要方法,也是早期发现宫颈癌的主要方法之一。应注意在宫颈外口鳞状上皮与柱上皮交界处取材,防癌涂片用巴氏染色。结果分5级:Ⅰ级正常、Ⅱ级炎症、Ⅲ级可疑癌、Ⅳ级高度可疑癌、Ⅴ级癌。巴氏Ⅲ级及以上细胞,需行活组织检查。

2.碘试验

将碘溶液涂于宫颈和阴道壁,观察其着色情况。正常宫颈阴道部和阴道鳞状上皮含糖原丰富,被碘溶液染成棕色或深赤褐色。不染色者为阳性,说明鳞状上皮不含糖原。瘢痕、囊肿、宫颈炎或宫颈癌等鳞状上皮不含糖原或缺乏糖原,均不染色,所以本试验对癌无特异性。碘试验主要用以识别宫颈病变危险区,以便确定活检取材部位,提高诊断率。

3.阴道镜检查

对于宫颈刮片细胞学检查Ⅲ级或以上者,应行阴道镜检查,观察宫颈表面上皮及血管变化,发现病变部位,指导活检取材,提高诊断率。

4.宫颈和宫颈管活组织检查

宫颈和宫颈管活组织检查是确诊宫颈癌和癌前病变的金标准。可在宫颈外口鳞状上皮与柱状上皮交界3点、6点、9点、12点4处取材,或在碘试验不着色区、阴道镜病变可疑区取材做病理检查。宫颈活检阴性时,可用小刮匙刮取宫颈管组织送病理检查。

七、护理诊断

(一)排尿异常

排尿异常与宫颈癌根治术后对膀胱功能影响有关。

(二)营养失调

营养失调与长期的阴道流血造成的贫血及癌症的消耗有关。

(三)焦虑

焦虑与子宫颈癌确诊带来的心理应激有关。

(四)恐惧

恐惧与宫颈癌的不良预后有关。

(五)自我形象紊乱

自我形象紊乱与阴道流恶臭液体及较长时间留置尿管有关。

八、护理目标

(1)患者能接受诊断,配合各种检查、治疗。

(2)出院时,患者排尿功能恢复良好。

(3)患者能接受现实,适应术后生活方式。

九、护理措施

(一)心理护理

多陪伴患者,经常与患者沟通,了解其心理特点,与患者、家属一起寻找引起不良心理反应的原因;教会患者缓解心理应激的措施,学会运用积极的应对方法,如寻求别人的支持和帮助、向别人倾诉内心的感受等,使患者能以最佳的心态接受并积极配合治疗。

（二）饮食与营养

根据患者的营养状况、饮食习惯,协助其制定营养食谱,鼓励患者进食高能量、高维生素及营养素全面的饮食,以满足机体的需要。

（三）阴道、肠道准备

术前3天需每天行阴道冲洗2次,冲洗时动作应轻柔,以免损伤子宫颈脆性癌组织,引起阴道大出血。肠道按清洁灌肠的标准来准备。另外,术前教会患者进行肛门、阴道肌肉的缩紧与舒张练习,掌握锻炼盆底肌肉的方法。

（四）术后帮助膀胱功能恢复

由于手术范围大,可能损伤支配膀胱的神经,膀胱功能恢复缓慢,所以一般留置尿管7~14天,甚至21天。

1.盆底肌肉的锻炼

术前教会患者进行盆底肌肉的缩紧与舒张练习,术后第2天开始锻炼,术后第4天开始锻炼腹部肌肉,如抬腿、仰卧起坐等。有资料报道,改变体位的肌肉锻炼有利排尿功能的恢复,锻炼的强度应逐渐增加。

2.膀胱肌肉的锻炼

在拔除尿管前3天开始定时开放尿管,每2~3小时放尿一次,锻炼膀胱功能,促进排尿功能的恢复。

3.导残余尿

在膀胱充盈的情况下拔除尿管,让患者立即排尿,排尿后,导残余尿,每天一次。如残余尿连续3次在100 mL以下,证明膀胱功能恢复尚可,不需再留置尿管;如残余尿超过100 mL,应及时给患者留置尿管,保留3~5天后,再行拔管,导残余尿,直至残余尿低于100 mL。

（五）保持负压引流管的通畅

手术创面大,渗出多,淋巴回流受阻,术后常在盆腔放置引流管,应密切注意引流管是否通畅,引流液的量、颜色、性状,一般于48~72小时后拔除引流管。

（六）出院指导

(1)定期随访:护士应向出院患者和家属说明随访的重要性及随访要求。第1年内,出院后1个月首次随访,以后每2~3个月随访一次;第2年,每3~6个月随访一次;第3~5年,每半年随访一次;第6年开始,每年随访一次。如有不适随时就诊。

(2)少数患者出院时尿管未拔,应教会患者留置尿管的护理,强调多饮水、外阴清洁的重要性,勿将尿袋高于膀胱口,避免尿液倒流,继续锻炼盆底肌肉、膀胱功能,及时到医院拔尿管、导残余尿。

(3)康复后应逐步增加活动强度,适当参加社交活动及正常的工作等,以便恢复原来的角色功能。

十、结果评价

(1)患者住院期间能以积极态度配合诊治全过程。

(2)出院时,患者无尿路感染症状,拔管后已经恢复正常排尿功能。

(3)患者能正常与人交往,正确树立自我形象。

（王娟娟）

第十四节 卵 巢 肿 瘤

卵巢肿瘤是妇科常见的肿瘤,可发生于任何年龄。卵巢肿瘤可以有各种不同的形态和性质,单一性或混合性、一侧性或双侧性、囊性或实质性、良性或恶性。

卵巢癌是女性生殖器常见的三大恶性肿瘤之一,近四十年来,卵巢恶性肿瘤发病率增加 2～3 倍并有逐渐上升趋势。20％～25％卵巢恶性肿瘤患者有家族史。卵巢癌的发病还可能与高胆固醇饮食、内分泌、肥胖、吸烟有关,此为卵巢肿瘤发病的高危因素。

由于卵巢位于盆腔内,无法被直接窥视,而且早期无明显症状,又缺乏完善的早期诊断和鉴别方法,一旦出现症状时,往往已属晚期病变,治疗效果不佳,故病死率高居妇科恶性肿瘤之首。

一、分型

(一)卵巢上皮性肿瘤

卵巢上皮性肿瘤是卵巢肿瘤中最常见的一种,约占所有原发性卵巢肿瘤的 2/3,多见于中老年妇女。卵巢上皮性肿瘤分为良性、交界性和恶性,包括浆液性囊腺瘤、浆液性囊腺癌、黏液性囊腺瘤和黏液性囊腺癌。

1.浆液性囊腺瘤

该类型较为常见,约占卵巢良性肿瘤的 25％,常见于 30～40 岁的患者。浆液性囊腺瘤多为单侧,圆球形,大小不等,表面光滑,壁薄,囊内充满淡黄色清亮液体,分为单纯性及乳头状两型。前者囊壁光滑,多为单房;后者有乳头状物向囊内突起,常为多房性,偶尔向囊壁外生长。镜下见囊壁为纤维结缔组织,内衬单层立方形或柱状上皮,间质见砂粒体。

2.浆液性囊腺癌

该类型是最常见的卵巢恶性肿瘤,占卵巢恶性肿瘤的 40％～50％。浆液性囊腺癌多为双侧,体积较大,囊实性,结节状或分叶状,灰白色,或有乳突状增生,切面为多房,腔内充满乳头,质脆,囊液混浊,有时呈血性。镜下见囊壁上皮明显增生,复层排列,一般在 4 层以上。癌细胞为立方形或柱状,细胞明显异型,并向间质浸润。肿瘤生长速度快、预后差,5 年存活率仅为 20％～30％。

3.黏液性囊腺瘤

该类型约占卵巢良性肿瘤的 20％,是人体中生长最大的一种肿瘤,多发生于生育年龄,少数儿童也可以发生。黏液性囊腺瘤多为单侧,圆形或卵圆形,体积较大,表面光滑,灰白色,切面常为多房,囊腔内充满胶冻样黏液,含黏蛋白和糖蛋白,囊内很少有乳头生长。镜下见囊壁为纤维结缔组织,内衬单层高柱状上皮,可见杯状细胞和亲银细胞。偶可自行破裂,瘤细胞种植在腹膜上继续生长并分泌黏液,在腹膜表面形成胶冻样黏液团块,似卵巢癌转移,称为腹膜黏液瘤。瘤细胞呈良性,分泌旺盛,很少见细胞异型和核分裂,多限于腹膜表面生长,一般不浸润脏器实质。

4.黏液性囊腺癌

该类型占卵巢恶性肿瘤的 10％～20％,多为单侧,瘤体较大,囊壁可见乳头或实质区,切面为囊实性,囊液混浊或为血性。镜下见腺体密集,间质较少,腺上皮细胞超过 3 层,细胞异型明显,并有间质浸润。黏液性囊腺癌的5年存活率为40%~50%。

（二）卵巢生殖细胞肿瘤

卵巢生殖细胞肿瘤好发于青少年及儿童,青春期前患者占60%~90%。生殖细胞肿瘤包括畸胎瘤、无性细胞瘤和内胚窦瘤。其中仅成熟畸胎瘤为良性,其他类型均为恶性。

1.畸胎瘤

畸胎瘤由多胚层组织构成,偶见只含一个胚层成分。肿瘤组织多数成熟,少数不成熟。无论肿瘤质地呈囊性还是实质性,其恶性程度均取决于组织分化程度。

成熟畸胎瘤是最常见的卵巢良性肿瘤,占所有卵巢肿瘤的10%~20%,占生殖细胞肿瘤的85%~97%,占畸胎瘤的95%以上,可发生于任何年龄,以20~40岁居多。成熟畸胎瘤多为单侧、中等大小,呈圆形或卵圆形,壁表面光滑,质韧,多为单房,腔内充满油脂和毛发,有时可见牙或骨质。囊壁内层为复层扁平上皮,囊壁常见小丘样隆起向腔内突出,称为头节。肿瘤可含外、中、内胚层组织。任何一种组织成分均可恶变,形成各种恶性肿瘤。恶变率为2%~4%,多发生于绝经后妇女。

未成熟畸胎瘤为恶性肿瘤,多发生于青少年,常为单侧实性瘤,可有囊性区域,含2~3胚层,由分化程度不同的未成熟胚胎组织构成,主要为原始神经组织。肿瘤恶性程度根据未成熟组织所占比例、分化程度及神经上皮含量而定。其转移及复发率均高,5年存活率约为20%。

2.无性细胞瘤

无性细胞瘤为中等恶性的实性肿瘤,主要发生于青春期及生育期妇女。无性细胞瘤多为单侧,右侧多于左侧。肿瘤为圆形或椭圆形,中等大小,触之如橡皮样。表面光滑或呈分叶状,切面淡棕色。镜下见圆形或多角形大细胞,核大,细胞质丰富,瘤细胞呈片状或条索状排列,有少量纤维组织相隔,间质中常有淋巴细胞浸润。无性细胞瘤对放疗特别敏感,5年存活率可达90%。

3.内胚窦瘤

内胚窦瘤为高度恶性肿瘤,多见于儿童及青少年。肿瘤多数为单侧、体积较大,圆形或卵圆形,切面部分囊性,组织质脆,多有出血坏死区,呈灰红或灰黄色,易发生破裂。镜下见疏松网状和内胚窦样结构。瘤细胞呈扁平、立方、柱状或多角形,并产生甲胎蛋白（AFP）,故测定患者血清中 AFP 浓度可作为诊断和治疗监测时的重要指标。内胚窦瘤生长迅速,易早期转移。但该肿瘤对化疗十分敏感,既往平均生存时间仅1年,经手术及联合化疗后,生存期明显延长。

（三）卵巢性索间质肿瘤

卵巢性索间质肿瘤占卵巢肿瘤的4.3%~6.0%,该类肿瘤常有内分泌功能,故又称为卵巢功能性肿瘤,包括颗粒细胞瘤、卵泡膜细胞瘤、纤维瘤、卵巢支持-间质细胞瘤和卵巢转移性肿瘤。

1.颗粒细胞瘤

该瘤是最常见的功能性肿瘤,可发生于任何年龄,45~55岁为发病高峰期,属于低度恶性肿瘤。肿瘤能分泌雌激素,故有女性化作用,青春期前可出现假性性早熟。在生育年龄出现月经紊乱,绝经后妇女则有不规则阴道流血,常合并子宫内膜增生,甚至引起癌变。肿瘤多为单侧性,大小不一,圆形或椭圆形,呈分叶状,表面光滑,实性或部分囊性,切面组织脆而软,伴出血坏死灶。镜下见颗粒细胞环绕成小圆形囊腔,菊花样排列,中心含嗜伊红物质及核碎片。瘤细胞呈小多边形,偶呈圆形或圆柱形,细胞质嗜淡酸或中性,细胞膜界限不清,核圆,核膜清楚。一般预后良好,5年存活率在80%左右,但有晚期复发倾向。

2.卵泡膜细胞瘤

该瘤属良性肿瘤,多为单侧,大小不一,圆形或卵圆形,呈分叶状,质硬,表面被覆有光泽的纤维薄膜,切面为实性,灰白色。由于肿瘤可分泌雌激素,故有女性化作用,常与颗粒细胞瘤合并存在。镜下见瘤细胞呈短梭形,细胞质富含脂质,细胞交错排列呈漩涡状,瘤细胞团为结缔组织分隔。恶性卵泡膜细胞瘤较少见,可见瘤细胞直接浸润邻近组织,并发生远处转移,但预后比一般卵巢癌好。

3.纤维瘤

该瘤为较常见的卵巢良性肿瘤,多见于中年妇女。肿瘤单侧居多,中等大小,表面光滑或结节状,切面灰白色,实性,坚硬,中等大小时易发生蒂扭转。镜下见肿瘤由梭形瘤细胞组成,排列呈编织状。1%~5%纤维瘤患者可伴有腹水及胸腔积液,称为梅格斯综合征。手术切除肿瘤后,胸腔积液、腹水自行消失。其他卵巢良性肿瘤也可以合并胸腔积液、腹水,如黏液性囊腺瘤等,梅格斯综合征是指所有卵巢良性肿瘤合并胸腔积液、腹水者。

4.卵巢支持-间质细胞瘤

该肿瘤罕见,多发生于40岁以下妇女,多为良性、单侧居多、通常较小、可局限在卵巢门区或皮质区,实性,表面光滑,有时呈分叶状,切面灰白色伴囊性变,囊内壁光滑,含血性浆液或黏液。镜下见肿瘤由不同分化程度的支持细胞及间质细胞组成。高分化者为良性、中、低分化为恶性,占10%~30%,具有男性化作用,少数无内分泌功能,雌激素升高呈现女性化,雌激素由瘤细胞直接分泌或由雄激素转化而来。该肿瘤的5年存活率为70%~90%。

5.卵巢转移性肿瘤

体内任何部位,如乳腺、肠、胃、生殖道、泌尿道等的原发性癌均可能转移到卵巢。常见的库肯勃瘤,是种特殊的卵巢转移性腺癌,其原发部位是胃肠道,肿瘤为双侧性,中等大小,多保持卵巢原状或呈肾形,一般无粘连,切面实性,胶质样。镜下见典型的印戒细胞,能产生黏液,周围是结缔组织或黏液瘤性间质。该肿瘤恶性程度高,预后极差。

(四)瘤样病变

瘤样病变属卵巢非赘生性肿瘤,是卵巢增大的常见原因,有时表现为下腹压迫感,盆腔一侧胀痛,月经不规则等。如果症状不严重,一般追踪观察1~2个月,无须特殊治疗,囊肿会自行消失。常见的瘤样病变有以下几种。

1.卵泡囊肿

在卵泡发育过程中,因停滞以致不成熟,或成熟但不排卵,卵泡液潴留而形成卵泡肿瘤。囊壁薄,卵泡液清,囊肿直径常小于5 cm。

2.黄体囊肿

黄体囊肿因黄体持续存在所致,一般少见,多为单侧,直径为5 cm左右,可使月经后延。

3.黄素囊肿

黄素囊肿在滋养细胞疾病患者中出现。由于滋养细胞显著增生,产生大量HCG,刺激卵巢颗粒细胞及卵泡内膜细胞,使之过度黄素化而形成囊肿,直径在10 cm左右,常为双侧,也可单侧,大小不等,表面光滑,黄色,活动度好。黄素囊肿本身无手术指征。

4.多囊卵巢

多囊卵巢与患者内分泌功能紊乱、下丘脑-垂体平衡失调有关。双侧卵巢均匀增大,为正常卵巢的2~5倍,呈灰白色,表面光滑,包膜厚,坚韧、切面有多个囊性卵泡。患者有闭经、不孕、多毛等多囊卵巢综合征。

5.卵巢子宫内膜异位囊肿

该瘤又称卵巢巧克力囊肿。卵巢组织内因存在异位的子宫内膜,导致反复出血形成单个或多个囊肿,直径在 6 cm 以下,囊内液为暗褐色糊状陈旧性血液。

二、临床表现

(一)症状

1.卵巢良性肿瘤

卵巢肿瘤是妇科的常见肿瘤,其组织学分类繁多,占全身肿瘤之首位。常见的卵巢良性肿瘤有发生于上皮的浆液性囊腺瘤、黏液性囊腺瘤,发生于生殖细胞的良性畸胎瘤,以及来自卵巢非特异性间质的纤维瘤、血管瘤、平滑肌瘤及脂肪瘤等。卵巢良性肿瘤还需与卵巢非赘生性囊肿相鉴别,如卵泡囊肿、黄体囊肿、多囊卵巢及卵巢子宫内膜异位症等。卵巢良性肿瘤的主要症状是腹部包块及腹痛,有时出现尿频、尿急和下坠感等膀胱、直肠压迫症状。肿瘤蒂扭转可引起腹痛。通常妇科检查及 B 型超声波检查能早期明确诊断。

2.卵巢恶性肿瘤

卵巢恶性肿瘤居妇科癌症发病率的第 3 位,近年来有增加趋势。由于其早期多无症状,有60％的病例于诊断时已为Ⅲ或Ⅳ级(FIGO 临床分期),其病死率占妇科癌症首位,5 年存活率仅为 13.0％～63.0％。卵巢原发性恶性肿瘤的组织分型繁多,有上皮性浆液性囊腺癌、黏液性囊腺癌,以及来自生殖细胞的实性畸胎瘤、无性细胞瘤及内胚窦瘤等,发生于性索间质的有颗粒细胞瘤、非特异间质的纤维肉瘤、平滑肌肉瘤等,另有来源于胃肠、乳腺及子宫的转移瘤,如库肯勃瘤等。卵巢恶性肿瘤的主要症状为腹部包块,腹痛,腹部胀满及膀胱、直肠压迫症状,有腹水时产生下肢浮肿、呼吸困难。晚期患者肿瘤压迫神经而产生下肢疼痛。根据病史、妇科检查、B 型超声检查、腹水脱落细胞检查及腹部 CT 检查能明确诊断。

(二)并发症

1.蒂扭转

蒂扭转为妇科常见的急腹症,约 10％的卵巢肿瘤发生蒂扭转。患者体位突然改变或向同一方向连续转动时,以及妊娠期或产褥期,子宫大小、位置的改变均易促发蒂扭转。发生急性蒂扭转后静脉回流受阻,瘤内极度充血,瘤体迅速增大,后因动脉血流受阻,瘤体发生坏死变为紫黑色,可破裂和继发感染。

患者的典型症状为突然发生一侧下腹剧痛,常伴恶心、呕吐甚至休克,系腹膜牵引绞窄所致。盆腔检查可触及张力较大的肿物,压痛以瘤蒂处最剧并有肌紧张。若为不全扭转,有时可自然复位,腹痛也随之缓解。蒂扭转一经确诊,应尽快手术。

2.破裂

约有 3％卵巢肿瘤发生破裂,有外伤性破裂及自发性破裂两种。症状轻重取决于囊肿的性质及流入腹腔的囊液量,轻者仅感轻度腹痛,重者表现为剧烈腹痛、恶心、呕吐,导致腹膜炎及休克。妇科检查可发现腹部压痛、腹肌紧张,可有腹水征,原有的肿块摸不到或扪及缩小的低张肿块。怀疑肿瘤破裂时,应立即剖腹探查。

3.感染

感染较少见,多由肿瘤扭转或破裂后与肠管粘连引起,也可来源于邻近器官感染灶,如阑尾脓肿扩散。患者表现为发热、腹痛、肿块、腹部压痛、反跳痛、肌紧张及白细胞计数升高等腹膜炎征象。

4.恶变

肿瘤尤其双侧性肿瘤迅速生长,应考虑有恶变可能,诊断后应尽早手术。

三、实验室及辅助检查

(一)妇科检查

应用妇科双合诊(或三合诊)检查,常可发现阴道穹隆部饱满,可触到囊性或实性的肿块,子宫位于肿瘤的侧方或前后方。注意评估卵巢肿瘤的大小、质地、单侧或双侧、活动度,以及肿瘤与子宫及周围组织的关系。

(二)影像学检查

1.B超检查

临床诊断符合率超过 90%,但不易测出直径不足 1 cm 的实性肿瘤。能检测肿瘤的部位、形态、大小、囊性或实性、囊内有无乳头,同时可对肿块来源作出定位;并能鉴别卵巢肿瘤、腹水或结核性包裹性积液。

2.腹部平片

若为卵巢畸胎瘤可显示牙及骨质,囊壁为密度增加的钙化层,囊腔呈放射透明阴影。

3.CT检查

CT 检查可清晰显示肿块,良性肿瘤多呈均匀性吸收,囊壁薄,光滑;恶性肿瘤轮廓不规则,向周围浸润或伴腹水;CT 还可显示有无肝、肺结节及腹膜后淋巴结转移。

(三)细胞学检查

腹水或腹腔冲洗液找癌细胞,对进一步确定卵巢癌的临床分期和选择治疗方案有意义。

(四)腹腔镜检查

腹腔镜检查可直视肿块的大体情况,并可对整个盆腔、腹腔进行观察,必要时可在可疑部位进行多点活检。

(五)放射学检查

若为卵巢畸胎瘤,可行腹腔平片检查,可显示骨质及牙齿等。

(六)细针穿刺活检

用长细针(约 6 cm)经阴道后穹隆(或经直肠)直接刺入肿瘤,在真空下抽吸组织或液体做病理检查,可鉴别良性肿瘤和恶性肿瘤。

(七)其他

可以通过免疫学、生物化学等方法测定患者血清中的肿瘤标志物(如 AFP、CA12-5、HCG 等),用于辅助诊断及病情监测。

四、主要护理诊断

(一)焦虑、恐惧

焦虑、恐惧与卵巢肿块有关。

(二)预感性悲哀

预感性悲哀与切除子宫、卵巢有关。

（三）知识缺乏

患者缺乏卵巢肿瘤相关知识。

（四）营养失调

营养摄入低于机体需要量，与恶性肿瘤有关。

（五）潜在并发症

潜在并发症有伤口感染、癌性转移、尿潴留、丧失生育能力及卵巢早衰等。

五、护理措施

（一）提供支持，协助患者应对压力

（1）为患者提供表达情感的机会和环境。经常巡视病房，陪伴患者一定时间（至少10分钟），详细了解患者的疑虑和需求。

（2）评估患者焦虑的程度及应对压力的技巧；耐心向患者讲解病情，解答患者的提问；安排访问已康复病友，分享感受，增强治愈信心。

（3）鼓励患者尽可能参与护理活动，接受患者无破坏性应对压力的方式，以维持其独立性和生活自理能力。

（4）鼓励家属参与照顾患者，为他们提供单独相处的时间及场所，增加家庭成员间的互动。

（二）协助患者接受各种检查和治疗

（1）向患者及家属介绍将经历的手术经过、可能实行的各种检查，取得其主动配合。

（2）协助医师完成各种诊断性检查，如为放腹水者备好腹腔穿刺用物，协助医师完成操作过程。在放腹水过程中，严密观察、记录患者的生命体征变化、腹水性质及出现的不良反应；一次放腹水3 000 mL左右，不宜过多，以免腹压骤降，发生虚脱，放腹水速度宜缓慢，后用腹带包扎腹部。发现不良反应，应及时报告医师。

（3）使患者理解，手术是卵巢肿瘤最主要的治疗方法，解除患者对手术的种种顾虑。按腹部手术患者的护理内容认真做好术前准备和术后护理，同时需要为巨大肿瘤患者准备沙袋加压腹部，以防腹压骤然下降出现休克。

（4）对于需化疗、放疗者，为其提供相应的护理活动。

（三）妊娠合并卵巢肿瘤患者的护理

妊娠合并卵巢肿瘤的患者比较常见，其危害性较非孕期大，恶性肿瘤者很少妊娠。

（1）合并良性肿瘤者：早孕者可等待孕12周后手术，以免引起流产；妊娠晚期发现肿瘤者可等待至妊娠足月行剖宫产术，同时切除卵巢。需为患者提供相应的手术护理。

（2）合并非良性肿瘤者：诊断或考虑为恶性肿瘤者，应及早手术并终止妊娠，其处理和护理原则同非孕期。

（四）健康教育

1.手术患者的健康教育

（1）指导术后患者执行腹部肌肉增强运动，以加强被手术影响的肌肉。

（2）指导患者避免重体力劳动，向患者和家属讲解术后活动的重要性，鼓励患者主动参与制定术后恢复计划，逐天增加活动量，可适当参加户外运动，注意劳逸结合，运用不同的自我调节方法保持身心健康，如听音乐、聊天等。

（3）避免从事会增加盆腔充血的活动，如跳舞、久站等，因盆腔组织的愈合需要良好的血液循环。

(4)指导患者注意个人卫生,术后禁止性生活 3 个月,禁止盆浴 3 个月,可淋浴,保持会阴局部皮肤清洁,注意个人防护,防止感冒。

(5)出现阴道流血、异常分泌物时,应及时报告医师。

(6)按医嘱如期返院接受追踪检查。

2.做好随访工作

(1)卵巢非赘生性肿瘤直径不足 5 cm 者,应定期(3~6 个月)接受复查并详细记录。

(2)手术后患者根据病理报告结果配合治疗:良性者术后 1 个月常规复查;恶性肿瘤患者常需辅以化疗,但尚无统一化疗方案,多按组织类型制定不同化疗方案,疗程多少因个案情况而异。护士应配合家属督促、协助患者克服实际困难,努力完成治疗计划以提高疗效。

(3)卵巢癌易于复发,患者需长期接受随访和监测。随访时间:术后 1 年内,每月一次;术后第 2 年,每 3 个月一次;术后 3~5 年,视病情每 4~6 个月一次;5 年以上,每年一次。随访内容包括临床症状与体征、全身及盆腔检查、B 型超声检查等,必要时做 CT 或 MBI 检查;根据病情需要测定血清 CA12-5、AFP、HCG 等肿瘤标志物。

3.加强预防保健意识

(1)大力宣传卵巢癌的高危因素,提倡高蛋白、富含维生素 A 的饮食,避免高胆固醇饮食,高危妇女宜预防性口服避孕药。

(2)积极开展普查、普治工作,30 岁以上妇女每年应进行一次妇科检查,高危人群,不论年龄大小,最好每半年接受一次检查,必要时进行 B 型超声检查和检测血清 CA12-5 等肿瘤标志物。

(3)卵巢实性肿瘤或囊性肿瘤直径大于 5 cm 者,应及时手术切除。盆腔肿块诊断不清或治疗无效者宜及早行腹腔镜检或剖腹探查。

(4)凡乳腺癌、子宫内膜癌、肠胃癌等患者,术后随访中应定期接受妇科检查,以确定有无卵巢转移癌。

(王娟娟)

第八章

产 科 护 理

第一节 异位妊娠

一、概述

（一）定义

受精卵在子宫体腔以外着床称为异位妊娠，习称"宫外孕"，发病率约为2%，是妇科常见急腹症，是早孕阶段导致孕产妇死亡的首要原因。异位妊娠可发生于卵巢、腹腔、阔韧带、宫颈，但以输卵管妊娠最常见，占异位妊娠的95%左右。输卵管妊娠的发生部位又以壶腹部最多见，其次为峡部、伞部，间质部妊娠少见。本节主要讨论输卵管妊娠。

（二）主要发病机制

精子和卵子在输卵管结合形成受精卵，某些因素可导致受精卵不能正常通过输卵管进入宫腔，受阻于输卵管，在输卵管的某一部位着床、发育，发生输卵管妊娠。

（三）治疗原则

根据患者的病情和生育要求，选择合理的治疗方法，异位妊娠的治疗包括药物治疗和手术治疗。

1.药物治疗

药物治疗适用于早期异位妊娠，要求保存生育功能的年轻患者。

2.手术治疗

适应证：①生命体征不平稳或有腹腔内出血征象者；②诊断不明确者；③异位妊娠有进展者（血HCG>3 000 U/L，或进行性升高、有胎心搏动、附件区包块增大）；④药物治疗禁忌证或无效者。

二、护理评估

（一）健康史

询问患者月经史、孕产史，准确推算停经时间；重视高危因素，如不孕症、放置宫内节育器、绝育术、辅助生殖技术后、盆腔炎、异位妊娠史等。

（二）临床表现

1.症状

典型症状为停经后腹痛与阴道流血。

（1）停经：多数患者有 6～8 周的停经史，但有部分患者将不规则阴道流血视为月经而主诉无停经史。

（2）腹痛：输卵管妊娠患者的主要症状。轻者常表现为一侧下腹部隐痛或酸胀感。当输卵管妊娠破裂时，患者可突感一侧下腹部撕裂性疼痛，常伴有恶心、呕吐。若血液局限于病变区，主要表现为下腹部疼痛；当血液积聚于直肠子宫陷凹时，肛门有坠胀感；随着血液流向全腹，患者表现为全腹痛，甚至放射至肩胛部及背部。

（3）阴道流血：胚胎死亡后常有不规则阴道流血，呈少量点滴状，色暗红或深褐，剥离的蜕膜管型或碎片随阴道流血排出。

（4）晕厥与休克：与输卵管妊娠破裂致大出血和疼痛有关，严重程度与腹腔内出血速度和量成正比。

2.体征

（1）一般情况：腹腔内出血多时，患者呈贫血貌，有脉搏快而细弱、心率增快、血压下降等休克症状，体温一般正常，休克时可略低，腹腔内血液吸收时可略高，但不超过 38 ℃。

（2）腹部检查：下腹部压痛、反跳痛明显，患侧尤剧，但腹肌紧张较轻。出血多时，叩诊有移动性浊音，如反复出血、血液积聚，可在下腹触及软性包块。

（3）盆腔检查：子宫后方或患侧附件扪及压痛性肿块；阴道后穹隆饱满，有触痛。宫颈抬举痛或摇摆痛明显，此为输卵管妊娠破裂的重要特征。内出血多时，检查子宫有漂浮感。

（三）辅助检查

1.HCG 测定

尿或血 HCG 测定是早期诊断异位妊娠的重要方法，同时也对异位妊娠保守治疗的效果评价具有重要意义。

2.超声诊断

超声可见子宫内膜增厚，宫腔内无妊娠囊，宫旁可见低回声区，若其内有胚芽及心管搏动，可确诊为异位妊娠。

3.阴道后穹隆穿刺

阴道后穹隆穿刺是一种简单可靠的诊断方法，适用于疑有腹腔内出血的患者。直肠子宫陷凹在盆腔中位置最低，即使腹腔内出血不多，也能经阴道后穹隆穿刺抽出。若抽出暗红色不凝血，说明腹腔内有出血。

4.腹腔镜检查

目前，腹腔镜检查被视为异位妊娠诊断的金标准，而且在确诊的情况下可起到治疗的作用，适用于早期和诊断有困难，但无腹腔大出血和休克的病例。

5.子宫内膜病理检查

阴道流血多者，应做诊断性刮宫，排除宫内妊娠，刮出物送病理检查。

（四）高危因素

1.输卵管炎症

输卵管炎症是输卵管妊娠的主要原因，包括输卵管黏膜炎和输卵管周围炎。慢性炎症可使管腔变窄、粘连,或纤毛受损等使受精卵运行受阻而在该处着床,导致输卵管妊娠。

2.输卵管发育不良或功能异常

此类因素包括输卵管过长、肌层发育不良、纤毛缺乏、输卵管痉挛或蠕动异常等。

3.辅助生殖技术

近年,辅助生殖技术的应用,使输卵管妊娠发生率增加,既往少见的异位妊娠,如卵巢妊娠、宫颈妊娠、腹腔妊娠的发生率增加。

(五)心理、社会因素

(1)腹腔内急性大量出血及剧烈腹痛使患者及家属有面对死亡的威胁,表现出强烈的情绪反应,如恐惧、焦虑。

(2)因妊娠终止产生自责、失落、抑郁的心情;个别患者担心以后的生育能力。

三、护理措施

(一)常规护理

1.合理休息

嘱患者卧床休息,避免突然变换体位及增加腹压的动作。

2.饮食指导

鼓励患者进食营养丰富,尤其是高蛋白、富含铁的饮食,以促进血红蛋白的合成,增强患者的抵抗力。

(二)症状护理

(1)重视患者主诉,尤其注意阴道流血量与腹腔内出血量可不成正比,当阴道流血量不多时,不要误以为腹腔内出血量亦很少。

(2)严密监测患者生命体征及病情变化。如患者出现腹痛加剧、肛门坠胀感时,及时通知医师,积极配合治疗。对严重内出血并伴发休克的患者,护士应立即开放静脉,交叉配血,做好输血、输液的准备,以便配合医师积极纠正休克,补充血容量,给予相应处理。

(三)用药护理

常用药物及用药观察:用药期间应仔细观察用药效果及不良反应。

甲氨蝶呤,常用剂量为 0.4 mg/(kg·d),肌内注射,5 天为一疗程。

在应用化学药物治疗期间,应用 B 超进行严密监护,检测血 HCG,并注意患者的病情变化及药物毒副作用。治疗过程中若有严重内出血征象,或疑输卵管间质部妊娠或胚胎继续生长时仍应及时进行手术治疗。

(四)手术护理

手术分为保守手术和根治手术,可经腹或经腹腔镜完成。保守手术为保留输卵管,适用于有生育要求的年轻妇女。根治手术为切除输卵管,适用于无生育要求的输卵管妊娠、内出血并发休克的急症患者。对于内出血并发休克的患者,密切监测生命体征及腹痛的变化,采取抗休克治疗。给予患者平卧位,注意保暖、吸氧,迅速建立静脉输液通路,交叉配血,按医嘱输液、输血,补充血容量,并迅速做好术前准备。

(五)心理护理

(1)配合医师向患者本人及家属讲清病情及治疗方案,做好思想工作,解除其紧张和焦虑的情绪。同时,让家属给予患者更多的关心和爱护,减少或避免不良的精神刺激和压力。

(2)帮助患者以正常的心态接受此次妊娠失败的现实,向她们讲述疾病的相关知识,减少因害怕再次发生异位妊娠而抵触妊娠产生的不良情绪,使患者能充满信心地迎接新生活。

四、健康指导

(一)宣传相关知识

输卵管妊娠患者有 10% 的再发率和 50%~60% 的不孕率,要告知有生育要求者,术后避孕 6 个月,再次妊娠时应及时就医。

(二)养成良好的卫生习惯

勤洗澡,勤更衣,性伴侣固定,防止生殖系统感染。发生盆腔炎性疾病时须彻底治疗,以免延误病情。

五、注意事项

(1)异位妊娠是妇科急腹症之一,未发生流产或破裂前,症状及体征不明显。

(2)多数患者停经 6~8 周以后出现不规则阴道流血,但有 20%~30% 患者无停经史,把异位妊娠的不规则阴道流血误认为月经,或由于月经过期仅数天而不认为是停经。

(3)异位妊娠者腹腔内出血多时有晕厥、休克等临床表现。因此,有性生活的育龄期女性,若有阴道不规则流血或下腹疼痛,都应首先排除异位妊娠的可能。

(4)尿或血 HCG 测定对早期诊断异位妊娠至关重要。腹腔镜检查是诊断的金标准。

(5)生命体征不稳定、异位妊娠破裂、妊娠囊直径大于等于 4 cm 或大于等于 3.5 cm 伴胎心搏动的患者,禁忌采用药物治疗。

(李海霞)

第二节 过 期 妊 娠

一、概述

(一)定义

平时月经周期规则,妊娠达到或超过 42 周($\geqslant$294 天)尚未分娩者,称为过期妊娠,其发生率占妊娠总数的 3%~15%。

(二)发病机制

各种原因引起的雌孕激素失调导致孕激素优势,分娩发动延迟,胎位不正、头盆不称,胎儿、子宫不能密切接触,反射性子宫收缩减少,引起过期妊娠。

(三)处理原则

妊娠 40 周以后胎盘功能逐渐下降,42 周以后明显下降,因此在妊娠 41 周以后,即应考虑终止妊娠,尽量避免过期妊娠。应根据胎儿安危状况、胎儿大小、宫颈成熟度综合分析,选择恰当的分娩方式。

(1)促宫颈成熟:目前常用的促宫颈成熟的方法主要有前列腺素 E_2(PGE_2)阴道制剂和宫颈

扩张球囊。

（2）人工破膜可减少晚期足月和过期妊娠的发生。

（3）引产术：常用静脉滴注缩宫素，诱发宫缩直至临产；胎头已衔接者，通常先人工破膜，1 小时后开始滴注缩宫素引产。

（4）适当放宽剖宫产指征。

二、护理评估

（一）健康史

详细询问患者病史，准确判断预产期、妊娠周数等。

（二）症状、体征

孕期达到或超过 42 周，通过胎动、胎心率、B 超检查、雌孕激素测定、羊膜镜检查等确定胎盘功能是否正常。

（三）辅助检查

B 超检查、雌孕激素测定、羊膜镜检查；胎儿监测的方法包括无应激试验（NST）、缩宫素激素试验（CST）、生物物理评分（BPP）、改良 BPP（NST＋羊水测量）。尽管 41 周及以上孕周者应行胎儿监测，但采用何种方法及以何频率目前都尚无充分的资料予以确定。

（四）高危因素

高危因素包括初产妇、既往过期妊娠史、男性胎儿、孕妇肥胖。对双胞胎的研究也提示，遗传倾向对晚期或过期妊娠的风险因素占 23％～30％。某些胎儿异常可能也与过期妊娠相关，如无脑儿和胎盘硫酸酯酶缺乏，但并不清楚两者之间联系的确切原因。

（五）心理、社会因素

过期妊娠加大胎儿、新生儿及孕产妇风险，导致本人、家庭成员产生紧张、焦虑、担忧等不良情绪。

三、护理措施

（一）常规护理

（1）查看历次产检记录，准确核实孕周。

（2）听胎心，待产期间每 4 小时听一次或遵医嘱；交接班必须听胎心；临产后按产程监护常规进行监护；每天至少进行一次胎儿电子监护，特殊情况随时监护。

（3）重视自觉胎动并记录于入院病历中。

（二）产程观察

（1）加强胎心监护。

（2）观察胎膜是否破裂，以及羊水量、颜色、性状等。

（3）注意产程进展，观察胎位变化。

（4）不提倡常规会阴侧切。

（三）用药护理

1.缩宫素静脉滴注

缩宫素作用时间短，半衰期为 5～12 分钟。

（1）静脉滴注中缩宫素的配制方法：应先用生理盐水或乳酸钠林格注射液 500 mL，用 7 号针头行静脉滴注，按每分钟 8 滴调好滴速，然后再向输液瓶中加入 2.5 U 缩宫素，将其摇匀后继续滴入。切忌先将 2.5 U 缩宫素溶于生理盐水或乳酸钠林格注射液中直接穿刺行静脉滴注，因此法初调时不易掌握滴速，可能在短时间内使过多的缩宫素进入体内，不够安全。

（2）合适的浓度与滴速：因缩宫素个体敏感度差异极大，静脉滴注缩宫素应从小剂量开始循序增量，起始剂量为 2.5 U 缩宫素溶于 500 mL 生理盐水或乳酸钠林格注射液中，即 0.5% 缩宫素浓度，以每毫升 15 滴计算，相当于每滴液体中含缩宫素 0.33 mU。从每分钟 8 滴开始，根据宫缩、胎心情况调整滴速，一般每隔 20 分钟调整一次。应用等差法，即从每分钟 8 滴（2.7 mU/min）调整至 16 滴（5.4 mU/min），再增至 24 滴（8.4 mU/min）；为安全起见，也可从每分钟 8 滴开始，每次增加 4 滴，直至出现有效宫缩。

（3）有效宫缩的判定标准：10 分钟内出现 3 次宫缩，每次宫缩持续 30～60 秒，伴有宫颈的缩短和宫口扩张。缩宫素的最大滴速不得超过每分钟 40 滴，即 13.2 mU/min，如达到最大滴速，仍不出现有效宫缩时，可增加缩宫素浓度，但缩宫素的应用量不变。增加浓度的方法是 500 mL 生理盐水或乳酸钠林格注射液中加 5 U 缩宫素，即 1% 缩宫素浓度，先将滴速减半，再根据宫缩情况进行调整，增加浓度后，最大增至每分钟 40 滴（26.4 mU），原则上不再增加滴数和缩宫素浓度。

（4）注意事项：①要有专人观察宫缩强度、频率、持续时间及胎心率变化并及时记录，调好宫缩后行胎心监护，破膜后要观察羊水量及有无胎粪污染及其程度。②警惕变态反应。③禁止肌内、皮下、穴位注射及鼻黏膜用药。④输液量不宜过大，以防止发生水中毒。⑤宫缩过强时应及时停用缩宫素，必要时使用宫缩抑制剂。⑥引产失败。缩宫素引产成功率与宫颈成熟度、孕周、胎先露高低有关，如连续使用 2～3 天仍无明显进展，应改用其他引产方法。

2.前列腺素制剂

常用的促宫颈成熟的药物主要是前列腺素制剂。目前常在临床使用的前列腺素制剂如下。

（1）可控释地诺前列酮栓：一种可控制释放的前列腺素 E_2（PGE_2）栓剂，含有 10 mg 地诺前列酮，以 0.3 mg/h 的速度缓慢释放，需低温保存，可以控制药物释放，在出现宫缩过频时能方便取出。

应用方法：外阴消毒后将可控释地诺前列酮栓置于阴道后穹隆深处，并旋转 90°，使栓剂横置于阴道后穹隆，宜于保持原位。在阴道口外保留 2～3 cm 终止带，以便于取出。在药物置入后，嘱孕妇平卧 20～30 分钟，以利栓剂吸水膨胀；2 小时后复查，若栓剂仍在原位，孕妇可下地活动。

出现以下情况时应及时取出：①出现规律宫缩（每 3 分钟一次的宫缩）并同时伴随有宫颈成熟度的改善，宫颈 Bishop 评分大于等于 6 分。②自然破膜或行人工破膜术。③子宫收缩过频（每 10 分钟有 5 次及以上的宫缩）。④置药 24 小时。⑤有胎儿出现不良状况的证据，包括胎动减少或消失、胎动过频、胎儿电子监护结果分级为 Ⅱ 类或 Ⅲ 类。⑥出现不能用其他原因解释的母体不良反应，如恶心、呕吐、腹泻、发热、低血压、心动过速或者阴道流血增多。取出至少 30 分钟后方可静脉滴注缩宫素。

禁忌证：哮喘、青光眼、严重肝肾功能不全等；有急产史或有 3 次以上足月产史的经产妇；瘢痕子宫妊娠；有子宫颈手术史或子宫颈裂伤史；已临产；Bishop 评分大于等于 6 分；急性盆腔炎；前置胎盘或不明原因阴道流血；胎先露异常；可疑胎儿窘迫；正在使用缩宫素；对地诺前列酮或任何赋形剂成分过敏者。

（2）米索前列醇：一种人工合成的前列腺素 E_1（PGE_1）制剂，有 100 μg 和 200 μg 两种片剂，美国食品与药品监督管理局（FDA）于 2002 年批准米索前列醇用于妊娠中期促宫颈成熟和引产，而用于妊娠晚期促宫颈成熟虽未经 FDA 和中国国家市场监督管理总局认证，但美国妇产科医师学会（ACOG）于 2009 年又重申了米索前列醇在产科领域使用的规范。参考美国 ACOG 2009 年的规范并结合我国米索前列醇的临床使用经验，经中华医学会妇产科学分会产科学组多次讨论，米索前列醇在妊娠晚期促宫颈成熟的应用常规如下：对于妊娠晚期未破膜而宫颈不成熟的孕妇，是一种安全有效的引产方法。每次阴道放药剂量为 25 μg，放药时不要将药物压成碎片。如 6 小时后仍无宫缩，在重复使用米索前列醇前应行阴道检查，重新评价宫颈成熟度，了解原放置药物是否溶化、吸收，如未溶化、未吸收则不宜再放。每天总量不超过 50 μg，以免药物吸收过多。如需加用缩宫素，应该在最后一次放置米索前列醇后再过 4 小时，并行阴道检查证实米索前列醇已经吸收才可以加用。使用米索前列醇者应在产房观察，监测宫缩和胎心率，一旦出现宫缩过频，应立即进行阴道检查并取出残留药物。

优点：价格低、性质稳定、易于保存、作用时间长，尤其适合基层医疗机构应用。一些前瞻性随机临床试验和荟萃分析表明，米索前列醇可有效促进宫颈成熟。母体和胎儿使用米索前列醇产生的多数不良后果与每次用药量超过 25 μg 相关。

禁忌证与取出指征：应用米索前列醇促宫颈成熟的禁忌证及药物取出指征与可控释地诺前列酮栓相同。

（四）产程护理

进入产程后，应鼓励产妇取左侧卧位、吸氧。产程中最好连续监测胎心，注意羊水形状，必要时取胎儿头皮血测 pH，及早发现胎儿宫内窘迫并及时处理。过期妊娠时，常伴有胎儿窘迫、羊水粪染，分娩时应做相应准备。胎儿娩出后立即在直接喉镜指引下行气管插管，吸出气管内容物，以减少胎粪吸入综合征的发生。

（五）心理护理

（1）为孕产妇提供心理支持，帮助其建立母亲角色。

（2）安抚产妇家属，帮助产妇家庭应对过期妊娠分娩。

（3）接纳可能出现的难产，行胎头吸引、产钳助产等。

四、健康指导

（1）合理、适当地休息、饮食、睡眠等。

（2）情绪放松、身体放松。

（3）适当运动，无其他特殊情况时取自由体位待产。

（4）讲解临产征兆、自觉胎动计数等，指导产妇如何积极配合治疗。

（5）讲解过期妊娠分娩及过期产儿护理原则。

五、注意事项

应急处理：做好正常分娩、难产助产、剖宫产准备。

（李海霞）

第三节　多胎妊娠

一、概述

(一)定义

一次妊娠宫腔内同时有两个或两个以上的胎儿时为多胎妊娠,以双胎妊娠为多见。随着辅助生殖技术广泛开展,多胎妊娠发生率明显增高。

(二)类型特点

多胎妊娠包括由一个卵子受精后分裂而形成的单卵双胎妊娠和由两个卵子分别受精而形成的双卵双胎妊娠,双卵双胎妊娠约占双胎妊娠的70%,两个卵子可来源于同一成熟卵泡或两侧卵巢的成熟卵泡。

(三)治疗原则

1.妊娠期

及早诊断出双胎妊娠者并确定羊膜绒毛性,增加其产前检查次数,注意休息,加强营养,注意预防贫血、妊娠期高血压疾病的发生,防止早产、羊水过多、产前出血等。

2.分娩期

观察产程和胎心变化,如发现有宫缩乏力或产程延长,应及时处理。第一个胎儿娩出后,应立即断脐,助手扶正第二个胎儿的胎位,使其保持纵产式,等待15～20分钟后,第二个胎儿自然娩出。如等待15分钟仍无宫缩,则可人工破膜或静脉滴注催产素促进宫缩。如发现有脐带脱垂或怀疑胎盘早剥时,即手术助产。如第一个胎儿为臀位,第二个胎儿为头位,应注意防止胎头交锁导致难产。

3.产褥期

第二个胎儿娩出后应立即肌内注射或静脉滴注催产素,腹部放置沙袋,防止腹压骤降引起休克,同时预防发生产后出血。

二、护理评估

(一)健康史

评估本次妊娠的双胎羊膜绒毛膜性,孕妇的早孕反应程度,食欲、呼吸情况,以及下肢水肿、静脉曲张程度。

(二)生理状况

1.孕妇的并发症

妊娠期高血压疾病、妊娠期肝内胆汁淤积症、贫血、羊水过多、胎膜早破、宫缩乏力、胎盘早剥、产后出血、流产等。

2.围产儿并发症

早产、脐带异常、胎头交锁、胎头碰撞、胎儿畸形,以及单绒毛膜双胎特有的并发症,如双胎输血综合征、选择性生长受限、一胎无心畸形等;极高危的单绒毛膜单羊膜囊双胎,由于两个胎儿共用一个羊膜腔,两胎儿间无羊膜分隔,因脐带缠绕和打结而发生宫内意外的可能性较大。

（三）辅助检查

1.B超检查

B超检查可以早期诊断双胎、畸胎,能提高双胎妊娠的孕期监护质量。在妊娠 6～9 周,可通过孕囊数目判断绒毛膜性;妊娠 10～14 周,可以通过双胎间的羊膜与胎盘交界的形态判断绒毛膜性。单绒毛膜双胎羊膜分隔与胎盘呈"T"征,而双绒毛膜双胎胎膜融合处夹有胎盘组织,所以胎盘融合处表现为"双胎峰"(或"λ"征)。

妊娠 18～24 周,最晚不要超过 26 周,对双胎妊娠进行超声结构筛查。双胎容易因胎儿体位的关系影响结构筛查质量,有条件的医院可根据孕周分次进行包括胎儿心脏在内的结构筛查。

2.血清学筛查

唐氏综合征在单胎与双胎妊娠孕中期血清学筛查的检出率分别为 60％～70％和 45％,其假阳性率分别为 5％和 10％。由于双胎妊娠筛查检出率较低,而且假阳性率较高,目前并不推荐单独使用血清学指标进行双胎的非整倍体筛查。

3.有创性产前诊断

双胎妊娠有创性产前诊断操作带来的胎儿丢失率要高于单胎妊娠,以及后续的处理如选择性减胎等也存在危险,建议转诊至有能力进行宫内干预的产前诊断中心进行。

（四）高危因素

多胎妊娠者可出现妊娠期高血压疾病、妊娠肝内胆汁淤积症、贫血、羊水过多、胎膜早破、宫缩乏力、胎盘早剥、产后出血、流产等多种并发症。

（五）心理、社会因素

双胎妊娠的孕妇在孕期必须适应两次角色转变,首先是接受妊娠,其次当被告知是双胎妊娠时,必须适应第二次角色转变,即成为两个孩子的母亲。双胎妊娠属于高危妊娠,孕妇既兴奋又担心母儿的安危,尤其担心胎儿的存活率。

三、护理措施

（一）常规护理

(1)增加产前检查的次数,每次监测宫高、腹围和体重。

(2)注意休息:卧床时最好取左侧卧位,增加子宫、胎盘的血供,降低早产的风险。

(3)加强营养,尤其是注意补充铁、钙、叶酸等,以满足妊娠的需要。

（二）症状护理

双胎妊娠孕妇胃区受压导致食欲减退,因此应鼓励孕妇少量多餐,满足孕期需要,必要时给予饮食指导,如增加铁、叶酸、维生素的供给。因双胎妊娠的孕妇腰背部疼痛症状较明显,应注意休息,可指导其做骨盆倾斜运动,局部热敷也可缓解症状。采取措施预防静脉曲张的发生。

（三）用药护理

双胎妊娠可能出现妊娠期高血压疾病、妊娠肝内胆汁淤积症、贫血、羊水过多、胎膜早破、胎盘早剥等多种并发症,按相应用药情况护理。

（四）分娩期护理

(1)阴道分娩时严密观察产程进展和胎心率变化,及时处理问题。

(2)防止第二胎儿胎位异常、胎盘早剥;防止产后出血的发生;产后腹部加压,防止腹压骤降引起的休克。

（3）如行剖宫产，需要配合医师做好剖宫产术前准备和产后双胎新生儿护理准备；如系早产，产后应加强对早产儿的观察和护理。

（五）心理护理

帮助双胎妊娠的孕妇完成两次角色转变，使其接受成为两个孩子母亲的事实。告知双胎妊娠虽属高危妊娠，但孕妇不必过分担心母儿的安危，说明保持心情愉快、积极配合治疗的重要性，指导家属准备双份新生儿用物。

四、健康指导

护士应指导孕妇注意休息，加强营养，注意阴道流血量和子宫复旧情况，防止产后出血。指导产妇正确进行母乳喂养，选择有效的避孕措施。

五、注意事项

合理营养，注意补充铁剂，防止妊娠期贫血，妊娠晚期特别注意避免疲劳，加强休息，预防早产和分娩期并发症。

（李海霞）

第四节　胎　膜　早　破

胎膜早破（premature rupture of membranes，PROM）是指在临产前胎膜自然破裂，是常见的分娩期并发症，妊娠满37周的发生率为10％，妊娠不满37周的发生率为2.0％～3.5％。胎膜早破可引起早产及围生儿死亡率增加，亦可导致孕产妇宫内感染率和产褥期感染率增加。

一、病因

一般认为，胎膜早破与以下因素有关，常为多因素所致。

（一）上行感染

可由生殖道病原微生物上行感染引起胎膜炎，使胎膜局部张力下降而破裂。

（二）羊膜腔压力增高

羊膜腔压力增高常见于多胎妊娠、羊水过多等。

（三）胎膜受力不均

胎先露高浮、头盆不称、胎位异常，可使胎膜受压不均，导致破裂。

（四）营养因素

缺乏维生素C、锌及铜，可使胎膜张力下降而破裂。

（五）宫颈内口松弛

常因手术创伤或先天性宫颈组织薄弱，使宫颈内口松弛，胎膜进入扩张的宫颈或阴道内，导致感染或受力不均，而使胎膜破裂。

（六）细胞因子

白细胞介素-1（IL-1）、IL-6、IL-8、肿瘤坏死因子-α（TNF-α）升高，可激活溶酶体酶，破坏羊膜组织，导致胎膜早破。

（七）机械性刺激

创伤或妊娠后期性交也可导致胎膜早破。

二、临床表现

（一）症状

孕妇突感有较多液体自阴道流出，有时可混有胎脂及胎粪，无腹痛等其他产兆，当咳嗽、打喷嚏等导致腹压增加时，羊水可少量间断性排出。

（二）体征

肛诊或阴检时，触不到羊膜囊，上推胎儿先露部可见到羊水流出。如伴羊膜腔感染，可有臭味并伴有发热、母儿心率增快、子宫压痛、白细胞计数增多、C反应蛋白升高。

三、对母儿的影响

（一）对母亲的影响

胎膜早破后，生殖道病原微生物易上行感染，感染程度通常与破膜时间有关。羊膜腔感染易发生产后出血。

（二）对胎儿的影响

胎膜早破经常诱发早产，早产儿易发生呼吸窘迫综合征。羊膜腔感染时，可引起新生儿吸入性肺炎，严重者发生败血症、颅内感染等。脐带受压、脐带脱垂时可致胎儿窘迫。胎膜早破发生的孕周越小，胎肺发育不良发生率越高，围生儿死亡率越高。

四、处理原则

预防感染和脐带脱垂，如有感染、胎窘征象，应及时行剖宫产终止妊娠。

五、护理

（一）护理评估

1.病史

询问病史，了解是否有发生胎膜早破的病因，确定具体的胎膜早破的时间、妊娠周数，是否有宫缩、见红等产兆，是否出现感染征象，是否出现胎窘现象。

2.身心状况

观察孕妇阴道流液的颜色、性状、量，是否有气味。孕妇常因不了解胎膜早破的原因，而对不可自控的阴道流液产生恐慌，可能担心自身与胎儿的安危。

3.辅助检查

（1）阴道流液的pH测定：正常阴道液pH为4.5～5.5，羊水pH为7.0～7.5。若pH＞6.5，提示胎膜早破，准确率达90%。

（2）肛查或阴道窥阴器检查：肛查时未触到羊膜囊，上推胎儿先露部，有羊水流出。阴道窥阴器检查时见液体自宫口流出，或可见阴道后穹隆有较多混有胎脂和胎粪的液体。

（3）阴道液涂片检查：将阴道液置于载玻片上，干燥后镜检可见羊齿植物叶状结晶，为羊水，准确率达 95%。

（4）羊膜镜检查：可直视胎先露部，看不到前羊膜囊，即可诊断。

（5）胎儿纤维结合蛋白（fetal fibronectin, fFN）测定：fFN 是胎膜分泌的细胞外基质蛋白。当宫颈及阴道分泌物内 fFN 含量超过 0.05 mg/L 时，胎膜抗张能力下降，易发生胎膜早破。

（6）超声检查：羊水量减少可协助诊断，但不可确诊。

（二）护理诊断

1.有感染的危险

感染胎膜破裂后，生殖道病原微生物上行感染有关。

2.知识缺乏

缺乏预防和处理胎膜早破的知识。

3.有胎儿受伤的危险

胎儿受伤与脐带脱垂、早产儿肺部发育不成熟有关。

（三）护理目标

（1）孕妇无感染征象发生。

（2）孕妇了解胎膜早破的知识，如突然发生胎膜早破，能够及时进行初步应对。

（3）胎儿无并发症发生。

（四）护理措施

1.预防脐带脱垂的护理

胎膜早破并胎先露未衔接的孕妇应绝对卧床休息，多采用左侧卧位，注意抬高臀部，防止脐带脱垂造成胎儿宫内窘迫。注意监测胎心变化，进行肛查或阴检时，确定有无隐性脐带脱垂，一旦发生，立即通知医师，并于数分钟内结束分娩。

2.预防感染

保持床单位清洁。于外阴处使用无菌的会阴垫，勤于更换，保持清洁干燥，防止上行感染。更换会阴垫时观察羊水的颜色、性状、量、气味等。嘱孕妇保持外阴清洁，每天擦洗 2 次会阴。同时观察产妇的生命体征、血生化指标，了解是否存在感染征象。破膜大于 12 小时，遵医嘱给予抗生素，防止感染。

3.监测胎儿宫内情况

密切观察胎心率的变化，嘱孕妇自测胎动。如有混有胎粪的羊水流出，即为胎儿宫内缺氧的表现，应及时予以吸氧，左侧卧位并根据医嘱做好相应的护理。

对于胎膜早破，孕周不足 35 周者，根据医嘱予地塞米松促进胎肺成熟；对于孕周不足 37 周并已临产者，或孕周超过 37 周者，胎膜早破超过 12 小时后仍未临产者，可根据医嘱尽快结束分娩。

4.健康教育

孕期时为孕妇讲解胎膜早破的定义与原因并强调孕期卫生保健的重要性。指导孕妇，如出现胎膜早破现象，无须恐慌，应立即平卧，及时就诊。孕晚期禁止性交，避免腹部碰撞或增加腹压。指导孕妇孕期补充足量的维生素 C 和锌、铜等微量元素。宫颈内口松弛者应多卧床休息并遵医嘱，根据需要于孕 14～16 周时行宫颈环扎术。

（李海霞）

第五节　前置胎盘

一、概述

(一)定义

正常妊娠时,胎盘附着于子宫体的前壁、后壁或侧壁。妊娠 28 周后,若胎盘附着于子宫下段、下缘,达到或覆盖宫颈内口,位置低于胎先露部,称为前置胎盘。前置胎盘是妊娠晚期的严重并发症之一,也是妊娠晚期阴道流血最常见的原因。国外报道前置胎盘发病率为 0.5%,国内报道其发生率为 0.24%~1.57%。按胎盘边缘与宫颈内口的关系,将前置胎盘分为四种类型:完全性前置胎盘、部分性前置胎盘、边缘性前置胎盘、低置胎盘。妊娠中期超声检查发现胎盘接近或覆盖宫颈内口时,称为胎盘前置状态。

(二)主要发病机制

由于人工流产、多胎妊娠、经产妇等原因,胎盘需要扩大面积、吸取营养,以供胎儿需求的胎盘面积扩大导致的前置胎盘,以及孕卵着床部位下移导致胎盘前置。

(三)处理原则

抑制宫缩、止血、纠正贫血和预防感染。根据阴道流血量、有无休克、妊娠周数、产次、胎位、胎儿是否存活、是否临产及前置胎盘类型等综合作出决定。凶险性前置胎盘患者应当在有条件的医院处理。

二、护理评估

(一)健康史

除个人健康史外,在孕产史中尤其注意识别有无剖宫产术、人工流产术及子宫内膜炎等前置胎盘的易发因素;此外,妊娠经过中,特别是孕 28 周后,是否出现无痛性、无诱因、反复阴道流血症状并详细记录具体经过及医疗处理情况。

(二)临床表现

1.症状

典型症状为妊娠晚期或临产时,发生无诱因、无痛性反复阴道流血。初次出血量一般不多,剥离处血液凝固后,出血停止;也有初次即发生致命性大出血而导致的休克。阴道流血发生时间、反复发生次数、出血量多少与前置胎盘类型有关。

2.体征

患者一般情况与出血量有关,大量出血者呈现面色苍白、脉搏增快且微弱、血压下降等休克表现。腹部检查:子宫软,无压痛,大小与妊娠周数相符。子宫下段有胎盘占据,影响先露入盆,故胎先露高浮,常并发胎位异常。反复出血或一次出血量过多可使胎儿宫内缺氧,严重者胎死宫内。当前置胎盘附着于子宫前壁时,可在耻骨联合上方闻及胎盘杂音。临产时检查见宫缩为阵发性,间歇期子宫完全松弛。

(三)辅助检查

1.超声检查

推荐使用经阴道超声进行检查,其准确性明显高于经腹超声并具有安全性。当胎盘边缘未达到宫颈内口时,测量胎盘边缘距宫颈内口的距离;当胎盘边缘覆盖宫颈内口时,测量胎盘边缘超过宫颈内口的距离,结果应精确到毫米。

2.MRI检查

有条件的医院对于怀疑合并胎盘植入者,可选择 MRI 检查。与经阴道超声检查相比,MRI 对胎盘定位无明显优势。

(四)高危因素

前置胎盘的高危因素,包括流产史、宫腔操作史、产褥期感染史、高龄、剖宫产史、吸烟、双胎妊娠,以及妊娠 28 周前超声检查提示胎盘前置状态等。

(五)心理、社会因素

患者的一般情况与出血量的多少密切相关。大量出血时可见面色苍白、脉搏细速、血压下降等休克症状,孕妇及其家属可因突然阴道流血而感到恐惧或焦虑,既担心孕妇的健康,更担心胎儿的安危,可能显得恐慌、紧张、手足无措等。

三、护理措施

(一)常规护理

1.保证休息,减少刺激

孕妇需住院观察,阴道流血期间绝对卧床休息,尤以左侧卧位为佳,血止后可适当活动,并定时间断吸氧,每天 3 次,每次 1 小时,以提高胎儿血氧供应。此外,还需避免各种刺激,以减少出血机会。医护人员进行腹部检查时动作要轻柔,禁做阴道检查及肛查。

2.检测生命体征,及时发现病情变化

严密观察并记录孕妇生命体征,阴道流血的量、颜色、时间及一般状况,监测胎儿宫内状态,按医嘱及时完成实验室检查项目,并交叉配血备用。发现异常及时报告医师并配合处理。

(二)症状护理

1.纠正贫血

除口服硫酸亚铁、输血等措施外,还应加强饮食营养指导,建议孕妇多食高蛋白及含铁丰富的食物,如动物肝脏、绿叶蔬菜及豆类等。一方面,有助于纠正贫血;另一方面,还可增强机体抵抗力,同时也可促进胎儿发育。

2.预防产后出血和感染

产妇回病房休息时,严密观察产妇的生命体征及阴道流血情况,发现异常及时报告医师处理,以防止或减少产后出血。及时更换会阴垫,以保持会阴部清洁、干燥。胎儿娩出后,及早使用宫缩剂,以预防产后大出血;严格按照高危儿标准护理新生儿。

3.紧急转运

如患者阴道流血多,怀疑为凶险性前置胎盘,本地无医疗条件处理时,应建立静脉通道,输血输液,止血,抑制宫缩,由有经验的医师护送,迅速转诊到上级医疗机构。

(三)用药护理

在期待治疗过程中,常伴发早产,对于有早产风险的患者可酌情给予宫缩抑制剂,防止因宫

缩引起进一步的出血,赢得促胎肺成熟的时间。常用药物有硫酸镁、β受体激动剂、钙通道阻滞剂、非甾体抗炎药、缩宫素受体抑制剂等。

在使用宫缩抑制剂的过程中,仍有阴道大出血的风险,应随时做好剖宫产手术的准备。值得注意的是,宫缩抑制剂与肌松剂有协同作用,可加重肌松剂的神经肌肉阻滞作用,增加产后出血的风险。

糖皮质激素的使用:若妊娠不足34周,应促胎肺成熟,应参考早产的相关诊疗指南。

除口服硫酸亚铁、输血等措施外,还应加强饮食营养指导,建议孕妇多食高蛋白及含铁丰富的食物,如动物肝脏、绿叶蔬菜以及豆类等。一方面,有助于纠正贫血;另一方面,还可增强机体抵抗力,同时也可以促进胎儿发育。

(四)心理护理

帮助孕妇了解前置胎盘发病机制、症状体征辅助检查内容,引导孕妇能以最佳身心状态接受手术及分娩的过程。

四、健康指导

护士应加强对孕妇的管理和宣教,指导围孕期妇女避免吸烟、酗酒、吸食毒品等不良行为,避免多次刮宫、引产或宫内感染,防止多产,减少子宫内膜损伤或子宫内膜炎。加强孕期管理,按时进行产前检查及正确的孕期指导,早期诊断,及时处理。对妊娠期出血者,无论量多少均应就医,做到及时诊断、正确处理。

五、注意事项

(1)如有腹痛、出血等不适症状,应绝对卧床休息,止血后方可轻微活动。

(2)避免进行增加腹压的活动,如用力排便、频繁咳嗽、下蹲等,避免用手刺激腹部,变换体位时动作要轻缓。

(3)禁止性生活、阴道检查及肛查。

(4)备血,做好处理产后出血和抢救新生儿的准备。

(5)长期卧床者应加强营养,适当行肢体活动,给予下肢按摩,定时排便,练习深呼吸等,以防止并发症的发生。

(李海霞)

第六节 脐带异常

一、概述

(一)定义

脐带异常包括脐带先露或脱垂、脐带缠绕、脐带长度异常、脐带打结、脐带扭转等,可引起胎儿急性或慢性缺氧,甚至胎死宫内。本节以脐带先露与脱垂为例进行讨论。脐带先露是指胎膜未破时脐带位于胎先露部前方或一侧,脐带脱垂是指胎膜破裂后脐带脱出于宫颈口外,降至阴道内甚至露于外阴部。

（二）病因

导致脐带先露与脱垂的主要原因有头盆不称、胎头入盆困难、胎位异常（如臀先露、肩先露、枕后位）、胎儿过小、羊水过多、脐带过长、脐带附着异常及低置胎盘等。

（三）治疗原则

早期发现脐带异常，迅速解除脐带受压，选择正确的分娩方式，保障胎儿安全。

二、护理评估

（一）健康史

详细了解产前检查结果，有无羊水过多、胎儿过小、胎位异常、低置胎盘等。

（二）临床表现

1.症状

若脐带未受压，可无明显症状；若脐带受压，产妇自觉胎动异常甚至消失。

2.体征

出现频繁的变异减速，上推胎先露部及抬高臀部后恢复，若胎儿缺氧严重，可伴有胎心消失。胎膜已破者，阴道检查可在胎先露旁或前方触及脐带，甚至脐带脱出于外阴。

（三）辅助检查

1.产科检查

在胎先露旁或前方触及脐带，甚至脐带脱出于外阴。

2.胎儿电子监护

胎儿电子监护可发现伴有频繁的变异减速，甚至胎心音消失。

3.B型超声检查

B型超声检查有助于明确诊断。

（四）心理、社会因素

评估孕产妇及家属有无焦虑、恐慌等心理问题，对脐带脱垂的认识程度及家庭支持度。

（五）高危因素

（1）胎儿过小。

（2）羊水过多。

（3）脐带过长。

（4）胎先露部入盆困难。

（5）胎位异常，如肩先露、臀先露等。

（6）胎膜早破而胎先露未衔接。

（7）脐带附着位置低或低置胎盘。

三、护理措施

（一）常规护理

除产科常规护理外，还需注意协助孕妇取臀高位卧床休息，以缓解脐带受压。

（二）分娩方式的选择

1.脐带先露

若为经产妇,胎膜未破,宫缩良好,且胎心持续良好者,可在严密监护下经阴道分娩;若为初产妇或足先露、肩先露者,应行剖宫产术。

2.脐带脱垂

胎心尚好,胎儿存活者,应尽快娩出胎儿。对于宫口开全,胎先露部已达坐骨棘水平以下者,还纳脐带后行阴道助产术;若产妇宫口未开全,应立即协助产妇取头低臀高位,将胎先露部上推,还纳脐带,应用宫缩抑制剂,缓解脐带受压,严密监测胎心的同时,尽快行剖宫产术。

（三）心理护理

（1）了解孕产妇及家属的心理状态,并予以心理支持,缓解其紧张、焦虑情绪。

（2）讲解脐带脱垂相关知识,以取得其对诊疗护理工作的配合。

四、健康指导

（1）教会孕妇自数胎动,以便早期发现胎动异常。

（2）督促其定期产前检查,妊娠晚期及临产后再次行超声检查。

五、注意事项

脐带脱垂为非常紧急的情况,一旦发现,应立即进行脐带还纳,并保持手在阴道内,直到胎儿娩出。

（李云凤）

第七节 妊娠合并糖尿病

一、概述

（一）定义及发病率

妊娠合并糖尿病有两种情况:一种为原有糖尿病(diabetes mellitus,DM)的基础上合并妊娠,又称糖尿病合并妊娠(pregestational diabetes mellitus,PGDM);另一种为妊娠前糖代谢正常,妊娠期才出现的糖尿病,称为妊娠期糖尿病(gestational diabetes mellitus,GDM)。糖尿病孕妇中90%以上是GDM,糖尿病合并妊娠者不足10%。世界各国报道GDM发生率为1%～14%,我国GDM发生率为1%～5%,近年有明显增高趋势。多数GDM患者于产后可以恢复正常糖代谢,但将来患2型糖尿病机会增加。糖尿病孕妇的临床经过复杂,对母儿结局均有较大危害,必须引起重视。

（二）主要发病机制

妊娠中后期孕妇对胰岛素的敏感性逐渐下降,为维持正常糖代谢水平,胰岛素需求量必须相应增加,对于胰岛素分泌受限的孕妇,妊娠期不能代偿这一生理变化而使血糖升高,使原有糖尿病加重或出现妊娠期糖尿病。

(三)治疗原则

妊娠期管理,包括血糖控制、医学营养治疗、胰岛素等药物治疗、妊娠期糖尿病酮症酸中毒的处理及母儿监护等。

妊娠期血糖控制目标:GDM 患者妊娠期血糖应控制在餐前及餐后 2 小时血糖值分别小于等于 5.3 mmol/L(95 mg/dL)、小于等于 6.7 mmol/L(120 mg/dL),特殊情况下可测餐后 1 小时血糖值小于等于 7.8 mmol/L(140 mg/dL);夜间血糖不低于 3.3 mmol/L(60 mg/dL);妊娠期糖化血红蛋白 HbA$_{1c}$宜小于 5.5%。

二、护理评估

(一)健康史

由于胰岛素分泌缺陷和(或)胰岛素作用缺陷而引起糖、蛋白质、脂肪代谢异常,久病可引起眼、肾、神经、血管、心脏等组织的慢性进行性病变,导致功能缺陷及衰竭。

(二)症状体征

GDM 孕妇妊娠期有三多症状(多饮、多食、多尿),或外阴阴道假丝酵母菌感染反复发作,孕妇体重超过 90 kg,本次妊娠并发羊水过多或巨大胎儿者,应警惕合并糖尿病的可能。但大多数妊娠期糖尿病患者无明显的临床症状。

(三)辅助检查

(1)有条件的医疗机构应该做口服葡萄糖耐量试验(OGTT):妊娠 24~28 周者,OGTT 前禁食至少 8 小时,最迟不超过上午 9 点,试验前连续 3 天正常饮食,即每天进食糖类不少于 150 g,检查期间静坐、禁烟。检查时,5 分钟内口服含 75 g 葡萄糖的液体 300 mL,分别抽取孕妇服糖前空腹及服糖后 1 小时、2 小时的静脉血(从开始饮用葡萄糖水时计算时间),放入含有氟化钠的试管中,采用葡萄糖氧化酶法测定血糖水平。OGTT 的诊断标准:服糖前空腹及服糖后 1 小时、2 小时,3 项血糖值应分别低于 5.1 mmol/L(92 mg/dL)、10.0 mmol/L(180 mg/dL)、8.5 mmol/L(153 mg/dL)。孕妇任何一项血糖值达到或超过上述标准,即可诊断为 GDM。

(2)孕妇具有 GDM 高危因素或者医疗资源缺乏地区,建议妊娠 24~28 周首先检查空腹血糖(FPG)。FPG 大于 5.1 mmol/L,可以直接诊断 GDM,不必行 OGTT;FPG<4.4mmol/L(80 mg/dL),发生 GDM 可能性极小,可以暂时不行 OGTT。FPG>4.4 mmol/L 且<5.1 mmol/L时,应尽早行 OGTT。

(3)糖化血红蛋白(HbA$_{1c}$)水平的测定:HbA$_{1c}$反映取血前 2~3 个月的平均血糖水平,可作为评估糖尿病长期控制情况的良好指标,多用于 GDM 初次评估。应用胰岛素治疗的糖尿病孕妇,推荐每 2 个月检测一次。

(4)尿酮体的监测:尿酮体有助于及时发现孕妇糖类或能量摄取的不足,也是早期糖尿病酮症酸中毒(diabetic ketoacidosis,DKA)的一项敏感指标,孕妇出现不明原因恶心、呕吐、乏力等不适或者血糖控制不理想时,应及时监测尿酮体。

(5)尿糖的监测:由于妊娠期间尿糖阳性并不能真正反映孕妇的血糖水平,不建议将尿糖作为妊娠期常规监测手段。

(6)肝肾功能检查,24 小时尿蛋白定量,眼底等相关检查。

（四）高危因素

1.孕妇因素

年龄大于等于 35 岁、妊娠前超重或肥胖、糖耐量异常史、多囊卵巢综合征。

2.家族史

糖尿病家族史。

3.妊娠分娩史

不明原因的死胎、死产、流产史、巨大胎儿分娩史、胎儿畸形和羊水过多史、妊娠期糖尿病史。

4.本次妊娠因素

妊娠期发现胎儿大于孕周、羊水过多、反复外阴阴道假丝酵母菌病者。

（五）心理、社会因素

由于糖尿病疾病的特殊性，孕妇及家人对疾病知识的了解程度、认知态度存在问题，会出现焦虑、恐惧心理，应该关注社会及家庭支持系统是否完善等。

三、护理措施

（一）常规护理

（1）评估妊娠期糖尿病既往史、家族史、不良孕产史、本次妊娠经过、存在的高危因素、合并症、病情控制及用药情况等。

（2）营养摄入量推荐，包括每天摄入总能量、糖类、蛋白质、脂肪、膳食纤维、维生素、矿物质及非营养性甜味剂的使用。

（3）餐次的合理安排，少量多餐，定时、定量进餐，控制血糖升高。

（二）症状护理

（1）评估孕妇有无糖代谢紊乱综合征，即"三多一少"症状（多饮、多食、多尿、体重下降），重症者症状明显。孕妇有无皮肤瘙痒，尤其外阴瘙痒。因高血糖可导致眼房水的晶体渗透压改变而引起眼屈光改变，患病孕妇可出现视物模糊。

（2）评估糖尿病孕妇有无产科并发症，如低血糖、高血糖、妊娠期高血压疾病、酮症酸中毒、感染等。

（3）确定胎儿宫内发育情况，注意有无巨大胎儿或胎儿生长受限。

（4）分娩期重点评估孕妇有无低血糖及酮症酸中毒症状，如心悸、出汗、面色苍白、饥饿感、恶心、呕吐、视物模糊、呼吸快且有烂苹果味等。

（5）产褥期主要评估有无低血糖或高血糖症状，有无产后出血及感染征兆，评估新生儿状况。

（6）妊娠期糖尿病酮症酸中毒的处理：在检测血气、血糖、电解质并给予相应治疗的同时，主张应用小剂量胰岛素 0.1 U/(kg·h)静脉滴注，每 1～2 小时监测血糖一次。血糖值≥13.9 mmol/L 时，应将胰岛素加入 0.9%氯化钠注射液静脉滴注；血糖值≤13.9 mmol/L 时，开始将胰岛素加入 5%葡萄糖氯化钠注射液中静脉滴注，酮体转阴后可改为皮下注射。

（三）用药护理

1.常用的胰岛素制剂及其特点

（1）超短效人胰岛素类似物：门冬胰岛素已被我国国家市场监督管理总局（SFDA）批准用于妊娠期，其特点是起效迅速，药效维持时间短，具有较强或较佳的降低餐后血糖的作用，不易发生低血糖，可用于控制餐后血糖水平。

(2)短效胰岛素:其特点是起效快,剂量易于调整,可皮下、肌内和静脉注射使用。

(3)中效胰岛素:含有鱼精蛋白、短效胰岛素和锌离子的混悬液,只能皮下注射而不能静脉使用,注射后必须在组织中蛋白酶的分解作用下,将胰岛素与鱼精蛋白分离,释放出胰岛素再发挥生物学效应。其特点是起效慢、药效持续时间长,其降低血糖的效果弱于短效胰岛素。

(4)长效胰岛素类似物:地特胰岛素也已经被 SFDA 批准应用于妊娠期,可用于控制夜间血糖和餐前血糖。静脉注射胰岛素后能使血糖迅速下降,半衰期为 5~6 分钟,故可用于抢救糖尿病酮症酸中毒。

(5)妊娠期胰岛素应用的注意事项:①胰岛素初始使用应从小剂量开始,0.3~0.8 U/(kg·d)。每天计划应用的胰岛素总量应分配到三餐前使用,分配原则是早餐前最多,中餐前最少,晚餐前用量居中。每次调整后观察 2~3 天判断疗效,每次以增减 2~4 U 或不超过胰岛素每天用量的20%为宜,直至达到血糖控制目标。②胰岛素治疗期间清晨或空腹高血糖的处理:夜间胰岛素作用不足、黎明现象和索莫吉(Somogyi)效应,均可导致高血糖的发生。前两种情况必须在睡前增加中效胰岛素用量,而出现 Somogyi 效应时,应减少睡前中效胰岛素的用量。③妊娠过程中机体对胰岛素需求的变化:妊娠中、晚期对胰岛素需求量有不同程度的增加;妊娠 32~36 周胰岛素需要量达高峰,妊娠 36 周后稍有下降,应根据个体血糖监测结果,不断调整胰岛素用量。

2.口服降糖药在 GDM 孕妇中的应用

(1)格列本脲:临床应用最广泛的治疗 GDM 的口服降糖药,靶器官为胰腺,99%以蛋白结合形式存在,极少通过胎盘屏障。目前临床研究显示,妊娠中、晚期 GDM 孕妇应用格列本脲与胰岛素治疗相比,疗效一致,但前者使用方便且价格便宜。但用药后发生子痫前期和新生儿黄疸需光疗的风险升高,少部分孕妇有恶心、头痛及低血糖反应。

(2)二甲双胍:可增加胰岛素的敏感性,目前的资料显示,妊娠早期应用对胎儿无致畸性,在多囊卵巢综合征的治疗过程中对早期妊娠的维持有重要作用。由于该药可以透过胎盘屏障,妊娠中晚期应用对胎儿的远期安全性尚有待证实。

因磺脲类及双胍类降糖药均能通过胎盘对胎儿产生毒性反应,因此孕妇不宜口服降糖药物治疗。对通过饮食治疗不能控制的妊娠期的糖尿病患者,为避免低血糖或酮症酸中毒的发生,胰岛素是其主要的治疗药物。显性糖尿病患者应在孕前改为胰岛素治疗,在使用胰岛素治疗的过程中,应特别注意用药的时间、剂量、使用方法等。

(四)分娩期护理

(1)妊娠合并糖尿病本身不是剖宫产指征,如有胎位异常、巨大胎儿、病情严重需终止妊娠时,常选择剖宫产,做好术前准备。若胎儿发育正常,宫颈条件较好,则适宜经阴道分娩。

(2)分娩时机及方式:分娩时,应严密监测血糖、密切监护胎儿状况,妊娠期糖尿病孕妇在分娩过程中,仍需维持身心舒适,给予支持以减缓分娩压力。

分娩时机:①无须胰岛素治疗而血糖控制达标的 GDM 孕妇,如无母儿并发症,在严密监测下可等待预产期到来,到预产期仍未临产者,可引产终止妊娠。②PGDM 及胰岛素治疗的 GDM 孕妇,如血糖控制良好且无母儿并发症,在严密监测下,妊娠 39 周后可终止妊娠;若血糖控制不满意或出现母儿并发症,应及时收入院观察,根据病情决定终止妊娠时机。③糖尿病伴发微血管病变或既往有不良产史者,需严密监护,终止妊娠时机应个体化。

分娩方式:糖尿病本身不是剖宫产指征。决定阴道分娩者,应制订分娩计划,产程中密切监测孕妇的血糖、宫缩、胎心率变化,避免产程过长。择期剖宫产的手术指征为糖尿病伴严重微血管病变,或其他产科指征。妊娠期血糖控制不好、胎儿偏大(尤其估计胎儿体重≤4 250 g),或有死胎、死产史者,应适当放宽剖宫产指征。

（五）心理护理

妊娠期糖尿病孕妇了解糖尿病对母儿的危害后,可能会因无法完成"确保自己及胎儿安全顺利地度过妊娠期和分娩期"这一母性心理发展任务而产生焦虑、恐惧及低自尊的反应,严重者造成体象障碍。如妊娠分娩不顺利,胎婴儿产生不良后果,则孕妇心理压力更大,护理人员应提供各种交流的机会,鼓励其讨论面临的问题及心理感受。以积极的心态面对压力,并协助其澄清错误的观念和行为,促进身心健康。

四、健康指导

(1)宣教妊娠、分娩经过,提高母婴健康共识。

(2)指导实施有效的血糖控制方法,保持良好的自我照顾能力。

(3)预防产褥感染,鼓励母乳喂养。

(4)指导产妇定期接受产科和内科复查,重新确诊。

五、注意事项

(1)注意妊娠期糖尿病孕妇的管理,特别是饮食管理和药物治疗。

(2)重视酮症酸中毒的预防及早期识别。

(3)胰岛素使用的各项注意事项。

(4)注意对胎儿发育、胎儿成熟度、胎儿状况和胎盘功能等进行检测,必要时及早住院。

（李云凤）

第八节　妊娠合并心脏病

一、概述

（一）定义

妊娠合并心脏病是一种严重的妊娠合并症,包括妊娠前已患有心脏病,以及妊娠后发现或发生的心脏病。其中,先天性心脏病占 35%～50%,位居第一位。妊娠合并心脏病在我国孕产妇死因顺位中高居第二位,为非直接产科死亡原因的首位。我国妊娠合并心脏病的发病率约为 1%。

（二）妊娠、分娩对心脏病的影响

1.妊娠期

循环血容量于妊娠 6 周开始逐渐增加,32～34 周达高峰,产后 2～6 周逐渐恢复正常,总循环血量的增加可导致心排血量增加和心率上升。另外,妊娠末期,增大的子宫使膈肌升高,心脏向上、向左前发生移位,导致心脏大血管轻度扭曲,使心脏负荷进一步加重,心脏病孕妇容易发生心力衰竭。

2.分娩期

强力的宫缩及耗氧量的增加使分娩期成为心脏负担最重的时期。第一产程,每次宫缩会导致 250～500 mL 血液被挤入体循环,增加回心血量和心排血量,加重心脏负担;第二产程,除子宫收缩外,腹肌和骨骼肌的收缩使外周阻力增加,加之分娩时屏气使肺循环压力增加,腹腔压力增高,内脏血液回流入心脏增加,此时心脏前后负荷显著加重;第三产程,胎儿娩出后,腹压骤减,大量血液流向内脏,回心血量减少;而胎盘娩出后由于胎盘循环终止,子宫收缩使子宫内血液迅速进入体循环,使回心血量骤增。血流动力学的急剧变化容易导致心力衰竭。

3.产褥期

产后 3 天内,子宫收缩使大量血液进入体循环,且产妇组织中潴留的大量水分也回流到体循环,使心脏负担再次加重,因此仍需谨防心力衰竭的发生。

综上,妊娠 32～34 周、分娩期及产后 3 天内,是心脏病患者最危险的时期,护理人员应严密观察,确保母婴安全。

(三)治疗原则

积极防治心力衰竭和感染。

二、护理评估

(一)健康史

详细了解产科病史和既往病史,包括有无不良孕产史、心脏病史、心脏病相关疾病史、心力衰竭史及心功能状态等。

(二)临床表现

1.症状

活动受限、发绀等,应特别注意有无早期心力衰竭的症状和体征:①轻微活动后即出现胸闷、心悸、气短;②休息时心率超过 110 次/分,呼吸超过 20 次/分;③夜间常因胸闷而需坐起呼吸或到窗口呼吸新鲜空气;④肺底部出现少量持续性湿啰音,咳嗽后不消失。

2.体征

呼吸、心率上升,心脏增大、肝大、水肿、颈静脉怒张、杵状指等。

(三)辅助检查

1.产科检查

产科检查可评估胎儿宫内状况。

2.影像学检查

B 型超声心动图检查有无心肌肥厚、瓣膜运动异常、心内结构畸形等。

3.心电图检查

心电图检查有无严重心律失常,如心房颤动、心房扑动、三度房室传导阻滞等。

(四)心理、社会因素

孕产妇有无焦虑、恐惧等心理问题,孕产妇及家属对疾病知识的掌握情况、重视程度及家庭支持度。

三、护理措施

(一)常规护理

执行产科常规护理,但妊娠合并心脏病的孕妇还应注意以下问题。

(1)休息指导:孕妇应保证每天 10 小时以上的睡眠,且中午宜休息 2 小时;避免过度劳累及情绪激动。分娩后,在心功能允许的情况下,鼓励其早期下床活动,以防血栓形成。

(2)营养指导:指导孕妇摄入高热量、高维生素、低盐、低脂饮食,少量多餐,多食蔬菜、水果,以防便秘加重心脏负担;每天食盐量不超过 5 g。

(3)定期产前检查:妊娠 20 周前每 2 周检查一次,妊娠 20 周后,尤其是 32 周后,每周检查一次。若心功能在Ⅲ级或以上,有心力衰竭征象,应立即入院治疗;若心功能为Ⅰ~Ⅱ级,应在妊娠 36~38 周入院待产。

(4)妊娠合并心脏病的孕妇应适当放宽剖宫产指征,经阴道分娩者应采取半卧位,臀部抬高,下肢放低,产程中加强观察。

(二)症状与体征护理

1.生命体征及自觉症状

根据病情,定期观察孕产妇的生命体征及自觉症状,或使用生理监护仪连续监护;正确识别早期心力衰竭的症状与体征,预防心力衰竭的发生。

2.分娩期的产程观察

有条件的医院应使用生理监护仪进行持续监护,无生理监护仪的医院应严密观察患者生命体征和自觉症状。第一产程,每 15 分钟监测一次血压、脉搏、呼吸、心率及自觉症状,每 30 分钟测胎心率一次;减轻或消除紧张情绪,必要时遵医嘱使用镇静剂。第二产程,指导产妇使用呼吸等放松技巧以减轻疼痛;每 10 分钟监测血压、脉搏、呼吸、心率等一次;行胎儿电子监护,持续监测胎儿情况;宫口开全后行产钳助产术或胎头吸引术以缩短产程。

3.预防产后出血和感染

胎儿娩出后立即压沙袋于腹部,持续 24 小时,以防腹压骤降,诱发心力衰竭。输液时,严格控制输液速度,有条件者使用输液泵并随时评估心脏功能。严格遵循无菌操作规程,产后遵医嘱给予抗生素,预防感染。

(三)用药护理

为预防产后出血,遵医嘱应用缩宫素,但禁用麦角新碱,以防静脉压升高,增加心脏负担;产后遵医嘱预防性使用抗生素;使用强心药者,应严密观察不良反应。

(四)心理护理

妊娠合并心脏病的孕产妇最担心的问题是自身和胎儿的安全,应指导孕产妇及家属掌握心力衰竭的诱发因素,预防心衰及识别早期心衰等相关知识。

(五)急性心力衰竭的急救

(1)体位:坐位,双腿下垂,以减少回心血量。

(2)吸氧:高流量给氧 6~8 L/min,必要时面罩加压给氧。

(3)用药:遵医嘱给予镇静剂、利尿剂、血管扩张剂、洋地黄制剂、氨茶碱等。

(4)紧急情况下无抢救条件时,可采取四肢轮流三肢结扎法,以减少静脉回心血量。

四、健康指导

(一)预防心力衰竭的诱因

多休息,避免过度劳累;注意保暖,预防感冒;保持心情愉快,避免过度激动;进食清淡食物,避免过饱;适度运动,多进食高纤维食物,防止便秘。

(二)母乳喂养指导

心功能Ⅰ~Ⅱ级者,可以母乳喂养,但要避免过劳;心功能Ⅲ级或以上者,不宜母乳喂养,应指导其及时回乳并教会家属人工喂养的方法。

(三)出院指导

全面评估产妇的身心状况,与家属共同制订康复计划;在心功能允许的情况下,鼓励其适度参与新生儿照护,促进亲子关系的建立;新生儿有缺陷或死亡者,鼓励其表达情感并给予理解与安慰。

(四)避孕指导

不宜再妊娠者,应在剖宫产的同时行输卵管结扎术,或在产后1周行绝育术;未行绝育术者,应指导其采取适宜的避孕措施,严格避孕。

五、注意事项

(一)预防心力衰竭

孕产期应避免过度劳累、感冒、过度激动、便秘等,防止发生心力衰竭。

(二)识别心力衰竭的早期临床表现

容易发生心衰的三个时期为妊娠32~34周、分娩期、产后72小时,识别心力衰竭的早期临床表现对于及早处理、改善预后具有十分重要的意义。

(三)心力衰竭急救时用药

发生心力衰竭时,应快速、准确按医嘱给药。因此,应熟练掌握常用急救药物的剂量、用药方法、药理作用及不良反应。

(李云凤)

第九节　妊娠合并缺铁性贫血

一、概述

(一)定义

贫血是妊娠期常见的合并症,其中以缺铁性贫血最常见,占妊娠期贫血的95%。

(二)发病原因

妊娠期对铁的需要量增加是孕妇缺铁的主要原因。妊娠期血容量增加及胎儿生长发育约需铁1 000 mg。因此,孕妇每天需铁至少4 mg,每天饮食中含铁10~15 mg,但吸收利用率仅为10%,妊娠中晚期铁的最大吸收率可达40%,仍不能满足需要,若不及时补充铁剂,则可能耗尽体内的储存铁导致贫血。

（三）治疗原则

补充铁剂,纠正贫血;积极预防产后出血和感染。

二、护理评估

（一）健康史

了解有无月经过多或消化道慢性失血疾病史,有无长期偏食、妊娠剧吐等导致的营养不良病史,有无代谢障碍性疾病。

（二）临床表现

1.症状

轻者多无明显症状,重者有头晕、乏力、心悸、气短、食欲缺乏、腹胀、腹泻等症状,甚至出现贫血性心脏病、胎儿宫内窘迫、胎儿生长受限、早产等并发症的相应症状。

2.体征

皮肤、口唇、指甲、睑结膜苍白,皮肤毛发干燥无光泽、脱发、指甲脆薄,重者还表现出口角炎、舌炎等体征。

（三）辅助检查

1.血常规

血常规呈小细胞、低色素的特点。

2.血清铁测定

血清铁的下降可出现在血红蛋白下降之前。

3.骨髓检查

红细胞系统增生活跃,中、晚幼红细胞增多。

（四）心理、社会因素

了解孕妇及家属对贫血知识的知晓程度,对用药注意事项的掌握情况;了解孕妇是否担心胎儿及自身安全,有无焦虑等心理问题。

（五）高危因素

（1）妊娠前月经过多。

（2）消化道慢性失血性疾病。

（3）长期偏食,摄入铁不足。

（4）吸收不良或代谢障碍性疾病。

（5）妊娠剧吐未能得到及时纠正。

三、护理措施

（一）常规护理

执行产科常规护理。

（二）症状护理

轻度贫血者可根据耐受情况适当活动,严重贫血者应卧床休息铁剂,以减少机体对氧的消耗。同时应加强防跌倒教育,防止患者在体位突然改变时因头晕、乏力而跌倒。

（三）用药护理

需要口服铁剂者,指导其饭后服用铁剂,以减少对胃肠道的刺激,可同时服用维生素 C 或酸性果汁以促进吸收。服用后,铁与肠内硫化氢作用形成黑便,应予以解释。铁剂不可与茶叶同服,以免影响铁的吸收。

（四）分娩期护理

（1）中、重度贫血者,临产前遵医嘱给予止血剂,如维生素 C、维生素 K_1 等,并配血备用。

（2）密切观察产程进展情况,产程中加强胎心监护并行低流量吸氧,可行助产缩短第二产程,以减少产妇用力。

（3）贫血产妇易发生因宫缩乏力所致的产后出血,且贫血患者对失血的耐受性差,故产后应及时给予宫缩剂预防产后出血。

（4）严格无菌操作,遵医嘱予抗生素预防感染。

（五）心理护理

向孕妇及家属详细讲解疾病知识,使其了解目前身体状况。分娩时,陪伴产妇,给予支持与鼓励,及时提供产程进展信息以减轻其焦虑。

四、健康指导

（1）饮食指导:指导孕妇多进食高铁、高蛋白、高维生素、易消化的食物,如肉类、肝脏、胡萝卜、木耳、紫菜、新鲜水果、菠菜、甘蓝等深色蔬菜。

（2）母乳喂养指导:对于重度贫血不宜哺乳者,应解释原因,指导产妇及家属掌握人工喂养的方法,并行退乳指导。

（3）对于无再次生育要求者,产后行避孕指导;对于有再次生育要求者,指导其下次妊娠前纠正贫血并增加铁的储备。

五、注意事项

（1）有高危因素者,应进行有针对性的健康指导。

（2）服用铁剂者,详细指导注意事项。

（李海霞）

第九章

儿 科 护 理

第一节　小儿急性颅内压增高及脑疝

急性颅内压增高是一种常见的神经系统危急综合征,指急性起病且小儿侧卧位时颅内压力超过 200 mmH$_2$O(1.96 kPa)者。当颅内压力不平衡时,部分脑组织可由压力较高处通过解剖上的裂隙或孔道向压力低处移位,而形成脑疝。

引起颅内压增高的常见原因:①脑组织体积增大,如颅内占位病变、脑炎、脑水肿等。②脑血量增多,如缺氧时脑血管扩张、高血压脑病时脑灌注压增高、心力衰竭时静脉回流受阻等。③脑脊液生成增多所致的良性颅内压增高、脑脊液循环梗阻等。

一、临床表现

(一)急性颅内压增高

1.头痛

头痛是颅内压增高的主要症状,常最先出现,有时是唯一症状。头痛呈持续性或间歇性,多在清晨起床时明显,可因咳嗽、用力等动作而加重。通常为弥漫性,但以额部或枕部疼痛较为明显。婴儿不能诉述头痛,常表现为阵发性哭闹、撞头或尖叫等。

2.呕吐

呕吐常在清晨空腹时或于剧烈头痛时伴发,一般不伴恶心且与饮食无关,多呈喷射性呕吐。

3.眼底变化

眼底出现眼静脉淤血、视网膜水肿及视盘水肿、出血等变化。

4.展神经麻痹及复视

展神经在颅底行走较长,颅内压增高时易受压而发生单侧或双侧不全麻痹,出现复视。

5.惊厥

惊厥多在颅内压增高后期出现,但急性颅内压增高者也可出现频繁的抽搐。

6.意识障碍

患者可出现不同程度的意识障碍,如烦躁不安或淡漠、迟钝,继而嗜睡以致昏迷。

7.瞳孔变化

早期瞳孔可缩小或忽大忽小。如果瞳孔由大变小,最后固定不变,说明已有脑干受损。由于婴儿前囟未闭,颅缝分离,代偿能力较强,故颅内压增高症状可不明显,小婴儿可见头颅增大,并出现"落日征"。

(二)脑疝

1.小脑幕切迹疝

颞叶的沟回疝入小脑幕切迹。临床特征:①除出现颅内压增高症状外,常伴有意识障碍,甚至昏迷;②受压侧的瞳孔扩大,对光反射迟钝或消失,眼睑下垂;③可有颈项强直;④呼吸不规则;⑤受压对侧肢体呈中枢性瘫痪;⑥脑疝严重时,可引起血压、脉搏、呼吸等生命体征的紊乱。

2.颅后窝占位性病变

小脑蚓体的上部及小脑前叶可逆行向上疝入小脑幕切迹,称为小脑幕切迹上疝,可出现四叠体受压表现,两侧上睑不全下垂,两眼上视障碍,双瞳孔等大但对光反射消失,可有不同程度的意识障碍。

3.枕骨大孔疝

小脑扁桃体及邻近的小脑组织向下疝入枕骨大孔,延髓也有不同程度的下移受压,缓慢形成者初期可因颈脊神经受牵压,引起后颈部疼痛加重,甚至可出现吞咽困难、饮水呛咳、锥体束征阳性,急性者可突然发生呼吸停止、血压下降、心率下降甚至死亡。

二、辅助检查

(一)腰椎穿刺

已出现颅内压增高时,应避免或暂缓进行腰椎穿刺(简称腰穿),以免引起脑疝。如必须做腰穿时,可应用小号针头缓慢间歇地放出少量的脑脊液,穿刺后去枕并抬高下肢至少 12 小时。

(二)脑电图

颅内压增高时,显示弥漫性对称高波幅慢节律。

(三)头颅 X 线平片

慢性颅内压增高时可见囟门扩大,颅缝裂开,脑回压迹(指压痕)增多、增深,颅骨变薄,蝶鞍扩大,后床突脱钙,等等。

(四)头颅 B 超检查

婴儿前囟未闭可进行检查。

(五)CT 及 MRI 检查

CT 及 MRI 检查可发现有无脑水肿,了解脑室大小,有无出血或占位病变。

三、治疗

(一)病因治疗

尽快查明病因,针对病因积极进行治疗。

(二)一般治疗

(1)必须卧床休息,密切观察患儿的意识状态、瞳孔、脉搏、呼吸及血压的变化。

(2)头部高位(15°～30°)以利颈内静脉回流,减少头部充血。

(3)控制液体入量,保持最低需要量,按 1 000 mL/(m² · d)计算,一般以达到轻度脱水为宜。应用 1/5～1/3 张含钠溶液,维持电解质及酸碱平衡。

(4)保持呼吸道通畅,给予湿化的氧气吸入。为保持呼吸道通畅,对昏迷患儿可行气管插管或气管切开术。

（5）保持患儿安静，避免用力咳嗽或排便。

（三）降低颅内压

1.甘露醇

甘露醇常为首选。20%甘露醇每次 0.5～1.0 g/kg，静脉推注或快速滴注，每 4～6 小时重复一次，用药后 5～15 分钟颅内压开始下降，2～3 小时后降至最低水平，其降压率为 50% 左右，可维持 4～6 小时，脑疝出现时可用较大剂量，每次 1.5～2.0 g/kg。

2.甘油制剂

10%甘油生理盐水注射液或 10% 的甘油果糖注射液（在上液中加 5% 果糖配制而成），静脉滴注，成人每次 250～500 mL，250 mL 静脉滴注时间为 1.0～1.5 小时，每天 1～2 次，儿童根据年龄与症状酌情使用。本品降低颅内压作用起效较慢，持续时间较长，较少发生反跳，常与甘露醇间隔使用。

3.呋塞米

呋塞米可与脱水药同时应用，剂量为每次 1～2 mg/kg，肌内或静脉注射，每天 2～6 次。

4.肾上腺皮质激素

（1）地塞米松：抗脑水肿作用强，每次 0.25～0.50 mg/kg，每 6 小时一次，用药后 12～36 小时见效，4～5 天达最高峰。

（2）氢化可的松：此药脱水作用虽较地塞米松弱，但其作用较迅速，急性患儿可配合地塞米松应用，每天 1～2 次。

5.过度通气

维持 PaO_2 12.0～20.0 kPa(90～150 mmHg)，$PaCO_2$ 3.3～4.0k Pa(25～30 mmHg)，pH 为 7.5 左右，可减低颅内压。

6.侧脑室引流

侧脑室持续外引流，可获得迅速而有效的效果，常在颅内高压危象和脑疝时采用。

四、护理措施

（一）避免颅内压增高加重

保持患儿绝对安静，避免躁动、剧烈咳嗽，检查和治疗尽可能集中进行，护理患儿时要动作轻柔，不要猛力转动患儿头部和翻身；抬高床头 30° 左右，使头部处于正中位以利颅内血液回流，疑有脑疝时以平卧位为宜，但要保证气道通畅。

（二）呼吸道管理

根据病情选择不同方式供氧，保持呼吸道通畅，及时清除呼吸道分泌物，以保证血氧分压维持在正常范围。备好呼吸器，必要时人工辅助通气。

（三）用药护理

按医嘱要求调整输液速度，按时应用脱水药、利尿剂等以减轻水肿。静脉滴注使用镇静药时速度宜慢，以免发生呼吸抑制。注意观察药物的疗效及不良反应。

（四）病情观察

严密观察病情变化，定时监测生命体征、瞳孔、肌张力、意识状态等。若发生脑疝，立即通知医师并配合抢救。

（五）减轻头痛

保持安静，关心患儿并采取轻抚、按摩、心理暗示等措施，帮助患儿，分散其注意力。正确用药，观察用药反应。

（六）健康教育

向家长及患儿解释保持安静的重要性及头肩部抬高的意义，取得配合。避免剧烈咳嗽和便秘。根据原发病的特点，做好相应指导。

（王丽娟）

第二节　小儿化脓性脑膜炎

小儿化脓性脑膜炎是指由各种化脓性细菌引起的脑膜炎症，常继发于败血症或为败血症的一部分，约 30% 的新生儿败血症可并发脑膜炎。临床以急性发热、惊厥、意识障碍、颅内压增高和脑膜刺激征及脑脊液脓性改变为特征。

80% 以上的化脓性脑膜炎是由肺炎链球菌、流感嗜血杆菌、脑膜炎球菌引起。2 个月以下婴幼儿和新生儿、原发或继发性免疫缺陷病者，易发生肠道革兰氏阴性杆菌和金黄色葡萄球菌脑膜炎，前者以大肠埃希菌最多见，其次如变形杆菌、绿脓杆菌或产气荚膜梭菌等。出生 2 个月至儿童时期以流感嗜血杆菌、脑膜炎球菌、肺炎链球菌致病为主。

随着抗生素的合理应用，小儿化脓性脑膜炎的病死率明显下降，病死率为 5%～15%，约 1/3 幸存者遗留各种神经系统后遗症，6 个月以下幼婴患本病预后更为严重。部分患儿可遗留脑积水、耳聋、癫痫、智力低下和肢体瘫痪。

化脓性脑膜炎包括脑膜炎球菌性脑膜炎、肺炎链球菌脑膜炎、流感嗜血杆菌脑膜炎、金黄色葡萄球菌脑膜炎、革兰氏阴性菌脑膜炎和新生儿脑膜炎。

一、病因及发病机制

（一）病因

化脓性脑膜炎在 0～2 月龄内婴儿，其致病病原常反映母亲的带菌情况和婴儿的生活环境，常见病原有 B 族链球菌和革兰氏阴性肠杆菌等，偶尔也有流感嗜血杆菌 b 型（Hib）或不定型菌株。在 2 月龄至 12 岁的儿童组中，其致病菌常是肺炎链球菌、脑膜炎球菌或 Hib。在美国，没有应用 Hib 疫苗之前，约 70% 小于 5 岁儿童的化脓性脑膜炎是由 Hib 引起。1986 年在美国，化脓性脑膜炎的平均发病年龄为 15 个月。另外，在一些有解剖结构缺陷或免疫功能缺陷的人群，少见病原引起脑膜炎的病例增加，如绿脓杆菌、金黄色葡萄球菌、凝固酶阴性葡萄球菌、沙门菌属和李斯特菌等。

细菌性脑膜炎的重要危险因素：其一为年幼儿对感染的病原缺乏免疫力；其二为近期有致病细菌的携带。有密切接触史、居住拥挤、贫穷、小婴儿缺乏母乳喂养都是诱发因素。传播方式是经接触呼吸道分泌物和飞沫传播，脾功能不全如镰状细胞贫血、无脾的患者，易患肺炎链球菌脑膜炎，有时也易患 Hib 脑膜炎。

1.肺炎链球菌

肺炎链球菌脑膜炎的发病率为 1/10 万～3/10 万，一生都可以感染此菌，2 岁以下婴幼儿和老年人的发病率最高。其危险性同感染的肺炎链球菌血清型有关，血清型的分布在不同国家和地区也不相同。

2.流感嗜血杆菌

流感嗜血杆菌是广泛寄居在正常人上呼吸道的微生物，在健康儿童中，30％～80％都带有 Hib，绝大多数是无荚膜不定型，无致病性的，仅少数为有荚膜菌株，而侵袭性疾病大多数为 Hib 菌株引起。其中，流感嗜血杆菌 b 型(Hib)带菌的高峰年龄主要在 6 个月至 2 岁半，然后很快下降，4 岁后很少带菌。Hib 的传播方式主要由呼吸道经空气、飞沫或经手传染，主要感染 5 岁以下的儿童，引起多器官、组织的侵袭性感染，其中占第一位而且危害最大的是脑膜炎。在美国未用此菌苗前，5 岁以下儿童 Hib 脑膜炎发病率为 60/10 万，病死率为 5％～10％，而由中枢神经损伤所造成的后遗症发生率为 30％～50％。近年来人们发现，由于耐药菌株的出现，尽管使用了有效的抗生素，仍有 5％的患者死亡，30％的患者有中枢神经系统后遗症。

3.脑膜炎球菌

脑膜炎球菌性脑膜炎至今仍是全球性疾病，世界各地都有发病。高发地区是非洲、亚洲和南美洲，这些地区平均发病率为 10/10 万，在流行年代可能增加到 500/10 万。在非洲脑脊髓膜炎的流行，A 群脑膜炎球菌仍是最常见的病原菌。此外，在巴西、马里、尼日利亚等地，C 群脑膜炎球菌引起过大爆发。在智利、古巴、挪威等地，B 群脑膜炎球菌也和一些爆发有联系，而且由这种血清群引起的病例最近几年在北美已明显增多。据世界卫生组织报告，近十年来各大洲发病率在 10/10 万～30/10 万，美洲的发病率在 2/10 万～5/10 万，欧洲、北美、大洋洲发病率较低，平均约 1/10 万，亚洲除我国外发病率也在 1/10 万～2/10 万。

(二)发病机制

细菌抵达脑膜可通过多种途径，如外伤或手术直接接种、淋巴或血流播散等。通常脑膜炎是由菌血症发展而来。细菌多由上呼吸道侵入，先在鼻咽部隐匿、繁殖，继而进入血流，直接抵达营养中枢神经系统的血管，或在该处形成局部血栓，并释放出细菌栓子到血液循环中。由于小儿防御、免疫功能均较成人弱，病原菌容易通过血-脑屏障到达脑膜引起化脓性脑膜炎。婴幼儿的皮肤、黏膜、肠胃道及新生儿的脐部也常是感染侵入门户。鼻旁窦炎、中耳炎、乳突炎既可作为病灶窝藏细菌，也可因病变扩展直接波及脑膜。颅骨外伤、骨折的并发症，特别是那些涉及鼻旁窦的骨折，更可形成颅内与外界的直接通道，成为细菌侵入的门户。先天性免疫球蛋白缺陷，细胞免疫缺陷或联合免疫缺陷，均影响婴儿预防感染的能力，容易发生严重感染乃至脑膜炎。具有大量荚膜的细菌在血流中生存力加强，在缺乏免疫力的年幼儿中，血清低浓度的抗荚膜 IgM 与 IgG 抗体、血清备解素、血清补体成分(如 C19、C3 和 C5)也缺乏或减少都影响对细菌有效的调理吞噬作用，使其容易发生脑膜炎。细菌通过血-脑屏障进入脑脊液循环，因为脑脊液中的补体、抗体浓度明显低于血循环，细菌可迅速繁殖，而化学趋化因子、肿瘤坏死因子、白细胞介素-1、前列腺素 E 和其他细胞因子或炎性介质的局部产生引起了局部炎症，细菌的细胞壁成分也可引起强烈的炎症反应。继而，炎症造成白细胞浸润、血管通透性增加、血管梗死，破坏了血-脑屏障。在脑脊液中已无菌生长时，细胞因子引起的炎症还在继续，这也就造成了慢性炎症后遗症。

二、临床表现

（一）症状及体征

各种细菌所致化脓性脑膜炎的临床表现大致相仿,可归纳为感染、颅压增高及脑膜刺激症状。其临床表现在很大程度上取决于患儿的年龄。年长儿与成人的临床表现相似。婴幼儿症状一般较隐匿或不典型。

化脓性脑膜炎一般发病急,有高热、头痛、呕吐、食欲不振及精神萎靡等症状。起病时神志一般清醒,病情进展可发生嗜睡、谵妄、惊厥和昏迷。严重者在 24 小时内即出现惊厥、昏迷。体检可见意识障碍、昏迷、颈强直、克尼格征与布鲁辛斯基征阳性。如未及时治疗,颈强直加重、头后仰、背肌僵硬甚至角弓反张。

婴幼儿期化脓性脑膜炎起病急缓不一。由于前囟尚未闭合,骨缝可以裂开,而使颅内压增高及脑膜刺激症状出现较晚,临床表现不典型。常先以易激惹、烦躁不安、面色苍白、食欲减低开始,然后出现发热及呼吸系统或消化系统症状,如呕吐、腹泻、轻微咳嗽,继之嗜睡、头向后仰、感觉过敏、哭声尖锐、眼神发呆、双目凝视,有时用手打头、摇头。往往在发生惊厥后才引起家长注意并就诊。前囟饱满、布鲁辛斯基征阳性是重要体征,有时皮肤划痕试验阳性。

新生儿特别是未成熟儿的临床表现明显不同。起病隐匿,常缺乏典型症状和体征。由宫内感染引起的,可表现为出生时即呈不可逆性休克或呼吸暂停,很快死亡。较常见的情况是出生时婴儿正常,数天后出现肌张力低下、少动、哭声微弱、吸吮力差、拒食、呕吐、黄疸、发绀、呼吸不规则等非特异性症状。发热或有或无,甚至体温不升。体格检查仅见前囟张力增高,而少有其他脑膜刺激征。前囟隆起亦出现较晚,极易误诊。唯有腰穿检查脑脊液才能确诊。有些患儿直到尸检时才发现其为化脓性脑膜炎。

（二）并发症和后遗症

1.硬膜下积液

婴儿患肺炎球菌脑膜炎和流感杆菌脑膜炎时多见。经治疗病情好转而体温持续不退,或体温下降后再升高;前囟持续隆起或第二次隆起,颅透照试验光圈持续超过 2 cm 或进行性增大;症状好转,又重复出现惊厥等症状。此时应做硬膜下穿刺,如穿刺得黄色或带血微浊液体在 1 mL 以上,可以确诊。涂片可找到细菌。

2.脑室管膜炎

具备以下两项者,应疑并发脑室膜炎:①病情危重,频繁惊厥,呼吸衰竭。②经合理治疗 1 周,化脓性脑膜炎症状持续加重。③脑超声或 CT 示脑室明显扩大。④中枢神经系统畸形或化脓性脑膜炎复发。如脑室穿刺液每立方毫米白细胞数不少于 50 个,糖定量＜30 mg/dL 或蛋白定量＞40 mg/dL 即可确诊。脑脊液细菌培养或涂片结果与腰穿结果一致也可确诊。

3.脑积水

梗阻性脑积水。

4.脑性低钠血症

并发抗利尿激素分泌过多,又因呕吐、进食差等致使血钠降低或发生水中毒,主要表现为意识障碍加重、惊厥。血化验可证实低钠血症。

5.其他

继发癫痫,智力低下,视、听、运动功能障碍等。

三、实验室及辅助检查

(一)血象
白细胞总数及中性粒细胞明显增加。贫血常见于流感嗜血杆菌脑膜炎。

(二)血培养
早期、未用抗生素治疗者可得阳性结果,能帮助确定病原菌。

(三)咽培养
咽培养对分离出致病菌有参考价值。

(四)瘀点涂片
流脑患儿皮肤瘀点涂片查见细菌阳性率在50%以上。

(五)脑脊液常规、涂片、培养
脑脊液检查可见典型化脓性改变。其外观混浊或稀米汤样,压力增高(当脓液黏稠、流出困难时,无法测量压力)。显微镜下检查白细胞计数甚多,每立方毫米为数百至数万个,每升可达数亿个,其中以多核白细胞为主。糖定量试验,含量常在150 mg/L以下。糖定量不但可协助鉴别细菌或病毒感染,还能反映治疗效果。蛋白定性试验多为强阳性,定量试验明显增高。将脑脊液离心沉淀,做涂片染色,常能查见病原菌,可作为早期选用抗生素治疗的依据。涂片检查用革兰氏染色,必要时加用亚甲蓝染色协助观察细菌形态。

(六)特异性细菌抗原测定
利用免疫学技术检查患儿脑脊液、血、尿中细菌抗原为快速确定病原菌的特异方法,特别是脑脊液抗原检测最重要。血、尿抗原阳性亦有参考价值。国外在十余年前即已广泛开展此项工作,由于缺乏优质抗血清,我国尚未普遍使用。常用的方法有以下几种。

1.对流免疫电泳(CIE)

此法是以已知抗体(特定的抗血清)检测脑脊液中的抗原如可溶性荚膜多糖,特异性高,1小时内即能获得结果,常用作流行性脑脊髓膜炎快速诊断,也用以检查流感嗜血杆菌、肺炎链球菌等,阳性率可达80%。北京儿童医院128例化脓性脑膜炎抗原检测阳性率为86.7%。

2.乳胶凝集试验(LA)

此法是用已知抗体检测未知抗原(或用已知抗原检测抗体)。对脑膜炎球菌与流感嗜血杆菌检测结果与用CIE方法所测结果相似,但对肺炎链球菌敏感性较差。此法较CIE敏感,但有假阳性可能。所用标本量较CIE多,试剂盒亦较昂贵。

3.免疫荧光试验

用荧光素标记已知抗体,再加入待检抗原(如脑脊液、血液标本),然后用荧光显微镜观察抗原抗体反应。此法特异性高、敏感性强,可快速作出诊断,但需一定设备。

4.酶联免疫吸附试验(ELISA)

用酶标记已知抗体(或抗原)测定相应抗原(或抗体)。

四、主要护理诊断

(一)体温过高
体温过高与细菌感染有关。

（二）合作性问题

患者有合作性问题与颅内高压症有关。

（三）营养失调（低于机体需要量）

营养失调与摄入不足、机体消耗增多有关。

（四）有受伤的危险

受伤与抽搐或意识障碍有关。

（五）恐惧或焦虑（家长的）

家长的恐惧或焦虑情绪与患儿疾病重、预后不良有关。

五、护理措施

（一）高热的护理

1.休息

保持病室安静、空气新鲜，绝对卧床休息。

2.病情观察

每4小时测体温1次，并观察热型及伴随症状。体温超过38℃时，及时给予物理降温；如超过39℃，按医嘱及时给予药物降温，以减少大脑氧的消耗，防止热性惊厥，记录降温效果。

3.其他护理

鼓励患儿多饮水，必要时静脉补液。出汗后及时更衣，注意保暖。

（二）饮食护理

保证足够热量摄入，按患儿热量需要制订饮食计划，给予高热量、清淡、易消化的流质或半流质饮食。少量多餐，防呕吐发生。注意食物的调配，增加患儿食欲。频繁呕吐不能进食者，应注意观察呕吐情况并静脉输液，维持水、电解质平衡。偶有吞咽障碍者，应及早鼻饲以防窒息。监测患儿每天热卡摄入量，及时给予适当调整。

（三）体位

给予舒适的卧位，颅内高压者抬高头部15°～30°，保持中位线，避免扭曲颈部。有脑疝发生时，应选择平卧位。呕吐时须将头侧向一边，防止窒息。

（四）加强基础护理

做好口腔护理，呕吐后帮助患儿漱口，保持口腔清洁，及时清除呕吐物，减少不良刺激。做好皮肤护理，及时清除大小便，保持臀部干燥，必要时使用气垫等抗压力器材，预防压疮的发生。

（五）安全护理

注意患儿安全，躁动不安或惊厥时防坠床及舌咬伤。

（六）生活护理

协助患儿进行洗漱、进食、大小便及个人卫生等生活护理。

（七）病情观察

（1）监测生命体征，密切观察病情，注意精神状态、意识、瞳孔、前囟等变化。若患儿出现意识障碍、囟门紧张、躁动不安、频繁呕吐、四肢肌张力增高等，提示有脑水肿、颅内压升高的可能。若呼吸节律不规则、瞳孔忽大忽小或两侧不等大、对光反应迟钝、血压升高，应注意脑疝及呼吸衰竭的存在。

（2）并发症的观察：如患儿在治疗中发热不退或退而复升，前囟饱满、颅缝裂开、呕吐不止、频繁惊厥,应考虑有并发症存在。可做颅骨透照法、头颅超声波检查、头颅 CT 扫描检查等,以便早确诊,及时处理。

（八）用药护理

了解各种药物的使用要求及不良反应。如静脉用药的配伍禁忌;青霉素应现配现用,防止破坏,影响疗效;注意观察氯霉素的骨髓抑制作用,定期做血象检查;甘露醇须快速输注,避免药物渗出血管外,如有渗出须及时处理,可用 50％硫酸镁湿敷;除甘露醇外,其他液体静脉输注速度不宜太快,以免加重脑水肿;保护好静脉,有计划地选择静脉,保证输液通畅;记录 24 小时出入液量。

（九）心理护理

对患儿及家长给予安慰、关心和爱护,使其接受疾病的事实,鼓励战胜疾病的信心。根据患儿及家长的接受程度,介绍病情、治疗、护理的目的与方法,以取得患儿及家长的信任,使其主动配合。

（十）健康教育

(1)根据患儿和家长的接受程度介绍病情和治疗、护理方法,使其主动配合,并鼓励患儿和家长共同参与制订护理计划。关心家长,爱护患儿,鼓励其战胜疾病,取得患儿和家长的信任。

(2)在治疗过程中提供相应的护理知识,如吞咽不良、使用鼻饲者,注意鼻饲后的正确卧位,鼻饲后避免立即翻身和剧烈运动;小婴儿要耐心喂养,给予喂养知识及饮食指导;向患儿及家长解释腰穿后须去枕平卧、禁食 2 小时的意义,取得患儿和家长的合作;注意保暖,预防感冒;减少陪护,预防交叉感染,以期尽早康复。

(3)对有并发症患儿,向患儿和家长解释原因,在处理过程中需要患儿和家长配合的都应一一说明,以取得患儿和家长的配合。

（十一）出院指导

(1)饮食应根据患儿不同年龄给予饮食指导,给予高热量、富含维生素、易消化饮食,并注意饮食的调配,增进食欲。

(2)注意劳逸结合,根据天气变化及时增减衣服,预防感冒。搞好环境卫生,室内经常开窗通风,充分利用日光。注意个人卫生。小儿尽量少去拥挤的公共场所。流行性脑膜炎流行期间避免大型集会,减少人员流动,外出戴口罩,不去疫区。

(3)有后遗症者,应给予相应的功能训练和康复指导。肢体瘫痪者应每天做各关节的被动活动,鼓励患儿主动运动,加强锻炼。恢复期宜做按摩、理疗、体疗、运动功能锻炼等康复治疗。有失语者宜进行语言训练。有癫痫者应指导患儿按时有规律地服药,注意安全,避免过度劳累和情绪激动,定期复查。

（王丽娟）

第三节 小儿病毒性心肌炎

一、概念

病毒性心肌炎是病毒侵犯心脏,以心肌炎性病变为主要表现的疾病,有的可伴有心包或心内膜炎症改变。本病临床表现轻重不一,预后大多良好,但少数可发生心力衰竭、心源性休克,甚至猝死。

二、临床表现

(一)症状

(1)多有轻重不等的前驱症状,如发热、乏力、全身不适、咳嗽、咽痛、肌痛、腹泻、皮疹等表现。

(2)病前曾患流行性感冒、流行性腮腺炎、肝炎、水痘等病毒性感染。

(3)可有心悸、胸闷、心前区不适、气急、头晕、晕厥及抽搐史。

(4)排除中毒性心肌炎、先天性心脏病、风湿热、心包疾病、代谢性疾病、结缔组织病、原发性心肌病等疾病。

(二)查体

(1)心脏大小正常或增大。

(2)心音低钝,可出现奔马律。

(3)心率上升,偶有心动过缓,常有心律失常。

(4)心尖部可有轻度柔和的收缩期杂音,有心包炎时可有心包摩擦音。

(5)重症病例可出现充血性心力衰竭或心源性休克体征。

三、辅助检查

(一)特殊检查

1.心电图

ST 段下移,T 波低平或倒置,低电压,窦房、房室或室内传导阻滞,期前收缩或其他异位心律,Q-T 间期延长,异常 Q 波等,也可有房室肥大表现。

2.酶学检查

血清谷丙转氨酶(ALT)、谷草转氨酶(AST)、肌酸激酶同工酶(CK-MB)和乳酸脱氢酶同工酶(LDH)活性增高,$LDH_1 > LDH_2$,$LDH_1 > 40\%$,心肌肌钙蛋白(cTnI 或 cTnT)阳性。

3.X 线检查

心影大小正常或增大,可有少量胸腔积液。

4.超声波检查

患者可有房室增大,左心室收缩功能和舒张功能减低或有心包积液。

5.病原学检查

以咽拭子、尿、粪、血液、心包液进行病毒分离,或在恢复期做血清补体结合试验、中和试验等,可有特异性病毒抗体明显升高。

(二)诊断标准(1999 年修订草案)

1.临床诊断依据

(1)心功能不全、心源性休克或心脑综合征。

(2)心脏扩大(X 线、超声心动图检查具有表现之一)。

(3)心电图改变:以 R 波为主的两个或两个以上主要导联(Ⅰ、Ⅱ、aVF、V_5)的 ST-T 改变持续 4 天以上伴动态变化,窦房、房室传导阻滞,完全性右束支或左束支传导阻滞,成联律、多形、多源、成对或并行期前收缩,非房室结及房室折反引起的异位性心动过速,低电压(新生儿除外)及异常 Q 波。

(4)CK-MB 升高或心肌肌钙蛋白(cTnI 或 cTnT)阳性。

2.病原学诊断依据

(1)确诊指标:自心内膜、心肌、心包(活检、病理)或心包穿刺液检查发现以下之一者可确诊。①分离到病毒;②用病毒核酸探针查到病毒核酸;③特异性病毒抗体阳性。

(2)参考依据:有以下之一者结合临床表现可考虑心肌炎由病毒引起。①自粪便、咽拭子或血液中分离到病毒,且恢复期血清同型抗体滴度较第一份血清升高 4 倍以上或降低 1/4 以上。②病程早期血中特异性 IgM 抗体阳性。③用病毒核酸探针自患儿血中查到病毒核酸。

(3)确诊依据:具备临床诊断依据两项,可做临床诊断。发病同时或发病前1~3周有病毒感染的证据,则支持病毒性心肌炎诊断。①如具备临床诊断依据两项,可做心肌炎临床诊断。发病同时或发病前1~3周有病毒感染的证据,则支持病毒性心肌炎诊断。②同时具备病原学确诊依据之一者,可确诊为病毒性心肌炎。③具备病原学参考依据之一者,可临床诊断为病毒性心肌炎。④凡不具备确诊依据,应给予必要的治疗或随诊,根据病情变化,确诊或除外病毒性心肌炎。⑤应除外风湿性心肌炎、中毒性心肌炎、先天性心脏病、结缔组织病,以及代谢性疾病的心肌损害、甲状腺功能亢进症、原发性心肌病、原发性心内膜弹力纤维增生症、先天性房室传导阻滞、心脏自主神经功能异常、β 受体功能亢进及药物等引起的心电图改变。

四、治疗

(一)休息

急性期应卧床休息,一般 3~4 周,有心脏扩大和心力衰竭时,一般应休息 3~6 个月,随后逐渐恢复至正常活动。

(二)防治诱因

控制继发性细菌感染。

(三)改善心肌代谢、增进心肌营养

(1)维生素 C:每次 100~200 mg/kg,稀释成 10.0%~12.5%溶液,静脉注射,每天 1 次,疗程 0.5~1.0 个月。

(2)辅酶 Q_{10}:剂量 10~30 mg/d,分次服用,疗程 1~3 个月。

(3)1,6-二磷酸果糖:剂量每次 1.0~2.5 mL/kg,每天 1 次,静脉缓慢滴注,每 10~15 天为 1 个疗程。

(四)肾上腺皮质激素

重症可用地塞米松静脉滴注,或泼尼松口服,1.0~1.5 mg/(kg·d),分次口服,用 3~4 周,症状缓解后逐渐减量停药。

(五)对症治疗

(1)控制心力衰竭:应用强心药、利尿剂和血管扩张药。对洋地黄类药物较敏感,剂量宜小,一般总量减少 1/3~1/2,首次剂量不超过总量 1/3。

(2)纠正心律失常:根据心律失常种类,选用不同的抗心律失常药物。

(3)抢救心源性休克:用地塞米松每次 0.5~1.0 mg/kg 静脉注射或静脉滴注,大剂量维生素 C 每次 2~5 g,静脉注射,每 2~6 小时 1 次,病情好转后改为每天 1~2 次,多巴胺和(或)多巴酚丁胺静脉滴注,5~15 $\mu g/(kg·min)$,根据血压调节滴注速度,可并用硝普钠静脉滴注,

$0.5 \sim 5.0 \ \mu g/(kg \cdot min)$。

五、护理措施

(一)病情观察

密切观察并记录心率、脉搏的强弱和节律,注意血压、体温、呼吸及精神状态的变化,如突然发现面色苍白、恶心、呕吐、烦躁不安、气急、脉搏异常,应立即通知医师,进行抢救。

(二)饮食护理

给予高热量、高维生素、低脂肪饮食,适当增加水果,少量多餐,切忌饱餐。心功能不全时,应适当限制食盐和水分的摄入。

(三)用药护理

静脉给药速度宜慢,有条件者可用输液泵。应用洋地黄类药物治疗心力衰竭时,应注意由心肌炎导致患者对洋地黄制剂较敏感,容易中毒,在用药期间应密切观察心率、心律。若心率过低或其他不良反应出现时,应立即报告医师妥善处理。

(四)活动与休息

急性期患儿绝对卧床休息,至热退后3~4周基本恢复正常时逐渐增加活动量。恢复期继续限制活动量,一般总休息时间不少于3个月。重症患儿心脏扩大者、有心力衰竭者,应延长卧床时间,待心衰控制、心脏情况好转后再逐渐开始活动。

(五)健康教育

适量的体育锻炼,注意劳逸结合,积极预防病毒性感冒,加强营养,增强抵抗力。嘱咐患儿及家长出院后定期到门诊复查。

（王丽娟）

第四节　小儿感染性心内膜炎

一、概念

感染性心内膜炎指心脏的瓣膜、心内膜或血管内膜的炎症,多发生在有先天或后天心脏病的患儿,但亦可发生在心脏正常者。

二、临床表现

(一)症状

持续发热、寒战、疲乏、出汗、头痛、肌痛、关节疼痛等。小儿常有明显食欲缺乏。如为金黄色葡萄球菌感染,起病多急剧,病势凶险。

(二)查体

(1)皮肤苍白,精神不振。

(2)原有心脏杂音改变或出现新的杂音,可有心脏扩大。

(3)广泛的栓塞表现,如皮肤瘀点、眼底出血点,及肺、肾、脑、脾等实质脏器梗死。

（4）有脾大及压痛,杵状指(趾)。

三、辅助检查

(一)血液学检查

进行性贫血和白细胞增高且以中性粒细胞为主,亦可有血小板减少,红细胞沉降率上升,血清球 α_2 蛋白增高,C 反应蛋白阳性,部分病例类风湿因子阳性,C3 减低,常有血尿、蛋白尿及管型尿。

(二)血培养

血培养对诊断治疗至关重要,80%～85%可阳性。早期 1～2 天内多次血培养的阳性率较分散,在数日内做培养较高。在血培养标本留置完成前勿用抗生素。如患儿最近已用过抗生素,则需停药至少 48 小时,万不得已时应避开血药浓度高峰时期采血。

(三)超声心动图

应用二维超声可准确探测赘生物的部位、数量、形态、大小,心瓣膜损伤情况,心脏大小和心功能状况,有助于判断药物疗效和预后。

四、治疗

(一)支持疗法

卧床休息。保持水、电解质平衡及足够的热卡供应。必要时给予输血、血浆或静脉注射免疫球蛋白等。

(二)抗生素治疗

根据血培养选用敏感、有效的抗生素,血培养阴性时选用广谱抗生素。坚持足量及长期疗程,疗程 4～6 周,需体温正常、急相期蛋白试验正常,血培养连续两次培养阴性后方可逐渐停用。

(三)手术疗法

先天性心脏病缺损修补,以及切除赘生物、脓肿或更换病变的瓣膜等,手术适应证有以下几点。

(1)瓣膜破坏所致的进行性或不能控制的心力衰竭。

(2)顽固感染经 1～2 个月治疗未控制者。

(3)脱落的赘生物栓塞动脉必须取出时。

(4)人工瓣膜感染或扩展至瓣膜外感染时。

(5)心内赘生物经抗生素治疗后不消失,且发生体循环或肺循环栓塞者。

五、预后

预后取决于下列因素。

(1)治疗越早,治愈率越高。

(2)致病菌的毒性及破坏性。

(3)免疫功能低下或经治疗后免疫复合物滴度不下降者,预后差。

(4)抗生素治疗未能控制病情者,预后差。

六、护理措施

(一)休息

高热患儿应卧床休息,心脏超声可见巨大赘生物的患儿,应绝对卧床休息,防止赘生物脱落。

(二)饮食护理

对发热患儿,应给予清淡、高蛋白、高热量、高维生素、易消化的半流质或软食,以补充机体消耗。鼓励患儿多饮水(有心衰征象者除外)。贫血者,遵医嘱服用铁剂。

(三)用药护理

遵医嘱应用抗生素治疗,观察药物疗效及不良反应,并及时告知医师。告知患儿抗生素治疗是本病的关键,需坚持大剂量、长疗程的治疗。严格按时用药,以确保维持有效的血药浓度。应用静脉留置针,以保护静脉血管,减轻患儿痛苦。

(四)发热护理

(1)观察体温及皮肤黏膜变化,发热时每4小时测体温1次,注意患儿有无皮肤瘀点、指甲下线状出血、奥斯勒结节和詹韦损害等及消退情况。

(2)正确采集血标本:未经治疗亚急性患儿,第一天采血每1小时1次,共3次,次日未见细菌重复采血3次后开始治疗。已用抗生素者,停药2~7天后采血。急性患儿入院后立即采血每1小时1次,共3次。每次采血10~20 mL,同时做需氧和厌氧培养。

(3)环境温湿度适宜,高热者给予物理降温,及时更换衣物,促进舒适。

(五)潜在并发症:栓塞

(1)重点观察瞳孔、神志、肢体活动及皮肤温度。

(2)突然胸痛、气急、发绀、咯血,考虑肺栓塞。

(3)出现腰痛、血尿考虑肾栓塞。

(4)神志和精神改变、失语、吞咽困难、肢体功能障碍、瞳孔大小不对称,甚至抽搐和昏迷,考虑脑血管栓塞。

(5)肢体突然剧烈疼痛、皮肤温度下降,动脉搏动减弱,考虑外周动脉栓塞。

(六)健康指导

(1)告知患儿本病的病因、发病机制,坚持足量、长疗程应用抗生素。

(2)在进行口腔手术、内镜检查、导尿等操作前,告知医师心内膜炎史,预防性应用抗生素。

(3)注意防寒保暖,避免感冒,加强营养,增强机体抵抗力,合理休息。保持口腔和皮肤清洁,少去公共场所。勿挤压痤疮、疖、痈等感染灶,减少病原体入侵机会。教会患儿自测体温,观察栓塞表现,定期门诊随访。

(王丽娟)

第五节　小儿急性上呼吸道感染

一、概念

急性上呼吸道感染简称上感,俗称"感冒",是小儿时期最常见的疾病,主要侵犯鼻、咽和鼻咽部,常诊断为"急性鼻咽炎""急性咽炎""急性扁桃体炎"等,也可统称为"上呼吸道感染"。冬春季多发,各种病毒和细菌均可引起,以病毒为多见,占90%以上,主要有鼻病毒、流感病毒、副流感病毒、呼吸道合胞病毒、腺病毒及冠状病毒、柯萨奇病毒、埃可病毒等。其次为细菌感染,如链球菌、流感嗜血杆菌等,肺炎支原体亦可引起。

二、临床表现

(一)一般类型的上感

(1)年长儿症状较轻,常于受凉后1~3天出现鼻塞、喷嚏、流涕、干咳、咽痛、发热等;婴幼儿局部症状不显著而全身症状重,可骤然起病,高热、咳嗽、食欲差、烦躁,甚至热性惊厥。

(2)有些患儿可伴有呕吐、腹泻、阵发性脐周疼痛。

(3)查体:咽部充血,扁桃体肿大,颌下淋巴结肿大、触痛等,肺部呼吸音正常;部分患儿可有不同形态的皮疹。

(4)可伴有中耳炎、鼻窦炎、咽后壁脓肿、颈淋巴结炎、喉炎、气管炎、支气管肺炎等。年长儿若患链球菌性上感可引起急性肾炎、风湿热等。

(5)血常规:病毒性感染时白细胞总数正常或偏低,分类以淋巴细胞增多为主。如为细菌感染或合并细菌感染,白细胞总数大多升高,分类以中性粒细胞增多为主。

(6)C反应蛋白:取微量血样送检,可辅助鉴别感染源。细菌性感染早期可升高,单纯病毒性感染时正常。

(二)特殊类型的上感

1.疱疹性咽峡炎

疱疹性咽峡炎是柯萨奇A组病毒所致,好发于夏秋季,表现为急起高热、咽痛、流涎、厌食、呕吐等;咽部充血,咽腭弓、悬雍垂、软腭等处有2~4 mm大小的疱疹,周围有红晕,疱疹破溃后形成小溃疡,病程在1周左右。

2.咽结膜热

由腺病毒3、7型所致,常发生于春夏季,可在儿童集体机构中流行。以发热、咽炎、结膜炎为特征;咽部充血,一侧或两侧滤泡性眼结膜炎;颈部、耳后淋巴结肿大,有时伴胃肠道症状。病程为1~2周。

三、鉴别诊断

(一)流行性感冒

流行性感冒是由流感病毒、副流感病毒所致,有明显的流行病史。全身症状重,如发热、头痛、咽痛、肌肉酸痛等。上呼吸道卡他症状可不明显。

(二)急性传染病早期

上感常为各种传染病的前驱症状,如麻疹、流行性脑脊髓膜炎、百日咳、猩红热、脊髓灰质炎等,应结合流行病史、临床表现及实验室资料等综合分析,并观察病情演变加以鉴别。

(三)急性阑尾炎

上感伴腹痛者应与本病鉴别。本病腹痛常先于发热,腹痛部位以右下腹为主,呈持续性,有腹肌紧张和固定压痛点;白细胞及中性粒细胞数增高。

四、治疗

(一)一般治疗

休息、多饮水;保持室内通风,适宜的温湿度(室内温度为 20 ℃,湿度为 60%);注意呼吸道隔离;预防并发症。

(二)对症治疗

1.发热

低热可给物理降温;体温≥38.5 ℃可口服对乙酰氨基酚或布洛芬;如发生热性惊厥可给予镇静、止惊等处理;如既往有复杂性惊厥史,体温≥38 ℃即可给予药物退热治疗。

2.鼻塞

严重者可给予小儿呋麻液滴鼻。

3.其他

小儿氨酚黄那敏颗粒:适用于缓解儿童普通感冒及流行性感冒引起的发热、头痛、四肢酸痛、打喷嚏、流鼻涕、鼻塞、咽痛等症状。

五、护理措施

(一)一般护理

保持口腔清洁,避免口唇干燥,及时清除鼻腔及咽喉部分泌物和干痂,并用凡士林、液状石蜡等涂抹鼻翼部的黏膜及鼻下皮肤,以减轻分泌物的刺激。适当休息,减少活动。

(二)病情观察与护理

(1)体温、脉搏、呼吸及精神状态的观察。

(2)有无恶心、呕吐、烦躁等某些传染病的先兆症状。

(3)有可能发生热性惊厥的患儿,备好急救物品和药品,加强巡视,及时发现、及时处理、及时记录,并密切监测体温变化,采取有效措施维持正常体温。

(三)去除和避免诱发因素护理

积极治疗原发病,避免二重感染。

(四)饮食护理

给予富含营养、易消化的饮食,保证水分的供给。根据患儿的年龄,采取适宜的喂养方式,避免饮食用力或呛咳,加重病情。

(五)用药护理

应用解热药后注意补充水分并观察降温效果。热性惊厥者,应用镇静药,应观察镇静的效果及药物的不良反应。抗感染药物,注意观察有无变态反应并及时处理。

(六)心理护理

强化沟通效果,解除患儿及其家长的焦虑情绪。

(赵春媛)

第六节　小儿急性支气管炎

一、概念

急性支气管炎是由病毒、细菌或混合感染引起的气管、支气管黏膜发生炎症,常继发于上呼吸道感染后,或为急性传染病的一种临床表现。婴幼儿多见。常见的诱发因素有免疫功能失调、营养不良、佝偻病、特异性体质、鼻炎、鼻窦炎等。

二、临床表现

(一)症状

患儿大多先有上呼吸道感染症状,咳嗽为主要症状,开始为干咳,以后有痰。发热可有可无、体温可高可低。婴幼儿常有呕吐、腹泻等症状;年长儿常述头痛、胸痛。

(二)查体

双肺呼吸音粗,可有不固定的、散在的干湿啰音;一般无气促、发绀。

(三)X线胸片

X线胸片显示正常,或肺纹理增粗,肺门阴影增深。

(四)特殊类型的支气管炎-哮喘性支气管炎

特殊类型的支气管炎-哮喘性支气管炎是指婴幼儿时期有哮喘表现的支气管炎。除上述临床表现外,其特点如下。

(1)多见于3岁以下,有湿疹或其他过敏史者。

(2)有类似哮喘的症状,如呼气性呼吸困难,肺部叩诊呈鼓音,听诊两肺布满哮鸣音及少量粗湿啰音。

(3)有反复发作倾向。一般随年龄增长而发作逐渐减少,多数痊愈,少数于数年后发展为支气管哮喘。

三、治疗

(一)一般治疗

一般治疗同上呼吸道感染,经常变换体位,多饮水,使呼吸道分泌物易于咳出。

(二)控制感染

由于病原体多为病毒,一般不采用抗生素;对婴幼儿有发热、脓痰、白细胞增多、病毒性感染病程不少于7天者或考虑有细菌感染时,可适当选用抗生素(如青霉素类、头孢类)。青霉素类首选,如青霉素过敏,可选大环内酯类等广谱抗生素。疗程为7~10天。病原为肺炎支原体、衣原体者平均疗程常需2周以上。

(三)对症治疗

(1)化痰止咳:痰稠者可选用棕色合剂(每岁1 mL)、乙酰半胱氨酸、氨溴索等;刺激干咳为主者,可用愈美甲麻敏糖浆、右美沙芬;如干咳严重、影响休息者,可短期选用复方可待因(可愈糖浆)。

(2)止喘:对喘憋严重者,可口服特布他林,每次 0.1 mg/kg,或雾化吸入硫酸沙丁胺醇溶液,或复方异丙托溴铵溶液,剂量如表 9-1 所示。

表 9-1　雾化吸入药物用量表

年龄	5%吸入用硫酸沙丁胺醇溶液/mL	0.025%吸入用异丙托溴铵溶液/mL	NS/mL	总量/mL	吸入用复方异丙托溴铵溶液每支 2.5 mL
1～4 岁(不包含 4 岁)	0.25	0.50	1.25	2	
4～7 岁(不包含 7 岁)	0.50	0.75	1.75	3	每次 1.25 mL＋NS 2 mL 稀释
≥7 岁	0.75	1.00	1.25	3	

(3)喘息严重时可加用泼尼松,1 mg/(kg·d),或静脉滴注氢化可的松,共 1～3 天。

四、护理措施

(一)一般护理

卧床休息,减少活动,卧床时需经常变换体位,以便于排除呼吸道分泌物。保持口腔清洁;保持呼吸道通畅,指导并鼓励患儿有效咳嗽、咳痰,加强体位引流,必要时吸痰。

(二)病情观察与护理

观察生命体征的变化,尤其注意体温及呼吸,体温升高者,按发热护理常规护理,有呼吸困难、喘憋、发绀者,遵医嘱及时给予适宜的吸氧方式吸氧并协助医师积极处理。

(三)去除和避免诱发因素护理

积极治疗原发病,避免二重感染。

(四)饮食护理

给予富含营养、易消化的饮食,保证水分的供给。根据患儿的年龄,采取适宜的营养供给方式,应少食多餐,以免因咳嗽引起呕吐,严重者导致误吸。

(五)用药护理

应用解热药后注意补充水分,口服止咳糖浆后不能立即饮水,镇咳药不应常规应用,支气管扩张药应用时,观察患儿心率变化,抗感染药物应用时,观察有无变态反应等,经常巡视、观察用药效果及不良反应,以便及时处理。

(六)心理护理

根据各年龄段患儿及其家长心理特点,采取个性化的沟通技巧,解除患儿及其家长的焦虑情绪。

(赵春媛)

第七节　小儿支气管哮喘

一、概念

支气管哮喘是由肥大细胞、嗜酸性粒细胞和 T 淋巴细胞等多种炎性细胞参与的气道慢性炎症。这种炎症使易感者对各种激发因子具有气道高反应性并可引起气道缩窄,表现为反复发作性的喘息、呼吸困难、胸闷和咳嗽等症状,常在夜间和(或)清晨发作、加剧,常出现广泛、多变的可逆性气流受限,多数患儿可自行缓解或经治疗缓解。

二、诊断

(一)婴幼儿哮喘诊断标准

(1)年龄<3岁,喘息发作≥3次。

(2)发作时双肺闻及呼气相哮鸣音,呼气相延长。

(3)具有特应性体质,如过敏性湿疹、过敏性鼻炎等。

(4)父母有哮喘病等过敏史。

(5)除外其他引起喘息的疾病。

凡具有以上第(1)(2)(5)条,即可诊断哮喘。如喘息发作2次,并具有第(2)(5)条诊断为可疑哮喘或喘息性支气管炎。如同时具有第(3)和(或)第(4)条时,可考虑给予哮喘治疗性诊断。

(二)儿童哮喘诊断标准

(1)年龄≥3岁,喘息呈反复发作者(或可追寻与某种变应原或刺激因素有关)。

(2)发作时双肺闻及呼气相为主的哮鸣音,呼气相延长。

(3)支气管扩张剂有明显疗效。

(4)除外其他引起喘息、胸闷和咳嗽的疾病。

对各年龄组疑似哮喘同时肺部有哮鸣音者,可做以下支气管舒张试验。①用 β_2 受体激动剂的气雾剂或溶液雾化吸入。②0.1%肾上腺素 0.01 mL/kg 皮下注射,每次最大不超过 0.3 mL。在做以上任何一项试验后15分钟,如果喘息明显缓解及肺部哮鸣音明显减少,或第一秒用力呼气量(FEV_1)上升率≥15%,支气管舒张试验阳性,可做哮喘诊断。

(三)变异性哮喘诊断标准(儿童年龄不分大小)

(1)咳嗽持续或反复发作>1个月,常在夜间和(或)清晨发作,运动后加重,痰少,临床无感染征象,或经较长期抗生素治疗无效。

(2)气管舒张剂治疗可使咳嗽缓解(基本诊断条件)。

(3)有个人过敏史或家族过敏史,变应原试验阳性可作为辅助诊断。

(4)气道呈高反应性特征,支气管激发试验阳性可作为辅助诊断。

(5)除外其他原因引起的慢性咳嗽。

三、治疗

(一)治疗
坚持长期、持续、规范、个体化的治疗原则。

1.发作期
快速缓解症状、抗炎、平喘。

2.缓解期
长期控制症状、抗炎、降低气道高反应性、避免触发因素、自我保健。

(二)哮喘的治疗方案
2002年修订的《全球哮喘防治创议》及1998年全国儿童哮喘防治协作组制定的《儿童哮喘

防治常规》。

1.缓解期的处理

(1)坚持每天定时测量呼气流量峰值(PEF),记录哮喘日记。

(2)注意有无发作先兆,一旦出现及时用药以减轻发作症状。

(3)病情缓解后继续吸入维持量激素,至少6个月至2年或更长时间。

(4)根据患儿具体情况,包括诱因和以往发作规律,与患儿家长共同研究,提出采取一切必要的、切实可行的预防措施,包括避免接触变应原、避免哮喘发作,保持长期稳定。

2.哮喘药物简介

(1)药物分类。①控制药物:吸入型糖皮质激素、全身型糖皮质激素、色甘酸钠、甲基黄嘌呤、吸入型长效 β_2 激动剂、口服长效 β_2 激动剂、抗白三烯类药物。②缓解药物:吸入型短效 β_2 激动剂、全身型糖皮质激素、抗胆碱能药物、口服短效 β_2 激动剂。

(2)药物的临床应用。

糖皮质激素:最有效的抗炎药物。

肥大细胞稳定剂:色甘酸钠是一种非激素类抗炎制剂,主要用于预防运动、冷空气等引起的急性气道收缩及季节性发作。色甘酸钠气雾剂每次 5～10 mg,每天 3～4 次。连续吸入 4～6 周才能决定其最大的药效。

白三烯受体拮抗剂:新一代非激素类抗炎药物,对速发、迟发相炎症反应,均有抑制作用。但不适用于哮喘发作期的解痉治疗。目前上市的有两种为口服用药,一种是扎鲁斯特每片 20 mg,每天 1 次,用于 12 岁以上儿童。另一种是孟鲁司特,每片 5 mg,主要用于儿童,6～14 岁儿童每次 5 mg,每天 1 次,睡前服用。

β_2 受体激动剂:按需应用,如需要每天增加应用的次数、剂量才能控制病情,提示哮喘加重,需合用激素或增加激素的剂量;每天吸入用药 3～4 次以上者,改用长效制剂。常用药物剂量如下。①静脉注射:a.沙丁胺醇,学龄儿童每次 4～5 μg/kg,静脉注射(学龄前儿童剂量减半);b.盐酸沙丁胺醇 2 mg 入 10%葡萄糖溶液 250 mL 静脉滴注,速度为 1 mL/min(速率保持 8 μg/min),起效时间为 20～30 分钟。病情好转速度减慢,维持时间 4～6 小时。静脉注射可能引起严重的低钾,应及时补充,最好做心电监护。注意滴速,防止心律失常和心肌缺血的发生。除重症哮喘,一般不主张静脉用药。②口服。a.短效 β_2 激动剂:硫酸特布他林片,每片 2.5 mg,每天 3 次,每次 0.1 mg/kg;b.长效 β_2 激动剂:盐酸丙卡特罗片,每片 25 μg,每次 1 μg/kg,每 12 小时 1 次(不良反应:心悸、震颤、低血钾);盐酸班布特罗,2～6 岁儿童每次 5 mg 或 5 mL,6 岁以上可增至 10 mL或 10 mg,睡前服,主要用于夜喘为主、非急性期的患儿,或短效应用无效时改用。③吸入。a.沙丁胺醇(气雾剂、雾化溶液):5%沙丁胺醇雾化溶液 0.01～0.03 mL/kg 用生理盐水稀释至 2 mL,5～10 分钟起效,维持 4～6 小时,常与异丙托溴铵气雾剂合用;b.硫酸沙丁胺醇吸入气雾剂:每喷 200 μg,儿童 1 喷/次,每天 3～4 次;c.特布他林:特布他林气雾剂,儿童 1 喷/次,3～4 次/天;d.沙美特罗替卡松气雾剂:每吸含 50 μg 沙美特罗和 100 μg 丙酸氟替卡松,适用于 4 岁及 4 岁以上的儿童,适用于中、重度持续性哮喘。

茶碱:由于有效剂量与中毒剂量相近,儿科患者少用。①口服用药:a.氨茶碱片,每次 4～5 mg/kg,6～8 小时 1 次;b.控释型茶碱:血药浓度稳定、作用持久,尤其适用于控制夜间发作。慎与口服 β_2 激动剂联合,易诱发心律失常,应用剂量为每次 8～12 mg/kg,12 小时 1 次;c.茶碱缓释片:血药浓度为 5～15 mg/L,应用剂量为每次 0.2～0.4 mg,每天 1 次,用于 12 岁以上儿童。

②静脉用药：用于急性发作、24 小时内未用过茶碱者。对于 2 岁以下或 6 小时内用过茶碱者，静脉剂量减半。血药浓度 5～15 μg/mL。首剂 3～5 mg/kg＋5％GS 30 mL 静脉滴注（20～30 分钟内），维持 0.6～0.9 mg/(kg·h)（重症病例需维持）。如不维持用药可每 6 小时重复原剂量。病情好转，每隔 6 小时静脉注射 1 次 4～5 mg/kg。用药 3 天后、给药后 2 小时测血药浓度。症状完全控制后，可用茶碱缓释片。

抗胆碱药：作用弱于 β_2 激动剂，起效较慢，不良反应少，适用于夜间哮喘及痰多的患儿吸入用药。①异丙托溴铵雾化吸入液：成人每次 2.0 mL，3～4 次/天；6～14 岁每次 1.0 mL；6 岁以下每次 0.4～1.0 mL。异丙托溴铵气雾剂：每喷 0.02 mg，成人 2～3 喷/次，2 小时后可重复。②吸入用复方异丙托溴铵溶液（气雾剂、雾化溶液）：异丙托溴铵和硫酸沙丁胺醇的混合制剂。应用方便。

其他药物。①抗 H_1 受体药物：近年发现这类药物不仅能抗组胺，还有抗气道炎症作用。急性期可选用、缓解期有协同激素作用。氯雷他定：体重≤30 kg，5 mg，每天 1 次；＞30 kg，10 mg，每天 1 次。西替利嗪：6～12 岁 10 mg/d，每天 1 次或每天两次；2～5 岁 5 mg/d，每天 1 次或每天两次。②抗原特异免疫疗法：变态反应科检查变应原，进行特异性脱敏治疗。③免疫调节剂：因反复呼吸道感染诱发喘息发作者可酌情加用免疫调节剂，如核酪口服液、中医中药治疗。

四、护理措施

（一）一般护理

病室温度、相对湿度适宜，病室布置力求简单，避免有害气体及强光刺激，护理操作集中进行。加强口腔护理，保持呼吸道通畅，缓解呼吸困难，保持排便通畅。急性期卧床休息，取半坐卧位，恢复期可下床活动。

（二）病情观察与护理

急性期发作期严密监测生命体征，记 24 小时出入量。根据病情监测血气分析，随时调整给氧浓度，保持 PaO_2 在 9.3～12.0 kPa（70～90 mmHg）。观察有无哮喘持续状态，气胸、肺不张、水电解质失衡、呼吸衰竭等并发症发生，一旦发生，应立即通知医师并做好抢救配合。

（三）去除和避免诱发因素护理

积极治疗原发病，防治并发症，避免感染。

（四）饮食护理

发作时不宜多说话，勿勉强进食，缓解后可给高热量、高维生素、清淡、易消化流食或半流食，保证水分的供给，必要时给静脉营养。

（五）用药护理

静脉用药时，根据患儿年龄、病情和药物性质调整合适的输液速度，必要时使用输液泵控制速度。如茶碱类注射不可过快，用量不可过大（静脉注射不得少于 10 分钟）。观察药物的作用与不良反应。按患儿出现症状的轻重，遵医嘱应用支气管扩张药和激素类呼吸道局部雾化吸入。教会患儿正确使用手持定量雾化（MDI）吸入的操作方法，也可应用储雾罐。激素吸入后，指导患儿正确漱口、洗脸。

（六）心理护理

急性发作时，守护并安抚患儿，尽量满足患儿合理的需求，减轻患儿焦虑、恐惧的心理负担，以免加重呼吸困难。允许患儿及其家长表达感情,向患儿家长解释哮喘的诱因、治疗过程及预后,指导他们以正确的态度对待患儿,采取措施缓解患儿的恐惧心理。

(赵春媛)

第八节　小儿反流性食管炎

一、概念

反流性食管炎是因食管下端抗反流屏障作用,异常导致病理性酸性胃液反流,使食管的鳞状上皮受胃酸和胃蛋白酶的消化作用而引起的炎症。生理情况下,食管下端括约肌(LES)张力、食管廓清能力、腹腔内食管长度等是阻止胃食管反流最重要的屏障,当其发育不全,或因各种原因如剧烈呕吐、插胃管等破坏了此功能时,均可导致反流性食管炎发生。

二、临床表现

(1)呕吐:新生儿和婴幼儿以呕吐为主要表现。多数发生在进食后,有时在夜间或空腹时,严重者呈喷射状。呕吐物为乳汁或奶块,少数为黄色液体或咖啡色液体。平卧或头低仰卧易诱发。

(2)年长儿可有胸骨下烧灼痛、胸闷饱胀感,在炎症发作期吞咽困难、反酸,餐后或卧床睡觉时,有酸性液体反流至口咽部。

(3)反复的呼吸道感染,在新生儿及婴幼儿易合并吸入性肺炎,年长儿可有支气管哮喘发作。

(4)生长发育迟缓、出血、贫血、消瘦。当食管炎严重、黏膜糜烂,长期少量失血导致缺铁性贫血并影响生长发育。

三、辅助检查

(一)实验室检查

1.食管 pH 动态测定

将 pH 电极置于食管下括约肌上方 1~5 cm 处,测定食管的 pH,当 pH<4 时,提示有反流。病理性反流标准:睡眠时间有反流,总反流时间>4%监测时间,平均反流持续时间>5 分钟,平均消除时间>15 分钟。

2.食管腔压力测定

正常人静止时 LES 压力>2.0 kPa(15 mmHg),LES 压力/胃内压>1.0。当 LES 压力<1.3 kPa(10 mmHg),或 LES 压力/胃内压<0.8,提示反流。

(二)影像学检查

食管钡剂造影:食入钡剂后,贲门持续或间歇性开放,正常腹压下见钡剂反流入食管,新生儿可见钡剂反流至食管上段,食管黏膜增粗、紊乱或食管壁有毛刷状、锯齿状改变。

(三)内镜检查

食管炎在内镜下表现为充血、水肿、糜烂和溃疡。内镜诊断标准如下。轻度:红色条纹和红斑,累及食管下 1/3。中度:糜烂<1/2 食管圆周,仅累及食管中、下段。重度:Ⅰ级,糜烂累及

>1/2食管圆周,或已累及上段,或形成溃疡<1/3 食管圆周,在食管任何部分;Ⅱ级,溃疡累及>1/3食管圆周,任何部位。

四、治疗

治疗原则:改善食管下括约肌功能,减少胃食管反流,降低反流液的酸度,增加食管清除能力和保护食管黏膜。

（一）非手术治疗

1.体位疗法

新生儿和小婴儿的最好体位为前倾俯卧位,上身抬高30°。儿童在清醒状态下最佳体位为直立位和坐位,睡眠时保持右侧卧位,将床抬高 20～30 cm,以促进胃排空,减少反流频率。

2.饮食疗法

以稠厚饮食为主,少量多餐,婴儿增加喂奶次数,缩短喂奶间隔时间。年长儿亦少量多餐,以高蛋白低脂肪饮食为主,睡前 2 小时不进食,避免食用酸性饮料、高脂食物、巧克力和辛辣食物。

3.药物疗法

(1)促胃动力药:多潘立酮每次 0.3 mg/kg,每天 3～4 次,甲氧氯普胺每次 0.1 mg/kg,西沙必利每次 0.2 mg/kg,每天 3 次,饭前 15 分钟口服。

(2)抗酸和抑酸剂:西咪替丁每天 25～35 mg/kg,分 2 次口服,雷尼替丁每天 6～8 mg/kg,奥美拉唑每天 0.6～0.8 mg/kg。

(3)胃黏膜保护剂:蒙脱石散每次 1～3 g,以 10～20 mL 温开水调服,饭后口服,服药后半卧位 15～30 分钟,以及铝碳酸镁每次 0.3～0.5 g,咀嚼服入,口服硫糖铝等。

（二）手术治疗

手术指征包括以下几点。

(1)内科治疗 6～8 周无效,有严重并发症(消化道出血、营养不良、生长发育迟缓)。

(2)严重食管炎伴溃疡,狭窄或发现食管裂孔疝。

(3)有严重的呼吸道并发症,如呼吸道梗阻、反复发作吸入性肺炎或窒息、伴支气管肺发育不良。

(4)合并严重神经系统疾病。抗反流手术方式有 Boerema 胃前壁固定术、Hill 胃后壁固定术、BelsyⅣ型手术及 Nissen 胃底折叠术等。

五、护理措施

（一）一般护理

忌酒戒烟:烟草中含尼古丁,可降低食管下段括约肌压力,使其处于松弛状态,加重反流;酒的主要成分为乙醇,不仅能刺激胃酸分泌,还能使食管下段括约肌松弛,是引起胃食管反流的原因之一。尽量减少增加腹内压的活动,如过度弯腰、穿紧身衣裤、扎紧腰带等。就寝时床头整体宜抬高 10～15 cm,对减轻夜间反流是个行之有效的办法。保持心情舒畅,增加适宜的体育锻炼。肥胖者应该减轻体重。因为过度肥胖者腹腔压力增高,可促进胃液反流,特别是平卧位更严重,应积极减轻体重以改善反流症状。

（二）饮食护理

注意少量多餐,吃低脂饮食,可减少进食后反流症状的频率。相反,高脂肪饮食可促进小肠黏膜释放胆囊收缩素,易导致胃肠内容物反流。晚餐不宜吃得过饱,避免餐后立刻平卧。

(三)用药护理

应在医师指导下用药,避免乱服药物产生不良反应。

(赵春媛)

第九节　小儿消化性溃疡

一、概念

本病是指胃和十二指肠的慢性溃疡,也可发生在与酸性胃液相接触的其他胃肠道部分。溃疡的形成是机体的防御因素和致溃疡因素之间失去平衡的结果。其中,胃液的消化作用是溃疡形成的基本条件,胃黏膜屏障损害和幽门螺杆菌感染也是发病的重要因素。

二、临床表现

(一)新生儿期

新生儿期以突发的上消化道出血及穿孔为主要特征,大多在生后 24～48 小时发生,起病急骤,呕血、便血、腹胀、休克易被误诊,常伴有颅内出血、严重窒息、败血症,常在手术或尸解时才被确诊,病死率较高。胃溃疡多于十二指肠溃疡,且多为应激性溃疡。

(二)婴儿期

婴儿期以应激性溃疡为主,主要表现突发性呕血、黑便、紊乱性腹膜炎,而原发性溃疡表现食欲差、呕吐、食后哭吵、腹胀、脐周不规则疼痛、生长发育迟缓,胃溃疡与十二指肠溃疡发病率接近。

(三)学龄前期

患儿表现为呕吐、腹痛,但不典型,多位于脐周或全腹,与饮食无明显关系,黑便与呕血仍是胃和十二指肠溃疡的主要症状。

(四)学龄期

临床症状逐渐与成人接近,腹痛多表现饥饿痛,进食后缓解,有时有半夜痛醒史。呕吐亦常出现,嗳气、反酸少见。少数患儿平时无慢性胃炎病史,表现突发性呕血、黑便甚至昏厥,或表现慢性贫血。此期患儿中,十二指肠球部溃疡较胃溃疡多,且男孩多于女孩。

三、辅助检查

(一)实验室检查

胃酸测定,十二指肠球部溃疡患儿基础胃酸与最大胃酸分泌量多增加,而胃溃疡则大多正常或偏低。

(二)内镜检查

内镜检查是诊断消化性溃疡的重要方法。根据部位分型:①胃溃疡;②十二指肠球部溃疡;③复合性溃疡,胃溃疡和十二指肠球部溃疡并存。内镜下见黏膜缺损呈圆形、椭圆形、线形、不规则形,底部平坦,边缘整齐,为白苔或灰白苔覆盖,或为一片充血黏膜上散在小白苔,形如霜斑,称霜斑样溃疡。

内镜下将溃疡病分为3期。①活动期(A期,厚苔膜期):溃疡基底有厚白苔,周边黏膜充血、水肿;②愈合期(H期,薄苔膜期):溃疡基底苔膜变薄,周边黏膜充血、水肿消失,有黏膜集中;③瘢痕期(S期,无苔期):溃疡苔膜完全消失,形成红色瘢痕或白色瘢痕。

（三）X线检查

溃疡的X线直接征象为龛影,但十二指肠球部溃疡龛影不易显示,常表现球部变形、激惹和压痛,但球部炎症及溃疡愈合时,也可有此征象。

四、鉴别诊断

(1)腹痛:应与肠痉挛、蛔虫症、腹内脏器感染、结石等疾病鉴别。

(2)呕血:新生儿和小婴儿呕血可见于新生儿自然出血症、食管裂孔疝等;年长儿需与肝硬化致食管静脉曲张破裂及全身出血性疾病鉴别。

(3)便血:应与肠套叠、梅克尔憩室、息肉、腹型过敏性紫癜及血液病所致的出血相区别。

五、治疗

治疗原则:降低胃酸,根除幽门螺杆菌感染及增强胃黏膜保护药。

（一）一般治疗

饮食以易消化、少刺激为宜,避免过度紧张、劳累,忌食酸辣、咖啡及对胃黏膜有损害的药物。

（二）药物治疗

1.抑制胃酸分泌

H_2受体拮抗剂,如西咪替丁每天25～35 mg/kg,分2次口服,或法莫替丁每天0.7～1.0 mg/kg,分2次口服,雷尼替丁每天5～7 mg/kg,分2次口服。上述药物效果不佳,可选用质子泵抑制剂奥美拉唑每天0.6～0.8 mg/kg,晨服,疗程6周,改为半量,维持6周。

2.胃黏膜保护剂

此类药物可用蒙脱石散1.5～3.0 g,每天2～3次;或硫糖铝10～25 mg/(kg·d),每天4次;或枸橼酸铋钾6～8 mg/(kg·d),分3次口服。

3.抗幽门螺杆菌治疗

枸橼酸铋钾6～8 mg/(kg·d);羟氨苄西林50 mg/(kg·d);克拉霉素15～30 mg/(kg·d);甲硝唑25～30 mg/(kg·d)等。

目前采用的方案主要有二联或三联疗法。①含铋剂方案:铋剂＋羟氨苄西林(克拉霉素),铋剂＋羟氨苄西林(克拉霉素)＋甲硝唑(替硝唑);②不含铋剂方案:质子泵抑制剂＋羟氨苄西林(克拉霉素),H_2受体阻滞剂＋羟氨苄西林(克拉霉素)＋甲硝唑(替硝唑)。

（三）手术治疗

小儿消化性溃疡病一般不主张手术治疗,除非有以下情况:①溃疡合并穿孔;②难以控制的出血,失血量大,48小时内失血量超过血容量的30%;③有幽门完全梗阻,经胃肠减压等保守治疗72小时仍无改善;④慢性难治性疼痛。

六、护理措施

（一）疼痛护理

注意观察并详细了解患儿疼痛的规律和特点,并按其特点指导缓解疼痛的方法。向患儿及家属解释疼痛的原因和机制,指导和帮助患儿减少或去除加重和诱发疼痛的因素。对有烟酒嗜好者,劝其戒除。对溃疡活动期患儿,症状较重或有上消化道出血等并发症时,嘱其卧床休息,可使疼痛等症状缓解。

（二）饮食护理

患儿饮食应定时定量、少食多餐、细嚼慢咽,避免餐间零食和睡前进食。食物选择应营养丰富、搭配合理、清淡、易于消化,以避免食物对溃疡病灶的刺激。

（三）用药护理

遵医嘱给患儿进行药物治疗,并注意观察药效及不良反应。抗酸药应在饭后 1 小时和睡前服用。服用片剂时应嚼服,乳剂用药前应充分摇匀,不宜与酸性食物及饮料同服。H_2受体拮抗剂应在餐中或餐后即刻服用,也可把 1 天的剂量在睡前服用。

（四）心理护理

正确评估患儿及家属的心理反应,积极进行健康宣教,减轻不良心理反应。保持乐观情绪,心情愉快,防止精神紧张、忧愁及过度劳累等。

（赵春媛）

第十节　小儿消化道出血

小儿消化道出血在临床上并不少见,就体重和循环血量而论,儿童患者出血的危险性比成人大,故迅速确定出血的病因、部位和及时处理,对预后有重要意义。

根据出血部位的不同,可将消化道出血分为上消化道出血和下消化道出血。上消化道出血系指十二指肠悬韧带以上的消化道,如食管、胃、十二指肠后或胰、胆等病变引起的出血;下消化道出血是指十二指肠悬韧带以下的消化道,如小肠、结肠、直肠及肛门的出血。

一、临床表现

（一）呕血、黑便与便血

呕血代表幽门以上出血,呕血颜色取决于血液是否经过酸性胃液的作用。若出血量大、出血速度快,血液在胃内停留时间短,如食管静脉曲张破裂出血,则呕血多呈暗红色或鲜红色。反之,由于血液经胃酸作用而形成正铁血红素,则呈咖啡色或棕褐色。呕血常伴有黑便,黑便可无呕血。

黑便代表出血来自上消化道或小肠,大便颜色呈黑色、柏油样,黑便颜色受血液在肠道内停留时间长短影响,当出血量较大、出血速度较快及肠蠕动亢进时,粪便可呈暗红色甚至鲜红色,酷似下消化道出血;相反,空肠、回肠出血,如出血量不多、在肠内停留时间长,也可表现为黑便。

便血是指大便呈鲜红或深红褐色,出血部位多位于结肠,但是在上消化道大量出血时,由于血液有轻泻作用,会缩短排泄时间,使得大便呈鲜红色。

大便性状也受出血量及出血速度的影响,出血量大、出血速度快,大便呈稀糊状;出血量少、出血较慢,则大便成形。

（二）其他表现

1.周围循环障碍

短期内大量出血,可引起循环血量迅速减少、静脉回心血量不足、心排血量减少,表现为头晕、乏力、心悸、出汗、口干、皮肤苍白及湿冷等。

2.发热

引起发热机制尚不明确,可能是由肠腔内积血,血红蛋白分解产物吸收,血容量减少,周围循环衰竭等影响体温调节中枢而导致发热。

3.氮质血症

消化道大量出血后,血中尿素氮常升高,首先出现肠原性氮质血症,是由于消化道出血后,血红蛋白在肠道被分解、吸收,引起血尿素氮升高;肠原性氮质血症出现时间早,24～48小时达高峰,3～4日恢复正常;当出血导致周围循环衰竭而使肾血流及肾小球滤过率降低,产生肾前性氮质血症,休克纠正后迅速恢复至正常;休克持久造成肾小管坏死,可引起肾性氮质血症,即使休克纠正,尿素氮仍不下降。

二、辅助检查

(1)血常规:在出血3～4小时后可出现贫血。

(2)粪便潜血(OB)试验:阳性提示每日出血量在10 mL以上。

(3)纤维内镜检查:能直接观察病变的多少、大小、形态。

(4)核素显像检查:特别适用于胃黏膜异位病变的诊断,如梅克尔憩室、肠重复畸形。

三、护理评估

（一）健康史

详细询问病史,近期进食的药物、食物,以及大便的颜色、性状。

（二）症状、体征

观察患儿面色,皮肤、黏膜的色泽及精神、神志,评估出血量、出血速度,评估伴随的其他全身症状。

（三）社会、心理

评估家长和患儿对本病的认知程度和情绪反应。

（四）辅助检查

了解血常规、潜血试验及各项检查结果。

四、常见护理问题

（一）外周组织灌注不足

外周组织灌注不足与消化道出血、禁食有关。

（二）有窒息的危险

窒息与呕血有关。

（三）活动无耐力

活动无耐力与消化道出血、贫血、体力虚弱有关。

（四）情绪紧张

情绪紧张与呕血、黑便,担忧疾病预后,害怕做各种检查有关。

五、护理措施

（一）一般护理

(1)卧床休息,安慰患儿,稳定家长情绪,必要时应用镇静剂,吸氧。

(2)迅速开放 2 条及以上静脉通道,保证输血、输液通畅,保持水、电解质、酸碱平衡。根据医嘱正确应用止血剂,立即抽好血并交叉配血以备输血,若情况紧急做好备皮、皮试等急诊外科术前准备。

(3)呕吐时头偏向一侧或予侧卧位,以免呕吐物吸入,保持呼吸道通畅,及时清理呕吐物,避免由不良刺激诱发呕吐。

(4)心率呼吸联合监护,评估记录脉搏强度、频率,肢端温度、颜色,外周动脉搏动。监测血压、尿量变化。

(5)观察和记录出血的量、颜色,评估出血部位和出血速度,监测红细胞、血红蛋白、血小板的动态变化,警惕休克发生。

(6)出血期间应禁食,出血停止 24~48 小时以后,给予温凉流质饮食,逐步过渡到正常饮食。

（二）健康教育

(1)向患儿及家长解释疾病发生、发展过程及目前的治疗措施。鼓励家长多陪伴患儿,参与护理,减轻家长不安。

(2)指导患儿配合完成各项辅助检查及胃肠镜的术前准备。留取标本前勿食含铁制剂的食物,有牙龈出血、鼻出血时,不留取标本,以免大便潜血假阳性。

六、出院指导

(1)指导饮食,避免干、硬、粗纤维及刺激性食物,如笋、辣椒等。

(2)保持大便通畅,养成良好的排便习惯,勿用力排便,必要时用开塞露通便。

(3)按医嘱服药,发现呕吐物有血性或咖啡样物及解黑便、血便时及时复诊。

(4)告知当出现口渴、头晕、心慌、出汗、四肢湿冷、恶心、呕吐时,要警惕消化道出血的再度发生,应立即到医院诊治。

（赵春媛）

第十一节　小儿阑尾炎

阑尾炎是儿童常见的急腹症,病势较成人严重,治疗不及时并发腹膜炎甚至致死。根据患儿的发病年龄及病理改变,可分为急性阑尾炎、慢性阑尾炎、婴幼儿阑尾炎、新生儿阑尾炎、寄生虫性阑尾炎(蛔虫性阑尾炎、蛲虫性阑尾炎)。

一、病因和病理

本病主要原因是阑尾腔阻塞和病原菌感染。根据病理,将阑尾炎分为三种类型:急性卡他性阑尾炎、化脓性阑尾炎及坏疽性阑尾炎。

二、诊断

(一)临床表现

1.胃肠道症状

(1)腹痛:最常见、最明显、最早出现的症状,从心窝部或脐部开始,由轻到重为阵发性,后转移到右下腹,持续性钝痛,阵发性加重。

(2)恶心、呕吐:比较常见,常发生在腹痛后的数小时,也有的患儿先出现呕吐。多为反射性,呕吐物多为食物。

(3)腹泻、便秘:如阑尾病变侵及盆腔,炎症刺激乙状结肠,促使排便次数增加;也有的急性阑尾炎,由于肠蠕动减弱,发热、呕吐致体液丢失,少数又可出现便秘。

2.全身症状

(1)发热:体温在38℃左右,大多数先腹痛后发热,随病情加重逐渐升高。

(2)脉搏:一般脉搏的加快和体温成正比,晚期中毒症状严重的患儿,脉搏快速、微弱,但体温可不升。

3.查体

(1)体位:患儿喜右侧屈髋卧位,减少腹壁张力。

(2)病容:多呈急性痛苦面容。

(3)腹部压痛:右下腹麦氏点固定压痛是典型体征。但小儿盲肠移动性较大,阑尾位置不固定,压痛点可在右中腹、脐部附近、下腹中部等。

(4)腹肌紧张:腹壁腹膜受刺激,腹肌反射性收缩所致,以右下腹为甚。

(5)反跳痛:由于阑尾炎症对腹膜的刺激,出现反跳痛,可在右下腹,也可波及全腹,严重者呈"板状腹"。

(6)腹部包块:阑尾周围脓肿的患儿,右下腹可扪及包块,包块也可位于盆腔、腰部、肝下、膈下等。

(二)辅助检查

血液检查白细胞总数和中性粒细胞增多,白细胞总数可在$(10\sim20)\times10^9/L$,中性粒细胞可占75%~95%。

三、鉴别诊断

(一)肠系膜淋巴结炎

肠系膜淋巴结炎多于上呼吸道感染同时存在,胃肠道症状不明显,右下腹虽有轻微压痛,但腹肌紧张不存在,且右下腹压痛不固定。经卧床休息、抗生素治疗后,数小时后即可明显减轻症状。

(二)急性胃肠炎

急性胃肠炎多因不洁饮食引起,开始有发热、痉挛性腹痛和多次腹泻,腹痛多无固定位置,肠蠕动活跃,压痛和肌紧张不明显,大便常规可见白细胞。

四、治疗

(一)保守治疗

原则上均应手术治疗,下列情况可试行保守治疗:发病超过3天、病情比较稳定、局部有炎性包块、有阑尾脓肿形成者,可待炎症消退后3个月再行阑尾切除术;腹膜炎有局限趋势、下腹痛及右下腹炎性浸润已有减轻者。在治疗过程中,如体温升高、肿块渐大、腹部压痛加重、白细胞数明显增高,应考虑手术引流。

(二)手术治疗

1.适应证

急性单纯性阑尾炎、化脓性阑尾炎及坏疽性阑尾炎、阑尾炎穿孔并发局限性或弥漫性腹膜炎、复发性阑尾炎。

2.手术方法

(1)顺行切除阑尾:盲肠和阑尾移动性好,系膜无粘连,容易提起,行顺行切除阑尾。

(2)逆行切除阑尾:如阑尾位于盲肠后位,或粘连较重、分离困难及黏膜过短时,可先离断阑尾根部,施行逆行切除阑尾。

(3)腹腔引流术:阑尾穿孔形成腹膜炎时,腹腔内有大量的渗出液,盲肠壁有水肿,处理阑尾残端不用荷包缝合,以免发生粪瘘,膀胱直肠窝可放置一枚烟卷引流。但也有的学者提出不同意见,认为这样不但不能降低腹腔内的并发症及切口感染,相反可能形成细菌入路。

五、护理措施

(一)术前护理

(1)观察体温、脉搏、呼吸、精神、食欲、粪便的变化,有无恶心、呕吐、腹胀、腹痛,以及腹痛部位等情况。

(2)适当限制活动,阑尾周围脓肿患儿应卧床休息,以防脓肿破裂引起腹膜炎。

(3)禁饮食患儿应保证液体需要量。

(二)术后护理

1.体位护理

清醒后取半坐卧位,鼓励早下床活动,防止肠粘连。

2.饮食护理

禁饮食至肠功能恢复,恢复后按医嘱进饮食,忌进生冷和过量饮食,以免腹胀、腹痛。

3.活动指导

鼓励患儿术后在床上翻身、活动肢体,待麻醉反应消失后即下床活动,以促进肠蠕动恢复,减少肠粘连的发生。

4.切口护理

注意切口引流量和性质,渗出液多时,应及时更换敷料。

5.管道护理

胃肠减压,肠功能恢复后拔除胃管,腹腔引流管视引流情况决定拔除时间。

6.心理护理

做好患儿及其家长的沟通,取得配合,减轻心理负担。

(王丽娟)

第十二节　小儿急性胰腺炎

急性胰腺炎是一种常见的疾病,乃胰酶消化自身胰腺及其周围组织所引起的化学性炎症,临床症状轻重不一,轻者有胰腺水肿,表现为腹痛、恶心、呕吐等。重者胰腺发生坏死或出血,可出现休克和腹膜炎,病情凶险,死亡率高。本病好发年龄为 20~50 岁,女性较男性多见,在小儿较少见。

一、病因

急性胰腺炎的病因很多,本病的病因在小儿与成人不完全相同。

（一）原发性胰腺炎

原因不明。

（二）损伤性胰腺炎

损伤性胰腺炎见于腹部挫伤之后,多在急诊剖腹时发现;少数病例病情比较缓慢,在受伤后几天或几周之后形成胰腺假性囊肿。手术后胰腺炎,多发生于胆道、十二指肠或脾脏手术之后。

（三）胆道疾病

胆道结石为我国最常见的病因,占 50%~80%。但在小儿极其罕见。

（四）胰管梗阻

因蛔虫、结石、水肿、肿瘤或痉挛等原因,可使胰管阻塞。

（五）十二指肠乳头邻近部病变

十二指肠乳头邻近部病变多见于成人。

（六）药物性胰腺炎

应用激素所引发的胰腺炎。

（七）其他

高钙血症与甲状旁腺功能亢进可诱发急性胰腺炎;某些传染性疾病,如流行性腮腺炎、病毒性肝炎等,可伴有胰腺炎。

二、病理类型

急性胰腺炎的局部基本病理改变为水肿、出血、坏死,可分三型。

（一）水肿型胰腺炎

水肿型胰腺炎最常见,胰腺水肿、增大、变硬,表面充血,小网膜囊内一般无渗液。

（二）出血型胰腺炎

出血型胰腺炎较少见,胰腺充血水肿、散布出血灶,腹腔内可有大量血性渗液。

（三）坏死型胰腺炎

坏死型胰腺炎罕见，胰腺除水肿、出血外，可见片状坏死区，腹腔内血性渗液混浊、恶臭。

三、诊断

（一）临床表现

1.腹痛

腹痛为本病的主要症状，大多为突然发作，常于饱餐后 1～2 小时发病，疼痛为持续性，有阵发性加剧，呈钝痛、刀割样痛或绞痛，常位于上腹或左上腹，亦有偏右者，可向腰背部放散，仰卧位时加剧，坐位或前屈位时减轻。当有腹膜炎时，疼痛弥漫全腹。

2.发热

大部分患儿有中度发热。

3.恶心、呕吐与腹胀

起病时有恶心、呕吐，有时较频繁，呕吐物为当日所进食物，多同时伴有腹胀。

4.黄疸

黄疸较少见，主要见于胆道梗阻引起的胰腺炎患儿，于发病后第 2～3 天可出现轻度黄疸，数天后即消退。小儿罕见。

5.休克

休克仅见于急性出血坏死型胰腺炎。休克可逐渐发生或突然出现。

当急性胰腺炎为其他疾病的并发症时（如肾病综合征），它的腹部症状往往被严重的全身症状所掩盖，容易误诊。

（二）辅助检查

1.血常规

血常规多有白细胞增多，重症患儿因血液浓缩，血细胞比容可在 50% 以上。

2.淀粉酶测定

血淀粉酶一般在发病后 8 小时开始升高，48～72 小时后下降，3～5 天内恢复正常。血清淀粉酶超过 500 苏氏单位有重要诊断价值。尿淀粉酶在发病后 12～24 小时开始升高，维持时间较长，连续增高时间可为 1～2 周，因此适用于就诊较晚的病例。超过 300 U/h 有诊断价值。

3.淀粉酶肌酐清除率比值

肌酐清除率正常值不超过 5%，急性胰腺炎可增高达 3 倍。

4.血清脂肪酶测定

正常值为 0.2～0.7 U/dL，急性胰腺炎时常超过 1.5 U/dL。

5.生化检查

血糖升高，血钙降低，甘油三酯增高。

6.X 线腹部平片、B 超与 CT 扫描

X 线平片检查可观察有无肠麻痹并有助于排除其他急腹症。B 超检查及 CT 可观察胰腺的大小和形态并对发现假性囊肿颇有帮助。

四、治疗

(一)内科治疗

抑制胰腺分泌、降低胰管内压、减少胰液外渗。

(1)禁食及胃肠减压。

(2)应用抑制胰腺分泌的药物:①抗胆碱能药物,如阿托品、奥芬溴铵、溴丙胺太林、乙酰唑胺;②H_2受体拮抗剂,如西咪替丁、雷尼替丁;③胰蛋白酶抑制剂,如抑肽酶。

(3)解痉止痛:①哌替啶。②硝酸甘油片。③异丙嗪。④抗生素。常用大剂量广谱抗生素。⑤输液、抗休克及纠正水、电解质平衡。⑥其他。有血糖升高者可给予小剂量胰岛素治疗,对急性坏死型胰腺炎伴休克或急性呼吸窘迫综合征者,可短期使用肾上腺皮质激素,如氢化可的松或地塞米松加入葡萄糖液内滴注。

(二)外科治疗

急性胰腺炎内科治疗无效并出现以下情况者可考虑手术治疗。

(1)诊断不能肯定,且不能排除其他急腹症者。

(2)伴有胆道梗阻,需要手术解除梗阻者。

(3)并发胰腺脓肿或胰腺假性囊肿者。

(4)腹膜炎经腹膜透析或抗生素治疗无好转。

(三)预防

积极治疗胆道疾病,戒烟及避免暴饮暴食。

五、护理措施

(一)一般护理

(1)卧床休息,保证睡眠。

(2)禁食期间,患儿口渴,可用水漱口或湿润口唇,待症状好转逐渐给予清淡流质、半流质软食,恢复期仍禁止高脂饮食。

(3)急性期按常规做好口腔、皮肤护理。

(4)说明禁食的重要性,消除不良心理活动,指导患儿使用放松技术,如缓慢的深呼吸,使全身肌肉放松。

(二)症状护理

1.疼痛的护理

剧烈疼痛时注意安全,必要时加用床档。按医嘱给予镇痛、解痉药。遵医嘱禁食给予胃肠减压,记录 24 小时出入量,保持管道通畅。

2.恶心呕吐的护理

取侧卧位或平卧,头偏向一侧。呕吐后协助患儿漱口,及时清理呕吐物。及时更换污染的衣物、被服。开窗通风,减轻呕吐物的气味。遵医嘱给予解痉、止吐治疗。

(赵春媛)

第十三节　小儿腹泻病

一、概念

本病是由不同原因引起的儿科临床常见综合征,主要表现腹泻与呕吐,严重者可引起脱水和电解质紊乱,是造成小儿营养不良、生长发育障碍的重要原因之一。根据 1993 年《中国腹泻病诊断治疗方案》,将腹泻病分为以下两类:感染性腹泻,如痢疾、霍乱和其他细菌、病毒、真菌、寄生虫感染;非感染性腹泻,包括食饵性(饮食性)腹泻、症状性腹泻、过敏性腹泻、乳糖不耐症、糖原性腹泻等。

二、临床表现

(1)轻型:患儿一般情况较好,无脱水、中毒症状,主要表现大便次数增多,每天在 10 次以内,黄绿色,粪质少,或蛋花汤样,可含少量黏液。

(2)中型:除腹泻、呕吐外,伴轻到中度脱水或轻度中毒症状。

(3)重型:胃肠道症状明显,大便次数每天在 10 次以上,呕吐频繁,伴重度脱水或有明显重度症状,如烦躁、嗜睡、面色苍白、高热或体温不升、白细胞计数增高等。

(4)脱水:脱水临床表现与脱水程度有关,一般将脱水分为 3 度,详见表 9-2。按照脱水时钠和水丧失的比例,又将脱水分为等张、高张与低张,详见表 9-3。

表 9-2　脱水的临床分度表

程度	Ⅰ度	Ⅱ度	Ⅲ度
一般情况	良好	烦躁、激惹	嗜睡或昏迷、软弱无力
眼窝	正常	凹陷	明显凹陷
眼泪	有	少	无
口唇	湿润	干燥	非常干燥
尿量	正常	尿少	无尿(6 小时以上)
皮肤弹性	捏起后回缩快	捏起后回缩(1～2 秒)	捏起后回缩很慢(>2 秒)
前囟	平坦	凹陷	明显凹陷
失水占体重/%	5	<10	>10

表 9-3　各型脱水特点表

脱水类型	等张	高张	低张
血钠/(mmol/L)	130～150	>150	<150
受影响部位	细胞内外均等	细胞内	细胞外(血管内)
主要症状	重者可有循环障碍	神经脱水	循环脱水

(5)酸中毒:表现为呼吸深长,唇周灰暗或口唇呈樱桃红色。

(6)低血钾:表现为肌张力减低、腹胀、肠鸣音减少或消失,膝反射迟钝或消失,心音低钝,可有心电图改变。

三、辅助检查

（一）实验室检查

(1)大便常规检查：镜检见白细胞、红细胞及少量黏液、脂肪滴等。

(2)大便细菌培养及病毒分离，有助于病原学诊断。

(3)血生化检查：血钠、钾、氯及二氧化碳结合力测定。

（二）诊断依据

(1)大便性状有改变，呈水样便、稀便、黏液便或脓血便（必备条件）。

(2)大便次数比平时增多。

（三）病程分类

(1)急性腹泻：病程在 2 周以内。

(2)迁延性腹泻：病程在 2 周至 2 个月。

(3)慢性腹泻：病程在 2 个月以上。

（四）不同病原腹泻的临床特点

1.致病性大肠埃希菌肠炎

(1)5～8 月份发病多见。

(2)起病较缓慢，较少呕吐，逐渐由轻型发展为重型。

(3)大便蛋花汤样，腥臭，有黏液。

(4)大便镜检有脂肪滴、黏液和少数白细胞。

(5)大便培养示有大肠埃希菌生长。

2.轮状病毒肠炎

(1)秋、冬季发病多见。

(2)起病急，常伴发热等上呼吸道症状。

(3)大便蛋花汤样或水样便，带有少量黏液，无腥臭。

(4)大便轮状病毒检测阳性。

3.金黄色葡萄球菌肠炎

(1)多发生于长期用大量广谱抗生素后。

(2)起病急，重度症状重。

(3)大便为暗绿色水样便、海水样，大便次数频繁，每天为 10～20 次或更多。

(4)脱水及电解质紊乱严重。

(5)大便镜检可见假膜，多呈脓球和革兰氏球菌阳性。

4.真菌性肠炎

(1)多发生于营养不良或长期应用广谱抗生素者。

(2)常伴有鹅口疮。

(3)大便黄色，含泡沫多，有时呈豆腐渣状，带有黏液。

(4)大便镜检可见真菌孢子及菌丝。

四、鉴别诊断

（一）生理性腹泻

小儿外观虚胖，生后不久大便次数即较多，稀薄，呈金黄色，但不伴呕吐，体重增加正常。

（二）急性坏死性小肠炎

感染及变态是发病的重要因素。腹泻、腹胀、便血、高热及呕吐五大症状。大便初为水样便，继而转暗红色、果酱样或血便，腹胀多较严重，可早期出现休克，甚至昏迷、惊厥。

五、治疗

治疗原则：预防脱水，纠正脱水与电解质紊乱，继续进食，合理用药。

（一）营养治疗

为预防营养不良，合理用药。近年多主张腹泻病患儿不禁食，继续母乳喂养，人工喂养儿可用稀释米奶，年龄在 6 个月以上，继续平时习惯的饮食，选用粥、面条或烂饭加菜末或肉末等。

（二）液体疗法

1.治疗方案一

该方案适用于无脱水患儿，可在家中治疗。原则是给患儿足够的液体以预防脱水。可选用米汤加盐溶液、糖盐水或改良口服补液盐（ORS）。

2.治疗方案二

该方案适用于轻至中度脱水患儿，可应用口服补液盐或 ORS 纠正脱水。

ORS 新配方：水 1 000 mL，氯化钠 3.5 g，枸橼酸钠 2.9 g，氯化钾 1.5 g，无水葡萄糖 20.0 g。最初 4 小时内 ORS 液的用量详见表 9-4。

表 9-4　最初 4 小时各年龄 ORS 口服量表

年龄	<4 个月	4~11 个月	12~23 个月	2~4 岁	5~14 岁
体重/kg	6	6~9	9~12	12~16	16~35
用量/mL	200~400	400~600	600~800	800~1200	1200~2200

亦可用以下公式计算：体重(kg)×75＝用量(mL)。如发现眼睑水肿停止服用 ORS，改用白开水或母乳。4 小时后重新估计患儿脱水状况，再选择恰当方案治疗。

3.治疗方案三

该方案适用于重度脱水患儿，立即静脉补液，按 100 mL/kg 计算，先快后慢，累积损失则丢多少，补多少。一般采用 1/3 张液体，生理需要量按 60~80 mL/kg 补给 1/5 张液。此两部分可于 12~16 小时内缓慢滴入。

（三）药物治疗

1.感染性腹泻病

(1)水样便腹泻病患儿：约占 70%，多为病毒或产毒素性细菌感染，一般不用抗生素，如伴有明显中毒症状不能用脱水解释者，可选用抗生素治疗。

(2)黏液、脓血便患儿：约占 30%，多为侵袭细菌感染，可选用庆大霉素、多黏菌素 E、小檗碱、新霉素、呋喃唑酮、复方新诺明、丁胺卡那，婴儿慎用诺氟沙星。

(3)假膜性肠炎：为难辨梭状芽孢杆菌感染者，应停用原抗生素，选用甲硝唑、万古霉素、利福平口服。

（4）真菌性肠炎：先停用抗生素，采用制霉菌素、酮康唑或克霉菌素口服。

（5）阿米巴痢疾及蓝氏贾第鞭毛虫肠炎：甲硝唑口服。

（6）隐孢子虫肠炎：大蒜素口服。

2.非感染性腹泻

（1）食饵性腹泻：调整饮食，继续母乳喂养，人工喂养儿用米汤或水稀释牛奶或奶制品，喂养数天后恢复正常饮食。

（2）症状性腹泻：积极治疗全身性原发病。

（四）微生态疗法

恢复肠道正常菌群的生态平衡，抵御病原菌定植侵袭。

（1）口服双歧杆菌活菌制剂。

（2）双歧杆菌三联活菌散：为双歧杆菌、嗜酸乳杆菌与粪链球菌三联制剂，能补充肠道正常菌群。

（3）口服乳杆菌 LB 散：为嗜酸乳杆菌（杀死后冻干）及其代谢产物（乳酸杀菌素、乳酸杆菌素、乳酸乳菌素、乳酸菌素），这些物质具有抑菌，促进肠道分泌型免疫球蛋白 A 分泌及阻止细菌、病毒与肠绒毛粘连的作用。

（4）促菌生：无毒蜡样芽孢杆菌，可促进肠道厌氧菌增生。

六、护理措施

（一）饮食护理

腹泻患儿除严重呕吐者暂禁食 4～6 小时（不禁水）外，均应继续进食。母乳喂养者继续哺乳，暂停辅食；人工喂养者，可给予流食或半流食，如米汤、面条等，少食多餐。

（二）纠正水电解素乱和酸碱失衡

口服补液、静脉补液。

（1）口服补液：口服补液盐用于腹泻时预防脱水及纠正轻、中度脱水。有明显腹胀、休克、心功能不全或严重并发症者及新生儿，不宜口服补液。

（2）用于中、重度脱水或吐泻严重或腹胀的患儿。根据不同的脱水程度和性质，结合患儿年龄、营养状况、自身调节功能，决定补液的总量、种类和输液速度。

（三）控制感染

严格执行消毒隔离制度，认真洗手，防止交叉感染。

（四）维持皮肤完整性

注意每次便后用温水清洗肛周及臀部，用柔软棉布吸干，外涂鞣酸软膏保护皮肤。女婴儿应注意会阴部的清洁，预防上行性尿路感染。避免使用不透气的塑料布或橡胶布，每次排便后及时更换尿布，清洗局部皮肤，保持干燥。

（五）观察病情

（1）观察排便情况：观察并记录排便次数、颜色、气味、性状、量。

（2）监测生命体征，体温过高时，应给予患儿多饮水、擦干汗液、及时更换衣服。

（3）密切观察代谢性酸中毒、低钾血症等表现。

（赵春媛）

第十四节 小 儿 麻 疹

麻疹是由麻疹病毒引起的急性呼吸道传染病,以发热、咳嗽、流涕、结膜炎、口腔麻疹黏膜斑及全身皮肤斑丘疹为主要表现。麻疹具有高度的传染性,每年全球有数百万人发病。近年来,在全国范围内出现了麻疹流行,8个月之前的婴儿患病和大年龄麻疹的出现,是我国麻疹流行的新特点。

一、病因

麻疹病毒属副黏液病毒科,为 RNA 病毒,直径为 $100\sim250$ nm,呈球形颗粒,有 6 种结构蛋白。仅有一个血清型,近年来发现该病毒有变异,其抗原性稳定。麻疹病毒在体外生活能力不强,对阳光和一般消毒剂均敏感,55 ℃ 15 分钟即被破坏,含病毒的飞沫在室内空气中保持传染性一般不超过 2 小时,在流通空气中或日光下 30 分钟失去活力,对寒冷及干燥的耐受力较强。麻疹疫苗需低温保存。

二、发病机制

麻疹病毒侵入易感儿后出现两次病毒血症。麻疹病毒随飞沫侵入上呼吸道、眼结膜上皮细胞,在其内复制繁殖并通过淋巴组织进入血流,形成第一次病毒血症。此后,病毒被单核巨噬细胞系统(肝、脾、骨髓)吞噬,并在其内大量繁殖后再次侵入血流,形成第二次病毒血症。引起全身广泛性损害而出现高热、皮疹等一系列临床表现。

三、病理

麻疹是全身性疾病,皮肤、眼结膜、鼻咽部、支气管、肠道黏膜及阑尾等处可见单核细胞增生及围绕在毛细血管周围的多核巨细胞,淋巴样组织肥大。皮疹是由麻疹病毒致敏了的 T 淋巴细胞与麻疹病毒感染的血管内皮细胞及其他组织细胞作用时,产生迟发性的变态反应,使受染细胞坏死、单核细胞浸润和血管炎样病变。由表皮细胞坏死、变性引起脱屑。崩解的红细胞及血浆渗出血管外,使皮疹消退后留有色素沉着。麻疹黏膜斑与皮疹病变相同。麻疹的病理特征是受病毒感染的细胞增大并融合形成多核巨细胞。其细胞大小不一,内含数十至百余个核,核内外有病毒集落(嗜酸性包涵体)。

四、流行病学

(一)传染源

患者是唯一的传染源。出疹前 5 天至出疹后 5 天均有传染性,如合并肺炎传染性可延长至出疹后 10 天。

(二)传播途径

患者口、鼻、咽、气管及眼部的分泌物中均含有麻疹病毒,主要通过喷嚏、咳嗽和说话等空气飞沫传播。密切接触者可经污染病毒的手传播,通过衣物、玩具等间接传播者少见。

（三）易感人群和免疫力

本病普遍易感，易感者接触患者后，90％以上发病，病后能获持久免疫。由于母体抗体能经胎盘传给胎儿，因而麻疹多见于 6 个月以上的小儿，6 个月至 5 岁的小儿发病率最高。

（四）流行特点

全年均可发病，以冬、春两季为主，高峰在 2～5 月份。自麻疹疫苗普遍接种以来，发病的周期性消失，发病年龄明显后移，青少年及成人发病率相对上升，育龄妇女患麻疹增多，并将可能导致先天麻疹和新生儿麻疹发病率上升。

五、临床表现

（一）潜伏期

平均 10 天（6～18 天），接受过免疫者可延长为 3～4 周。潜伏期末可有低热、全身不适。

（二）前驱期（发疹前期）

从发热至出疹，常持续 3～4 天，以发热、上呼吸道炎和麻疹黏膜斑为主要特征。此期患儿体温逐渐增高为 39～40 ℃，同时伴有流涕、咳嗽、流泪等类似感冒症状，但结膜充血、畏光、流泪及眼睑水肿是本病特点。90％以上的患者于病程的第 2～3 天，在第一白齿相对应的颊黏膜处，可出现 0.5～1.0 mm 大小的白色麻疹黏膜斑（柯氏斑），周围有红晕，常在 2～3 天内消退，具有早期诊断价值。

（三）出疹期

患儿多在发热后 3～4 天出现皮疹，体温可突然升高为 40.0～40.5 ℃。皮疹初见于耳后发际，渐延及面、颈、躯干、四肢及手心足底，2～5 天出齐。皮疹为淡红色充血性斑丘疹，大小不等，压之褪色，直径为 2～4 mm，散在分布，皮疹痒，疹间皮肤正常。病情严重时皮疹常可融合呈暗红色，皮肤水肿，面部水肿变形。此期全身中毒症状及咳嗽加剧，可因高热引起谵妄、嗜睡，可发生腹痛、腹泻和呕吐，可伴有全身淋巴结及肝大、脾大，肺部可闻少量湿啰音。

（四）恢复期

出疹 3～5 天后，体温下降，全身症状明显减轻。皮疹按出疹的先后顺序消退，可有麦麸样脱屑及浅褐色素斑，7～10 天消退。麻疹无并发症者病程为 10～14 天。少数患者，病程呈非典型经过。体内尚有一定免疫力者呈轻型麻疹，症状轻，常无黏膜斑，皮疹稀而色淡，疹退后无脱屑和色素沉着，无并发症，此种情况多见于潜伏期内接受过丙种球蛋白或成人血注射的患儿。体弱、有严重继发感染者呈重型麻疹，持续高热，中毒症状重，皮疹密集融合，常有并发症或皮疹骤退、四肢冰冷、血压下降等循环衰竭表现，病死率极高。此外，注射过减毒活疫苗的患儿还可出现无典型黏膜斑和皮疹的无疹型麻疹。

麻疹的临床表现需与其他小儿出疹性疾病鉴别，如表 9-5 所示。

表 9-5　小儿出疹性疾病鉴别表

疾病	病原	发热与皮疹关系	皮疹特点	全身症状及其他特征
麻疹	麻疹病毒	发热 3～4 天，出疹期热更高	红色斑丘疹，自头部－颈－躯干－四肢，退疹后有色素沉着及细小脱屑	呼吸道卡他性炎症、结膜炎、发热第 2～3 天口腔黏膜斑
风疹	风疹病毒	发热后半天至一天出疹	面部－躯干－四肢，斑丘疹，疹间有正常皮肤，退疹后无色素沉着及脱屑	全身症状轻，耳后、枕部淋巴结肿大并触痛

续表

疾病	病原	发热与皮疹关系	皮疹特点	全身症状及其他特征
幼儿急疹	人疱疹病毒6型	高热3～5天热退疹出	红色斑丘疹,颈及躯干部多见,一天出齐,次日消退	一般情况好,高热时可有惊厥,耳后、枕部淋巴结亦可肿大
猩红热	乙型溶血性链球菌	发热1～2天出疹,伴高热	皮肤弥漫充血,上有密集针尖大小丘疹,持续3～5天退疹,1周后全身大片脱皮	高热,中毒症状重,咽峡炎,杨梅舌,环口苍白圈,扁桃体炎
肠道病毒感染	埃可病毒柯萨奇病毒	发热时或退热后出疹	散在斑疹或斑丘疹,很少融合,1～3天消退,不脱屑,有时可呈紫癜样或水泡样皮疹	发热,咽痛,流涕,结膜炎,腹泻,全身或颈、枕淋巴结肿大
药物疹		发热、服药史	皮疹痒感,摩擦及受压部位多,与用药有关,斑丘疹、疱疹、猩红热样皮疹、荨麻疹	原发病症状

（五）并发症

（1）支气管肺炎:出疹1周内常见,占麻疹患儿死因的90％以上。

（2）喉炎:出现频咳、声嘶,甚至哮吼样咳嗽,极易出现喉梗阻,如不及时抢救可窒息而死。

（3）心肌炎:少见的严重并发症,多见于2岁以下、患重症麻疹或并发肺炎者和营养不良患者。

（4）麻疹脑炎:多发生于疹后2～6天,也可发生于疹后3周内。与麻疹的轻重无关。临床表现与其他病毒性脑炎相似,多经1～5周恢复,部分患者留有后遗症。

（5）结核病恶化。

六、辅助检查

（一）一般检查

血白细胞总数减少,淋巴细胞相对增多。

（二）病原学检查

从呼吸道分泌物中分离出麻疹病毒,或检测到麻疹病毒均可作出特异性诊断。

（三）血清学检查

在出疹前1～2天时用ELSIA法可检测出麻疹特异性IgM抗体,有早期诊断价值。

七、治疗原则

目前尚无特异性药物,宜采取对症治疗、中药透疹治疗及并发症治疗等综合性治疗措施。麻疹患儿对维生素A的需求量加大,WHO推荐。对维生素A缺乏地区的麻疹患儿,应补充维生素A,小于1岁的患儿每天给10万单位,年长儿20万单位,共2天,有维生素A缺乏症者,1～4周后应重复。

八、护理评估

（一）健康史询问

患儿有无麻疹的接触史及接触方式,出疹前有无发热、咳嗽、喷嚏、畏光、流泪及口腔黏膜改变等;询问出疹顺序及皮疹的性状,发热与皮疹的关系;询问患儿的营养状况及既往史,有无接种麻疹减毒活疫苗及接种时间。

（二）身体状况

评估患儿的生命体征,如体温、脉搏、呼吸、神志等;观察皮疹的性质、分布、颜色及疹间皮肤是否正常;有无肺炎、喉炎、脑炎等并发症。分析辅助检查结果,注意有无血白细胞总数减少、淋巴细胞数相对增多;有无检测到麻疹病毒特异性 IgM 抗体,或分离出麻疹病毒等。

（三）心理、社会状况

评估患儿及家长的心理状况、对疾病的应对方式;了解家庭及社区对疾病的认知程度、防治态度。

九、护理诊断

（一）体温过高

体温过高与病毒血症、继发感染有关。

（二）皮肤完整性受损

皮肤完整性受损与麻疹病毒感染有关。

（三）营养失调

低于机体需要量与病毒感染引起消化吸收功能下降、高热消耗增多有关。

（四）有感染的危险

危险与免疫功能下降有关。

（五）潜在并发症

肺炎、喉炎、脑炎。

十、预期目标

（1）患儿体温降至正常。

（2）患儿皮疹消退,皮肤完整、无感染。

（3）患儿住院期间能得到充足的营养。

（4）患儿不发生并发症或发生时得到及时发现和处理。

十一、护理措施

（一）维持正常体温

1.卧床休息

绝对卧床休息至皮疹消退、体温正常为止。室内空气新鲜,每天通风 2 次（避免患儿直接吹风以防受凉）,保持室温于 18～22 ℃,湿度为 50%～60%。衣被穿盖适宜,忌捂汗,出汗后及时擦干更换衣被。

2.高热的护理

出疹期不宜用药物或物理方法强行降温,尤其是乙醇擦浴、冷敷等物理降温,以免影响透疹。体温高于 40 ℃时可用小量的退热剂,以免发生惊厥。

（二）保持皮肤黏膜的完整性

1.加强皮肤的护理

保持床单整洁干燥和皮肤清洁,在保温情况下,每天用温水擦浴、更衣一次（忌用肥皂）,腹泻患儿注意臀部清洁,勤剪指甲以防抓伤皮肤导致继发感染。及时评估透疹情况,如透疹不畅,可用鲜芫荽煎水服用并擦身(须防烫伤),以促进血液循环,使皮疹出齐、出透,平稳度过出疹期。

2.加强五官的护理

室内光线宜柔和,常用生理盐水清洗双眼,再滴入抗生素眼液或眼膏(动作应轻柔,防眼损伤),可加服维生素A预防眼干燥症。防止呕吐物或泪水流入外耳道发生中耳炎。及时清除鼻痂、翻身拍背助痰排出,保持呼吸道通畅。加强口腔护理,多喂白开水,可用生理盐水或朵贝液含漱。

(三)保证营养的供给

发热期间给予清淡、易消化的流质饮食,如牛奶、豆浆、蒸蛋等,常更换食物品种,少量多餐,以增加食欲利于消化。多喂开水及热汤,利于排毒、退热、透疹。恢复期应添加高蛋白、高维生素的食物。指导家长做好饮食护理,无须忌口。

(四)注意病情的观察

麻疹并发症多且重,为及早发现,应密切观察病情。出疹期如透疹不畅、疹色暗紫、持续高烧、咳嗽加剧、鼻翼喘憋、发绀、肺部啰音增多,为并发肺炎的表现,重症肺炎尚可致心力衰竭;患儿出现频咳、声嘶,甚至有哮吼样咳嗽、吸气性呼吸困难、三凹征,为并发喉炎表现;患儿出现嗜睡、惊厥、昏迷,为脑炎表现。病期还可导致原有结核病的恶化。如出现上述表现,应予以相应护理。

(五)预防感染的传播

麻疹是可以预防的。为控制其流行,应加强社区人群的健康宣教。

1.管理好传染源

对患儿宜采取呼吸道隔离至出疹后5天,有并发症者延至出疹后10天。接触的易感儿隔离观察21天。

2.切断传播途径

病室要注意通风换气,进行空气消毒,患儿衣被及玩具暴晒2小时,减少不必要的探视,预防继发感染。因麻疹可通过中间媒界传播,如被患者分泌物污染的玩具、书本、衣物,经接触可导致感染,所以医务人员接触患儿后,必须在日光下或流动空气中停留30分钟以上,才能再接触其他患儿或健康易感者。流行期间不带易感儿童去公共场所,托幼机构暂不接纳新生。

3.保护易感儿童

(1)被动免疫:对年幼、体弱的易感儿肌内注射人血丙种球蛋白或胎盘球蛋白,接触后5天内注射可免于发病,6天后注射可减轻症状,有效免疫期为3~8周。

(2)主动免疫:为提高易感者免疫力,对8个月以上未患过麻疹的小儿可接种麻疹疫苗。接种后12天血中出现抗体,1个月达高峰,故易感儿接触患者后2天内接种有预防效果。由于麻疹疫苗免疫接种后阳转率不是100%,且随时间延长,免疫效果可变弱,1989年美国免疫咨询委员会提出,4~6岁儿童进幼儿园和小学时,应第二次接种麻疹疫苗,进入大学的年轻人要再次进行麻疹免疫。急性结核感染者如需注射麻疹疫苗,应同时进行结核治疗。

十二、护理评价

评价患儿体温是否降至正常,皮疹是否出齐、出透,皮肤是否完整,是否合并其他感染,能否得到充足的营养;患儿家长是否了解麻疹的有关知识,能否配合好消毒隔离、家庭护理等。

(王丽娟)

第十章

骨 科 护 理

第一节 锁 骨 骨 折

锁骨骨折是常见的骨折之一,占全身骨折的6%左右,见于青少年及儿童。

一、病因及分类

锁骨骨折好发于中1/3处,多由间接暴力引起,如跌倒时手掌及肘部着地,传导暴力,冲击锁骨,发生骨折,多为横断或短斜形骨折。直接暴力亦可以从前方或上方作用于锁骨,发生横断形或粉碎性骨折,幼儿多为青枝骨折。

完全性骨折后,近骨折段因受胸锁乳突肌的牵拉而向上、向后移位。远折段因肢体重量作用向下移位,又因胸大肌、胸小肌、斜方肌、背阔肌的作用向前、向内移位而致断端重叠。

二、临床表现及诊断

有外伤史,伤后肩锁部疼痛,肩关节活动受限。因锁骨全长位于皮下,骨折后局部有明显肿胀、畸形、压痛,扪诊可摸到移位的骨折端。其典型体征是痛苦表情、头偏向患侧,使胸锁乳突肌松弛而减轻疼痛,同时健侧手支托患肢肘部以减轻因上肢重量牵拉所引起的疼痛。

婴幼儿不能诉说外伤经过和疼痛部位,多为青枝骨折。当局部畸形及肿胀不明显但活动患肢及压迫锁骨患儿啼哭叫痛时,应考虑有锁骨骨折的可能,必要时拍摄锁骨正位X线片以协助诊断。

诊断骨折的同时,还应检查有无锁骨下动、静脉及臂丛神经的损伤,是否合并有气胸。

三、治疗

(一)幼儿青枝骨折

幼儿青枝骨折可仅用三角巾悬吊3周。

(二)有移位的锁骨骨折

有移位的锁骨骨折可行手法复位后,以"8"字形绷带固定4周。复位时,患者取坐位,双手叉腰,挺胸,双肩后伸以使两骨折端接近,术者此时可复位骨折。然后,在双侧腋窝用棉垫保护后以宽绷带做X形固定双肩,经固定后要密切观察有无血管、神经压迫症状,卧床时应取仰卧位,在肩胛区垫枕使两肩后伸。

（三）切开复位内固定

对开放性骨折或合并血管神经损伤者可行内固定。血管损伤者及不愈合的病例,可行切开复位克氏针内固定。

锁骨骨折绝大多数皆可采用非手术治疗,虽然多数骨折复位并不理想,但一般都可达到骨折愈合。畸形愈合并不影响功能,儿童锁骨骨折日久后,甚至外观可不残留畸形,因此不必要为追求解剖复位而反复整复及行手术治疗。

四、护理问题

（一）有体液不足的危险

危险与创伤后出血有关。

（二）疼痛

疼痛与损伤、牵引有关。

（三）有周围组织灌注异常的危险

周围组织灌注异常与神经血管损伤有关。

（四）有感染的危险

感染与损伤有关。

（五）躯体移动障碍

躯体移动障碍与骨折脱位、制动、固定有关。

（六）潜在并发症

脂肪栓塞综合征、骨筋膜隔室综合征、关节僵硬等。

（七）知识缺乏

缺乏康复锻炼知识。

（八）焦虑

焦虑与担忧骨折预后有关。

五、护理目标

（1）患者生命体征稳定。

（2）患者疼痛缓解或减轻,舒适感增加。

（3）能维持有效的组织灌注。

（4）未发生感染或感染得到控制。

（5）保证骨折固定效果,患者在允许的限度内保持最大的活动量。

（6）预防并发症的发生或及早发现、及时处理。

（7）患者了解功能锻炼知识。

（8）患者焦虑程度减轻。

六、护理措施

（一）非手术治疗及术前护理

1.心理护理

青少年及儿童锁骨骨折后,因担心肩部、胸部畸形及影响发育和美观,常会产生焦虑、烦躁心理。应告知其锁骨骨折只要不伴有锁骨下神经、血管损伤,即使是在叠位愈合,也不会影响患侧上肢的功能,局部畸形会随着时间的推移而减轻甚至消失,治疗效果较好,以消除患者心理障碍。

2.饮食

给予高蛋白、高维生素、高钙及粗纤维饮食。

3.体位

局部固定后,宜睡硬板床,取半卧位或平卧位,避免侧卧位,以防外固定松动。平卧时不用枕头,可在两肩胛间垫上一个窄枕,使两肩后伸外展;在患侧胸壁侧方垫枕,以免悬吊的患肢肘部及上臂下坠。患者初期对去枕不习惯,有时甚至自行改变卧位,应向其讲清治疗卧位的意义,使其接受并积极配合。告诉患者日间活动不要过多,尽量卧床休息,离床活动时用三角巾或前臂吊带将患肢悬吊于胸前,双手叉腰,保持挺胸、提肩姿势,可缓解对腋下神经、血管的压迫。

4.病情观察

观察上肢皮肤颜色是否发白或青紫,温度是否降低,感觉是否麻木。如有上述现象,可能系"8"字绷带包扎过紧所致。应指导患者双手叉腰,尽量使双肩外展后伸,如症状仍不缓解,应报告医师适当调整绷带,直至症状消失。"8"字绷带包扎时禁忌做肩关节前屈、内收动作,以免腋部血管神经受压。

5.功能锻炼

(1)早、中期:骨折急性损伤经处理后2～3天,损伤反应开始消退,肿胀和疼痛减轻,在无其他不宜活动的前提下,即可开始功能锻炼。

准备:仰卧于床上,两肩之间垫高,保持肩外展后伸位。

第1周,做伤肢近端与远端未被固定的关节所有轴位上的运动,如握拳、伸指、分指、屈伸、腕绕环、肘屈伸、前臂旋前、旋后等主动练习,幅度尽量大,逐渐增大力度。

第2周,增加肌肉的收缩练习,如捏小球、抗阻腕屈伸运动。

第3周,增加抗阻的肘屈伸与前臂旋前、旋后运动。

(2)晚期:骨折基本愈合,外固定物去除后进入此期。此期锻炼的目的是恢复肩关节活动度,常用的方法有主动运动、被动运动、助力运动和关节主动牵伸运动。

第1～2天,患肢用三角巾或前臂吊带悬挂胸前站立位,身体向患侧侧屈,做肩前后摆动;身体向患侧侧屈并略向前倾,做肩内外摆动。应努力增大外展与后伸的运动幅度。

第3～7天,开始做肩关节各方向和各轴位的主动运动、助力运动和肩带肌的抗阻练习,如双手握体操棒或小哑铃,左右上肢互助做肩的前上举、侧后举和体后上举,每个动作5～20次。

第2周,增加肩外展和后伸主动牵伸。双手持棒上举,将棍棒放颈后,使肩外展、外旋,避免做大幅度和用大力的肩内收与前屈练习。

第3周,增加肩前屈主动牵伸、肩内外旋牵伸;双手持棒体后下垂将棍棒向上提,使肩内旋。

以上练习的幅度和运动量以不引起疼痛为宜。

(二)术后护理

1.体位

患侧上肢用前臂吊带或三角巾悬吊于胸前,卧位时去枕,在肩胛区垫枕使两肩后伸,同时在患侧胸壁侧方垫枕,防止患侧上肢下坠,保持上臂及肘部与胸部处于平行位。

2.症状护理

(1)疼痛:疼痛影响睡眠时,适当给予止痛剂、镇静剂。

(2)伤口:观察伤口有无渗血、渗液情况。

3.一般护理

协助患者洗漱、进食及排泄等,指导并鼓励患者做些力所能及的自理活动。

4.功能锻炼

在术后固定期间,应主动进行手指握拳、腕关节的屈伸、肘关节屈伸及肩关节外展、外旋和后伸运动,不宜做肩前屈、内收的动作。

七、健康指导

(一)休息

早期卧床休息为主,可间断下床活动。

(二)饮食

多食高蛋白、高维生素、含钙丰富、刺激性小的食物。

(三)固定

保持患侧肩部及上肢于有效固定位并维持3周。

(四)功能锻炼

外固定的患者需保持正确的体位,以维持有效固定,进行早、中期的锻炼,避免肩前屈、内收动作。解除外固定后则加强锻炼,着重练习肩的前屈、肩旋转活动,如两臂做划船动作。值得注意的是,应防止两种倾向:①放任自流,不进行锻炼;②过于急躁,活动幅度过大,力量过猛,造成软组织损伤。

(五)复查时间及指征

术后1个月、3个月、6个月需进行X线片复查,了解骨折愈合情况。有内固定者,于骨折完全愈合后取出。对于手法复位外固定患者,如出现下列情况须随时复查:骨折处疼痛加剧,患肢麻木,手指颜色改变,温度低于或高于正常等。

（王晓红）

第二节 肱骨干骨折

肱骨干骨折是指肱骨髁上与胸大肌止点之间的骨折。

一、解剖概要

肱骨干中段后外侧有桡神经沟,桡神经在其内紧贴。当肱骨中、下1/3交界处骨折时,易合并桡神经损伤。上臂有多个肌肉附着点,故不同平面骨折所致的骨折移位也不同。

二、病因及移位

(1)直接暴力多致中、上1/3骨折,多为横断或粉碎骨折。

(2)传导暴力多见于中、下1/3段骨折,多为斜形或螺旋形。

(3)旋转暴力多可引起肱骨中、下1/3交界处骨折,所引起的肱骨骨折多为典型螺旋形骨折。

如骨折平面在三角肌止点上者,近折端受胸大肌、大圆肌、背阔肌牵拉向内移位,远折端因三角肌、肱二头肌、肱三头肌做外上移位。如骨折平面在三角肌止点以下,近折端受三角肌和喙肱肌牵拉向外前移位,远折端受肱二头肌、肱三头肌作用向上重叠移位。

三、临床表现及诊断

此种骨折均有明显的外伤史。若有局部肿胀、压痛、畸形、反常活动及骨摩擦音,均可诊断骨折。X线检查可确诊骨明确骨折部位、类型及移位情况,以供治疗参考。如合并神经损伤者,可出现典型垂腕,伸腕、伸掌指关节功能丧失,以及手背桡侧皮肤有大小不等的感觉麻木区。

四、治疗

肱骨被丰厚的肌肉包绕,轻度的成角短缩畸形在外观不明显,对功能也无影响。因此不必为追求良好的复位而滥用手术治疗。

(一)对横断、斜形或粉碎性骨折

对横断、斜形或粉碎性骨折可于复位后用夹板或石膏练习肩关节活动时,应弯腰90°,做钟摆样活动。因为直立位练习易引起骨折部位成角畸形。

(二)对螺旋形或长斜形骨折

对螺旋形或长斜形骨折可采用小夹板固定,亦可采用悬垂石膏固定,通过石膏重量牵引使骨折复位,但患者不能平卧,睡觉时需取半卧位。

(三)对肱骨开放性骨折

断端嵌入软组织或手法复位失败的闭合骨折,同一肢体多发骨折或合并神经血管损伤需手术探查者,可行切开复位内固定。

闭合性肱骨干骨折合并桡神经损伤时,一般采用非手术方法治疗。观察2~3个月后,若桡神经仍无神经功能恢复的表现,可再行手术探查。在观察期间将腕关节置于功能位,多做伤侧手指伸直活动以防畸形或僵硬。

五、护理问题

(一)有体液不足的危险
体液不足与创伤后出血有关。

(二)疼痛
疼痛与损伤、牵引有关。

(三)有周围组织灌注异常的危险
周围组织灌注异常与神经血管损伤有关。

(四)有感染的危险
感染与损伤有关。

(五)躯体移动障碍
躯体移动障碍与骨折脱位、制动、固定有关。

(六)潜在并发症
脂肪栓塞综合征、骨筋膜隔室综合征、关节僵硬等。

（七）知识缺乏

缺乏康复锻炼知识。

（八）焦虑

焦虑与担忧骨折预后有关。

六、护理目标

(1)患者生命体征稳定。

(2)患者疼痛缓解或减轻,舒适感增加。

(3)能维持有效的组织灌注。

(4)未发生感染或感染得到控制。

(5)保证骨折固定效果,患者在允许的限度内保持最大的活动量。

(6)预防并发症的发生或及早发现、及时处理。

(7)患者了解功能锻炼知识。

(8)患者焦虑程度减轻。

七、护理措施

（一）手术治疗及术前护理

1.心理护理

肱骨干骨折,特别是伴有桡神经损伤时,患肢伸腕、伸指功能障碍,皮肤感觉减退,患者心理压力大,易产生悲观情绪。应向患者介绍神经损伤修复的特殊性,告知骨折端将按 1 mm/d 的速度由近端向远端生长,治疗周期长,短期内症状改善不明显,使患者有充分的思想准备。关注患者感觉和运动恢复的微小变化并以此激励患者,使其看到希望。

2.饮食

给予高蛋白、高热量、高维生素、含钙丰富的饮食,以利于骨折愈合。

3.体位

采用 U 形石膏托固定时可平卧,患侧肢体以枕垫起,保持复位的骨折不移动。悬垂石膏固定 2 周内只能取坐位或半卧位,以维持其下垂牵引作用。但下垂位或过度牵引易引起骨折端分离,特别是中下 1/3 处横形骨折,其远折端血供差,可致骨折延迟愈合或不愈合,需予以注意。

4.皮肤护理

桡神经损伤后引起支配区域皮肤营养改变,使皮肤萎缩干燥,弹性下降,容易受伤,而且损伤后伤口易形成溃疡。

预防:①每天用温水擦洗患肢,保持清洁,促进血液循环;②定时变换体位,避免皮肤受压引起压疮;③禁用热水袋,防止烫伤。

5.观察病情

(1)夹板或石膏固定者,观察伤口及患肢的血运情况,如出现患肢青紫、肿胀、剧痛等,应立即报告医师处理。

(2)伴有桡神经损伤者,应观察其感觉和运动功能恢复情况。通过检查汗腺功能,可了解自主神经恢复情况。

(3)如骨折后远端皮肤苍白、皮温低且摸不到动脉搏动,在排除夹板、石膏固定过紧的因素外,应考虑有肱动脉损伤的可能;如前臂肿胀严重,皮肤发绀、湿冷,则可能有肱静脉损伤。出现上述情况,应及时报告医师处理。

6.早、中期功能锻炼

骨折固定后立即进行上臂肌肉的早期舒缩活动,可加强两骨折端在纵轴上的压力,以利于愈合。握拳、腕屈伸及主动耸肩等动作每天 3 次,并根据骨折的部位,选择相应的锻炼方法。

(1)肱骨干上 1/3 段骨折:骨折远端向外上移位。①第 8 天站立位,上身向健侧侧屈并前倾 30°,患肢在三角巾或前臂吊带支持下,自由下垂 10～20 秒,做 5～10 次。②第 15 天增加肩前后摆动 8～20 次,做伸肘的静力性收缩练习 5～10 次,抗阻肌力练习,指屈伸、握拳和腕屈伸练习,前臂旋前、旋后运动。③第 22 天增加身体上身向患侧侧屈,患肢在三角巾或吊带支持下左右摆动 8～20 次。

(2)肱骨干中 1/3 段骨折:骨折远端向上、向内移位。①第 8 天站立位上身向患侧侧屈并前倾约 30°,患肢在三角巾或吊带支持下,自由下垂 10～20 秒,做 5～10 次。②第 15 天增加肩前后摆动练习,做屈伸肘的静力性收缩练习 5～10 次。伴有桡神经损伤者,用弹性牵引装置固定腕关节功能位,用橡皮筋将掌指关节牵拉,进行手指的主动屈曲运动。在健肢的帮助下进行肩、肘关节的运动,健手握住患侧腕部,使患肢向前伸展,再屈肘后伸上臂。

(3)肱骨干下 1/3 段身骨折:此型骨折易造成骨折不愈合,更应重视早期锻炼。①第 3 天患肢三角巾胸前悬吊位,上身向患侧侧屈并前倾约 30°做患肢前后、左右摆动各 8～20 次。②第 15 天增加旋转肩关节运动,即身体向患侧倾斜,屈肘 90°,使上臂与地面垂直,以健手握患侧腕部做画圆圈动作。双臂上举运动,即两手置于胸前,十指相扣,屈肘 45°,用健肢带动患肢,先使肘屈曲 120%双上臂同时上举,再缓慢放回原处。

7.晚期功能锻炼

去除固定后第 1 周可进行肩摆动练习,站立位上身向患侧侧屈并略前倾,患肢做前后、左右摆动,垂直轴做绕环运动;第 2 周用体操棒协助进行肩屈、伸、内收、外展、内旋、外旋练习并做手爬墙练习,用拉橡皮带做肩屈伸、内收、外展及肘屈等练习,以充分恢复肩带肌力。

(二)术后护理

1.体位

内固定术后,使用外展架固定者,以半卧位为宜。平卧位时,可于患肢下垫一软枕,使之与身体平行并减轻肿胀。

2.疼痛的护理

(1)找出引起疼痛的原因:手术切口疼痛在术后 3 天内较剧烈,以后逐天递减。组织缺血引起的疼痛表现为剧烈疼痛且呈进行性,肢体远端有缺血体征。手术 3 天后,如疼痛呈进行性加重或搏动性疼痛,伴皮肤红、肿、热,伤口有脓液渗出或有臭味,则多为继发感染引起。

(2)手术切口疼痛可用镇痛药;缺血性疼痛须及时解除压迫,松解外固定物;如发生骨筋膜隔室综合征须及时切开减压;发现感染时报告医师处理伤口并应用有效抗生素。

(3)移动患者时,对损伤部位要重点托扶保护,缓慢移至舒适体位,以免引起或加重疼痛。

3.预防血管痉挛

行神经修复和血管重建术后,可能出现血管痉挛。①避免一切不良刺激:严格卧床休息,石膏固定患肢 2 周;患肢保暖,保持室温 25 ℃左右。不在患肢测量血压、镇痛,禁止吸烟与饮酒。②1 周内应用扩血管、抗凝药,保持血管的扩张状态。③密切观察患肢血液循环的变化:检查皮肤颜色和温度,毛细血管回流反应,肿胀或干瘪,伤口渗血,等等。

4.功能锻炼

详见术前护理相关内容。

八、健康指导

(一)饮食

给予高蛋白、高维生素、含钙丰富的饮食。

(二)体位

对桡神经损伤后行外固定者,应确保外固定的稳定,以保持神经断端于松弛状态,有利于恢复。

(三)药物

对伴有神经损伤者,遵医嘱口服营养神经药物。

(四)进行功能锻炼

防止肩、肘关节僵硬或强直而影响患肢功能。骨折4周内,严禁做上臂旋转活动。

(五)复查指征及时间

U形石膏固定的患者,在肿胀消退后,石膏固定会松动,应复诊;悬吊石膏固定2周后,更换长臂石膏托,继续维持固定6周左右。伴桡神经损伤者,定期复查肌电图,了解神经功能恢复情况。

(王晓红)

第三节 尺桡骨干双骨折

一、疾病概述

(一)概念

尺桡骨干双骨折较多见,占各类骨折的6%左右,以青少年多见。因骨折后常导致复杂的移位,使复位十分困难,易发生骨筋膜隔室综合征。

(二)相关病理生理

骨筋膜隔室综合征:骨筋膜室是由骨、骨间膜、肌间膜和深筋膜形成的密闭腔隙。骨折时,骨折部位骨筋膜隔室内的压力增高,导致肌肉和神经因急性缺血而产生一系列早期综合征,主要表现为5P征:疼痛(pain)、苍白(pallor)、感觉异常(paresthesia)、麻痹(paralysis)及脉搏消失(pulseless)。

(三)病因与诱因

尺桡骨干双骨折多由直接暴力、间接暴力和扭转暴力导致。

1.直接暴力

骨折多由重物直接打击、挤压或刀伤引起。特点为两骨同一平面的横形骨折或粉碎性骨折,多伴有不同程度的软组织损伤,包括肌肉、肌腱断裂、神经血管损伤等,整复对位不稳定。

2.间接暴力

跌倒时手掌着地,由于桡骨负重较多,暴力作用向上传导后首先使桡骨骨折,继而残余暴力通过骨间膜向内下方传导,引起低位尺骨斜形骨折。

3.扭转暴力

跌倒时手掌着地,同时前臂发生旋转,导致不同平面的尺桡骨螺旋形骨折或斜形骨折,尺骨的骨折线多高于桡骨的骨折线。

(四)临床表现

1.症状

受伤后,患侧前臂出现疼痛、肿胀、畸形及功能障碍。

2.体征

检查可发现畸形、反常活动、骨摩擦感。尺骨上 1/3 骨干骨折可合并桡骨小头脱位,称为蒙泰贾(Monteggia)骨折。桡骨干下 1/3 骨干骨折合并尺骨小头脱位,称为加莱亚齐(Galeazzi)骨折。

(五)辅助检查

X 线拍片检查应包括肘关节或腕关节,可发现骨折部位、类型、移位方向,以及是否合并有桡骨头脱位或尺骨小头脱位。

(六)治疗原则

1.手法复位外固定

手法复位成功后采用石膏固定,即用上肢前、后石膏夹板固定,待肿胀消退后改为上肢管型石膏固定,一般 8～12 周可达到骨性愈合,也可以采用小夹板固定,即在前臂掌侧、背侧、尺侧和桡侧分别放置四块小夹板并捆扎,将前臂放在防旋板上固定,再用三角巾悬吊患肢。

2.切开复位内固定

在骨折部位选择切口,在直视下准确对位,用加压钢板螺钉固定或髓内针固定。

二、护理评估

(一)一般评估

1.健康史

(1)一般情况:了解患者的年龄、职业特点、运动爱好、日常饮食结构、有无酗酒等。

(2)受伤情况:了解患者受伤的原因、部位和时间,受伤时的体位和环境,外力作用的方式、方向与性质,骨折轻重程度,急救处理的过程,等等。

(3)既往史:重点了解与骨折愈合有关的因素,如患者有无骨折史,有无药物滥用、服用特殊药物及药物过敏史,有无手术史,等等。

2.生命体征

按护理常规监测生命体征。

3.患者主诉

受伤的原因、时间、外力方式与性质,骨折轻重程度及有无合并桡神经损伤、受伤时的体位和环境、急救处理的过程,等等。

4.相关记录

外伤情况及既往史;X 线拍片及实验室检查等结果记录。

（二）身体评估

1.术前评估

（1）视诊：患侧前臂出现肿胀、皮下瘀斑。

（2）触诊：患肢有触痛、骨摩擦音或骨擦感。

（3）动诊：可见反常活动。

（4）量诊：患肢有无短缩、双侧上肢周径大小、关节活动度。

2.术后评估

（1）视诊：患侧前臂出现肿胀、皮下瘀斑减轻或消退；外固定清洁、干燥，保持有效固定。

（2）触诊：患侧触痛减轻或消退；骨摩擦音或骨擦感消失。

（3）动诊：反常活动消失。

（4）量诊：患肢无短缩，双侧上肢周径大小相等、关节活动度无差异。

（三）心理、社会评估

患者突然受伤骨折，患侧肢体活动障碍，生活自理能力下降，疼痛刺激及外固定的使用，易产生焦虑、紧张及自身形象紊乱等心理变化。

（四）辅助检查阳性结果评估

肘关节或腕关节 X 线拍片结果确定骨折类型、移位方向，以及是否合并有桡骨头脱位或尺骨小头脱位。

（五）治疗效果的评估

（1）局部无压痛及纵向叩击痛。

（2）局部无反常活动。

（3）X 线拍片显示骨折处有连续骨痂通过，骨折线已模糊。

（4）拆除外固定后，成人上肢能平举 1 kg 重物持续达 1 分钟。

（5）连续观察 2 周骨折处不变形。

三、主要护理诊断（问题）

（一）疼痛

疼痛与骨折、软组织损伤、肌痉挛和水肿有关。

（二）外周神经血管功能障碍的危险

外周神经血管功能障碍的危险与骨和软组织损伤、外固定不当有关。

（三）潜在并发症

肌萎缩、关节僵硬。

四、主要护理措施

（一）病情观察与体位护理

1.疼痛护理

及时评估患者疼痛程度，遵医嘱给予止痛药物。

2.体位

用吊带或三角巾将患肢托起，以促进静脉回流，减轻肢体肿胀疼痛。

3.患肢缺血护理

观察石膏绷带或夹板固定的松紧度,必要时及时调整,以免神经、血管受压,影响有效组织灌注。观察前臂肿胀程度及手的感觉运动功能,如出现高张力肿胀、手指发凉、感觉异常、手指主动活动障碍、被动伸直剧痛、桡动脉搏动减弱或消失,即可确定骨筋膜隔室高压存在,须立即通知医师并做好手术准备。如已出现5P征,及时手术也难以避免缺血性肌挛缩,从而遗留爪形手畸形。

4.局部制动

支持并保护患肢在复位后体位,防止腕关节旋前或旋后。

（二）饮食护理

指导患者进食高蛋白、高维生素、高热量、高钙和高铁的食物。

（三）生活护理

指导患者进行力所能及的活动,必要时提供帮助。

（四）心理护理

向患者和家属解释骨折的愈合是一个循序渐进的过程,充分固定能为骨折断端连接提供良好的条件,正确的功能锻炼可以促进断端生长愈合和患肢功能恢复。

（五）健康教育

1.指导功能锻炼

复位固定后尽早开始手指伸屈和用力握拳活动,并进行上臂和前臂肌肉的主动舒缩运动。2周后局部肿胀消退,开始练习腕关节活动;4周以后开始练习肘关节和肩关节活动;8～10周后拍片证实骨折已愈合,才可进行前臂旋转活动。

2.复查

告知患者及家属若骨折远端肢体肿胀或疼痛明显加重,肢体感觉麻木、肢端发凉,夹板或外固定松动,应立即到医院复查并评估功能恢复情况。

3.安全指导

指导患者及家属评估家庭环境的安全性,妥善放置可能影响患者活动的障碍物。

五、护理效果评估

（1）患者是否主诉骨折部位疼痛减轻或消失,感觉舒适。

（2）患侧肢端能否维持正常的组织灌注,皮肤温度和颜色正常,末梢动脉搏动有力。

（3）能否避免因缺血性肌挛缩导致爪形手畸形的发生。一旦发生骨筋膜隔室综合征,能否及时发现和处理。

（4）患者在指导下能否按计划进行有效的功能锻炼,患肢功能恢复情况及有无活动障碍。

（王晓红）

第四节　桡骨远端骨折

一、疾病概述

(一)概念

桡骨远端骨折是指距桡骨远端关节面 3 cm 以内的骨折,常见于有骨质疏松的中老年妇女。

(二)病因与分类

桡骨远端骨折多为间接暴力引起。根据受伤的机制不同,可发生伸直型骨折和屈曲型骨折。

(三)临床表现

1.症状

伤后腕关节局部疼痛和皮下瘀斑、肿胀、功能障碍。

2.体征

患侧腕部压痛明显,腕关节活动受限。伸直型骨折由于远折端向背侧移位,从侧面看腕关节呈"银叉"畸形,又由于其远折端向桡侧移位,从正面看呈"枪刺样"畸形。屈曲型骨折者受伤后腕部出现下垂畸形。

(四)辅助检查

X 线拍片可见典型移位。

(五)治疗原则

1.手法复位外固定

对伸直型骨折者,手法复位后在旋前、屈腕、尺偏位用超腕关节石膏绷带固定或小夹板固定2 周。水肿消退后,在腕关节中立位改用前臂管型石膏或继续用小夹板固定。屈曲型骨折处理原则基本相同,复位手法相反。

2.切开复位内固定

严重粉碎性骨折移位明显、手法复位失败或复位后外固定不能维持复位者,可行切开复位,用松质骨螺钉、T 形钢板或钢针固定。

二、护理评估

(一)一般评估

1.健康史

(1)一般情况:了解患者的年龄、职业特点、运动爱好、日常饮食结构、有无酗酒等。

(2)受伤情况:了解患者受伤的原因、部位和时间,受伤时的体位和环境,外力作用的方式、方向与性质,骨折轻重程度,急救处理的过程,等等。

(3)既往史:重点了解与骨折愈合有关的因素,如患者有无骨折史,有无药物滥用、服用特殊药物及药物过敏史,有无手术史,等等。

2.生命体征

按护理常规监测生命体征。

3.患者主诉

受伤的原因、时间、外力方式与性质,骨折轻重程度及有无合并桡神经损伤、受伤时的体位和环境、急救处理的过程等。

4.相关记录

外伤情况及既往史;X线拍片及实验室检查等结果记录。

（二）身体评估

1.术前评估

（1）视诊:患侧腕关节出现肿胀、皮下瘀斑;伸直型骨折从侧面看腕关节呈"银叉"畸形,从正面看呈"枪刺样"畸形;屈曲型骨折者受伤后腕部出现下垂畸形。

（2）触诊:患侧腕关节压痛明显。

（3）动诊:患侧腕关节活动受限。

（4）量诊:患肢有无短缩、双侧上肢周径大小、关节活动度。

2.术后评估

（1）视诊:患侧腕关节出现肿胀、皮下瘀斑减轻或消退;外固定清洁、干燥,保持有效固定。

（2）触诊:患侧腕关节压痛减轻或消退。

（3）动诊:患侧腕关节活动改善或恢复正常。

（4）量诊:患肢无短缩,双侧上肢周径大小相等、关节活动度无差异。

（三）心理、社会评估

患者突然受伤骨折、患侧肢体活动障碍、生活自理能力下降、疼痛刺激,以及外固定的使用,易产生焦虑、紧张及自身形象紊乱等心理变化。

（四）辅助检查阳性结果评估

肘腕关节X线拍片结果确定骨折类型、移位方向。

（五）治疗效果的评估

（1）局部无压痛。

（2）局部无反常活动。

（3）X线拍片显示骨折处有连续骨痂通过,骨折线已模糊。

（4）拆除外固定后,成人上肢能胸前平举1kg重物持续达1分钟。

（5）连续观察2周骨折处不变形。

三、主要护理诊断（问题）

（一）疼痛

疼痛与骨折、软组织损伤、肌痉挛和水肿有关。

（二）外周神经血管功能障碍的危险

外周神经血管功能障碍的危险与骨和软组织损伤、外固定不当有关。

四、主要护理措施

（一）病情观察与体位护理

1.疼痛护理

及时评估患者疼痛程度,遵医嘱给予止痛药物。

2.体位

用吊带或三角巾将患肢托起,以促进静脉回流,减轻肢体肿胀疼痛。

3.患肢缺血护理

观察石膏绷带或夹板固定的松紧度,必要时及时调整,以免神经、血管受压,影响有效组织灌注。观察前臂肿胀程度及手的感觉运动功能,如出现高张力肿胀、手指发凉、感觉异常、手指主动活动障碍、被动伸直剧痛、桡动脉搏动减弱或消失,即可确定骨筋膜室高压存在,须立即通知医师,并做好手术准备。

4.局部制动

支持并保护患肢在复位后体位,防止腕关节旋前或旋后。

(二)饮食护理

指导患者进食高蛋白、高维生素、高热量、高钙和高铁的食物。

(三)生活护理

指导患者进行力所能及的活动,必要时提供帮助。

(四)心理护理

向患者和家属解释骨折的愈合是一个循序渐进的过程,充分固定能为骨折断端连接提供良好的条件。正确的功能锻炼可以促进断端生长愈合和患肢功能恢复。

(五)健康教育

1.指导功能锻炼

复位固定后尽早开始手指伸屈和用力握拳活动,并进行前臂肌肉的主动舒缩运动。4～6周后可去除外固定,逐渐开始关节活动。

2.复查

告知患者及家属若骨折远端肢体肿胀或疼痛明显加重,肢体感觉麻木、肢端发凉,夹板或外固定松动,应立即到医院复查并评估功能恢复情况。

3.安全指导

指导患者及家属评估家庭环境的安全性,妥善放置可能影响患者活动的障碍物。

五、护理效果评估

(1)患者是否主诉骨折部位疼痛减轻或消失,感觉舒适。

(2)患侧肢端能否维持正常的组织灌注,皮肤温度和颜色正常,末梢动脉搏动有力。

(3)能否避免因缺血性肌挛缩的发生。一旦发生,能否及时发现和处理。

(4)患者在指导下能否按计划进行有效的功能锻炼,患肢功能恢复情况及有无活动障碍。

(王晓红)

第五节 骨盆骨折

一、基础知识

在多发性损伤中,骨盆骨折多见。除颅脑损伤外,骨盆骨折也是常见的致死原因,其死亡率可高达 20%。主要致死原因是由血管损伤引起的难以控制的大出血，以及并发的脂肪栓塞；或由腹内脏器、泌尿生殖道损伤和腹膜血肿继发感染所产生的严重败血症和毒血症。骨盆骨折合并神经损伤，日后也可能影响患者的肢体、膀胱、直肠功能和性功能。故骨折脱位的早期复位固定，辅以正确的护理，不仅有助于控制出血，减少并发症，也有利于功能康复。

（一）病因

骨盆骨折多由强大的外力所致，也可通过骨盆环传达暴力而发生他处骨折，如车轮碾轧碰撞、房屋倒塌、矿井塌方、机械挤压等外伤造成。由于暴力的性质、大小和方向的不同，常可引起各种形式的骨折或骨折脱位。

（1）前后方向的暴力主要作用于骶骨和耻骨，在外力作用下，骨盆前倾，既增加了负重弓前部的宽度，又使骶髂关节接触面更加紧密，加之其后部有非常坚强的韧带，故常造成耻骨下支双侧骨折、耻骨联合分离，并发骶髂关节脱位、骶骨骨折和髂骨骨折等，引起膀胱和尿道损伤。

（2）侧方暴力挤压骨盆，可造成耻骨单侧上下支骨折或坐骨上下支骨折、耻骨联合分离、骶髂关节分离、骶骨纵形骨折、髂骨翼骨折。

（3）间接传导暴力经股骨头作用于髋臼时，还可引起髋臼骨折，甚至发生髋关节中心型脱位，与骶髂关节平行的剪式应力则可导致该关节的后上脱位。

（4）牵拉伤，如急剧跑跳、肌肉强力收缩，则会引起肌肉附着点撕脱性骨折，常发生在髂前上棘和坐骨结节处。

（5）直接暴力，如由高处坠落、滑倒臀部着地，可引起尾骨骨折或脱位、骶骨横断骨折。

（二）分类

骨盆骨折的严重性，取决于骨盆环的破坏程度，以及是否伴有盆腔内脏、血管、神经的损伤。因此，在临床上可将骨盆骨折分为两种类型：稳定型和不稳定型。

1.稳定型骨折

稳定型骨折是指骨折线走向不影响负重，骨盆整个环形结构未遭破坏，其中包括不累及骨盆环的骨折如髂骨翼骨折，一侧耻骨支或坐骨支骨折，髂前上、下棘或坐骨结节处撕脱骨折，骶骨裂纹骨折或尾骨骨折脱位（图 10-1）。

2.不稳定型骨折与脱位

不稳定型骨折与脱位指骨盆环的连接性遭到破坏，至少有前后两处骨折或骶髂关节松弛、脱位、骨折错位、骨盆变形，如耻骨或坐骨上、下支骨折伴耻骨联合分离，耻骨或坐骨上、下支骨折伴骶髂关节错位，耻骨联合分离并伴骶髂关节错位等（图 10-2）。上述骨折共同的特点是不稳定性。骨折同时发生在耻骨及髂骨部，将骨盆纵向分裂为两半，半侧骨盆连同下肢向后上移位，造成畸形和肢体短缩，导致晚期活动和负重功能严重障碍，而且常伴有其他骨折或内脏损伤，尤以尿道、膀胱损伤多见，也可发生盆腔大血管或肠道损伤，产生严重后果。治疗时需要针对不同情况进行处理。

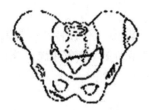 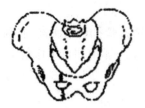

图 10-1　稳定型骨折

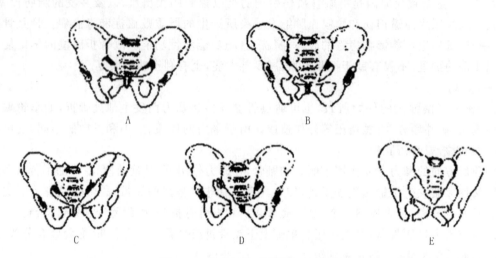

图 10-2　骨盆不稳定型骨折与脱位

A.一侧耻骨上下支骨折合并耻骨联合分离；B.一侧耻骨上下支骨折合并
同侧骶髂关节脱位；C.髂骨翼骨折合并耻骨联合分离；D.单侧骶髂关节脱
位合并耻骨联合分离；E.双侧耻骨上下支骨折合并骶髂关节脱位

（三）临床表现

患者有明显的外伤史，伤后局部疼痛、肿胀、瘀斑。骨盆骨折多由强大暴力造成，可合并有膀胱、尿道、直肠及血管神经损伤而造成大出血。因此，常有不同程度的休克表现。单处骨折骨盆环保持完整者，除局部有压痛外，多无明显症状。其他较重的骨折，如骨盆环的完整性被破坏，患者多不能翻身、坐起或站立，下肢移动时疼痛加重，局部肿胀、皮下瘀斑及压痛明显。在骶髂关节脱位时，患侧髂后上棘较健侧明显凸起并较健侧为高，与棘突侧间距离也较健侧缩短，从脐到内踝的长度也是患侧缩短。交叉量诊对比测量两侧肩峰至对侧髂前上棘之间的距离，可发现变短的一侧骶髂关节错位或耻骨联合分离，或骨折向上移位。骨盆挤压试验和分离试验时，在骨折处出现疼痛。尾骨骨折或脱位可有异常活动和纵向挤压痛，肛门指诊能摸到向前移位的尾骨。X线检查可显示骨折类型和移位情况，可摄左、右45°斜位片及标准前后位片，必要时做 CT 检查。

二、治疗原则

（一）稳定性骨盆骨折的治疗

1.单纯前环耻骨支、坐骨支骨折

不论单侧或双侧，除个别骨折块游离突出于会阴部皮下，需手法推挤到原位，以免影响坐骑，一般不需整复。卧硬板床休息，对症治疗，3～4周即可下床活动。

2.撕脱性骨折

改变体位，松弛牵拉骨折块的肌肉，有利于骨折块的稳定和愈合。如髂前上、下棘撕脱骨折，可在屈膝屈髋位休息，3～4周即可下床活动。坐骨结节骨折，可在伸髋屈膝位休息，4～6周下床锻炼。

3.尾骨骨折移位

尾骨骨折移位可通过肛门内整复，如遗留疼痛或影响排便者，可行切除术。

（二）不稳定性骨折的治疗

对不稳定性骨折的治疗,关键在于整复骶髂关节脱位和骨盆骨折的变位,最大限度地恢复骨盆环的原状。治疗方法应根据骨折脱位的不同类型,采取相应手法,配合单相或双相牵引,或用外固定架、石膏短裤、沙袋垫挤等综合措施来保证复位后的稳定和愈合。

（1）单纯耻骨联合分离:分离轻者用侧方对挤法使之复位,两侧髂骨翼外侧放置沙袋保持固定。分离宽者,用上法复位后再用布兜悬吊以维持对位,或用多头带固定即可。

（2）骶髂关节脱位合并骶骨骨折或髂骨翼骨折:半侧骨盆向上移位而无髂翼内、外翻者,可在牵拉下手法复位,并配合同侧髁上牵引或皮牵引,重量为10～15 kg。维持牵引重量不宜过早减轻,以免错位。8周后拆除牵引,下床锻炼。

（3）骶髂关节脱位并伴髂翼骨折外翻变位者,手法复位后给单向下肢牵引即可。

（4）髂翼骨折外翻变位伴耻骨联合分离:骶髂关节往后上脱位者,可用骨盆夹固定;耻骨上、下支或坐骨上、下支骨折伴同侧骶髂关节错位,或耻骨联合分离并一侧骶髂关节错位者,复位后多不稳定,除用多头带固定外,患肢需用皮牵引或骨牵引,床尾抬高;如错位严重进行骨牵引者,健侧需用一长石膏裤做反牵引,一般牵引时间为6～8周。

（5）髋臼骨折伴股骨头中心型脱位:采用牵伸扳拉复位法和牵引复位法。牵引固定6～8周方可解除。

三、护理

（一）护理要点

（1）骨盆骨折一般出血较多,且多伴有休克征象。急诊入院时,病情急,变化快。接诊人员首先应迅速、敏捷、沉着冷静地配合抢救,及时测量血压、脉搏以判断病情,同时输氧、建立静脉通道,并备好手套、导尿包、穿刺针等,以便待病情稳定后配合医师检查腹部、尿道、会阴及肛门。若有膀胱、尿道、直肠、血管损伤需要紧急手术处理者,护士应迅速做好术前准备:备皮、留置尿管、配血、抗休克、补充血容量、做各种药物过敏试验。操作时动作要轻柔,以免加重损伤,同时要给患者以心理安慰,解除其紧张、恐惧情绪。对病情较轻者,除密切观察生命体征的变化外,还要注意腹部、排尿、排便等情况,警惕隐匿性内脏损伤发生。

（2）牵引治疗期间,要观察患者的体位、牵引重量和肢体外展角度,保证牵引效果,要将患者躯干、骨盆、患肢的体位联系起来观察。要求躯干要放直,骨盆要摆正,脊柱与骨盆要垂直。同时要注意倾听患者的主诉,如牵引针眼疼痛、牵引肢体麻木、足部背伸无力等,警惕因循环障碍而导致的缺血性痉挛,或因腓总神经受压而致的足下垂发生。

（3）预防并发症:长期卧床患者要加强基础护理,预防褥疮及呼吸、泌尿系统并发症发生。尤其是年老体弱者,长期卧床,呼吸变浅,分泌物不易排出,容易引起坠积性肺炎及排尿不全、尿渣沉淀。因此,要鼓励患者加强深呼吸,促进血液循环。病情允许者,可利用牵引架向上牵拉抬起上身,有助于排净膀胱中尿液。

（二）护理问题

（1）有腹胀、排便困难或便秘的可能。

（2）有发生卧床并发症的可能。

（3）活动受限,自理能力下降。

（4）有骨折再移位的可能。

(5)患者体质下降。

(6)不了解功能锻炼方法。

（三）护理措施

(1)由于腹膜后血肿的刺激,造成肠麻痹或自主神经功能紊乱,可导致腹胀、排便困难或便秘,加之患者长期卧床,肠蠕动减弱,也可引起便秘。具体措施:①鼓励患者多食富含粗纤维的蔬菜、水果,必要时服用麻仁润肠丸、果导片等缓泻剂。②在排除内出血情况下,可进行腹部热敷,并进行环形按摩,以促进肠蠕动。按摩时动作要轻柔,不可用力过猛、过重。③通过暂时禁食,肛管排气,必要时进行胃肠减压以减轻肠胀气,逐步恢复胃肠功能。

(2)骨盆骨折后需要牵引、固定,故卧床时间长,易发生褥疮、肺部及泌尿系统感染等并发症,应予以积极预防。

(3)由于骨折的疼痛或因牵引固定,患者活动功能明显受到限制,给生活起居带来诸多不便。具体措施:①对于轻患者或有急躁情绪者,应讲明卧床制动的重要性和必要性,以及过早活动的危害,取得患者的配合。②主动关心患者,帮助患者解决饮食、生活起居所需,鼓励患者要安心养病。

(4)预防骨折再移位的发生。具体措施:①每天晨、晚间护理时,检查患者的卧位与牵引装置,及时调整患者因重力牵引而滑动的体位、外展角度,保证脊柱放直,骨盆摆正,肢体符合牵引力线。②指导并教会患者床上排便的方法,避免因抬臀坐便盆而致骨折错位。③告知患者保持正确卧位的重要性,以及扭动、倾斜上身的危害,以取得配合。

(5)因出血量多、卧床时间长、气虚食少、营养不足而致患者体质下降。具体措施:①做好饮食指导,给高热量、高营养饮食,早期宜食清淡的牛奶、豆腐、大枣、米汤、水果和蔬菜,后期给予鸡汤、排骨汤、牛羊肉、核桃、桂圆等。②每天做口腔护理2次,以增进食欲。③病情稳定后,可指导患者床上练功活动,如扩胸、举臂等上肢活动,以促进血液运行,增强心肺功能;每天清晨醒后做叩齿、鼓漱、咽津,以刺激胃肠蠕动。

(6)指导功能锻炼。①无移位骨折。单纯耻骨支或髂骨无移位骨折又无合并伤,仅需卧床休息者,取仰卧与侧卧交替(健侧在下)。早期可在床上做股四头肌舒缩和提肛训练,以及患侧踝关节跖屈背伸活动。伤后1～2周可指导患者练习半坐位,做屈膝屈髋活动。三周后可根据患者情况下床站立、行走并逐渐加大活动量。四周后经拍片证明,临床愈合者可练习正常行走及下蹲。②对耻骨上、下支骨折合并骶髂关节脱位,髂骨翼骨折或骶髂关节脱位合并耻骨联合分离者,仰卧硬板床。早期可根据情况,活动上肢,忌盘腿、侧卧,以防骨盆变形。2周后可进行股四头肌等长收缩及踝关节的跖屈背伸活动,每天2次推拿髌骨,以防关节强直。4周后可做膝、髋关节的被动伸屈活动,动作要缓慢,幅度由小到大,逐渐过渡到主动活动。6～8周去除固定后,可先试行扶拐不负重活动,经X线摄片显示骨折愈合后,可逐渐练习扶拐行走。

（四）出院指导

(1)轻症无移位骨折回家疗养者,要告知患者卧床休息的重要性,禁止早期下床活动,防止发生移位。

(2)对耻骨联合分离而要求回家休养的患者,要教会其家属正确使用骨盆兜,或掌握沙袋对挤的方法,以及皮肤护理和会阴部清洁的方法,防止压疮和感染,禁止侧卧。

(3)临床愈合后出院的患者,要继续坚持功能锻炼。

(4)加强营养,以补虚弱之躯,促进早日康复。

（王晓红）

第六节 股骨颈骨折

一、基础知识

(一)解剖生理

1.内倾角

股骨颈指股骨头下至粗隆间的一段较细部,股骨颈与股骨干相交处形成夹角称颈干角,又名内倾角。正常成人颈干角为125°~135°,平均为127°,幼儿可达150°,若<125°为髋内翻,>135°为髋外翻。内翻时股骨颈变短,大粗隆位置升高,沿大粗隆顶端向内的水平线高于股骨头凹,内、外翻均可引起功能障碍,影响正常步态。但临床多发生髋内翻畸形,股骨颈骨折治疗时,应注意恢复正常的颈干角。

2.前倾角

下肢中立位时,股骨头与股骨干还在同一冠状面上,股骨头居前,因而股骨颈向前倾斜与股骨干之冠状面形成一个夹角,称前倾角。新生儿为20°~40°,随年龄增长而逐渐减小,成人为12°~15°。股骨上端大部分为松质骨,股骨颈近乎中空。股骨头表层有0.5~1.0 cm的致密区,股骨颈内侧骨皮质最为坚厚,称股骨距。因此,当对股骨颈骨折进行内固定时,理想的位置是靠近内侧皮质深达股骨头表层的致密区,固定最为牢固。

3.血液供应

股骨头、颈供血较差,其主要供血来源有三。

(1)关节囊支为股骨头、颈的主要供血来源,来自由股动脉发出的旋股内动脉,分成上、下干骺端动脉,分别由上、下方距股骨头软骨缘下0.5 cm处,经关节囊进入股骨头,彼此交通形成血管网。

(2)网韧带支来自闭孔动脉的髋臼支,沿圆韧带进入股骨头,供血范围较小,仅供股骨头内下方不到1/3的范围,但为儿童生长期的重要血供来源。

(3)骨干营养支在儿童期不穿过骺板,在成年一般也只达股骨颈,仅小部分与关节囊支有吻合,故当股骨颈骨折或股骨头脱位时,均可损伤关节囊支和圆韧带支而影响血液供应,导致骨折愈合迟缓或不愈合,甚或发生股骨头缺血性坏死。

(二)病因

股骨颈骨折多发于老人,平均年龄在60岁以上。由于老人肾气衰弱,股骨颈骨质疏松、脆弱,不需太大外力即可造成骨折。骨折多为间接外力引起,如平地滑倒,大粗隆部着地,或下肢于固定情况下,躯体猛烈扭转,或自高坠下足跟着地时沿股骨纵轴的冲击应力,均可引起股骨颈骨折。而青壮年的股骨颈骨折,多由严重损伤引起,如工、农业和交通事故,或由高处跌坠等引起,偶有因过量负重、行走过久而引起的疲劳性骨折。

(三)分型

股骨颈骨折从不同方面有多种分型方法,而正确的分型对指导治疗和预后都有很重要的意义。

（1）按外力作用方向和损伤机制，可分为内收型和外展型。①内收型骨折：骨折移位大时将严重损伤关节囊血管，使骨折愈合迟缓，股骨头缺血坏死率增高。②外展型骨折：骨折比较稳定，血循环破坏少，愈合率高，预后较好。

（2）按骨折移位程度，分为有移位型骨折和无移位型骨折。

（3）按骨折部位，可分为头下型、颈型和基底型三种，以颈型最多，头下型次之，基底型多见于儿童。前两型骨折部位均在关节囊内，故又称囊内骨折；后一型的骨折部位在关节囊外，故又称囊外骨折。

（4）按骨折线倾斜度可分为稳定型和不稳定型。

（5）按骨折时间可分为新鲜性和陈旧性，一般以骨折在3周以内者为新鲜性骨折，若骨折后由于某种原因失治或误治，超过3周者为陈旧性骨折。

除以上各型外，还有因负重过度、长久行走而引起的股骨颈疲劳性骨折。

（四）临床表现

1.肢体功能障碍

虽因不同类型而有很大差异，但都有程度不等的功能受限。无移位的线形骨折或嵌插骨折，伤后尚可站立或勉强行走，特别是疲劳性骨折，能坚持较长时间的劳动。

2.肿胀

在不同类型的股骨颈骨折中，差异很大。关节囊内骨折多无明显肿胀和瘀斑，有些可在腹股沟中点出现小片瘀斑。外展嵌插骨折也无明显肿胀，股骨颈基底部骨折多有明显肿胀，甚或可沿内收肌向下出现大片瘀斑。

3.畸形

在不同类型的股骨颈骨折中，差异很大。无移位骨折，外展嵌插骨折和疲劳性骨折的早期，均无明显畸形。而有移位的内收型骨折和股骨颈基底部骨折，多有明显畸形。

4.疼痛

腹股沟中点部的压痛，大粗隆部的叩击痛，沿肢体纵轴的推、顶、叩击、扭旋等的疼痛和大腿滚动试验阳性，为股骨颈骨折所共有。

二、治疗原则

（一）新鲜股骨颈骨折的治疗

1.无移位或外展嵌插骨折

无须整复，卧床休息和限制活动即可。患肢外展30°，膝下垫枕使髋、膝关节屈曲30°～40°位，大粗隆部外贴止痛膏，挤压法固定维持体位，也可于上述体位下采用皮肤牵引，以对抗肌肉收缩，预防骨折移位。一般牵引6～8周，骨折愈合后，可扶拐下床进行不负重活动。

2.内收型股骨颈骨折

临床上最多见的一种，治疗比较困难，不愈合率和股骨头坏死率也较高。为提高治愈率，减少并发症，在全身条件允许的情况下，应尽早整复固定，常用的固定方法为经皮进行三根鳞纹钉内固定。术后置患肢于外展30°中立位，膝关节微屈，膝下垫软枕或其他软物，固定3～4周，可下床扶拐不负重行走。

（二）陈旧性股骨颈骨折的治疗

可根据不同情况，采取下述方法处理。

(1)骨折时间在 1 个月左右,可先用胫骨结节或皮肤牵引,1 周后行 X 线片检查。若仍未完成复位者,可实行"牵拉推挤内旋外展"手法复位。复位后进行鳞纹针经皮内固定,3～4 周后可扶拐下床不负重活动。

(2)骨折时间在 2～3 个月者,可进行股骨髁上牵引,1～2 周行 X 线片检查。若复位仍不满意者,可辅以手法矫正残余错位,然后进行鳞纹针固定术,3～4 周后扶拐下床不负重活动。

(3)若骨折日久,折端上移,吸收均较严重,骨折不易愈合并有股骨头坏死的可能者,或陈旧性股骨颈骨折不愈合者,可以采用鳞纹针固定加股骨颈植骨手术。植骨方法多采用带肌蒂骨瓣或带血管蒂骨瓣,如股方肌骨瓣移植或旋髂深血管蒂髂骨骨瓣移植较为常用,以改善局部血供,有利于骨折愈合和股骨头复活。

三、护理

(一)护理要点

(1)股骨颈骨折多见于老年人,感觉及反应都比较迟钝,生活能力低下,并且有不少老年人合并有其他疾病,如心脏病、高血压、糖尿病、脑血栓、偏瘫、失语、大小便失禁、气管炎、哮喘病等。因此,护理人员首先应细致地观察、了解病情,给予及时、适当的治疗和护理,同时要加强基础护理,预防肺炎、泌尿系统感染、褥疮等并发症的发生。

(2)鳞纹钉内固定术后,应严密观察患者体位摆放是否正确,正确的体位应保持患肢外展中立位,严禁侧卧、患肢内收或外旋、盘腿坐,以防鳞纹钉移位。

(3)陈旧性股骨颈骨折进行"带血管骨瓣移植术"后,4 周内禁止患者坐起,以防骨瓣、血管蒂脱落。伤口置负压引流管的患者,应注意观察引流液的量、颜色、性质以及时发现出血的速度及量,为治疗提供依据。

(二)护理问题

(1)疼痛。

(2)肿胀。

(3)应激的心理反应。

(4)有发生意外的可能。

(5)营养不良。

(6)生活自理能力下降。

(7)失眠。

(8)伤口感染。

(9)有发生并发症的可能。

(10)食欲缺乏。

(11)不能保持正确体位。

(12)功能锻炼主动性差。

(13)移植的骨瓣和血管有脱落的可能。

(14)股骨头置换有脱位的可能。

(三)护理措施

(1)一般护理措施。①创伤骨折、外固定过紧、压迫、伤口感染等均可引起疼痛,针对引起疼痛的不同原因对症处理,对疼痛严重而诊断已明确者,在局部对症处理前,可应用吗啡、哌替啶、布桂嗪等镇痛药物,减轻患者的痛苦。②适当抬高患肢,如无禁忌应尽早恢复肌肉、关节的功能锻炼,促进损伤局部血液循环,以利于静脉血液及淋巴液回流,防止、减轻或及早消除肢体肿胀。③突然的创伤刺激造成的较重伤势,可能会遗留较严重的肢体功能障碍或丧失,患者会有焦虑、恐惧、忧郁、消沉、悲观、失望等应激的心理反应,要有针对性地进行医疗卫生知识宣教,及时了解患者的思想情绪波动,通过谈心、聊天,有的放矢地进行心理护理。④有些骨折及老年患者合并有潜在的心脏病、高血压、糖尿病等疾病,受到疼痛刺激后,可能诱发脑血管意外、心肌梗死、心脏骤停等意外的发生,应予以密切观察,以防发生意外。⑤加强营养,提高机体的抗病能力,对严重营养缺乏的患者,可从静脉补充脂肪乳剂、氨基酸、人血清蛋白等。⑥股骨颈骨折因牵引、手术或保持有效固定的被迫体位,长期不能下床,导致生活自理能力下降。应从生活上关心体贴患者,以理解、宽容的态度主动与患者交往,了解生活所需,尽量满足患者的要求,并引导患者做一些力所能及的事,有助于锻炼和增强信心。同时告诫患者力所不及的事不要勉强去做,以免影响体位引起骨折错位。⑦因疼痛、恐惧、焦虑、对环境不熟悉、生活节奏被打乱等常导致患者失眠,应同情、关心、体贴患者,消除影响患者情绪的不良因素,使患者尽快适应医院环境。避免一切影响患者睡眠的不良刺激,如噪声、强光等,为患者创造一个安静舒适的优良环境,鼓励患者适当娱乐,分散患者对疾病的注意力。⑧注意观察伤口情况,伤口疼痛的性质是否改变,有无红肿、波动感。对于伤口污染或感染严重的,应根据情况拆除缝线,敞开伤口、中药外洗、抗生素湿敷等。同时定期细菌培养,合理有效使用抗生素,积极控制感染。⑨保持病室空气新鲜,温、湿度适宜,定期紫外线消毒,预防感染。鼓励患者做扩胸运动、深呼吸、拍背咳痰、吹气球等,以改善肺功能,预防发生坠积性肺炎。保持床铺平整、松软、清洁、干燥、无皱褶、无渣屑。经常为患者进行温水擦浴,保持皮肤清洁。每天定时按摩骶尾部、膝关节、足跟等受压部位,预防褥疮发生。督促患者多饮水,便后清洗会阴部,预防泌尿系统感染。多食新鲜蔬菜和水果,以防发生胃肠道感染和大便秘结。鼓励患者及早进行正确的活动锻炼,如肌肉的等长收缩、关节活动,辅以肌肉按摩,指导髌骨及关节的被动活动,以促进血液循环,维持肌力和关节的正常活动度,以防止发生肌肉萎缩、关节僵硬、骨质疏松等并发症。

(2)老年患者胃肠功能差,常发生紊乱:损伤早期,因情绪不佳,肝失条达,横逆反胃,往往导致消化功能减弱。①指导患者食素淡可口、易消化吸收的软食物,如米粥、面条、藕粉、青菜、水果等,忌食油腻或不易消化的食物,同时要注意色、香、味俱全,以提高患者食欲。②深入病房与之亲切交谈,进行思想、情感上的沟通,使患者心情舒畅、精神愉快。③做好口腔护理、保持口腔清洁。④加强功能锻炼,在床上进行一些力所能及的活动,促进消化功能恢复。⑤必要时,少食多餐,口服助消化的药物,以利消化。

(3)骨折整复后,要求患者被动体位,且时间较长,老年患者因耐受力差等因素,往往不能保持正确体位。①可向患者讲解股骨颈的生理解剖位置,说明保持正确体位的重要性和非正确体位会出现的不良后果,以取得患者积极合作。②患者应保持患肢外展中立位(内收型骨折外展20°～30°,外展型骨折外展15°左右即可),忌侧卧、盘腿、内收、外旋,以防鳞纹钉移位,造成不良后果。③老年患者因皮下脂肪较薄,长时间以同一姿势卧床难免不适,因此应保持床铺清洁、平整、干燥,硬板床上褥子应厚些并经常按摩受压部位,同时可协助患者采取适当半坐位,避免时间过长,以减轻不适。④抬高患肢,以利消肿止痛。⑤必要时穿丁字鞋,两腿之间放一枕头,以防患肢外旋、内收。

(4)对功能锻炼的目的不甚了解,导致误认为功能锻炼会影响骨折愈合和对位,老年患者体质差,懒于活动等因素可导致功能锻炼主动性差。①向患者说明功能锻炼的目的及意义,打消思想顾虑,使其主动进行功能锻炼,配合治疗和护理。②督促和指导患者功能锻炼,使其掌握正确的功能锻炼方法,如股四头肌的等长收缩,踝、趾关节的自主运动。同时应给患者经常推拿、按摩髌骨,以防肌肉萎缩,髌骨粘连,膝、踝关节强直等。功能锻炼应循序渐进,量力而行,以不感到疲劳为度。③患者下床活动时,应指导患者正确使用双拐,患肢保持外展、不负重行走,2～3个月行X线片复查后,再酌情负重行走。

(5)移植的骨瓣和血管束在未愈合的情况下,如果髋关节活动度过大或患肢体位摆放不正确,均有造成脱落的可能。①术后4周内患者保持平卧位,禁止坐起和下床活动。患肢需维持在外展20°～30°中立位,禁止外旋、内收。②术后4～6周后,移植的骨瓣和血管束已部分愈合,方可鼓励和帮助患者坐起并扶拐下床做不负重活动。待3个月后行X线片检查,再酌情由轻到重进行负重行走。

(6)护理搬动方法不当、早期功能锻炼方法不正确、患者个体差异等因素,均可造成所置换股骨头脱位的可能。①了解患者的手术途径、关节类型,以便做好术后护理,避免关节脱位。②术后应保持患肢外展中立位,必要时穿防外旋鞋,以防外旋引起脱位。③搬动患者时需将髋关节及患肢整个托起,指导患者将患肢保持水平位,防止内收及屈髋,避免造成髋脱位。④鼓励患者尽早进行床上功能锻炼,并使其掌握正确的功能锻炼方法,即在术后疼痛消失后,在床上锻炼股四头肌、臀肌,以及足跖屈、背伸等,以增强髋周围的肌肉力量,固定股骨头,避免过早进行直腿抬高活动。⑤如发生髋关节脱位,应绝对卧床休息,制动,以防发生血管、神经损伤,然后酌情处理。

(王晓红)

第七节 股骨干骨折

股骨干骨折多发于青壮年,一般多由外界强大、直接的暴力所致。

一、临床表现及诊断

股骨干骨折可分为上1/3骨折、中1/3骨折、下1/3骨折。上1/3骨折后,近端受髂腰肌、臀中肌、臀小肌及其他外旋肌群的牵引而有屈曲、外旋、外展移位,远端因受内收肌群牵拉而向上、内移位,造成成角短缩畸形。中1/3骨折常随暴力作用方向而变化。下1/3骨折因远端受腓肠肌牵拉而向后倾斜,可压迫或刺激窝部的神经血管。患者有外伤史,患肢有剧烈疼痛、肿胀、缩短、畸形,完全骨折时出现骨摩擦音、假关节活动。X线片可显示骨折类型。

二、治疗

大多数人可用非手术疗法,应注意防治失血性休克或创伤性休克。

(一)非手术法

产伤引起者,可将伤肢用绷带固定于胸部或做垂直悬吊牵引2周。3岁以内儿童一般采用垂直悬吊牵引3～4周。对成人股骨干骨折,可用固定持续牵引或平衡持续牵引治疗,一般牵引8～10周,牵引期间应加强大腿肌肉特别是股四头肌的锻炼。

（二）手术治疗

股骨干上、中1/3横骨折,髓内钉内固定已取代钢板内固定成为首选。但应严格掌握手术指征,现多主张采用闭合插针。开放伤口污染严重和软组织损伤严重的情况下,多采用外固定架固定。手术指征参考如下。

(1)非手术治疗失败。

(2)伴多发性损伤者或多发骨折。

(3)骨折不愈合或畸形愈合,影响功能。

(4)伴股部血管、神经损伤。

(5)老年患者不宜长久卧床。

三、护理问题

（一）有体液不足的危险

体液不足与创伤后出血有关。

（二）疼痛

疼痛与损伤、牵引有关。

（三）有周围组织灌注异常的危险

周围组织灌注异常与神经血管损伤有关。

（四）有感染的危险

感染与损伤有关。

（五）躯体移动障碍

躯体移动障碍与骨折脱位、制动、固定有关。

（六）潜在并发症

脂肪栓塞综合征、骨筋膜隔室综合征、关节僵硬等。

（七）知识缺乏

缺乏康复锻炼知识。

（八）焦虑

焦虑与担忧骨折预后有关。

四、护理目标

(1)患者生命体征稳定。

(2)患者疼痛缓解或减轻,舒适感增加。

(3)能维持有效的组织灌注。

(4)未发生感染或感染得到控制。

(5)保证骨折固定效果,患者在允许的限度内保持最大的活动量。

(6)预防并发症的发生或及早发现、及时处理。

(7)患者了解功能锻炼知识。

(8)患者焦虑程度减轻。

五、护理措施

（一）非手术治疗及术前护理

1.心理护理

由于股骨干骨折多由强大的暴力所致，骨折时常伴有严重软组织损伤，大量出血、内脏损伤、颅脑损伤等可危及生命安全，患者多恐惧不安。应稳定患者的情绪，配合医师采取有效的抢救措施。

2.饮食

高蛋白、高钙、高维生素饮食，需急诊手术者则禁食。

3.体位

抬高患肢。

4.保持牵引有效效能

不能随意增减牵引重量，以免导致过度牵引或达不到牵引效果。小儿悬吊牵引时，牵引重量以能使臀部稍稍悬离床面为宜，且应适当约束躯干，防止牵引装置滑脱至膝下而压迫腓总神经。在牵引过程中，要定时测量肢体长度和进行床旁X线检查，了解牵引重量是否合适。

5.病情观察

（1）全身情况：包括神志、瞳孔、脉搏、呼吸、腹部情况及失血征象。创伤初期应警惕颅脑、内脏损伤及休克发生。

（2）肢体情况：观察患肢末梢血液循环、感觉和运动情况，尤其对于股骨下1/3骨折的患者，应注意有无刺伤或压迫腘动脉、静脉和神经征象。

6.指导、督促患者进行功能锻炼

（1）伤后1～2周内应练习患肢股四头肌等长收缩；同时被动活动髌骨（左右推动髌骨）；还应练习踝关节和足部其他小关节，乃至全身其他关节活动。

（2）第3周健足踩床，双手撑床或吊架抬臀练习髋、膝关节活动，防止股间肌和膝关节粘连。

（二）术后护理

1.饮食

鼓励进食促进骨折愈合的饮食，如排骨汤、牛奶、鸡蛋等。

2.体位

抬高患肢。

3.病情观察

监测生命体征、患肢及伤口局部情况。

4.功能锻炼

方法参见术前。

六、健康指导

（一）体位

股骨中段以上骨折患者下床活动时，应始终保持患肢的外展位，以免因负重和内收肌的作用而发生继发性向外成角畸形。

(二)扶拐锻炼

由于股骨干骨折后的愈合及重塑时间延长,因此需较长时间扶拐锻炼。扶拐方法的正确性与发生继发性畸形、再损伤甚至臂丛神经损伤等有密切关系。因此,应教会患者正确使用双拐。

拐杖是辅助步行的一种工具,常用的有前臂拐和腋拐。前臂拐轻便,使用方便,拐的把手位置可依患者上肢长短调节;腋拐靠腋下支撑,应用普遍。用拐注意事项:①拐杖下端必须安装橡皮头,以免拐杖压在地上滑动而致不稳;拐杖上端的横梁上须垫软垫,以免使用时压迫腋下软组织。②腋拐高度:以患者直立时,拐从腋窝到地面并向身体两侧分开,橡皮头距足 20 cm 为宜。过高,行走时拐杖将撑至腋下,引起疼痛不适,甚至难以行走;过低,则可发生驼背,感到疲劳。③单拐与双拐的选择与使用:腋拐可用单拐也可用双拐。单拐适用于因手术后恢复期、患肢不能完全负重,而需借助单拐来增加健侧对整个身体重量的支撑,大部分置于健侧。当一侧下肢完全不能负重时,必须使用双拐,这样可增加行走时的平衡且省力。双腋拐使用方法:先将两拐同时稳放在两腿前方,然后提起健肢移到两拐的前方,再将两拐同时向前方移到健肢前方,如此反复,保持两拐及一健肢形成一个等边三角形。④防跌倒:患者初次下地时,应有护理人员在旁扶助并及时给予帮助与鼓励,指导用拐,防止患者因不习惯而失去重心而跌倒及出现情绪低落。初次下地时间不可过长,以后逐渐延长下地时间。

(三)复查

2～3 个月后行 X 线片复查。若骨折已骨性愈合,可酌情使用单拐而后弃拐行走。

(王晓红)

第十一章

眼科护理

第一节 泪 囊 炎

一、新生儿泪囊炎

（一）概述

新生儿泪囊炎是儿童常见的眼病之一。其是鼻泪管下端先天残膜未开放造成泪道阻塞,致使泪液滞留于泪囊之内,伴发细菌感染引起的。常见致病菌为葡萄球菌、链球菌、假白喉棒状杆菌等。

（二）诊断

1.症状

出生后数周或数天发现患儿溢泪并伴有黏液脓性分泌物。

2.体征

内眦部有黏液脓性分泌物,局部结膜充血,下睑皮肤浸渍或粗糙,可伴有湿疹。指压泪囊区有脓性分泌物从泪小点返出。

3.辅助检查

分泌物行革兰氏染色,血琼脂培养,以确定感染细菌类型。

（三）鉴别诊断

1.累及内眦部眼眶蜂窝织炎

挤压泪囊区无分泌物自泪小点溢出。

2.急性筛窦炎

鼻骨表面疼痛、肿胀,发红区可蔓延至内眦部。

3.急性额窦炎

炎症主要累及上睑,前额部有触痛。

（四）治疗

1.按摩

用示指沿泪囊上方向下方挤压,挤压后滴抗生素滴眼液,2～4次/天。

2.滴眼液或眼膏

有黏液脓性分泌物时,滴抗生素滴眼液或眼膏,2～4 次/天。

3.泪道探通术

对于 2～4 个月患儿,可以施行泪道探通术,探通后滴抗生素眼药水 1 周。

4.泪道插管手术

对于大于 5 个月或者存在反复泪道探通术失败的患儿,可以考虑行泪道插管手术治疗。

5.抗感染治疗

继发急性泪囊炎或眼眶蜂窝织炎时,须及时全身及局部抗感染治疗。

二、急性泪囊炎

(一)概述

急性泪囊炎是儿童比较少见但十分严重的泪道疾病。其常继发于新生儿泪囊炎、先天性泪囊突出、泪囊憩室及先天性骨性鼻泪管发育异常等。常见致病菌为葡萄球菌、链球菌等。

(二)诊断

1.症状

内眦部红肿、疼痛,患眼流泪并伴有黏液脓性分泌物。

2.体征

内眦部充血肿胀,患眼局部结膜充血,可伴有全身症状,如发热等。

3.辅助检查

分泌物行革兰氏染色、血琼脂培养,以确定感染细菌类型。

(三)鉴别诊断

1.累及内眦部眼眶蜂窝织炎

挤压泪囊区无分泌物自泪小点溢出。

2.急性筛窦炎

鼻骨表面疼痛、肿胀,发红区可蔓延至内眦部。

3.急性额窦炎

炎症主要累及上睑,前额部有触痛。

(四)治疗

(1)全身及局部应用广谱抗生素治疗。根据眼部分泌物细菌培养加药敏试验结果调整用药。

(2)局部脓肿形成,可以先尝试经上、下泪小点引流脓液。如果上述方法无效,则只能行经皮肤的切开引流。

(3)炎症控制后尽快行进一步影像学检查如 CT 等,明确发病原因。根据不同的发病原因行进一步的病因治疗。

三、护理措施

(一)慢性期护理重点

1.指导正确滴眼药

每次滴眼药前,先用手指按压泪囊区或行泪道冲洗,排空泪囊内的分泌物后,再滴抗生素眼药水,每天 4～6 次。

2.冲洗泪道

选用生理盐水加抗生素行泪道冲洗,每周1～2次。

(二)急性期护理重点

(1)指导正确热敷和超短波物理治疗,以缓解疼痛,注意防止烫伤。

(2)按医嘱应用有效抗生素,注意观察药物的不良反应。

(3)急性期切忌泪道冲洗或泪道探通,以免感染扩散,引起眼眶蜂窝织炎。

(4)脓肿未形成前,切忌挤压,以免脓肿扩散,待脓肿局限后切开排脓或行鼻内镜下开窗引流术。

(三)新生儿泪囊炎护理重点

指导患儿家长泪囊局部按摩方法,置患儿立位或侧卧位,用一手拇指自下睑眶下线内侧与眼球之间向下压迫,压迫数次后滴用抗生素眼药水,每天进行3～4次,坚持数周,促使鼻泪管下端开放。操作时应注意不能让分泌物进入患儿气管内。如果保守治疗无效,按医嘱做好泪道探通术准备。

(四)经皮肤径路泪囊鼻腔吻合术护理

1.术前护理

(1)术前3天滴用抗生素眼药水并行泪道冲洗。

(2)术前1天用1‰麻黄碱液滴鼻,以收缩鼻黏膜,利于引流及预防感染。

(3)向患儿家属解释手术目的、意义、注意点。泪囊鼻腔吻合术是通过人造骨孔使泪囊和中鼻道吻合,使泪液经吻合孔流入中鼻道。

2.术后护理

(1)术后患儿置半坐卧位:术后24小时内可行面颊部冷敷,以减少出血及疼痛。

(2)做好鼻腔护理:术后第2天开始给予1‰麻黄碱液、雷诺考特鼻喷雾剂等喷鼻,以收敛鼻腔黏膜,利于引流,达到消炎、止血、改善鼻腔通气功能的目的。注意鼻腔填塞物的正确位置,嘱患儿勿牵拉填塞物,勿用力擤鼻及挖鼻腔,以防止填塞物松动或脱落而引起出血。

(3)做好泪道护理:术后患儿眼部滴用抗生素滴眼液,滴眼时,患儿面部处于水平稍偏健眼位置,有利于药液聚集在患眼内眦部,从而被虹吸入泪道,增强伤口局部药物浓度,促进局部炎症的消退。

(4)术后嘱患儿注意保暖、防止感冒。术后当天进温凉饮食,多吃水果蔬菜,加强营养,忌食酸辣刺激性食物,禁烟、酒,忌喝浓茶、咖啡。

(五)鼻内镜下泪囊鼻腔吻合术护理

(1)加强并发症的观察和护理:术后短时间内鼻腔或口腔的少许血丝不需处理;若有大量鲜血顺前鼻流出,或吐出血性分泌物,色鲜红,则可能为伤口活动性出血,应及时通知医师给予处理。

(2)术后3～5天起,每天在鼻内镜下对手术侧腔道进行彻底清理,以减少腔道内结痂、黏膜炎症,加快愈合。

(3)术后应用抗菌药物加地塞米松进行泪道冲洗,每天1次,连续1周。冲洗时注意动作轻柔,应顺着泪道方向缓慢进针。如植入人工泪管,嘱患儿不要用力揉眼、牵拉泪管,以免人工泪管脱落。

(4)教会患儿家属正确滴鼻药和眼药方法,嘱家属带患儿定期随访,坚持复诊。在内镜下彻底清理鼻腔凝血块、分泌物和结痂等;按时冲洗泪道,冲刷泪道内分泌物,避免泪道再次堵塞。

(薄惠萍)

第二节 睑 腺 炎

睑腺炎又称麦粒肿,是眼睑腺体的急性化脓性炎症。临床上分为内睑腺炎、外睑腺炎。其中睑板腺感染,称内睑腺炎;睫毛毛囊或其附属皮脂腺、汗腺感染,称外睑腺炎。

一、护理评估

患侧眼睑可出现红、肿、热、痛等急性炎症表现,常伴同侧耳前淋巴结肿大。外睑腺炎的炎症反应集中于睫毛根部的睑缘处,红肿范围较弥散,脓点常溃破于皮肤面。内睑腺炎的炎症浸润常局限于睑板腺内,有硬结,疼痛和压痛程度均较外睑腺炎剧烈,病程较长,脓点常溃破于睑结膜面。

二、治疗要点

早期局部热敷,用抗生素眼药水或眼药膏;脓肿形成后切开引流。

三、护理诊断和问题

(一)眼痛
眼痛与睑腺炎症有关。
(二)知识缺乏
知识缺乏主要与缺乏睑腺炎的相关知识有关。

四、护理目标

(1)患者疼痛减轻。
(2)患者家长获取睑腺炎相关的预防与护理知识。

五、护理措施

(一)疼痛护理
仔细观察患者对疼痛的反应,耐心听取患者对疼痛的主诉,解释疼痛的原因,给予支持与安慰,指导放松技巧。
(二)热敷指导
早期睑腺炎给予局部热敷,每次 10~15 分钟,每天 3~4 次。热敷可以促进血液循环,有助于炎症消散和疼痛减轻。热敷时注意温度,以防烫伤。常用方法有汽热敷法、干热敷法、湿热敷法等。
(三)药物护理
指导正确地滴用抗生素眼药水或涂用眼药膏的方法。
(四)脓肿护理
脓肿未形成时不宜切开,更不能挤压排脓。因为眼睑和面部的静脉无瓣膜,挤压脓肿可使感染扩散,导致眼睑蜂窝织炎,甚至脓毒性海绵窦血栓或败血症而危及生命。

脓肿形成后,如未溃破或引流排脓不畅者,应切开引流。外睑腺炎应在皮肤面切开,切口与睑缘平行;内睑腺炎则在结膜面切开,切口与睑缘垂直。

（五）健康教育

指导家庭护理,养成良好的卫生习惯,不用脏手或不洁手帕揉眼。告知患者及家属治疗原发病的重要性,如有慢性结膜炎、睑缘炎或屈光不正者,应及时治疗或矫正。

（薄惠萍）

第三节　睑板腺囊肿

睑板腺囊肿是睑板腺特发性慢性非化脓性炎症,通常称为霰粒肿。

一、护理评估

睑板腺囊肿通常自觉症状不明显,较小的囊肿经仔细触摸才能发现,较大的囊肿可使眼睑皮肤隆起,表现为皮下圆形肿块,大小不一,触之不痛,与皮肤不粘连。如继发感染,临床表现与内睑腺炎相似。

二、治疗要点

较大囊肿可给予热敷,或向囊肿腔内注射抗生素和糖皮质激素;如囊肿仍不消退,可行睑板腺囊肿刮除。继发感染者,先抗感染治疗,待炎症控制后再行睑板腺囊肿刮除。

三、护理诊断和问题

（一）有感染的危险

感染主要与睑板腺囊肿有关。

（二）知识缺乏

知识缺乏与缺乏睑板腺囊肿防治知识有关。

四、护理目标

（1）无继发感染。

（2）患儿及家属获取睑板腺囊肿相关的预防与护理知识。

五、护理措施

（一）热敷护理

小而无症状的睑板腺囊肿,注意观察病情变化,指导热敷护理。

（二）配合护理

1.术前准备

术前准备主要包括滴抗生素眼液、查凝血功能、清洁面部皮肤、局部麻醉准备等。

2.手术切口准备

从结膜面囊肿顶端做与睑垂直的切口。切口可略小于囊肿的直径。

3.局部观察

术后用手掌压迫眼部 10～15 分钟,观察局部有无出血等。

4.病理检查

反复发作的睑板腺囊肿,应将标本送病理检查,以排除睑板腺癌。

(三)术后硬结护理

术后硬结可局部热敷,能自行吸收。如不能吸收者行手术切除。

(四)药物护理

介绍术后用药,按时换药和门诊随访。一般术后次日眼部换药,涂抗生素眼药膏,并用眼垫遮盖。

(五)健康指导

(1)在脓肿未成熟前,切忌挤压或用针挑刺,以免细菌经眼静脉进入海绵窦,导致颅内感染、全身感染等严重并发症。

(2)养成良好的卫生习惯,不用脏手或不洁手帕揉眼。

(3)对顽固复发、抵抗力低下者,给予支持治疗,提高机体抵抗力。

(4)嘱患儿多吃新鲜水果及蔬菜,保持大便通畅。

(薄惠萍)

第四节　角　膜　炎

角膜炎是我国常见的致盲眼病之一。角膜炎的分类尚未统一,根据病因可分为感染性角膜炎、免疫性角膜炎、外伤性角膜炎、营养不良性角膜炎等,其中感染性角膜炎最为常见,其病原体包括细菌、真菌、病毒、棘阿米巴、衣原体等,以细菌和真菌感染最为多见。角膜炎最常见的症状是眼痛、畏光、流泪、眼睑痉挛,伴视力下降,甚至摧毁眼球。其典型体征为睫状充血、角膜浸润、角膜溃疡的形成。

角膜炎病理变化过程基本相同,可以分为如下四期。①浸润期:致病因子侵入角膜,引起角膜边缘血管网充血,随即炎性渗出液及炎症细胞进入,导致病变角膜出现水肿和局限性灰白色的浸润灶,如炎症及时得到控制,角膜仍能恢复透明。②溃疡形成期:浸润期的炎症向周围或深层扩张,可导致角膜上皮和基质坏死、脱落形成角膜溃疡,甚至角膜穿孔,房水从角膜穿破口涌出,导致虹膜脱出、角膜瘘、眼内感染、眼球萎缩等严重并发症。③溃疡消退期:炎症控制、患者自身免疫力增加,阻止致病因子对角膜的损害,溃疡边缘浸润减轻,可有新生血管长入。④愈合期:溃疡区上皮再生,由成纤维细胞产生的瘢痕组织修复,留有角膜薄翳、角膜斑翳、角膜白斑。

一、细菌性角膜炎

(一)概述

细菌性角膜炎是由细菌感染引起的角膜炎症的总称,是临床常见的角膜炎之一。

（二）病因与发病机制

本病常由角膜外伤后被感染所致,常见的致病菌有表皮葡萄球菌、金黄色葡萄球菌、肺炎球菌、链球菌、铜绿假单胞菌(绿脓杆菌)等。眼局部因素(如慢性泪囊炎、倒睫、戴角膜接触镜等)和导致全身抵抗力低下的因素(如长期使用糖皮质激素和免疫抑制剂、营养不良、糖尿病等)也可诱发感染。

（三）护理评估

1.健康史

(1)了解患者有无角膜外伤史、角膜异物剔除史、慢性泪囊炎、眼睑异常、倒睫病史,或长期佩戴角膜接触镜等。

(2)有无营养不良、糖尿病病史,是否长期使用糖皮质激素或免疫抑制剂,以及此次发病以来的用药史。

2.症状与体征

(1)发病急,常在角膜外伤后 24～48 小时发病,有明显的畏光、流泪、疼痛、视力下降等症状,伴有较多的脓性分泌物。

(2)眼睑肿胀,结膜混合充血或睫状充血,球结膜水肿,角膜中央或偏中央有灰白色浸润,逐渐扩大,进而组织坏死脱落形成角膜溃疡。并发虹膜睫状体炎,表现为角膜后沉着物、瞳孔缩小、虹膜后粘连及前房积脓,是因毒素渗入前房所致。

(3)革兰氏阳性球菌角膜感染表现为圆形或椭圆形局灶性脓肿,边界清楚,基质处出现灰白色浸润。革兰氏阴性球菌角膜感染多表现为快速发展的角膜液化坏死,其中铜绿假单胞菌角膜感染者发病迅猛,剧烈眼痛,严重充血水肿,角膜溃疡浸润灶及分泌物略带黄绿色,前房严重积脓,感染如未控制,可导致角膜坏死穿孔、眼球内容物脱出或全眼球炎。

3.心理、社会状况评估

(1)通过与患者及其家属的交流,了解患者及其家属对细菌性角膜炎的认识程度及有无紧张、焦虑、悲哀等心理表现。

(2)评估患者视力对工作、学习、生活等能力的影响。

(3)了解患者的用眼卫生和个人卫生习惯。

4.辅助检查

了解角膜溃疡刮片镜检和细胞培养是否发现相关病原体。

（四）护理诊断

1.疼痛

疼痛与角膜炎症刺激有关。

2.感知紊乱

感知紊乱与角膜炎症引起的角膜混浊导致的视力下降有关。

3.潜在并发症

角膜溃疡、穿孔、眼内炎等。

4.知识缺乏

缺乏细菌性角膜炎相关的防治知识。

（五）护理措施

1.心理护理

向患者介绍角膜炎的病变特点、转归过程及角膜炎的防治知识,鼓励患者表达自己的感受,解释疼痛原因,帮助患者转移注意力,及时给予安慰理解,消除其紧张、焦虑、自卑的心理,正确认识疾病,树立战胜疾病的信心,争取患者对治疗的配合。

2.指导患者用药

根据医嘱积极抗感染治疗,急性期选择高浓度的抗生素滴眼液,每15～30分钟滴药一次。严重病例,可在开始30分钟内每5分钟滴药一次。同时全身应用抗生素,随着病情的控制逐渐减少滴眼次数,白天使用滴眼液,睡前涂眼药膏。进行球结膜下注射时,先向患者解释清楚,并在充分麻醉后进行,以免加重局部疼痛。

3.保证充分休息、睡眠

要提供安静、舒适、安全的环境,病房要适当遮光,避免强光刺激,减少眼球转动,外出应佩戴有色眼镜或眼垫遮盖。指导促进睡眠的自我护理方法,如睡前热水泡脚、喝热牛奶、听轻音乐等,避免情绪波动。患者活动空间不留障碍物,将常用物品固定摆放,以方便患者使用,教会患者使用传呼系统,鼓励其寻求帮助。厕所必须安置方便设施,如坐便器、扶手等,并教会患者如何使用,避免跌倒。

4.严格执行消毒隔离制度

换药、上药均要无菌操作,药品及器械应专人专眼专用,避免交叉感染。

5.严密观察

为预防角膜溃疡穿孔,护理时要特别注意如下几点:①治疗操作时,禁翻转眼睑,勿加压眼球。②清淡饮食,多食易消化、富含维生素、粗纤维的食物,保持大便通畅,避免便秘,以防增加腹压。③告知患者勿用手擦眼球,勿用力闭眼、咳嗽及打喷嚏。④球结膜下注射时,避免在同一部位反复注射,尽量避开溃疡面。⑤深部角膜溃疡、后弹力层膨出者,可用绷带加压包扎患眼,配合局部及全身应用降低眼压的药物,嘱患者减少头部活动,避免低头,可蹲位取物。⑥按医嘱使用散瞳剂,防止虹膜后粘连而导致眼压升高。⑦可用眼罩保护患眼,避免外物撞击。⑧严密观察患者的视力、角膜刺激征、结膜充血及角膜病灶和分泌物的变化,注意有无角膜穿孔的症状。例如,角膜穿孔时,房水从穿孔处急剧涌出,虹膜被冲至穿孔处,可出现眼压下降、前房变浅或消失、疼痛减轻等症状。

6.健康教育

（1）帮助患者了解疾病的相关知识,树立治疗信心,保持良好的心理状态。

（2）养成良好的卫生习惯,不用手或不洁手帕揉眼。

（3）注意劳逸结合,生活规律,保持充足的休息和睡眠,戒烟酒,避免摄入刺激性食物（如咖啡、浓茶等）。

（4）注意保护眼睛,避免角膜受伤,外出要戴防护眼镜。

（5）指导患者遵医嘱坚持用药,定期随访。

二、真菌性角膜炎

（一）概述

真菌性角膜炎为致病真菌引起的感染性角膜病。近年来,随着广谱抗生素和糖皮质激素的广泛应用,其发病率有升高趋势,是致盲率极高的角膜疾病。

（二）病因与发病机制

其常见的致病菌有镰刀菌和曲霉菌,还有念珠菌属、青霉菌属、酵母菌等。它常发生于植物引起的角膜外伤后,有的则发生于长期应用广谱抗生素、糖皮质激素和机体抵抗力下降者。

（三）护理评估

1.健康史

（1）多见于青壮年男性农民,有农作物枝叶或谷物皮壳擦伤眼史。

（2）有长期使用抗生素及糖皮质激素史。

2.症状与体征

疼痛、畏光、流泪等刺激性症状均较细菌性角膜炎为轻,病程进展相对缓慢,呈亚急性,有轻度视力下降。体征较重,眼部充血明显,角膜病灶呈灰白色或黄白色,表面微隆起,外观干燥而欠光滑,似牙膏样或苔垢样。溃疡周围抗体与真菌作用,形成灰白色环形浸润即"免疫环"。有时在角膜病灶旁可见"伪足""卫星状"浸润病灶,角膜后可有纤维脓性沉着物。前房积脓为黄白色的黏稠脓液。由于真菌穿透力强,易发生眼内炎。

3.心理、社会状况评估

了解患者职业,评估该病对患者的工作学习及家庭经济有无影响。评估患者对真菌性角膜炎的认识度,有无紧张、焦虑、悲哀等心理表现。

4.辅助检查

（1）角膜刮片革兰氏染色和吉姆萨染色可发现真菌菌丝,是早期诊断真菌最常见的方法。

（2）共聚焦显微镜检查角膜感染灶,可直接发现真菌病原体（菌体和菌丝）。

（3）病变区角膜组织活检,可提高培养和分离真菌的阳性率。

（四）护理诊断

1.疼痛

慢性眼痛与角膜真菌感染刺激有关。

2.焦虑

焦虑与病情反复及担心预后不良有关。

3.感知紊乱

感知紊乱与角膜真菌感染引起的角膜混浊导致的视力下降有关。

4.潜在并发症

角膜溃疡、穿孔、眼内炎等。

5.知识缺乏

缺乏真菌性角膜炎防治知识。

（五）护理措施

（1）由植物引起的角膜外伤史者、长期应用广谱抗生素及糖皮质激素滴眼液或眼药膏者,应严密观察病情,注意真菌性角膜炎的发生。

（2）遵医嘱应用抗真菌药物,同时要观察药物的不良反应,禁用糖皮质激素。

（3）对于药物不能控制或有角膜溃疡穿孔危险者,可行角膜移植手术。

（4）真菌性角膜炎病程长,易引起患者情绪障碍,应对患者做好解释、疏导工作,并告知患者真菌复发的表现,如患眼出现畏光、流泪、眼痛、视力下降等,应立即就诊。

三、单纯疱疹病毒性角膜炎

（一）概述

单纯疱疹病毒性角膜炎是指由单纯疱疹病毒所致的严重的感染性角膜病，其发病率及致盲率均占角膜病首位。其特点是复发性强，角膜知觉减退。

（二）病因与发病机制

本病多为单纯疱疹病毒原发感染后的复发，多发生在上呼吸道感染或发热性疾病以后。原发感染常发生于幼儿，单纯疱疹病毒感染三叉神经末梢和三叉神经支配的区域（头、面部皮肤和黏膜），并在三叉神经节长期潜伏下来。当机体抵抗力下降时，潜伏的病毒被激活，可沿三叉神经至角膜组织，引起单纯疱疹病毒性角膜炎。

（三）护理评估

1.健康史

（1）了解患者有无上呼吸道感染史，全身或局部有无使用糖皮质激素、免疫抑制剂。

（2）评估有无复发诱因存在，如过度疲劳、日光暴晒、月经来潮、发热、熬夜、饮酒、角膜外伤等。

（3）了解有无疾病反复发作史。

2.症状与体征

（1）原发感染常见于幼儿，有发热、耳前淋巴结肿大、唇部皮肤疱疹，呈自限性。眼部表现为急性滤泡性或假膜性结膜炎、眼睑皮肤疱疹，可有树枝状角膜炎。

（2）复发感染常在诱因存在下引起角膜感染复发，多为单侧。患眼可有轻微眼痛、畏光、流泪、眼痉挛，若中央角膜受损，则视力明显下降，并有典型的角膜浸润灶形态。①树枝状和地图状角膜炎：最常见的类型。初起时患眼角膜上皮呈小点状浸润，排列成行或成簇，继而形成小水疱，水疱破裂互相融合，形成树枝状表浅溃疡，称为树枝状角膜炎。随病情进展，炎症逐渐向角膜病灶四周及基质层扩展，可形成不规则的地图状角膜溃疡，称为地图状角膜炎。②盘状角膜炎：炎症浸润角膜中央深部基质层，呈盘状水肿、增厚，边界清楚，后弹力层皱褶。伴发虹膜睫状体炎时，可见角膜内皮出现沉积物。③坏死性角膜基质炎：角膜基质层内出现单个或多个黄白色浸润灶、溃疡甚至穿孔，常可诱发基质层新生血管。疱疹病毒在眼前段组织内复制，可引起虹膜睫状体炎、小梁网炎。炎症波及角膜内皮时，可诱发角膜内皮炎。

3.心理、社会状况评估

注意评估患者的情绪状况、性别、年龄、职业、经济、文化、教育背景。

4.辅助检查

角膜上皮刮片可见多核巨细胞、病毒包涵体或活化性淋巴细胞，角膜病灶分离培养出单纯疱疹病毒；酶联免疫法发现病毒抗原；分子生物学方法如通过聚合酶链式反应（PCR）查到病毒核酸，有助于病原学的诊断。

（四）护理诊断

1.疼痛

急性眼痛与角膜炎症反应有关。

2.焦虑

焦虑与病程长、病情反复发作、担心预后不良有关。

3.感知紊乱

感知紊乱与角膜透明度受损导致视力下降有关。

4.潜在并发症

角膜溃疡、穿孔、眼内炎等。

5.知识缺乏

缺乏单纯疱疹病毒性角膜炎的防治知识。

(五)护理措施

(1)严密观察患者病情,注意角膜炎症的进展。

(2)指导患者据医嘱正确用药:①急性期每1~2小时滴眼一次,睡前涂眼药膏。注意观察眼睛局部药物的毒性作用,如出现点状角膜上皮病变和基质水肿。②使用糖皮质激素滴眼液者,要告知患者按医嘱及时用药。停用时要逐渐减量,不能随意增加使用次数和停用,并告知其危害性。注意观察激素的并发症,如出现细菌、真菌的继发感染,出现角膜溶解,出现青光眼等。③用散瞳药的患者,外出可戴有色眼镜,以减少光线刺激,并加强生活护理。④使用阿昔洛韦者要定期检查肝、肾功能。

(3)鼓励患者参加体育锻炼,增强体质,预防感冒,以降低复发率。

(4)药物治疗无效、反复发作、角膜溃疡面积较大者,有穿孔危险,可行治疗性角膜移植术。

(薄惠萍)

第五节 结膜疾病

结膜表面大部分暴露于外界环境中,容易受各种病原微生物的侵袭和物理、化学因素的刺激。在正常情况下,结膜组织具有一定的防御能力。当全身或局部的防御能力减弱或致病因素过强时,将使结膜组织发生急性或慢性的炎症,统称为结膜炎。结膜炎是常见的眼病之一,根据病因可分为细菌性、病毒性、衣原体性、真菌性和变态反应性结膜炎;细菌和病毒感染性结膜炎是最常见的结膜炎。

一、急性细菌性结膜炎

(一)概述

急性细菌性结膜炎是指由细菌所致的急性结膜炎症的总称,临床上最常见的是急性细菌性结膜炎和淋球菌性结膜炎,两者均具有传染性及流行性,通常为自限性,病程在2周左右,一般不引起角膜并发症,预后良好。

(二)病因与发病机制

1.急性细菌性结膜炎

以革兰氏阳性球菌感染为主的急性结膜炎,俗称"红眼病"。常见致病菌为肺炎球菌、Koch-Weeks杆菌和葡萄球菌等。本病多于春、秋季流行,通过面巾、面盆、手或患者用过的其他用具接触传染。

2.淋球菌性结膜炎

本病主要由淋球菌感染所致,是一种传染性极强、破坏性很大的超急性化脓性结膜炎。由接触患有淋病的尿道、阴道分泌物或患眼分泌物而引起感染。成人主要为淋球菌性尿道炎的自身感染,新生儿则在通过患有淋球菌性阴道炎的母体产道时被感染。

(三)护理评估

1.健康史

(1)了解患者有无与本病患者接触史,或有无淋球菌性尿道炎史,或患儿母亲有无淋球菌性阴道炎史。成人淋球菌性结膜炎潜伏期为 10 小时至 3 天,新生儿则在出生后 2～3 天发病。

(2)了解患者眼部周围组织的情况。

2.症状与体征

(1)起病急,潜伏期短,常累及双眼。自觉眼睛刺痒、异物感、灼热感、畏光、流泪。

(2)急性细菌性结膜炎眼睑肿胀、结膜充血,以睑部及穹隆部结膜最为显著,重者出现眼睑及结膜水肿,结膜表面覆盖一层伪膜,易擦掉。眼分泌物增多,多呈黏液或脓性,常发生晨起睁眼困难,上、下睑睫毛被黏住。Koch-Weeks 杆菌或肺炎双球菌所致者可发生结膜下出血斑点。

(3)淋球菌性结膜炎病情发展迅速,单眼或双眼先后发病,眼痛流泪、畏光,眼睑及结膜高度水肿、充血,而致睁眼困难,或肿胀的球结膜掩盖角膜周边或突出于睑裂。睑结膜可见小出血点及薄层伪膜。初期分泌物为浆液性或血水样,不久转为黄色脓性,量多而不断溢出,故又称脓漏眼。淋球菌侵犯角膜,严重影响视力。重者耳前淋巴结肿痛,为引起淋巴结病变的仅有的细菌性结膜炎。

细菌培养可见相应的细菌,即肺炎球菌、Koch-Weeks 杆菌、淋球菌等。

3.心理、社会状况评估

急性结膜炎起病急,症状重,结膜充血、水肿明显且有大量分泌物流出,影响外观,患者容易产生焦虑情绪,同时实行接触性隔离,患者容易产生孤独情绪。护士应评价患者的心理状态、对疾病的认识程度及理解、接受能力。

4.辅助检查

(1)早期结膜刮片及结膜囊分泌物涂片中有大量多形核白细胞及细菌,提示细菌性感染,必要时还可进行细菌培养及药物敏感试验。

(2)革兰氏染色,显微镜下可见上皮细胞和中性粒细胞内或外的革兰氏阴性双球菌,提示淋球菌性结膜炎。

(四)护理诊断

1.疼痛

疼痛与结膜炎症累及角膜有关。

2.潜在并发症

角膜炎症、溃疡和穿孔、眼内炎、眼睑脓肿、脑膜炎等。

3.知识缺乏

缺乏急性细菌性结膜炎的预防知识。

(五)护理措施

(1)向患者解释本病的发病原因、病程进展和疾病预后,解除患者的忧虑,使其树立战胜疾病的信心,并配合治疗。

（2）结膜囊冲洗：以清除分泌物,保持清洁。常用的冲洗液有生理盐水、3％硼酸溶液。淋球菌性结膜炎用1∶5 000的青霉素溶液冲洗。冲洗时使患者取患侧卧位,以免冲洗液流入健眼。冲洗动作轻柔,以免损伤角膜。如有假膜形成,应先除去假膜再冲洗。

（3）遵医嘱留取结膜分泌物送检细菌培养及药物敏感试验。

（4）药物护理：常用滴眼液有0.25％氯霉素、0.5％新霉素、0.1％利福平,每1～2小时滴眼1次;夜间涂眼药膏。淋球菌感染则局部和全身用药并重,遵医嘱使用阿托品软膏散瞳。

（5）为减轻不适感,建议佩戴太阳镜。炎症较重者,为减轻充血、灼热等不适症状,可用冷敷。禁忌包扎患眼,因包盖患眼,使分泌物排出不畅,不利于结膜囊清洁,反而有利于细菌的生长繁殖,加剧炎症。健眼可用眼罩保护。

（6）严密观察角膜刺激征或角膜溃疡症状。对淋球菌性结膜炎还要注意观察患者有无全身并发症的发生。

（7）传染性结膜炎急性感染期应实行接触性隔离。①注意洗手和个人卫生,勿用手拭眼,勿进入公共场所和游泳池,以免交叉感染。接触患者前后的手要立即彻底冲洗与消毒。②向患者和其家属传授结膜炎预防知识,提倡一人一巾一盆。淋球菌性尿道炎患者,要注意便后立即洗手。③双眼患病者实行一人一瓶滴眼液。单眼患病者,实行一眼一瓶滴眼液。做眼部检查时,应先查健眼,后查患眼。④接触过眼分泌物和病眼的仪器、用具等都要及时消毒隔离,用过的敷料要烧毁。⑤患有淋球菌性尿道炎的孕妇须在产前治愈。未愈者,婴儿出生后,立即用1％硝酸银液或0.5％四环素或红霉素眼药膏涂眼,以预防新生儿淋球菌性结膜炎。

二、病毒性结膜炎

（一）概述

病毒性结膜炎是一种常见的急性传染性眼病,由多种病毒引起,传染性强,好发于夏、秋季,在世界各地引起过多次大流行,通常有自限性。临床上以流行性角膜结膜炎、流行性出血性结膜炎最常见。

（二）病因与发病机制

1.流行性角膜结膜炎

流行性角结膜炎由8型、19型、29型和37型腺病毒引起。

2.流行性出血性结膜炎

流行性出血性结膜炎由70型肠道病毒引起。

（三）护理评估

1.健康史

（1）了解患者有无与病毒性结膜炎接触史,或其工作、生活环境中有无病毒性结膜炎流行史。

（2）了解患者发病时间,评估其潜伏期。

2.症状与体征

（1）潜伏期长短不一。流行性角膜结膜炎约7天;流行性出血性结膜炎约在24小时内发病,多为双眼。

（2）流行性角结膜炎的症状与急性细菌性结膜炎相似,自觉异物感、疼痛、畏光、流泪及水样分泌物。眼睑充血水肿,睑结膜滤泡增生,可有假膜形成。

（3）流行性出血性结膜炎症状较急性卡他性结膜炎重,常见球结膜点状、片状出血,分泌物为水样。耳前淋巴结肿大、压痛。角膜常被侵犯,发生浅层点状角膜炎。

(4)部分患者可有头痛、发热、咽痛等上呼吸道感染症状。

3.心理、社会状况评估

因患者被实行接触性隔离,容易产生焦虑情绪。护士应评价患者的心理状态、对疾病的认识和理解程度、接受能力等。

4.辅助检查

分泌物涂片镜检可见单核细胞增多,并可分离到病毒。

(四)护理诊断

1.疼痛

眼痛与病毒侵犯角膜有关。

2.知识缺乏

缺乏有关结膜炎的防治知识。

(五)护理措施

(1)加强心理疏导,告知患者治疗方法、预后及接触性隔离的必要性,消除其焦虑情绪。

(2)药物护理:抗病毒滴眼液以 0.5% 利巴韦林、1% 碘苷、3% 阿昔洛韦等配制,每小时滴眼1次;合并角膜炎、混合感染者,可配合使用抗生素滴眼液;角膜基质浸润者可酌情使用糖皮质激素,如 0.02% 氟美童等。

(3)生理盐水冲洗结膜囊,眼局部冷敷以减轻充血和疼痛,注意消毒隔离。

(4)做好传染性眼病的消毒隔离和健康教育,防止疾病的传播。

三、沙眼

(一)概述

沙眼是由沙眼衣原体引起的一种慢性传染性角膜结膜炎,因其睑结膜面粗糙不平,形似沙粒,故名沙眼。其并发症常损害视力,甚至失明。

(二)病因与发病机制

沙眼是由 A 抗原型沙眼衣原体、B 抗原型沙眼衣原体、C 抗原型沙眼衣原体或 Ba 抗原型沙眼衣原体感染结膜角膜所致的,通过直接接触眼分泌物或污染物传播。

(三)护理评估

1.健康史

(1)沙眼多发生于儿童及青少年时期,男女老幼皆可罹患。其发病率和严重程度与环境卫生、生活条件及个人卫生有密切关系。沙眼在流行地区常有重复感染。

(2)其潜伏期为 5~14 天,常为双眼急性或亚急性发病。急性期过后 1~2 个月转为慢性期,急性期可不留瘢痕而愈。在慢性期,结膜病变被结缔组织所代替而形成瘢痕。

2.症状与体征

(1)急性期有异物感、刺痒感、畏光、流泪、少量黏性分泌物。体征:眼睑红肿、结膜明显充血、乳头增生。

(2)慢性期症状不明显,仅有眼痒、异物感、干燥和烧灼感。体征:结膜充血减轻,乳头增生和滤泡形成,角膜缘滤泡发生瘢痕化改变称为 Herbert 小凹,若有角膜并发症,可出现不同程度的视力障碍及角膜炎症。可见沙眼的特有体征,即角膜血管翳(角巩膜缘血管扩张并伸入角膜)和睑结膜瘢痕。

（3）晚期并发症：发生睑内翻及倒睫、上睑下垂、睑球粘连、慢性泪囊炎、结膜角膜干燥症和角膜混浊。

3.心理、社会状况评估

（1）注意评估患者生活或工作的环境卫生、生活居住条件和个人生活习惯。

（2）评估患者的文化层次、对疾病的认识程度、心理特点。

4.辅助检查

结膜刮片行吉姆萨染色可找到沙眼包涵体；应用荧光抗体染色法或酶联免疫法，可测定沙眼衣原体抗原，是确诊的依据。

（四）护理诊断

1.疼痛

异物感、刺痛与结膜炎症有关。

2.潜在并发症

倒睫、睑内翻、上睑下垂、睑球粘连、慢性泪囊炎等。

3.知识缺乏

缺乏沙眼预防及治疗知识。

（五）护理措施

（1）遵医嘱按时滴用抗生素滴眼液，每天 4～6 次，晚上涂抗生素眼药膏，教会患者及其家属正确使用滴眼液和涂眼药膏的方法，注意随访观察药物疗效。

（2）遵医嘱全身治疗急性沙眼或严重的沙眼，可口服阿奇霉素、多西环素、红霉素和螺旋霉素等。

（3）积极治疗并发症，介绍并发症及后遗症的治疗方法。如倒睫可选电解术，睑内翻可行手术矫正，角膜混浊可行角膜移植术，参照外眼手术护理常规和角膜移植护理常规，向患者解释手术目的、方法，使患者缓解紧张心理，积极配合治疗。

（4）健康教育：①向患者宣传沙眼并发症的危害性，做到早发现、早诊断、早治疗，尽量在疾病早期治愈。②沙眼病程长，容易反复，向患者说明坚持长期用药的重要性，一般要用药 6～12 周，重症者需要用药半年以上。③指导患者和其家属做好消毒隔离，预防交叉感染，接触患者分泌物的物品通常选用煮沸和 75％乙醇消毒法。④培养良好的卫生习惯，不与他人共用毛巾、脸盆、手帕，注意揉眼卫生，防止交叉感染。⑤选择公共卫生条件好的地方理发、游泳、洗澡等。

四、翼状胬肉

（一）概述

翼状胬肉是指睑裂区增殖的球结膜及结膜下组织侵袭到角膜上的一种疾病。其呈三角形，尖端指向角膜，形似翼状。翼状胬肉通常双眼患病，多见于鼻侧。

（二）病因与发病机制

其病因尚不十分明确，一般认为与结膜慢性炎症、风沙、粉尘等长期刺激使结膜组织变性、肥厚及增生有关；也可能与长期紫外线照射导致角膜缘干细胞损害有关，故多见于户外工作者，如渔民、农民、勘探工人等。

（三）护理评估

1.健康史

（1）了解患者的发病时间。

(2)评估患者的视力情况。

2.症状与体征

(1)小的翼状胬肉一般无症状,偶有异物感,若侵及瞳孔可影响视力。

(2)初起时,球结膜充血肥厚,结膜下有三角形变性增厚的膜样组织,表面有血管走行。常发生于鼻侧,也可发生于颞侧,或鼻侧、颞侧同时存在。

(3)三角形翼状胬肉的尖端为头部,角膜缘处为颈部,球结膜上处为体部。进行性翼状胬肉的头部前端角膜灰白色浸润,颈部及体部肥厚充血。静止性翼状胬肉的头部前方角膜透明,颈部及体部较薄且不充血。

3.心理、社会状况评估

(1)注意评估患者的年龄、职业,生活或工作的环境卫生、生活居住条件和个人生活习惯。

(2)评估患者的文化层次、对疾病的认识程度、心理特点。

4.辅助检查

裂隙灯检查,以确定损害范围和角膜完整性及厚度变化。

(四)护理诊断

1.自我形象混乱

自我形象混乱与翼状胬肉生长在睑裂、影响美观有关。

2.知识缺乏

缺乏翼状胬肉的防治知识。

(五)护理措施

(1)静止性翼状胬肉不侵入瞳孔区者一般不予手术,以免手术刺激可能促进其发展,积极防治眼部慢性炎症,避免接触有关致病因素,户外活动时戴防风尘及防紫外线眼镜;避免风尘、阳光的刺激。

(2)进行性翼状胬肉未侵及瞳孔区不影响视力时,局部可用糖皮质激素滴眼液滴眼或结膜下注射。小而无须治疗者,应做好病情解释工作并嘱患者定期复查。

(3)手术治疗患者,参照外眼手术护理。术前3天滴抗生素滴眼液。介绍手术过程和配合方法,消除患者的紧张心理,使其积极配合手术。

(4)术后嘱患者注意眼部卫生,一般于7~10天后拆除缝线。定期复查,观察患者是否有胬肉复发,复发率可在20%~30%。

(5)为预防术后复发,可应用X射线照射、丝裂霉素C等。

(薄惠萍)

第六节　葡萄膜、视网膜和玻璃体疾病

一、葡萄膜炎

(一)概述

葡萄膜炎是指一类由多种原因引起的葡萄膜的炎症,为眼科常见疾病,多发生于青壮年,常反复发作。葡萄膜炎按其发病部位可分为前葡萄膜炎(包括虹膜炎、虹膜睫状体炎和前部睫状体炎)、中间葡萄膜炎、后葡萄膜炎和全葡萄膜炎。本节主要介绍虹膜睫状体炎。

(二)病因与发病机制

本病病因复杂,大致可分为感染性和非感染性两大类。感染性是由细菌、病毒、真菌、寄生虫等病原体感染所致。非感染性又分为外源性和内源性两类。外源性主要是由外伤、手术等物理损伤和酸、碱及药物等化学损伤所致;内源性主要是由免疫反应及对变性组织、坏死肿瘤组织的反应所致。

(三)护理评估

1.健康史

(1)重点询问患者有无反复发作史和全身相关性疾病,如风湿性疾病、结核病、溃疡性结肠炎、梅毒等。

(2)询问患者起病时间、发病诱因、主要症状、发作次数、治疗经过及用药情况。

2.症状及体征

急性虹膜睫状体炎表现为眼痛、畏光、流泪和视力减退。检查结果如下。①睫状充血和混合充血。②角膜后沉着物:炎症时由于血-房水屏障破坏,房水中进入大量炎症细胞和纤维素。随着房水的不断对流和温差的影响,渗出物沉积在角膜下部,排成基底向下的三角形角膜后沉着物。③房水混浊:裂隙灯下前房内光束增强,呈灰白色半透明带,称为房水闪辉;混浊的前房水内可见浮游的炎症细胞,称丁铎尔现象,为炎症活动期的体征。④虹膜水肿、纹理不清并有虹膜粘连、虹膜膨隆等改变。⑤瞳孔改变:瞳孔缩小、光反射迟钝或消失。⑥可出现继发性青光眼、并发性白内障、低眼压及眼球萎缩等并发症。

3.心理、社会状况评估

炎症起病急,易反复发作,影响视力,且多发生于青壮年,注意评估患者对疾病的认知度;了解疾病对患者工作、学习、生活的影响;患者有无焦虑、忧郁心理。

4.辅助检查

了解患者的血常规、血沉、眼底荧光素血管造影、X线检查、HLA-B27检查、尿道衣原体检查、抗核抗体检查、梅毒抗体测定等结果。

(四)护理诊断

1.疼痛

疼痛与睫状神经刺激有关。

2.感知改变

感知改变与房水混浊、角膜后沉着物、晶状体色素沉着、继发性青光眼、并发性白内障及黄斑水肿导致的视力障碍有关。

3.焦虑

焦虑与视功能障碍有关。

4.潜在并发症

晶状体混浊、眼压升高、感染等。

(五)护理措施

1.用药护理

(1)滴散瞳剂时要按压泪囊区2～3分钟,注意阿托品毒性反应,如出现明显的心跳、面红、口干、烦躁不安等症状,应及时通知医师,嘱患者卧床、多饮水、保温、静脉滴注葡萄糖。抽取散瞳合剂时,要选择1 mL的注射器,结膜下注射时,要选择瞳孔未散开的部位。

(2)使用糖皮质激素应注意观察患者有无活动性消化道溃疡或消化道出血、向心性肥胖、骨质疏松,了解患者睡眠情况,必要时遵医嘱加用安眠药。

(3)使用免疫抑制剂前检查肝功能、肾功能、血常规及生化指标,治疗过程中定期复查,注意全身用药不良反应。

(4)热敷:局部热敷可减轻炎症反应并有止痛作用。指导患者正确方法,防止烫伤。

2.病情观察

观察患者眼部充血的情况,瞳孔的变化,前房渗出物吸收的情况,眼压的变化,经过治疗眼部不适是否减轻,疗效如何。

3.缓解疼痛及心理护理

向患者讲解疾病相关知识,解除其思想负担,树立治疗信心,注意休息,合理安排活动,以减少眼球运动,可戴有色眼镜及眼罩,以避免眼部受强光刺激,可行局部热敷,以扩张血管促进血液循环,消除毒素和炎症产物,从而减轻炎症反应,达到止痛作用。

4.健康教育

(1)积极寻找全身原因,尽量避免细菌、病毒、原虫等感染,一旦发现要积极治疗。保持健康而有规律的生活方式,指导患者戒烟戒酒,注意劳逸结合,增强体质,预防复发。家中常备散瞳药并妥善保管。

(2)坚持继续按时服用糖皮质激素,随病情好转逐渐减少用量,应在医师指导下定时、定量使用,不可突然停药。

二、视网膜动脉阻塞

(一)概述

视网膜动脉阻塞是指视网膜中央动脉或其分支阻塞。视网膜中央血管为终末血管,当动脉阻塞后,该血管供应的视网膜营养中断,势必引起视网膜的功能障碍,如果处理不及时,终将失明。

(二)病因与发病机制

本病多发生在有高血压、糖尿病、血液病、心血管疾病的老年人。导致视网膜血管发生阻塞的直接原因主要为血管栓塞、血管痉挛、血管壁的改变和血栓的形成及血管外部的压迫等。

(三)护理评估

1.健康史

询问患者发病到就诊时间。询问患者是否患有高血压、动脉粥样硬化、糖尿病、细菌性心内膜炎等疾病;必要时了解患者有无口服避孕药物、偏头痛、梅毒史。

2.症状及体征

视网膜中央动脉主干阻塞者表现为突然发生一眼无痛性视力急剧下降甚至无光感,分支阻塞者则为视野某一区域突然出现遮挡。外眼检查正常,但主干阻塞的患眼瞳孔中等散大,直接光反射消失,而间接光反射存在。

眼底检查可见视网膜呈灰白色,黄斑区可透见其深面的脉络膜红色背景,与其周围灰白水肿的视网膜形成鲜明的对比,成为樱桃红点。分支阻塞者,该动脉分布区的视网膜呈灰白色水肿,有时可以见到栓子阻塞的部位。

3.心理、社会状况评估

患者因突然视物不清甚至完全失明,需要接受一系列抢救治疗措施,使得患者容易产生不同程度的恐惧、紧张、焦虑心理,故应该注意评估患者的年龄、文化层次和对疾病的认知度,评估患者的情绪和心理状态。

4.辅助检查

(1)眼底荧光素血管造影检查:显示视网膜动脉充盈时间延长及阻塞动脉内有无灌注,可以作为诊断该疾病的依据。

(2)视野检查:提示病变程度和范围。

(3)内科检查:包括血压、血沉、血常规、血糖、超声心电图、颈动脉多普勒超声。

（四）护理诊断

1.感知改变

感知改变与视网膜动脉阻塞导致的突然视力丧失或视野缺损有关。

2.自理缺陷

自理缺陷与视功能障碍有关。

3.焦虑

焦虑与视力突然下降或视野遮挡有关。

（五）护理措施

(1)一旦确诊应争分夺秒配合医师进行抢救。患者在短时间内很难接受视力丧失这一现实,护士应注意主动安抚患者,稳定其情绪,解释发病原因及治疗方法,帮助患者树立战胜疾病的自信心,取得患者的主动配合。

(2)指导患者正确压迫和按摩眼球,即闭眼后用手掌大鱼际在上眼睑压迫眼球5～10秒,放松数秒,重复5～10次,至少15分钟。

(3)据医嘱正确使用血管扩张剂,用药过程中严密监测血压情况,特别是对全身使用扩血管药物的患者,嘱其卧床休息,避免低头、突然站立等动作,以防发生直立性低血压。

(4)吸氧:白天每小时吸氧一次,晚上每4小时吸氧一次,每次10分钟,吸入包含95％氧及5％二氧化碳的混合气体,能增加脉络膜毛细血管血液的氧含量,从而缓解视网膜的缺氧状态,二氧化碳还可扩张血管。

(5)对因治疗:进行全身检查,特别注意颈动脉及心血管系统的异常体征,以寻找病因,积极治疗全身疾病,预防另一只眼发病;观察患者的视力恢复状况并做好记录,发现视力异常情况,及时报告医师并协助做好相应处理。

(6)健康教育:指导患者养成健康的生活和饮食习惯,不用冷水洗头,避免过度疲劳;积极治疗高血压、动脉硬化、糖尿病等内科疾病,减少诱发因素;嘱患者定期随访,若出现头胀、眼痛、视力锐减等,应立即就诊。

三、视网膜静脉阻塞

（一）概述

视网膜静脉阻塞是比较常见的眼底血管病,临床上根据阻塞部位的不同,分为视网膜中央静脉阻塞和视网膜分支静脉阻塞两种。本病较视网膜中央动脉阻塞更多见,常为单眼发病,左、右眼发病率无差别。

（二）病因与发病机制

本病的病因比较复杂，与高龄、高血压、高血脂、血液高黏度和血管炎等引起血流动力学、血管壁、血液流变学的改变有密切关系。本病的特点是静脉扩张、迂曲，沿静脉分布区域的视网膜有出血、水肿和渗出现象。

（三）护理评估

1.健康史

询问患者是否患有高血压、动脉粥样硬化、糖尿病、红细胞沉降率增加、开角型青光眼等疾病；询问患者是否服用避孕药。

2.症状及体征

视网膜中央静脉阻塞可分为轻型（非缺血型）和重型（缺血型）两种类型。其主要临床表现为不同程度的视力减退，瞳孔对光反射迟钝。眼底检查可见患眼视网膜静脉粗大、迂曲，血管呈暗红色，大量的火焰状出血，视网膜静脉管壁的渗漏引起视网膜水肿，病程久者可见一些黄白色硬性脂质渗出及黄斑囊样水肿。视力损害的程度则依据黄斑区出血及囊样水肿的有无及轻重而不同，一般视力损害较严重。

视网膜分支静脉阻塞，主要表现为视力不同程度下降。阻塞点远端视网膜静脉扩张、迂曲，该区视网膜水肿、火焰状出血。阻塞严重者，有时可见棉绒斑，黄斑区常发生管壁渗漏，引起阻塞侧的黄斑囊样水肿，周围视野多无影响，中心视力依据黄斑区水肿及出血的程度而异，一般较总干阻塞者稍好。

3.心理、社会状况评估

注意评估患者的情绪和心理状态，以及患者的年龄、文化层次、饮食习惯和对疾病的认知度。

4.辅助检查

（1）荧光素眼底血管造影（FFA）检查：主要了解血管阻塞的程度，黄斑区是否有渗漏，视网膜无灌注区的范围，以及有无新生血管形成等情况，对诊断、治疗和判断该病的预后有重要作用。

（2）血液检查：可协助区分缺血型视网膜中央静脉阻塞和非缺血型视网膜中央静脉阻塞。

（四）护理诊断

1.感知改变

感知改变与视网膜出血、渗出等因素导致的视力丧失有关。

2.焦虑

焦虑与视力下降、担心预后有关。

3.自理缺陷

自理缺陷与视力下降有关。

4.潜在并发症

玻璃体积血、增生性玻璃体视网膜病变、视网膜脱离、新生血管性青光眼。

（五）护理措施

（1）用药护理：据医嘱指导患者正确用药，观察药物的疗效及不良反应，使用抗凝血药物时应检查纤维蛋白原及凝血酶原时间，低于正常时，及时通知医师停药。使用糖皮质激素时，要注意监测患者血糖的变化。

（2）心理护理：评估患者的焦虑程度，耐心听取患者的主诉，讲解疾病相关知识，增强患者疾病恢复的自信心,保持愉快的心情,能主动配合治疗。

（3）为患者提供安静、整齐、通风良好的休息环境,病情轻者可适当活动,如散步等。但应注意少低头,减少头部活动,重者需卧床休息。

（4）观察患者有无高眼压的表现,如出现头痛、眼痛、畏光、流泪等异常时,应及时通知医师进行处理。

（5）健康教育:指导患者保持充足的睡眠,避免眼睛的过度疲劳,饮食以清淡、易消化为主,少吃油炸、高脂、高糖食物。积极治疗内科疾病,防止进一步加重病情。嘱患者定期随访,一般3～4周随访一次。

四、中心性浆液性脉络膜视网膜病变

（一）概述

中心性浆液性脉络膜视网膜病变是一种常见于中青年男性的散发性、自限性眼病,病变局限于眼底后极部,预后较好。

（二）病因与发病机制

视网膜色素上皮的屏障功能发生障碍,致使脉络膜毛细血管漏出的血浆通过受损的色素上皮进入视网膜下,液体积聚于视网膜神经上皮与色素上皮之间,从而形成后极部视网膜的盘状脱离。进行糖皮质激素治疗、熬夜、用眼过度、精神兴奋紧张等容易诱发本病。

（三）护理评估

1.健康史

询问患者有无视网膜或脉络膜的原发疾病史;了解患者是否进行过糖皮质激素的治疗,近期有无用眼过度疲劳、精神紧张或长时间熬夜等。

2.症状及体征

本病多发生于健康的20～45岁男性,也可见于女性妊娠期;患者突发单眼或双眼视物模糊,但常不低于0.5,且可用凸透镜部分矫正;同时患眼自觉视物变小、变远,眼前固定暗影;眼底检查可见黄斑中心凹反射消失,黄斑区可见灰白色视网膜后沉着物,后极部视网膜盘状脱离。

3.心理、社会状况评估

该病起病较急,伴有不同程度的视力下降,患者常有紧张、焦虑的不良情绪,注意评估患者对疾病的认知度、患者的性格特点及心理状况等。

4.辅助检查

（1）FFA检查:可以具体显示色素上皮的损害程度和病变范围,了解病情进展。

（2）光学相干断层成像（OCT）检查:有助于诊断并了解病变范围。

（四）护理诊断

1.感知改变

感知改变与黄斑区沉着物等因素导致的视力障碍、视物变形有关。

2.焦虑

焦虑与疾病反复发作、病程长等因素有关。

3.知识缺乏

缺乏此病的防治知识。

（五）护理措施

（1）主动与患者交流，讲解疾病相关知识，缓解其紧张焦虑的不良情绪，帮助患者保持稳定情绪，以积极乐观的心态接受治疗和护理；有视物变小、变形者应减少活动，防止碰撞。

（2）定期检测患者的视力及其眼底情况，以便了解病情的进展。

（3）健康教育：注意用眼卫生，不要长时间用眼，不熬夜，避免过度劳累，建立规律的作息时间。病情重者尽量不用眼，闭目养神，使眼得到休息；病情轻者连续用眼看物时间不可超过30分钟。进食补充视网膜组织所必需的维生素类食物（如动物肝脏、奶类、菠菜、胡萝卜等）、富含维生素A的食物，以及植物油、坚果等富含维生素E的食物，同时戒除烟酒及刺激性食物。

（4）告知患者该病禁用糖皮质激素类药物。嘱患者定期随访，一般6～8周检查一次。

五、视网膜脱离

（一）概述

视网膜脱离是指视网膜的色素上皮层和神经上皮层之间的分离，可分为孔源性（原发性）视网膜脱离、渗出性（继发性）视网膜脱离及牵拉性视网膜脱离三种类型。

（二）病因与发病机制

孔源性视网膜脱离是因视网膜神经上皮层发生裂孔，液化的玻璃体经此裂孔进入视网膜神经上皮与色素上皮之间积存，从而导致视网膜脱离，多见于老年人、高度近视、无晶体眼、眼外伤后等。非裂孔性视网膜脱离是由脉络膜渗出所致的视网膜脱离，又称渗出性视网膜脱离，多见于视网膜血管病变、脉络膜病变葡萄膜炎等。牵拉性视网膜脱离是指因增生性玻璃体视网膜病变的增生条带牵拉而引起的没有裂孔的视网膜脱离，多见于视网膜缺血、眼球穿通伤等。

（三）护理评估

1.健康史

（1）评估患者是否为高度近视眼、白内障摘除术后的无晶体眼、老年人和眼外伤患者、中心性浆液性脉络膜视网膜病变、葡萄膜炎、后巩膜炎、妊娠高血压综合征、恶性高血压及特发性葡萄膜渗漏综合征等疾病。

（2）了解患者的发病情况，如发病时间等。

（3）评估患者重要脏器的功能及对手术的耐受程度。

2.症状及体征

（1）孔源性视网膜脱离主要表现为眼前闪光感和眼前黑影飘动，某一象限视野缺损，累及黄斑时中心视力下降或视物变形等。眼底可见视网膜隆起合并裂孔，玻璃体常有变性、混浊、积血、浓缩或膜形成。

（2）渗出性视网膜脱离主要表现为不同程度的视力减退和视野缺损。眼底可见视网膜隆起，视网膜下积液可随体位而向低位移动，玻璃体混浊。如果黄斑区受到影响则有中心视力减退。

（3）牵拉性视网膜脱离可无症状，也可出现视力减退和视野缺损，眼底检查可见视网膜表面出现玻璃体膜、玻璃体积血或混浊。

3.心理、社会状况评估

多数患者由于视力障碍，担心预后不好，心理上容易产生紧张、焦虑、悲观的情绪，应注意评估患者的年龄、性别、职业、性格特征等，评估患者对疾病的认知程度。

4.辅助检查

(1)散瞳检查眼底:采用双目间接检眼镜结合巩膜压迫法及裂隙灯三面镜检查,可以发现视网膜裂孔,并确定裂孔的数目、大小、形态及分布情况,视网膜隆起和受牵拉的部位。

(2)眼部 B 超检查:确定视网膜脱离的部位、大小等。

(3)眼部荧光血管造影:了解视网膜的渗出情况。

(四)护理诊断

1.感知改变

感知改变与视网膜的脱离导致视力下降及视野缺损有关。

2.焦虑

焦虑与视功能损害及担心预后有关。

3.潜在并发症

术后高眼压、感染等。

(五)护理措施

视网膜脱离的治疗原则是手术封闭裂孔,根据视网膜裂孔的大小或数量,选择不同的手术方式使视网膜复位。

1.手术前护理

(1)按内眼手术护理常规做好术前准备。

(2)向患者讲解视网膜脱离的相关知识,说明充分散瞳,详细查明脱离及裂孔的部位、大小、个数,选择适宜的术式是手术治疗成功的关键,使患者能稳定情绪积极配合检查。若病程短并且视网膜下积液较多、不易查找裂孔时,应卧床休息,戴小孔眼镜,使眼球处于绝对安静状态,2~3 天后再检查眼底。

(3)嘱患者安静卧床并使裂孔区处于最低位,减少视网膜脱离范围扩大的机会。

(4)给予低盐、富含维生素饮食,保持大便通畅。

2.手术后护理

(1)包扎双眼,安静卧床休息一周。玻璃体注气患者为帮助视网膜复位和防止晶状体混浊应低头或给予俯卧位,以裂孔位于上方位为原则,待气体吸收后行正常卧位。

(2)药物治疗的护理:术后患眼继续散瞳至少 1 个月。玻璃体注气患者若出现眼痛,应及时给予止痛药或降眼压药,必要时适当放气。

(3)出院前嘱患者继续戴针孔眼镜 3 个月,半年内勿剧烈运动或从事重体力劳动,尤其避免拖、拉、提重物等用力动作,选择座位平稳的交通工具。按时用药,按时复查。如有异常,随时来诊。

(薄惠萍)

第七节　屈光不正和弱视

临床上将眼的屈光状态分为两类,即屈光正常(正视眼)、屈光不正(非正视眼)。在眼的调节松弛状态下,外界平行光线进入眼内,经眼的屈光系统屈折后,不能聚焦在视网膜黄斑中心凹上称为屈光不正。屈光不正包括近视、远视和散光。外界光线经过眼的屈光系统折射在视网膜上,形成清晰的物像,称为眼的屈光作用。眼的屈光作用的大小称为屈光力,单位是屈光度,简写为 D。

一、近视

(一)概述

近视眼是指在眼的调节松弛状态下,平行光线经过眼的屈光系统屈折后,聚焦在视网膜之前,在视网膜上形成一个弥散环,导致看远处目标模糊不清。近视眼按度数可分为三类:轻度小于-3.00 D,中度为-6.00~-3.00 D,高度大于-6.00 D。

(二)病因与发病机制

1.遗传因素

高度近视可能为常染色体隐性遗传。中低度近视可能为多因子遗传:既服从遗传规律又有环境因素参与,而以环境因素为主。其中高度近视比低度近视与遗传因素的关系更密切。

2.发育因素

婴幼儿时期眼球较小,为生理性远视。随着年龄增长,眼球各屈光成分协调生长,逐步变为正视。若眼轴过度发育,即成为轴性近视。

3.环境因素

青少年学生与近距离工作者中以近视眼较多,主要与长时间近距离阅读、用眼卫生不当有关。此外,营养成分的失调和使用工具不符合学生的人体工程力学要求、大气污染、微量元素的不足等,也是形成近视的诱发因素。

(三)护理评估

1.健康史

注意询问患者有无视疲劳、眼外斜视及近视家族史等。了解患者佩戴眼镜史及用眼卫生情况、发现近视的时间及进展程度。

2.症状与体征

(1)视力:近视最突出的症状是远视力减退、近视力正常。

(2)视力疲劳:近视初期常有远视力波动,注视远处物体时喜眯眼,容易产生视疲劳。低度近视者常见,但较远视者轻。

(3)视疲劳外斜视:视疲劳重者可发展为外斜视,是调节与集合平衡失调的结果。为使调节与集合间固有的不平衡能够维持暂时的平衡,故容易产生视疲劳。看近时不用或少用调节,以免造成平衡紊乱,即产生眼位变化。斜视眼为近视度数较高的眼。

(4)眼球前后径变长:多见于高度近视,属轴性近视。

(5)眼底高度近视可引起眼底退行性变化和眼球突出,出现豹纹状眼底、近视弧形斑、脉络膜萎缩,甚至出现巩膜后葡萄肿、黄斑出血等变化。周边部视网膜可出现格子样变性和产生视网膜裂孔,增加视网膜脱离的危险。

(6)并发症:如玻璃体异常(液化、混浊、后脱离)、视网膜脱离、青光眼、白内障等,以高度近视者多见。

3.心理、社会状况评估

有部分患者由于佩戴眼镜影响外观而表现为不愿意配合。需要评估患者的学习、生活和工作环境及对近视的认识程度。

4.辅助检查

常用屈光检查方法如下:客观验光法、主觉验光法、睫状肌麻痹验光法。对于高度近视患者有眼底改变者,应进行荧光素眼底血管造影或吲哚青绿血管造影。

（四）护理诊断

1.视力下降

视力下降与屈光介质屈光力过强有关。

2.知识缺乏

缺乏近视眼及其并发症的防治知识。

3.潜在并发症

视网膜脱离、术后伤口感染、上皮瓣移位、角膜混浊、高眼压等。

（五）护理措施

1.用眼卫生指导

(1)避免长时间连续用眼,一般持续用眼1小时,应休息5～10分钟。

(2)保持良好的学习、工作姿势:不躺在床上、车厢内阅读,不在太阳直射下或光线昏暗处阅读。双眼平视或轻度向下注视荧光屏,眼睛与电脑荧光屏距离在60 cm以上。

(3)高度近视患者避免剧烈运动,如打篮球、跳水等,防止视网膜脱落。

(4)饮食以富含蛋白质、维生素的食物为主,如新鲜水果、蔬菜、动物肝脏、鱼等。

(5)定期检查视力,建议半年复查一次,根据屈光检查结果及时调整眼镜度数。

2.配镜矫正护理

向患者及其家长解释近视视力矫正的重要性及可能的并发症,纠正"戴眼镜会加深近视度数"的错误认知。建议在睫状肌麻痹状态下验光,可取得较为准确的矫正度数。

(1)佩戴框架眼镜护理:框架眼镜是最常用和最好的方法,配镜前须先经准确验光确定近视度数,镜片选择以获得最佳视力的最低度数的凹透镜为宜。指导患者和其家属学会眼镜护理:①坚持双手摘戴眼镜,单手摘戴若力度过大会使镜架变形。②戴眼镜的位置正确,将镜片的光学中心对准眼球中心部位,才能发挥眼镜的正确功能。③镜架沾上灰尘时,用流水冲洗,再用眼镜专用布或软纸拭干。④参加剧烈运动时不要戴眼镜,以免眼镜受到碰撞。

(2)佩戴角膜接触镜护理:①根据不同材料的角膜接触镜的不同特点,予以护理指导。软镜验配简单,佩戴舒适;角膜塑形镜(OK镜)睡眠时佩戴,起床后取出;硬性透氧性接触镜(RGP)验配较复杂,必须严格按规范验配,佩戴前须向患者详细交代注意事项,使患者充分了解其重要性,以提高患者的依从性。初次戴镜通常第1天戴5～6小时,然后每天延长1～2小时,1周左右每天可佩戴12～16小时,其间必须定期复查。②养成良好的卫生习惯,取、戴前均应仔细洗手,定期更换镜片。③避免超时佩戴和过夜佩戴。④戴镜后刺激症状强烈,应摘下重新清洗后再戴,如有异物感、灼痛感,马上停戴。⑤游泳时不能戴镜片。

3.屈光手术护理

目前屈光手术治疗的方法如下。

(1)角膜屈光手术:分为非激光手术与激光手术。非激光手术包括放射状角膜切开术表层角膜镜片术、角膜基质环植入术。激光手术包括准分子激光角膜切削术(PRK)、激光角膜原位磨镶术(LASIK)、准分子激光角膜上皮瓣原位磨镶术(LASEK)。

角膜屈光手术前护理:按手术常规做好术前准备。①佩戴隐形眼镜者,手术前眼部检查须在停戴48～72小时后进行;长期佩戴者须停戴1～2周;佩戴硬镜者须停戴4～6周。②冲洗结膜囊和泪道,如发现感染灶要先治疗后再行手术。按医嘱滴用抗生素滴眼液。③注意充分休息,以免眼调节痉挛。④全面的眼部检查,包括视力、屈光度、眼前段、眼底、瞳孔直径、眼压、角膜地形图、角膜厚度和眼轴测量等。⑤告诉患者术后短时间内视力可能不稳定,会有逐步适应的过程。

角膜屈光手术后护理:①3天内避免洗头,洗脸洗头时,不要将水溅入眼内。②1周内不要揉眼睛,最好避免看书报等,外出佩戴太阳镜,避免碰伤,近期避免剧烈运动和游泳。③进食清淡饮食,避免刺激性食物。④遵医嘱用药和复查,如出现眼前黑点、暗影飘动、视力突然下降,应立即门诊复查。

(2)眼内屈光手术:目前已开展的手术治疗方法有白内障摘除及人工晶状体植入术、透明晶状体摘除及人工晶状体植入术、晶状体眼人工晶状体植入术。

(3)巩膜屈光手术,如后巩膜加固术、巩膜扩张术等。巩膜屈光手术后注意观察眼球运动障碍、出血、复视、植入物排斥等并发症。

二、远视

(一)概述

远视眼是指在眼的调节松弛状态下,平行光线经眼的屈光系统屈折后,焦点聚在视网膜后面者。远视眼按度数可分为三类:轻度小于$+3.00$ D,中度为$-5.00\sim+3.00$ D,高度大于-5.00 D。远视按屈光成分分为轴性远视和屈光性远视。

(二)病因与发病机制

1.轴性远视

眼的屈光力正常,眼球前后径较正常眼短,为远视中最常见的原因。初生婴儿有$2\sim3$ D远视,在生长发育过程中,慢慢减少,约到成年应成为正视或接近正视。如因发育原因,眼轴不能达到正常长度,即成为轴性远视。

2.屈光性远视

眼球前后径正常,由眼的屈光力较弱所致。其原因:一是屈光间质的屈光指数降低;二是角膜或晶状体弯曲度降低,如扁平角膜;三是晶状体全脱位或无晶状体眼。

(三)护理评估

1.健康史

注意询问患者有无远视家族史,了解患者佩戴眼镜史及用眼卫生情况、发现远视的时间及进展程度。

2.症状与体征

(1)视疲劳:远视最突出的临床症状,表现为视物模糊、头痛、眼球眼眶胀痛、畏光、流泪等。闭目休息后,症状减轻或消失。尤其以长时间近距离工作时明显,这是由眼调节过度而产生,多见于高度远视和35岁以上患者。

(2)视力障碍:轻度远视青少年,由于其调节力强,远近视力可无影响;远视程度较高,或因年龄增加而调节力减弱者,远视力好,近视力差;高度远视者,远近视力均差,极度使用调节仍不能代偿;远视程度较重的幼儿,常因过度使用调节,伴过度集合,易诱发内斜视。看近处小目标时,内斜加重,称为调节性内斜视。若内斜持续存在,可产生斜视性弱视。

(3)眼底:高度远视眼眼球小,视盘较正常小而色红,边界较模糊,稍隆起,类似视盘炎,但矫正视力正常,视野无改变,长期观察眼底像不变,称为假性视盘炎。

3.心理、社会状况评估

轻度远视眼者不易发现,常在体检时才被发现;部分患者由于佩戴眼镜影响外观而表现为不愿意配合。需评估远视对患者学习、生活和工作环境的影响及患者对远视的认知程度。

4.辅助检查

屈光检查方法:客观验光法、主觉验光法、睫状肌麻痹验光法。

（四）护理诊断

1.知识缺乏

缺乏正确佩戴眼镜的知识。

2.舒适改变

舒适改变与过度调节引起的眼球和眼眶胀痛、视疲劳有关。

3.视力下降

视力下降与眼球屈光力弱或眼轴过短有关。

（五）护理措施

(1)向患者及其家属介绍远视眼的防治知识:①轻度远视无症状者不需矫正,如有视疲劳和内斜视,虽然远视度数低也应戴镜;中度远视或中年以上患者应戴镜矫正以提高视力,消除视疲劳和防止内斜视发生。②原则上远视眼的屈光检查应在睫状肌麻痹状态下进行,用凸透镜矫正。每半年进行视力复查,根据屈光检查结果,及时调整眼镜度数。12 周岁以下者或检查中调节能力强者,应采用睫状肌麻痹剂散瞳验光配镜。③保持身心健康,生活有规律,锻炼身体,增强体质,保持合理的饮食习惯,避免偏食。

(2)观察患者视力及屈光度的改变,有无眼位改变。

三、散光

（一）概述

散光是指由眼球各屈光面在各径线(子午线)的屈光力不等,平行光线进入眼内,不能在视网膜上形成清晰物像的一种屈光不正现象。

（二）病因与发病机制

本病最常见的病因是角膜和晶状体各径线的曲率半径大小不一致,通常以水平及垂直两个主径线的曲率半径差别最大。发病还可能与遗传、发育、环境、饮食、角膜瘢痕等因素有关。

根据屈光径线的规则性,可分为规则散光和不规则散光两种类型。

(1)规则散光是指屈光度最大和最小的两条主子午线方向互相垂直,用柱镜片可以矫正,是最常见的散光类型。规则散光可分为顺规散光、逆规散光和斜向散光。根据各子午线的屈光状态,规则散光也可分为五种:单纯远视散光、单纯近视散光、复性远视散光、复性近视散光和混合散光。

(2)不规则散光是指最大和最小屈光力的主子午线互相不垂直,如圆锥角膜及角膜瘢痕等,用柱镜片无法矫正。

（三）护理评估

1.健康史

了解患者发现散光的年龄及佩戴眼镜史。

2.症状与体征

(1)视疲劳:头痛、眼胀、流泪、看近物不能持久,单眼复视,视力不稳定,看书错行等。

(2)视力:散光对视力影响取决于散光的度数和轴向。散光度数越高或斜轴散光对视力影响越大,逆规散光比顺规散光对视力影响大。低度散光者视力影响不大;高度散光者远、近视力均下降。

(3)眯眼:以针孔或裂隙作用来减少散光。散光者看远看近均眯眼,而近视者仅在看远时眯眼。

(4)散光性弱视:幼年时期的高度散光易引起弱视。

(5)代偿头位:利用头位倾斜和斜颈等自我调节,以求得较清晰的视力。

(6)眼底:眼底检查有时可见视盘呈垂直椭圆形,边缘模糊,用检眼镜不能很清晰地看清眼底。

3.心理、社会状况评估

评估患者的情绪和心理状态。评估患者的年龄、性别、学习、生活和工作环境,以及对散光的认知程度。

4.辅助检查

屈光检查方法有客观验光法、主觉验光法、睫状肌麻痹验光法。

(四)护理诊断

1.知识缺乏

缺乏散光的相关知识。

2.舒适改变

舒适改变与散光引起的眼酸胀、视疲劳有关。

3.视力下降

视力下降与眼球各屈光面在各子午线的屈光力不等有关。

(五)护理措施

(1)向患者及其家属宣传散光的相关知识,若出现视物模糊、视疲劳、发现散光应及时矫正,防止弱视发生。规则散光可戴柱镜矫正,如不能适应全部矫正可先以较低度数矫正,再逐渐增加度数。不规则散光可试用硬性透氧性角膜接触镜(RGP)矫正,佩戴时需要一定时间的适应期。手术方法包括准分子激光屈光性角膜手术和散光性角膜切开术。

(2)护理要点:①避免用眼过度导致视疲劳。②高度散光常伴有弱视,在矫正散光的同时进行弱视治疗。③定期检查视力,青少年一般每半年检查一次,及时发现视力及屈光度的改变,及时调整眼镜度数。④保持身心健康,生活有规律,锻炼身体,增强体质,保持合理的饮食习惯,避免偏食。⑤注意眼镜和角膜接触镜的护理和保养。

四、老视

(一)概述

老视又称老花,是指随着年龄的增加,眼的调节功能日益减退,近距离阅读或工作感觉困难的一种生理现象,一般出现在 45 岁。

(二)病因与发病机制

随着年龄增长,晶状体逐渐硬化,弹性下降,睫状肌功能逐渐减弱,因而眼的调节力变小,近点逐渐远移,近视力越来越低。这是一种由年龄所致的生理性调节力减弱的现象。

（三）护理评估

1.健康史

(1)了解患者有无视疲劳和佩戴眼镜的情况。

(2)了解患者工作性质、阅读习惯、老视发生年龄等。

2.症状与体征

(1)视近物困难:初期近点逐渐远移,常将注视目标放得远些才能看清。在光线不足的情况下,近视力更差。随着年龄增长,虽然将注视目标尽量放远,也无法看清。

(2)视疲劳:头痛、眼胀、流泪、看近物不能持久,单眼复视,视力不稳定,看书错行等。

3.心理、社会状况评估

由于老视者近视力逐渐下降,比较隐蔽,发现不及时,需评估患者用眼情况,了解患者年龄、职业、生活和工作环境,以及对本病的认知程度。

4.辅助检查

屈光检查方法有客观验光法、主觉验光法、睫状肌麻痹验光法。

（四）护理诊断

1.镜片选择

了解老视者的工作性质和阅读习惯,选择合适的镜片,使其阅读时保持持久的清晰和舒适,缓解视疲劳症状。单光镜是首次佩戴眼镜者的较好选择,但它只适合看近时。双光眼镜弥补了单焦镜远、近不能兼顾的不足,但外观不美并常出现图像跳动现象;近年推出的渐变多焦点镜能满足远、中、近不同距离的视觉需求,验配前要了解佩戴者的视觉需求并指导其正确使用。戴近用的凸透镜,镜片的屈光度依年龄和原有的屈光状态而定,一般规律:原为正视眼者,45岁佩戴+1.00 D,50岁佩戴+2.00 D,60岁佩戴+3.00 D;非正视眼者,所需戴老视眼镜的屈光度数为上述年龄所需的屈光度与原有屈光度的代数和。

2.健康指导

避免用眼过度导致视疲劳。老视一般从45岁开始,随着年龄增长,老视程度逐渐加重,老视眼镜应随着年龄改变而调整。保持身心健康,生活有规律,锻炼身体,增强体质及保持合理的饮食习惯。

五、弱视

（一）概述

弱视是指眼部无明显器质性病变,但在视觉发育期间,由各种原因引起的视觉细胞有效刺激不足,导致单眼或双眼最好矫正视力低于0.8的一种视觉状态。弱视在学龄前儿童及学龄儿童患病率为1.3%～3.0%,是一种可治疗的视力缺损性常见眼病,越早发现,越早治疗,预后越好。

（二）病因与发病机制

按发病机制的不同,弱视一般可分为如下几种。

1.斜视性弱视

为消除和克服斜视引起的复视和视觉紊乱,大脑视皮层中枢主动抑制由斜视眼传入的视觉冲动,该眼黄斑功能长期被抑制而形成弱视。

2.屈光参差性弱视

一眼或两眼有屈光不正,两眼屈光参差较大,使两眼在视网膜上成像大小不等,融合困难,大脑视皮层中枢抑制屈光不正较重的一眼,日久便形成弱视。

3.屈光性弱视

屈光性弱视多见于双眼高度远视(也可高度近视),在发育期间未能矫正,使所成的像不能清晰聚焦于黄斑中心凹,造成视觉发育的抑制,而形成弱视。

4.形觉剥夺性弱视

由先天性或早期获得的各种因素导致视觉刺激降低,如眼屈光间质混浊(如白内障、角膜瘢痕等)、完全性上睑下垂、不恰当的眼罩遮盖眼等,妨碍视网膜获得足够光刺激,而干扰了视觉的正常发育过程,造成弱视。

5.先天性弱视

先天性弱视包括器质性弱视,如新生儿视网膜或视路出血和微小眼球震颤。

(三)护理评估

1.健康史

向家长询问患儿出生时情况,有无眼病,有无不当遮眼史,有无复视和头位偏斜,有无家族史,了解患儿诊治经过。

2.症状与体征

视力减退,临床上将屈光矫正后视力在 0.6～0.8 者定为轻度弱视,在 0.2～0.5 者定为中度弱视,不大于 0.1 者定为重度弱视。但在暗淡光线下,弱视眼的视力改变不大,临床上弱视患儿往往无主诉,常在视觉检查时发现异常。视力测定应在散瞳后检查更准确,常用方法如下。

(1)2 岁以内婴幼儿。①观察法:婴幼儿视力检查比较困难,不伴有斜视的弱视则更不易发现。可用临床观察法衡量婴幼儿的视力。交替遮盖法:先后交替遮盖患儿的一只眼,观察和比较其反应;或用一件有趣的图片或玩具引逗他,连续移动,根据患儿的单眼注视和追随运动估计其视力。②视动性眼球震颤方法:利用能旋转的黑色条纹的眼震鼓,观察眼动状态。

(2)2～4 岁儿童:用图形视力表或 E 视力表检测。检测时应完全遮盖一眼,有拥挤现象(对单个字体的识别能力比对同样大小但排列成行的字体的识别能力要强)。

(3)5 岁以上儿童与成人一样,用 E 视力表检测。

3.心理、社会状况评估

由于弱视患者多为年幼患儿,除应评估患者的年龄、受教育水平、生活方式和环境外,还应评估患儿家属接受教育的水平、对疾病的认识和心理障碍程度、社会支持系统的支持程度等。

4.辅助检查

详见症状与体征相关内容。

(四)护理诊断

1.感知改变

感知改变与弱视致视力下降有关。

2.潜在并发症

健眼遮盖性弱视。

3.知识缺乏

缺乏弱视的防治知识。

（五）护理措施

（1）向患儿和其家属详细解释弱视的危害性、可逆性、治疗方法及注意事项等,取得他们的信任与合作。随着弱视眼视力的提高,受抑制的黄斑中心凹开始注视,但由于双眼视轴不平行(如斜视等),打开双眼后可出现复视,这是治疗有效的现象,应及时向家属解释清楚。只要健眼视力不下降,就应继续用遮盖疗法。矫正斜视和加强双眼视功能训练,复视能自行消失。

（2）治疗方法的指导。①常规遮盖疗法指导:利用遮盖视力较好一眼,即优势眼,消除双眼相互竞争中优势眼对弱视眼的抑制作用,强迫弱视眼注视,同时让大脑使用被抑制眼,提高弱视眼的固视能力和提高视力,这是弱视患儿最有效的治疗方法。遮盖期间鼓励患儿用弱视眼做描画、写字、编织、穿珠子等精细目力的作业。具体遮盖比例遵照医嘱,遮盖健眼必须严格和彻底,应避免偷看,同时警惕发生遮盖性弱视;定期随访,每次复诊都要检查健眼视力及注视性质。同时因遮盖疗法改变了患者的外形,予以心理疏导。②压抑疗法:利用过矫或欠矫镜片或睫状肌麻痹剂抑制健眼看远和(或)看近的视力;视觉刺激疗法(光栅疗法);红色滤光胶片疗法等。③后像疗法指导:平时遮盖弱视眼,治疗时盖健眼,用强光炫耀弱视眼(黄斑中心凹3°～5°用黑影遮盖保护),再于闪烁的灯光下,注视某一视标,此时被保护的黄斑区可见视标,而被炫耀过的旁黄斑区则看不见视标。每天2～3次,每次15～20分钟。

（3）调节性内斜视经镜片全矫后,应每半年至1年检眼1次,避免长期戴远视镜片而引起调节麻痹。为巩固疗效、防止弱视复发,所有治愈者均应随访观察,一直到视觉成熟期,随访时间一般为3年。

（薄惠萍）

第八节　视盘水肿

一、概述

视盘水肿指视盘被动水肿,无原发性炎症,早期无视功能障碍,多是其他全身病的眼部表现。

（一）病因

引起视盘水肿的疾病很多。①颅内原因有颅内肿瘤、炎症、外伤、先天畸形等;②全身原因有恶性高血压、肾炎、肺心病等;③眶内原因有眼眶占位、眶内肿瘤、血肿、眶蜂窝织炎等;④眼球疾病有眼球外伤或手术使眼压急剧下降等。

（二）发病机制

视神经的轴质流的运输受到阻滞。

二、诊断思路

（一）病史要点

1.症状

患者常双眼发病,视力多无影响,视功能可长期保持正常是视盘水肿的一个最大特征。少数患者有阵发性黑矇,晚期视神经继发性萎缩引起视力下降。可伴有头痛、复视、恶心、呕吐等颅内高压症状,或其他全身症状。

2.病史

患者可有高血压、肾炎、肺源性心脏病等其他全身病史。

(二)查体要点

1.早期型

视盘充血,上、下方边界不清,生理凹陷消失,视网膜中央静脉变粗,视网膜中央静脉搏动消失,视盘周围视网膜成青灰色,视盘旁线状小出血。

2.中期进展型

视盘肿胀明显,隆起3～4 D,呈绒毛状或蘑菇形,外观松散,边界模糊,视网膜静脉怒张、迂曲,盘周有火焰状出血和渗出,视盘周围视网膜同心性弧形线。

3.晚期萎缩型

继发性视神经萎缩,视盘色灰白,边界模糊,视网膜血管变细。

(三)辅助检查

1.必做检查

(1)视野:①早期生理盲点扩大(图11-1);②视神经萎缩时中心视力丧失,周边视野缩窄。

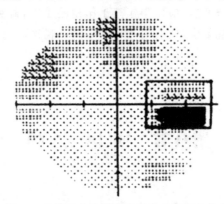

图 11-1　视盘水肿视野表现为生理盲点扩大

(2)头颅眼眶 CT,排除颅内病变。

2.选做检查

(1)视觉电生理:了解视神经功能。视觉诱发电位(VEP)表现为大致正常。

(2)FFA:动脉期见视盘表层辐射状毛细血管扩张,很快荧光素渗漏,视盘成强荧光染色。

(四)诊断步骤

诊断步骤如图11-2所示。

(五)鉴别诊断

1.视盘炎

突然发病,视力障碍严重,多累及双眼,多见儿童或青壮年,经激素治疗预后较好。伴眼痛。眼底:视盘充血潮红,边缘不清,轻度隆起,表面或边缘有小出血,静脉怒张、迂曲或有白鞘。视野检查为中心暗点,色觉改变(红绿色觉异常)。

2.缺血性视神经病变

发病年龄多在50岁以上,突然发生无痛性、非进行性视力减退,早期视盘轻度肿胀,后期局限性苍白。视野检查:弓形暗点或扇形暗点与生理盲点相连。FFA 示视盘早期弱荧光或充盈缺损,晚期视盘强荧光。

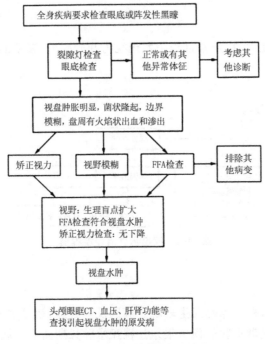

图 11-2　视盘水肿诊断流程图

3.视盘血管炎

视盘血管炎多见于年轻女性,视力轻度减退,视盘充血潮红,轻度隆起,乳头表面或边缘有小出血。视野可为生理盲点扩大。FFA 显示乳头表面毛细血管扩张渗漏明显。激素治疗效果好。

4.假性视盘炎

假性视盘炎常双侧发病,视盘边界不清,色稍红,隆起轻,多不超过 1~2 屈光度,无出血,终身不变。视力正常,视野正常。FFA 正常。

5.高血压性视网膜病变

视力下降,视盘水肿稍轻,隆起度不太高,眼底出血及棉绒斑较多,遍布眼底各处,有动脉硬化征象,血压较高,无神经系统体征。

6.视网膜中央静脉阻塞

视力下降严重,发病年龄较大。视盘水肿轻微,静脉充盈、怒张迂曲严重,出血多,散布视网膜各处,多单侧发生。

三、治疗与护理措施

(一)经典治疗

1.寻找病因及时治疗

在早期和中期进展时,治疗能提高视力。

2.药物治疗

高渗脱水剂降低颅内压,如口服甘油、静脉注射甘露醇。辅助用能量合剂、B 族维生素类药物。

3.长期视盘水肿患者

经常检查视力及视野。

（二）新型治疗

不能去除病因，药物无效，在观察过程中发现视力开始减退、频繁的阵发性黑矇发生，必须及时行视神经鞘减压术。

（三）治疗流程

治疗流程如图 11-3 所示。

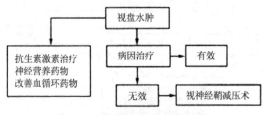

图 11-3　视盘水肿治疗流程图

四、预后评价

视盘水肿可逐渐加重，视力障碍发生较晚。病因及早去除，视盘水肿可于 1～2 月消失，预后良好。然而，长期严重的视盘水肿的预后很差。视盘水肿长期高于 5 屈光度以上，对视功能威胁很大；视网膜静脉明显怒张、迂曲，视网膜上广泛大片出血及棉绒斑的早期出现常表示视功能濒临危险关头，视网膜动脉明显狭窄变细表示视神经已经发生严重变化；视盘颜色变白表示视神经已经发生萎缩。

（薄惠萍）

第十二章

手术室护理

第一节　手术室规章制度

随着科技的不断发展,外科手术也日益更新、不断完善,新技术、新设备不断投入临床使用,对手术室提出了更高的要求,手术室必须建立一套科学的管理体系和严密的组织分工,健全的规章制度和严格的无菌技术操作常规,创造一个安静、清洁、严肃的良好工作环境。由于手术室负担着繁重而复杂的手术医疗和抢救患者的工作,具有工作量大、各类工作人员流动性大等特点,造成手术室工作困难。因此,要求各类工作人员务必严格贯彻、遵守手术室各项规章制度。

一、手术室管理制度

(一)手术室基本制度

(1)为严格执行无菌技术操作,除参加手术的医疗人员和有关工作人员外,其他人员一律不准进入手术室(包括直系家属)。患有呼吸道感染,以及面部、颈部、手部有创口或炎症者,不可进入手术室,更不能参加手术。

(2)手术室内不可随意跑动或嬉闹,不可高声谈笑、喊叫,严禁吸烟,保持肃静。

(3)凡进入手术室人员,必须按规定更换手术室专用的手术衣裤、口罩、帽子、鞋等。穿戴时头发、衣袖不得外露,口罩遮住口鼻;外出时更换指定的外出鞋。

(4)手术室工作人员,应坚守工作岗位,不得擅离,不得接私人电话和会客,遇有特殊情况必须和护士长联系后,把工作妥善安排,方准离开。

(二)手术室参观制度

如无教学参观室,必须进入手术室者,应执行以下制度。

(1)外院来参观手术者必须经医务科同意;院内来参观者征得手术室护士长同意后,方可进入手术室。

(2)学员见习手术必须按计划进行,由负责教师联系安排。

(3)参观及见习手术者,先到指定地点,更换参观衣裤、帽子、口罩及拖鞋。

(4)参观及见习手术者,手术开始前在更衣室等候,手术开始时方可进入手术间。

(5)参观及见习手术者,严格遵守无菌原则,接受医护人员指导,不得任意走动和出入。

(6)每一手术间参观人员不得超过 2 人,术前 1 天手术通知单上注明参观人员姓名。

(7)对指定参观手术人员发放参观卡,持卡进入,用后交回。

(三)更衣管理制度

(1)手术人员包括进修医师进入手术室前,必须先办理登记手续,如科室、姓名及性别等,由手术室安排指定更衣柜和鞋柜,并发给钥匙。

(2)进入手术室先换拖鞋,然后取出手术衣裤、帽子和口罩到更衣室更换,穿戴整齐进入手术间。

(3)手术完毕,交回手术衣裤、口罩和帽子,放入指定衣袋内,将钥匙退还。

(4)管理员必须严格根据每天手术通知单、手术者名单,发给手术衣裤和更衣柜钥匙,事先未通知或未写入通知单内的人员,一律不准进入手术室。

(四)更衣室管理制度

(1)更衣室设专人管理,保持室内清洁、整齐。

(2)脱下的衣裤、口罩和帽子等放入指定的袋内,不得随便乱扔。

(3)保持淋浴间、便池清洁,便后立即冲净,并将手纸丢入筐内,防止下水道阻塞。

(4)除参加手术人员在工作时间使用淋浴外,任何人不得随意使用淋浴并互相监督。

(5)参加手术人员应保持更衣室清洁、整齐,严禁吸烟,谨防失火,随时关紧水龙头和电源开关,爱护一切公物。

二、手术室工作制度

(一)手术间清洁消毒制度

(1)保持手术间内医疗物品清洁整齐,每天手术前后,用固定抹布擦拭桌面、窗台、无影灯及托盘等,擦净血迹,托净地面,通风消毒。

(2)手术间每周扫除1次,每月彻底大扫除1次,扫除后空气消毒并做空气细菌培养。手术间拖把、敷料桶等应固定使用。

(3)每周室内空气培养1次,细菌数不得超过每立方米500个。如不合格,必须重新关闭消毒,再做培养,合格后方可使用。

(4)污染手术后,根据不同类型分别按消毒隔离制度处理。

(二)每天手术安排制度

(1)每天施行的常规手术,由手术科负责医师详细填写手术通知单,一式3份,于手术前1天按规定时间送交手术室指定位置。

(2)无菌手术与污染手术应分室进行,若无条件时,应先做无菌手术,后做污染手术。手术间术后必须按消毒隔离制度处理后方可再使用。

(3)临时急诊手术,由值班负责医师写好急诊手术通知单送交手术室。如紧急抢救危重手术,可先打电话通知,手术室应优先安排,以免延误抢救时间,危及患者生命。

(4)夜间及节假日应有专人值班,随时进行各种急诊手术配合。

(5)每天施行的手术应分科详细登记,按月统计上报。同时经常和手术科室联系,了解征求工作中存在的问题,研究后及时纠正。

(三)接送患者制度

(1)接送患者一律用平车,注意安全,防止坠床。危重患者应有负责医师陪送。

(2)接患者时,遵守严格查对制度,对床号、住院号、姓名、性别和年龄,同时检查患者皮肤准备情况及术前医嘱执行情况,衣裤整洁,嘱解便后携带患者病历和输液器等,随时推入手术室。患者贵重物品,如首饰、项链、手表等不得携入手术室内。

(3)患者进入手术室后必须戴手术帽,送到指定手术间,并与巡回护士当面交接,严格做好交接手续。

(4)患者进入手术间后,卧于手术台上,防止坠床。核对手术名称和部位,防止差错。

(5)患者步行入手术室者,更换指定的鞋、帽后护送到手术间,交巡回护士做好病历、物品等交接手续。

(6)危重和全麻患者,术后由麻醉医师和手术医师送回病房。

(7)护送途中,注意保持输液通畅。到病房后详细交代患者术后注意事项,交清病历和输液、输血情况及随带的物品,做好交接手续并签名。

(四)送标本制度

(1)负责保存和送检手术采集标本,放入10％甲醛溶液标本容器内固定保存,以免丢失。

(2)对病理申请单填写不全、污染、医师未签字的,通知医师更正,2天内不改者,按不要处理。

(3)负责医师详细登记患者姓名、床号、住院号、科室、日期,在登记本上签名,由手术室专人核对,每天按时与病理科交接,查对后互相签名。

(五)借物制度

(1)凡手术室物品、器械,除抢救外一律不准外借。特殊情况需经医务科批准方可外借。

(2)严格执行借物登记手续,凡经批准或经护士长同意者,应登记签字。外借物品器械如有损坏或遗失,及时追查,照价赔偿。

(3)外借物品器械,应消毒处理后方可使用。

(六)安全制度

(1)手术室电源和蒸气设备应定期检查,手术后应拔去所有电源插头,检查各种冷热管道是否漏水漏气。

(2)剧毒药品应标签明确,专柜存放,专人保管,建立登记簿,经仔细检对后方能取用。

(3)各种易燃药品及氧气筒等,应放置指定通风、阴暗地点,专人领取保管。

(4)各手术间无影灯、手术床、接送患者平车等应定期检查其性能;检查各种零件、螺丝、开关等是否松解脱落,使用时是否正常运转。

(5)消防设备、灭火器等,应定期检查。

(6)夜班和节假日值班人员交班后,应检查全手术室水电、门窗是否关紧,手术室大门随时加锁。非值班人员不得任意进入手术室。

(7)发生意外情况,应立即向有关部门及院领导汇报。

(陈丽莉)

第二节　手术室护理人员的职责

一方面,现代科学技术的发展,对护理职业提出了更高的要求;另一方面,创新的许多科学仪器和新设备,扩大了手术配合工作范围,同时也增加工作难度,因此手术室护士必须热爱本职工作,具有广泛的知识和娴熟的技术,才能高标准地完成各科日益复杂的手术配合任务。

一、手术室护士应具备的素质

护理人员在工作中应不断提高个人素质,加强对护理职业重要意义的认识,把护理工作看作光荣的神圣的职业。因此,要努力做到以下几点。

(一)具有崇高的医德和奉献精神

一名护士的形象,通过它的精神面貌和行动表现出内在的事业品德素质,胜过一个护士的经验和业务水平所起的作用,也可能给患者带来希望、光明和再生。所以,护士要具备高尚的医德和崇高的思想,具有承受压力、吃苦耐劳、献身的精神并有自尊、自爱、自强的思想品质。为护理科学事业的发展作出自己的贡献,无愧于白衣天使的光荣称号。

(二)树立全心全意为患者服务的高尚品德

手术室的工作和专业技术操作都具有独特性。要求手术室护士必须忠于职守、任劳任怨,无论工作忙闲、白班夜班,都要把准备工作、无菌技术操作、各种规章制度等认真负责地做好。对患者要亲切、和蔼、诚恳,不怕脏、不怕累、不厌烦,使患者解除各种顾虑,树立信心,主动与医护人员配合,争取早日康复。

(三)要有熟练的技能和知识更新

随着医学科学的发展,特别是外科领域手术学的不断发展,新的仪器设备不断出现,护理工作范围也日益扩大,要求也越来越高。护理工作者如无广泛的有关学科的基本知识,对今天护理的工作复杂技能就不能理解和担当。所以今天作为一名有远大眼光的护士,必须熟悉各种有关护理技能的基本知识,才能达到最高的职业成就。护理学亦成为一门专业科学,因此作为一名手术室护士,除了伦理道德修养,还应有基础医学、临床医学和医学心理学等新知识。努力学习解剖学、生理学、微生物学、化学、物理学,以及各种疾病的诊断和治疗等知识,特别是外科学更应深入学习。此外,还要了解各种仪器的基本结构、使用方法,熟练掌握操作技能。只有这样,才能高质量地完成护理任务。

二、手术室护士长应具备的条件

护理工作范围极广,有些工作简单、容易,有些工作却很复杂,需要有高度的判断力和精细的技术、熟练的技巧。今天的护理工作,一个人已不能独当重任,而需要通过分工、协作来共同完成。因此,必须有一名护士长,把每个护理人员的思想和行为统一起来,才能使人的积极性、主动性和创造性得到充分的发挥,团结互助,共同完成任务。护士长应具备的条件归纳如下。

(一)有一定的领导能力及管理意识

有一整套工作方法和决策能力。善于出主意想办法,提出方案,作出决定,推动下级共同完成,并具有发现问题、分析问题的能力,了解存在问题的因素,掌握本质,抓住关键,分清轻重缓急,提出中肯意见。出现无法协商的问题时能当机立断,勇于负责。有创新的能力,对新事物敏感,思路开阔,能提出新的设想。要善于做思想工作。能否适时地掌握护士的心理动向,并进行有针对性的思想教育,使之正确对待个人利益和整体利益的关系,不断提高思想水平,是提高积极性和加强凝聚力最根本的问题。

（二）有一定组织能力和领导艺术

管理是一门艺术,也是一门科学。护士长要处理好群体间的人际关系,需要具有丰富的才智和领导艺术,才能胜任手术室护士护理管理任务。具体要求如下。

(1)首先,护士长应把自己置身于工作人员之中,经常想到自己与护士之间只是分工的不同,而无地位高低之分。其次,要有民主作风,虚心听取护士的意见,甚至批评意见,认真分析,不埋怨、不沮丧、不迁怒于人,有助于建立自己的威信。

(2)护士长首先想到的是人,是护士和工作人员,而不是自己。不管是关心任务完成情况,还是关心她们的生活、健康、思想活动及学习情况等,都会使每个护士和工作人员亲身感到群体的温暖,对护士长产生亲切感。

(3)护士长要善于调动护士的积极性,培养集体荣誉感,善于抓典型、树标兵,运用先进榜样推动各项手术室工作,充分调动护士群体的积极性。

（三）有较高的素质修养

手术室护士长应较护士具备更高的觉悟和更多的奉献精神。出现问题时,应主动承担责任,实事求是向上级反映,不责怪下级。凡要求护士做到的,首先自己要做到,严格要求自己,树立模范行为,才能指挥别人。要注意廉洁,不要利用工作之便谋私,更不能要患者的礼物,注意自身形象。此外,要做到知识不断更新,经常注意护理方面的学术动态,接受新事物,在这方面应较护士略高一筹,使护士感到护士长是名副其实的护理业务带头人。

三、手术室护士的分工和职责

（一）洗手护士职责

(1)洗手护士必须有高度的责任心,对无菌技术有正确的认识。如发现违反无菌操作要求者,应及时提出纠正。

(2)术前了解患者病情,具体手术配合,充分估计术中可能发生的意外,术中与术者密切配合,保证手术顺利完成。

(3)洗手护士应提前30分钟洗手,整理并检查无菌器械台上所用的器械、敷料、物品是否完备,并与巡回护士共同准确清点器械、纱布、脱脂棉、缝针,核对数字后登记于手术记录单上。

(4)手术开始时,传递器械要主动、敏捷、准确。器械用过后,迅速收回,擦净血迹。保持手术野、器械台的整洁、干燥。器械及用物按次序排列整齐。术中可能有污染的器械和用物,按无菌技术及时更换处理,防止污染扩散。

(5)随时注意手术进行情况,术中若发生大出血、心脏骤停等意外情况,应沉着、果断、及时地和巡回护士联系,尽早备好抢救器械及物品。

(6)切下的病理组织标本防止丢失,术后将标本放在10%甲醛溶液中固定保存。

(7)关闭胸腹腔前,再次与巡回护士共同清点纱布及器械数,防止遗留在体腔中。

(8)手术完毕后协助擦净伤口及引流管周围的血迹,协助包扎伤口。

（二）巡回护士职责

(1)在指定手术间配合手术,对患者的病情和手术名称应事先了解,做到心中有数,有计划地主动配合。

(2)检查手术间各种物品是否齐全、适用。根据当日手术需要,补充、完善一切物品。

(3)患者接来后,按手术通知单核对姓名、性别、床号、年龄、住院号和所施麻醉等,特别注意核对手术部位(左侧或右侧),不发生差错。

(4)安慰患者,解除思想顾虑。检查手术区皮肤准备是否合乎要求,患者的假牙、发卡和贵重物品是否取下,将患者头发包好或戴帽子。

(5)全麻及神志不清的患者或儿童,应适当束缚在手术台上或由专人看护,防止发生坠床。根据手术需要固定好体位,使手术野暴露良好。注意患者舒适,避免受压部位损伤。用电刀时,负极板要放于臀部肌肉丰富的部位,防止灼伤。

(6)帮助手术人员穿好手术衣,安排各类手术人员就位,随时调整灯光,注意患者输液是否通畅。输血和用药时,根据医嘱仔细核对,避免差错。补充室内手术缺少的各种物品。

(7)手术开始前,与洗手护士共同清点器械、纱布、缝针及线卷等,准确地登记于专用登记本上并签名。在关闭体腔或手术结束前,和洗手护士共同清点上述登记物品,以防遗留在体腔或组织内。

(8)手术中要坚守工作岗位,不可擅自离开手术间,随时供给手术中所需一切物品,经常注意病情变化。重大手术充分估计术中可能发生的意外,做好应急准备工作,及时配合抢救。监督手术人员无菌技术操作,如有违犯,立即纠正。随时注意手术台一切情况,以免污染。保持室内清洁、整齐、安静,注意室温调节。

(9)手术完毕后,协助术者包扎伤口,向护送人员清点患者携带物品。整理清洁手术间,一切物品归还原处,进行空气消毒,切断一切电源。

(10)若遇手术中途调换巡回护士,须做到现场详细交代,交清患者病情、医嘱执行情况、输液是否通畅,查对物品,在登记本上互相签名,必要时通知术者。

(三)夜班护士职责

(1)要独立处理夜间一切患者的抢救手术配合工作,必须沉着、果断、敏捷、细心地配合各种手术。

(2)要坚守工作岗位,负责手术室的安全,不得随意外出和会客。大门随时加锁,出入使用电铃。

(3)白班交接班时,如有手术必须现场交接,如患者手术进行情况和各种急症器械、物品、药品等。认真写好交接班本,当面和白班值班护士互相签名。

(4)接班后认真检查门窗、水电、氧气,注意安全。

(5)严格执行急症手术工作人员更衣制度和无菌技术操作规则。

(6)督促夜班工友的清洁工作,保持室内清洁、整齐,包括手术间、走廊、男女更衣室、值班室和办公室。

(7)凡本班职责范围内的工作一律在本班完成,未完不宜交班,特殊情况例外。

(8)早晨下班前,巡视各手术间、辅助间的清洁、整齐、安全情况。详细写好交接班报告,当面交班后签字方可离去。

(四)器械室护士职责

(1)负责手术科室常规和急症手术器械准备和料理工作,包括每天各科手术通知单上手术的准备供应,准确无误。

(2)保证各种急症抢救手术器械物品的供应。

(3)定期检查各类手术器械的性能是否良好,注意器械的关节是否灵活、有无锈蚀等,随时保养、补充、更新,做好管理工作,保证顺利使用。特殊精密仪器应专人保管,损坏或丢失时,及时督促寻找并和护士长联系。

（4）严格执行借物制度,特殊精密仪器需取得护士长同意后,两人当面核对并签名后方能外借。

（5）保持室内清洁、整齐,包括器械柜内外整齐排列,各科器械柜应贴有明显的标签。定期通风消毒。

（五）敷料室护士职责

（1）指定专人负责管理。严格按高压蒸汽消毒操作规程使用。定期监测灭菌效果。

（2）每天上午检查敷料柜1次,补充缺少的各种敷料。

（3）负责一切布类敷料的打包,按要求保证供应。

（六）技师职责

（1）负责对各种仪器使用前检查、使用时巡查、使用后再次检查其运转情况,以保证各种电器、精密仪器的正常运转。

（2）定期检查各种器械台、接送患者平车的零件和车轮是否运转正常,负责各种仪器的修理或送交技工室修理。

（3）坚守工作岗位,手术过程中主动巡视各手术间,了解电器使用情况。有问题时做到随叫随到随维修,协助器械组检查维修各种医疗器械。

（4）帮助护士学习掌握电的基本知识和各种精密仪器的基本性能、使用方法与注意事项等。

（陈丽莉）

第三节　手术患者的心理护理

外科治疗是疾病的有效治疗方法之一。它是一种有创的治疗方法,因此它既能为患者解除病痛的折磨,同时也会给患者带来躯体痛苦和强烈的心理反应。大多数患者对手术缺乏充足的心理准备,担心难以承受由于手术带来痛苦,害怕出现术后严重并发症,危及生命安全,对疾病的预后、康复,以及是否会影响日后的生活和工作表示担忧。研究证实,外科患者及家属在手术的整个过程中,都会出现不同程度的不良心理反应,对患者手术耐受力、手术效果和术后康复带来影响。因此,护理人员应高度重视心理护理在外科治疗和护理中的作用。正确评估外科患者的心理特点,确定其心理问题,采取相应的护理措施,减轻或消除患者的消极心理反应,以利于患者尽快康复出院。

一、概述

心理护理是指在护理工作中应用心理学的理论及技术,为患者创造良好的心理环境,帮助患者消除或缓解由疾病或其他问题所引起的心理压力及心理反应,使患者心情愉快地接受治疗及护理,以保证患者的身心康复。

随着医学模式的转变和现代护理学的发展,"以人为中心"的整体护理已在临床中广泛开展,心理护理已成为护理工作的重要内容之一。心理护理的实施能促进护患关系的发展,帮助患者接受患者角色,适应医院环境及人际关系,以良好的心态对待疾病,安心住院,积极参与治疗护理,学会自我护理,促进疾病的早日康复。

(一)心理护理的原则

保证心理护理实施的效果,护理人员必须遵循以下原则。

1.个体化原则

每个人都是生理、心理、社会、文化的统一体。个体的认知、情绪、人格特征、社会阶层、经济水平、文化背景等各不相同,对躯体疾病的心理反应也同样表现各异。护理人员应根据每位患者在不同疾病阶段所表现的不同心理状态,提供个体化的、有针对性的护理措施。

2.服务原则

心理护理是在"以人为中心"的整体护理思想指导下,按照人道主义道德原则,为患者提供全方位的、综合性的服务。

3.人际交往原则

心理护理的过程也是促进护患沟通、改善护患关系的过程,必须遵循人际交往的原则。通过交流情感,协调双方关系,满足患者的心理需要。

4.启迪原则

针对患者的心理问题,运用启迪的方法,激发患者心理内在动力,积极采取措施,通过自我护理,改变对疾病的认知和不良行为,解决心理问题,恢复心理健康状态。

5.保密原则

在心理护理过程中,必须尊重患者的权利,为患者保守隐私和秘密,取得患者的信任。

(二)心理护理的基本程序

按照护理程序的科学工作方法开展心理护理,具体包括评估、诊断、计划、实施和评价。

1.心理、社会评估

全面收集患者的有关资料,寻找护理问题。评估内容包括患者的心理状态、社会状态、生物遗传因素、行为方式、自我感知、神志状态、情绪及感情、智力状态、心理社会发展史等,也可参照戈登(Gorden)的功能性健康模式来进行评估,主要内容包括健康感知及健康管理、营养及代谢、排泄、活动与锻炼、睡眠与休息、认知、感知、角色关系、性及生殖、应激及应对、价值与信仰等。

资料的收集必须客观、全面、准确,以科学、系统的方式收集,资料尽可能量化。

2.心理护理诊断

确定患者心理反应的原因、性质、强度,形成恰当的护理诊断。北美护理诊断协会(NANDA)提出的与心理有关的护理诊断如下。

(1)关系方面:沟通障碍、社交孤立、有人际交往孤立的危险、角色紊乱、父母不称职、有父母不称职的危险、有亲子依附关系改变的危险、家庭功能障碍、家庭照顾者角色障碍、父母角色冲突。

(2)价值观方面:精神困扰、特定性寻求健康的行为。

(3)选择方面:个人应对无效、防卫性应对、防卫性否认、破坏性家庭应对无效、妥协性家庭应对无效、不合作、特定的抉择冲突。

(4)感知方面:自我形象紊乱、自尊紊乱、慢性自我贬低、情境性自我贬低、自我认同障碍、感知改变、无助感、绝望。

(5)认识方面:定向力障碍、思维过程改变。

(6)感觉:功能障碍性悲哀、焦虑、恐惧、预感性悲哀、有暴力性行为的危险、性生活形态改变、性功能障碍、强奸创伤综合征、睡眠形态的改变、疼痛、有自伤的危险。

3.心理护理计划

以护理诊断为基础,确定合理的、可衡量的心理护理目标,选择恰当的、个体化的、可行的护理措施。在计划制订的过程中,鼓励患者参与,和护理人员共同协商,以使护患双方达成共识,保证计划的顺利实施。

4.心理护理的实施

将护理计划赋予行动。在实施过程中注意发挥患者主观能动性,利用各种应对资源,引导患者找出符合自己实际的解决问题方式。不要给患者过多的心理支持,否则容易造成患者过分依赖的心理,影响患者心理恢复及心理成熟,阻碍患者积极应对,延缓患者康复。要真正地关心及体贴患者,但不要过度热情。根据患者实际情况,可对计划进行必要的调整。对自己不能单独解决或不属于自己专业范围内的患者社会心理问题,应寻求其他专业人士帮助。

5.心理护理效果评价

将患者的实际情况与预期目标进行比较,评价护理目标是否达到,心理问题是否得到解决。如果目标未达到,应寻找原因,重新对患者进行评估。

二、住院患者常见心理反应及护理

患者患病后躯体遭受痛苦折磨,精神受到强烈打击,加上住院、诊断、治疗的影响及对原有的家庭、生活、工作秩序的破坏,产生一系列心理反应。常见的心理反应有以下几类。

（一）焦虑

焦虑是一种原因不明的内心紧张不安、难于应付的不愉快情绪。按焦虑的来源不同,可分为三类:①期待性焦虑,对即将面临的而又尚未确定的重大事件出现的不安反应,如患者感觉到患病,但诊断尚未明确,期待了解病情,但又害怕诊断结果出现异常。②分离性焦虑,由于生病住院,与自己原来熟悉的家人、朋友、环境等分离,产生分离感。儿童和老人由于依赖性较强,分离性焦虑更为明显。③阉割性焦虑,面临自我完整性受到威胁和破坏时所产生的心理反应,如手术患者。

常见的引起焦虑的原因:陌生的医院环境;对疾病的诊断、治疗、预后、护理问题过分担忧;身体的疼痛或不适;经济负担重;疾病带来的家庭及工作问题;人际关系的改变;等等。适度的焦虑可提高机体的应对能力,增强工作和学习的动力,有利于疾病的治疗和康复。严重的、无端的焦虑会导致心理失衡、行为失控,妨碍疾病的治疗和康复。

焦虑不仅有内心不安和痛苦的体验,严重的焦虑还表现为精神运动性不安,如坐立不安、来回走动、肌肉不自主的震颤或发抖并伴随自主神经功能障碍,如出汗、口渴、呼吸急促、恶心、呕吐、尿急、尿频、头晕、疲乏无力甚至晕厥。

对于焦虑患者,首先应帮助其认识焦虑,鼓励患者谈论自己的不安及感受,宣泄自己的焦虑感,寻找焦虑的根源。为患者提供一个安静、不受干扰的环境,并尽量减少其他的刺激。向患者提供具体、客观的资料及信息,使患者做好心理准备。注意不要在患者能听到的范围内谈论他的治疗方案。尽量让患者及家属参与治疗与护理。减轻患者的焦虑可应用治疗性触摸和教会患者进行渐进性放松训练。对严重焦虑者,可应用抗焦虑药物治疗。

（二）无效否认

否认是一种潜意识的心理防卫,即拒绝接受易引起伤害或心理上无法接受的事实、感情、愿望或需要,如否认疾病的存在。短时间内应用否认是一种心理适应性反应,而长时间否认会延误疾病的治疗,产生消极作用和不良后果。

临床中常见的无效否认情况:诊断结果显示病情严重,如癌症、心肌梗死、艾滋病;大手术前,如开胸手术、截肢手术;亲人突然去世;等等。无效否认表现为患者怀疑和否认自己的患病事实。对疾病的诊断难以接受,不承认自己患病、残障,否认自己的真实感受,认为医护人员夸大病情,不服从医疗及护理措施,不采用良好的应对方式应对疾病等。

对于无效否认的患者,从没有侵犯性的问题入手,如"你对这次患病的感觉如何?""你的医师告诉你有关疾病的事情了吗?"鼓励患者谈论自己的感受和想法。鼓励家属陪伴患者,接受患者的心理感受,解除患者的现实分离感。向患者提供准确的、详细的疾病信息,使其尽快了解自己的疾病,决定自己的治疗及护理方案。若否认心理严重影响了患者的康复,需要心理专家对患者及家属进行心理咨询。

（三）冷漠、抑郁

抑郁是一种持续时间较长,使心理功能下降,社会功能受损的消极情绪状态。它的显著特点是情绪低落。

引起抑郁的原因如下。①疾病:引起永久性身体功能丧失的慢性疾病,如癌症、中风等;恢复时间长的疾病,如脊髓损伤;导致身体形象改变的疾病,如严重烧伤、乳腺癌。②面临重大应激事件,如离婚、丧偶、家庭成员去世。③有抑郁人格倾向或有抑郁家族史。④应用某种药物、酗酒。

抑郁常表现为冷漠、绝望、悲哀、无助、依赖、悲观、茫然等消极情绪反应;自我评价降低,表现为自尊下降、自责、内疚、自怜、自我无价值感,严重者会产生自杀倾向。抑郁时常伴随自主神经功能的改变,表现为食欲减退或增强、睡眠紊乱、性功能障碍等。

抑郁的心理护理措施:①采用治疗性的护患沟通方式与患者沟通,注意倾听,鼓励患者自己提出解决问题的办法。②评估患者的抑郁状态及严重程度,包括情绪、自我感知、自杀倾向、身体状况。③为患者提供安全的环境,采取单独陪护,提供发泄机会等心理支持方式,防止患者自杀。④帮助患者减轻无效应对的症状及体征,为患者设置现实的恢复目标。恢复及增加患者的功能水平,用角色榜样、角色扮演、预习、反馈、强化等方式增加患者的社交功能。⑤鼓励及增加患者的自理活动,并帮助患者注意外表及修饰,尽可能提高患者的自信心及生活质量。鼓励患者的家属、朋友及其他与患者有重要关系的人多来医院探视,为患者提供心理支持,使患者有恢复健康的愿望。⑥对严重抑郁者,要请心理医师应用认知疗法及精神疗法等进行心理治疗,以防止患者的抑郁进一步恶化。必要时遵医嘱应用抗抑郁药,注意观察药物的副作用。

（四）不合作及要求过分

有些长时间住院、人格特征突出或具有较强依赖性的患者,往往会提出过分的要求,采取不合作的态度对待护理人员。其主要表现为不了解诊断治疗,认为自己没有得到足够的重视,认为别人应该为自己的疾病负责;或要求太高、不合作、自怜、说谎、挑拨医务人员之间的关系、敌意。一般人格障碍的患者容易产生这些行为。

对此类患者的心理护理措施:①关心患者,及时满足患者的合理要求。②鼓励患者说出自己的想法,了解患者不合作的原因。③采用有针对性的限定界限的护理措施,限制患者的不合理要求。解释限制的原因和对患者的好处。④与患者一起探讨护理计划,使其易于接受,如果计划有改变,随时告诉患者。⑤为患者提供参与护理及决策的机会,增加患者的控制感。⑥尊重患者的价值观及人格,尊重患者的自由选择权。

三、术前患者的心理问题及护理

(一)心理反应

手术是一种有创的治疗方法,麻醉、手术效果、并发症、术后恢复均有很大的不确定性。大多数患者在手术前会产生不同程度的心理反应,常见的有焦虑、恐惧和睡眠障碍。这些消极的情绪反应可影响机体内分泌系统改变,大量释放促肾上腺皮质激素和肾上腺素,影响机体免疫功能,降低机体对外界有害因子的抵抗力,减弱患者对手术耐受力,增加术后发生并发症的机会。因此,护士应运用心理学知识,评估术前患者的心理问题,采取有效的措施,稳定患者的情绪,这是术前准备的重要环节之一。

1.焦虑

术前患者最常见的心理反应。根据焦虑程度不同,可分为轻度、中度和重度焦虑。术前焦虑的原因是多方面的,国内研究结果认为主要与以下因素有关。

(1)对手术缺乏了解:由于缺乏医学知识,对麻醉效果持怀疑态度,害怕疼痛,意识丧失,担心术中出现意外,对手术所带来的痛苦和危险性过分夸大。对手术的效果担忧,害怕出现并发症,影响术后康复。以往有不良手术经验的患者,则会对本次手术影响更大,担心类似情况发生。

(2)医院陌生环境的影响:患者离开自己熟悉的生活或工作环境,进入陌生的医院环境,接触陌生的人,会缺乏安全感。若环境中存在不良刺激,如周围有术后危重患者,或同病房患者去世,更会加重患者的焦虑程度。

(3)对医护人员的信任度:绝大多数患者在术前会设法了解主刀医师的医术,主管护士的工作态度和水平,为此忧心忡忡。若医师、护士举止轻率、对患者漠不关心,患者对医护人员缺乏信任,则会感到焦虑。

(4)其他:患者的家庭关系、社会支持状况、经济状况、今后的工作和生活改变等,也是引起焦虑的原因。

2.恐惧

患者表现为害怕、受惊,有回避、哭泣、颤抖、警惕、易激动等行为反应,可伴随自主神经功能的改变,如血压升高、心率加快、呼吸急促、尿频、食欲不振等。主要原因是患者面临具体的威胁,如有创性的检查治疗、危险性大的手术,身体形象的改变、日常生活规律被打乱、缺乏应有的知识、对未来不确定等,而患者缺乏应对的能力,会产生恐惧心理。

(二)心理护理措施

1.建立良好的护患关系

对待患者应积极热情。介绍医院、病房环境、有关规章制度,使患者尽快适应医院环境,并取得患者的信任。

2.鼓励其表达焦虑的体验

与患者交谈,并仔细观察患者的非语言表现,了解焦虑的真正原因,尊重患者、理解患者,并表示理解与接纳、同情和关心。

3.满足患者需求

与患者讨论其病情及手术情况,了解患者的需要,给予有效的保证和支持,使患者产生安全感。保持病房环境整洁,满足患者的合理要求。

4.术前访视

安排麻醉师和手术室护士术前访视患者,对术中患者所关心的问题作出解释,使患者安心接受手术。

5.术前教育

提供有关手术治疗护理的必要信息,有针对性地进行术前教育。介绍患者所关心的有关手术知识,如手术方式、麻醉方式、可能出现的问题和处理措施,如何配合治疗及术后功能锻炼方法、术后缓解疼痛的方法等,使患者有充分的心理准备。

6.家属的术前教育

一些不便对患者讲明的问题,可向家属交代清楚,以取得家属的配合和信任。对于病情危重者,交代家属不要流露出悲观的情绪,以免增加患者的忧虑。鼓励家属给予关怀和支持。对于手术后会有身体形象改变者,可与家属协商,选择合适的方式将这一情况告知患者,做好解释工作,尽量减轻患者心理障碍,但不能因为患者的不良心理反应而隐瞒真实情况,致使术后患者缺乏充分的心理准备,无法面对现实,而产生更为严重的心理应激。

7.行为控制

应用行为控制技术,减轻患者的焦虑。常用的方法有深呼吸、有效咳嗽、放松训练、示范法。示范法是向患者介绍类似疾病获得成功治疗的病例,与术后患者交流经验,或观看克服术前焦虑的录像片,学习克服焦虑的方法,树立信心和勇气。

8.适当应用镇静剂

术前晚可给予适当的镇静剂和安眠药,保证患者充足的睡眠。

四、术中患者的心理问题及护理

(一)心理反应

术中患者将注意力全部集中在与手术有关的问题上。在进入手术室时,有一种与亲人生离死别的感受。手术室陌生的环境和紧张的气氛、医护人员繁忙的工作、严肃的态度对患者是一种刺激。患者希望手术越早开始越好,以便尽快摆脱精神压力。多数患者表面看来非常平静,但实际是一种过分紧张后的心理抑制。手术过程中主要表现为仔细聆听手术室的各种响声,对任何有关自己疾病和手术的谈话都比较敏感,努力体验手术部位的感觉,抑制自己的紧张情绪,盼望手术尽早结束。

(二)心理护理措施

(1)手术室环境应保持整洁、肃静,手术器械隐蔽,医护人员谈话要轻柔。遇到发生意外时要保持冷静,切忌大声呼叫,以免产生消极暗示作用,造成患者精神紧张。

(2)认真核对患者的姓名、年龄、疾病状况、手术部位等,以聊天的方式与患者沟通,询问是否有担心、害怕,告诉患者手术一定能取得成功,稳定患者的情绪。

(3)介绍手术室的环境、设备、麻醉医师、护士及麻醉方法,描述手术过程,告知患者将经历的感受,术中配合的方法和注意事项,使患者有充分的思想准备。

(4)患者在意识清醒时,切不可谈论患者的病情及预后,手术失误,不谈与手术无关的事情,可与患者进行语言交流,或让患者用耳机听轻松的音乐,降低其紧张心理。

(5)如患者表情紧张,呼吸加快,应指导患者做深呼吸运动和全身肌肉放松训练,调节呼吸,放松肌肉,缓解紧张情绪。

(6)运用治疗性的护患沟通交流技巧,缓解患者的紧张焦虑,如言语安慰、目光接触、适当的触摸等。

(7)手术结束前,满足意识清醒患者迫切希望了解手术情况的心理需求,告诉患者手术即将完成并且十分顺利,使患者放心。

五、术后患者的心理问题及护理

(一)心理反应

许多心理因素可直接或间接影响手术的预后。这些心理因素包括对手术全过程缺乏了解,智力水平低,与他人交流障碍,应用消极无效应对方式,焦虑程度过高或过低,治疗或康复的动机不足,对手术结果期望过高,等等。

术后患者常见的心理反应有焦虑、抑郁、愤怒、自卑、人际交往障碍等。部分患者由于术后恢复延迟、生活难以自理、家庭或工作出现问题,而导致严重的心理障碍,如意识障碍、精神病复发、抑郁状态等。

术后心理反应主要表现如下。①迫切希望了解手术效果,患者一旦从麻醉清醒过来,首先询问自己的手术效果如何。②术后疼痛加重,时间延长。引起术后疼痛的原因很多,其中心理改变是重要的原因之一,如患者抑郁、食欲不振、不愿活动、睡眠欠佳等,这些都会加重对疼痛的感受。③抑郁:引起术后抑郁的原因包括由失去身体的一部分而产生严重的心理缺失感;担心今后的工作、生活能力缺乏;对术后正常机体反应认识不足,不敢翻身、咳嗽、进食;对手术恢复缺乏信心;切口疼痛;出现并发症,等等。

(二)心理护理措施

术后根据患者的具体病情和心理反应,采取适当的心理护理措施。

1.及时反馈手术情况

术后患者回到病房或麻醉清醒后,护理人员应立即告知患者手术已顺利完成,让患者放心。向患者多提供有关疾病恢复的有利信息,多给予鼓励和支持,增强战胜疾病的信心。患者的自信对疾病的恢复十分有利。

2.正确处理术后疼痛

保持环境安静、舒适,避免不良刺激加重患者疼痛。手术后及早告知患者疼痛的时间和规律,让患者有心理准备。一般情况下,麻醉作用消失后,疼痛于术后24小时内最剧烈,2~3天后明显减轻。有些患者能用言语表达自己的疼痛,而另一些患者则不愿或不能表达,强忍疼痛。护士应注意患者的非语言表现,客观评价患者的疼痛反应和程度。鼓励患者应用放松技术或转移注意力等方法缓解疼痛。教会患者在翻身、咳嗽、活动时保护切口、减轻疼痛的方法。必要时及时给予镇痛剂减轻疼痛,有条件者可使用患者自控镇痛仪减轻疼痛。

3.经常巡视患者

了解患者的病情变化,对患者的主诉,应认真对待,耐心解释,对患者进行心理疏导。鼓励患者表达内心感受,并以积极的态度和措施帮助患者寻找解决方法。

4.帮助患者克服消极情绪

观察患者的非语言行为,了解其有无不安、烦躁、焦虑、抑郁等消极情绪反应。与患者交谈,寻求引起消极情绪的原因,有针对性地对患者进行心理疏导。对严重病例,有自杀倾向者,应注意及早预防。保证24小时看护,不能让患者单独处于一室。不可将刀子、剪刀等锐器放于床旁。

应看着患者服下安眠药。必要时,可请心理咨询专家帮助解决。

5.帮助患者尽快接受现实

手术后身体部分生理功能丧失或残缺的患者,心理打击较大,应同情和理解患者,给予心理支持,使患者接受现实,帮助患者克服困难,提供适应新生活的指导意见。

6.术后健康指导

向患者说明术后康复训练的意义,积极配合治疗、康复,一旦发生病情变化,应尽早向患者及家属解释,同时积极采取措施,防止病情恶化,使患者及家属能感到巨大的心理支持。

（陈丽莉）

第十三章

急危重症护理

第一节 休 克

休克是人体由各种病因打击引起的以有效循环血量急剧减少、组织器官的氧和血液灌注不足、末梢循环障碍为特点的一种病理综合征。

目前,休克分为低血容量性休克、感染性休克、创伤性休克、心源性休克、神经源性休克和过敏性休克六类。在外科中常见的是低血容量性休克、感染性休克和创伤性休克。

一、特级护理

对休克患者,应24小时由专人护理,制订护理计划。在实施过程中,根据患者休克的不同阶段和病情变化,及时修改护理计划。随时做好重症护理记录。

二、严密观察病情变化

除至少每15分钟为患者测量脉搏、呼吸、血压外,还应观察以下变化。

（一）意识和表情

休克患者的神态改变如烦躁、淡漠、恐惧,昏迷是全身组织器官血液灌注不足的一种表现,应将患者仰卧位,头及躯干部抬高20°～30°,下肢抬高15°～20°,防止膈肌及腹腔脏器上移,影响心肺功能,并可增加回心血量,改善脑血流灌注量。

（二）皮肤色泽及温度

休克时患者面色及口唇苍白,皮肤湿冷,四肢发凉,皮肤出现出血点或瘀斑,可能为休克已进入弥散性血管内凝血阶段。

（三）血压、脉压及中心静脉压

休克时一般血压常低于10.7/6.7 kPa（80/50 mmHg）,脉压低于4.0 kPa（30 mmHg）。因其是反应血容量最可靠的方法,对心功能差的患者,可放置Swan-Ganz导管,监测右房压、肺动脉压、肺毛细血管嵌压及心排血量,以了解患者的血容量及心功能情况。

（四）脉搏及心率

休克患者脉搏增快,随着病情发展,脉搏减速或出现心律失常,甚至脉搏摸不到。

（五）呼吸频率和深度

注意呼吸的次数和节律，如呼吸增快、变浅，不规则为病情恶化，当呼吸每分钟增至 30 次以上或下降至 8 次以下，为病情危重。

（六）体温

休克患者体温一般偏低，感染性休克的患者，体温可突然升高为 40 ℃以上，或骤降为常温以下，均反映病情危重。

（七）瞳孔

观察双侧瞳孔的大小，对光反射情况，如双侧瞳孔散大，对光反射消失，说明脑缺氧和患者病情严重。

（八）尿量及尿比重

休克患者应留置导尿管，每小时测尿量一次，如尿量每小时少于 30 mL，尿比重增高，说明血容量不足；每小时尿量在 30 mL 以上，说明休克有好转。若输入相当量的液体后尿量仍不足平均每小时 30 mL，则应监测尿比重和血肌酐，同时注意尿沉渣的红细胞管型等。疑有急性肾小球坏死者，更应监测血钠、尿钠和尿肌酐，以便了解肾脏的损害情况。

三、补充血容量注意输液速度

休克主要是全身组织、器官血液灌注不足引起。护士应在血压及血流动力学监测下调节输液速度。当中心静脉压低于正常值（6～12 cmH$_2$O）时，应加快输液速度；高于正常值时，说明液体输入过多、过快，应减慢输液速度，防止肺水肿及心肺功能衰竭。

四、保持呼吸道通畅

休克（尤其是创伤性休克）有呼吸反常现象，应随时注意清除患者口腔及鼻腔的分泌物，以保持呼吸道通畅，同时给予氧吸入。昏迷患者口腔内应放置通气管，并注意听诊肺部，监测动脉血气分析，以便及时发现缺氧或通气不足。吸氧浓度一般为 40%～50%，每分钟 6～8 L 的流量。

五、应用血管活性药物的护理

（一）从低浓度慢速开始

休克患者应用血管活性药，应从低浓度慢速开始，每 5 分钟监测血压 1 次，待血压平稳后改为每 15～30 分钟监测 1 次，并按等量浓度严格掌握输液滴数，使血压维持在稳定状态。

（二）严防液体外渗

静脉滴入升压药时，严防液体外渗，造成局部组织坏死。出现液体外渗时，应立即更换输液部位，外渗部位应用 0.25%普鲁卡因做血管周围组织封闭。

六、预防并发症的护理

（一）防止坠床

对神志不清、烦躁不安的患者，应固定输液肢体，并加床挡防止坠床，必要时将四肢以约束带固定于床旁。

（二）口腔感染

休克、神志不清的患者，由于唾液分泌少，容易发生口腔感染，床旁应备口腔护理包。根据口腔 pH 选择口腔护理液,每天做 4 次口腔护理,保持口腔清洁,对神志不清的患者做口腔护理时,要认真检查黏膜有无异常。

（三）肺部感染

休克、神志不清的患者由于平卧位活动受限,易发生坠积性肺炎。因此,应每天 4 次雾化吸入,定时听诊双肺部,以了解肺部情况,必要时给予吸痰。

（四）压疮

休克患者由于血液在组织灌注不足,加之受压部位循环不良,极易发生压疮。因此,应保持皮肤护理,保持皮肤清洁、干燥、卧位舒适,定时翻身,按摩受压部位及骨突处,检查皮肤有无损伤,并严格接班。

（张 华）

第二节 昏 迷

昏迷是一种严重的意识障碍,随意运动丧失,对体内外(如语言、声音、光、疼痛等)一切刺激均无反应并出现病理反射活动的一种临床表现。在临床上,可由多种原因引起,并且是病情危重的表现之一。因此,如遇到昏迷的患者,应及时判断其原因,选择正确的措施,争分夺秒地抢救,以挽救患者生命。

昏迷的原因分为颅内因素和颅外因素。①颅内因素有中枢神经系统炎症(脑膜炎、脑脓肿、脑炎等)、脑血管意外(脑出血、脑梗死、蛛网膜下腔出血)、占位性病变(脑肿瘤、颅内血肿)、脑外伤、癫痫。②颅外病因包括严重感染(败血症、伤寒、中毒性肺炎等)、心血管疾病(休克、高血压脑病、阿-斯综合征等)、内分泌与代谢性疾病(糖尿病酮症酸中毒、低血糖、高渗性昏迷、肝昏迷、尿毒症等)、药物及化学物品中毒(有机磷农药、一氧化碳、安眠药、麻醉剂、乙醚等)、物理因素(中暑、触电)。

一、昏迷的临床表现

昏迷是病情危重的标志,病因不同其临床表现也各异。

(1)伴有抽搐者,见于癫痫、高血压脑病、脑水肿、尿毒症、脑缺氧、脑缺血等。

(2)伴有颅内压增高者,见于脑水肿、脑炎、脑肿瘤、蛛网膜下腔出血等。

(3)伴有高血压者见于高血压脑病、脑卒中、嗜铬细胞瘤危象。

(4)伴有浅弱呼吸者见于肺功能不全、药物中毒、中枢神经损害。

(5)患者呼出气体的气味对诊断很有帮助,如尿毒症患者呼出气体有氨气味,酮症酸中毒有烂苹果味,肝昏迷有肝臭味,乙醇中毒者有乙醇味,敌敌畏中毒有敌敌畏味。

二、护理评估

（一）健康史

应向患者的家属或有关人员详细询问患者以往有无癫痫发作、高血压病、糖尿病,以及严重的心、肝、肾和肺部等疾病。了解患者发作现场情况,发病之前有无外伤或其他意外事故(如服用毒物、高热环境下长期工作、接触剧毒化学药物和煤气中毒等），最近患者的精神状态和与周围人的关系。

（二）身体状况

1.主要表现

应向患者家属或有关人员详细询问患者的发病过程、起病时有无诱因、发病的急缓、持续的时间、演变经过；昏迷是首发症状还是由其他疾病缓慢发展而来的，昏迷前有无其他表现（指原发病的表现：如有无剧烈头痛、喷射样呕吐；有无心前区疼痛；有无剧烈的咳嗽、咳粉红色痰液、严重的呼吸困难、发绀；有无烦躁不安、胡言乱语；有无全身抽搐；有无烦渴、多尿、烦躁、呼吸深大、呼气呈烂苹果味等），以往有无类似发作史，昏迷后有无其他的表现。

2.体格检查

（1）观察检查生命体征。

体温：高热提示有感染性或炎症性疾患。过高可能为中暑或中枢性高热（脑干或下丘脑损害）。过低提示为休克、甲状腺功能低下、低血糖、冻伤或镇静安眠药过量。

脉搏：不齐可能为心脏病。微弱无力提示休克或内出血等。过速可能为休克、心力衰竭、高热或甲状腺功能亢进危象。过缓可能为房室传导阻滞或阿-斯综合征。缓慢而有力提示颅内压增高。

呼吸：深而快的规律性呼吸常见于糖尿病酸中毒，称为库斯莫尔呼吸；浅而快速的规律性呼吸见于休克、心肺疾患或安眠药中毒引起的呼吸衰竭；脑的不同部位损害可出现特殊的呼吸类型，如潮式呼吸提示大脑半球广泛损害，中枢性过度呼吸提示病变位于中脑被盖部，长吸式呼吸为脑桥上部损害所致，丛集式呼吸系脑桥下部病变所致，失调式呼吸是延髓特别是其下部损害的特征性表现。

血压：过高提示颅内压增高、高血压脑病或脑出血。过低可能为脱水、休克、心肌梗死、镇静安眠药中毒、深昏迷状态等。

昏迷时不同水平脑组织受损的表现如表 13-1 所示。

表 13-1　昏迷对不同水平脑组织受损的表现

脑受损部位	意识	呼吸	瞳孔	眼球运动	运动功能
大脑	嗜睡、昏睡、昏迷、去皮质状态	潮式呼吸	正常	游动、向病灶侧凝视	偏瘫、去皮质强直
间脑	昏睡、昏迷、无动性缄默	潮式呼吸	小	游动、向病灶侧凝视	偏瘫、去皮质强直
中脑	昏睡、昏迷、无动性缄默	过度换气	大，光反应消失	向上或向下偏斜	交叉偏、去大脑强直
脑桥	昏睡、昏迷、无动性缄默	长吸气性、喘息性	小如针尖样	浮动向病灶对侧凝视	交叉偏、去大脑强直较轻
延髓	昏睡、昏迷、无动性缄默	失调性、丛集性呼吸	小或大	眼-脑反射消失	交叉性瘫呈迟缓状态

（2）神经系统检查。

瞳孔：正常瞳孔直径为 2.5～4 mm，小于 2 mm 为瞳孔缩小，大于 5 mm 为瞳孔散大。双侧瞳孔缩小见于吗啡中毒、有机磷杀虫药中毒、巴比妥类药物中毒、中枢神经系统病变等，如瞳孔针尖样缩小（小于 1 mm），常为脑桥病变的特征，1.5～2.0 mm 常为丘脑或其下部病变。双侧瞳孔散大见于阿托品、山莨菪碱、多巴胺等药物中毒，中枢神经病变见于中脑功能受损；双侧瞳孔散大且对光反射消失表示病情危重。两侧瞳孔大小若相差 0.5 mm 以上,常见于小脑天幕病及霍纳征。

肢体瘫痪:可通过自发活动的减少及病理征的出现来判断昏迷患者的瘫痪肢体。昏迷程度深的患者可重压其眶上缘,疼痛可刺激健侧上肢出现防御反应,患侧则无;可观察患者面部疼痛的表情判断有无面瘫;也可将患者双上肢同时托举后突然放开任其坠落,瘫痪侧上肢坠落较快,即坠落试验阳性;偏瘫侧下肢常呈外旋位,且足底的疼痛刺激下肢回缩反应差或消失,病理征可为阳性。

脑膜刺激征:伴有发热者常提示中枢神经系统感染;不伴发热者多为蛛网膜下腔出血。如有颈项强直,应考虑有无中枢神经系统感染、颅内血肿或其他造成颅内压升高的原因。

神经反射:昏迷患者若没有局限性的脑部病变,各种生理反射均呈对称性减弱或消失,但深反射也可亢进。昏迷伴有偏瘫时,急性期患侧肢体的深、浅反射减退。单侧病理反射阳性,常提示对侧脑组织存在局灶性病变,如果同时出现双侧的病理反射阳性,表明存在弥漫性颅内损害或脑干病变。

姿势反射:观察昏迷患者全身的姿势也很重要。临床上常见两种类型:一种为去大脑强直,表现为肘、腕关节伸直,上臂内旋和下肢处于伸展内旋位。提示两大脑半球受损且中脑及间脑末端受损。另一种为去皮质强直,表现为肘、腕处于弯屈位,前臂外翻和下肢呈伸展内旋位。提示中脑以上大脑半球受到严重损害。这两种姿势反射,可为全身性,亦可为一侧性。

(3)检查患者有无原发病的体征:有无大小便失禁,呼气有无特殊气味,皮肤颜色有无异常,肢端是否厥冷,肺部听诊有无湿啰音,听诊心脏的心音有无低钝,有无心脏杂音,腹肌有无紧张,四肢肌肉有无松弛,四肢肌力有无减退,眼球偏向哪侧,眼底检查有无视盘水肿。

(三)心理状况

患者病情发展快,病情危重,抢救中紧张的气氛和繁多的抢救设施常引起患者家属的焦虑,而病情的缓解需要时间,家属常因关心患者而产生对治疗效果的不满意。

(四)实验室检查

1.CT 或 MRI 检查

对怀疑脑血管意外的患者,可采取本项目,可显示病变的性质、部位和范围。

2.脑脊液检查

对怀疑脑膜炎、脑炎、蛛网膜下腔出血的患者,可选择本项目,可提示病变的原因。

3.血糖、尿酮测定

对怀疑糖尿病酮症酸中毒、高渗性昏迷、低血糖的患者,可选择本项目,能及时诊断,并在治疗中监测病情变化。此外,根据昏迷患者的其他病因选择相应的检查项目,以尽快作出诊断,为挽救患者生命争取时间。

(五)判断昏迷程度

昏迷患者无法沟通,导致询问病史困难,因此护士能够正确地进行病情观察和判断就显得非常重要。首先应先确认呼吸和循环系统是否稳定,而详细、完整的护理体检,应等到对患者昏迷的性质和程度判断后再进行。

1.临床分级法

临床分级主要是通过给予言语和各种刺激,观察患者反应情况,加以判断,如呼叫姓名、推摇肩臂、压迫眶上切迹、针刺皮肤、与之对话和嘱其执行有目的的动作等。注意区别意识障碍的不同程度。①嗜睡:程度最浅的一种意识障碍,患者经常处于睡眠状态,唤醒后定向力基本完整,但注意力不集中,记忆稍差,如不继续对答,很快又入睡。②昏睡:处于较深睡眠状态,不易唤醒,醒时睁眼,但缺乏表情,对反复问话仅能做简单回答,回答时含混不清,常答非所问,各种反射活动存在。③昏迷:意识活动丧失,对外界各种刺激或自身内部的需要不能感知。按刺激反应及反射活动等可分3级(表13-2)。

表 13-2　昏迷的临床分级表

昏迷分级	疼痛刺激反应	无意识自发动作	腱反射	瞳孔对光反射	生命体征
浅昏迷	有反应	可有	存在	存在	无反应
中昏迷	重刺激可有	很少	减弱或消失	迟钝	轻度变化
深昏迷	无反应	无	消失	消失	明显变化

2.昏迷量表评估法

(1)格拉斯哥昏迷计分法(GCS):是1974年英国的蒂斯代尔(Teasdale)和詹妮特(Jennett)制定的。以睁眼(觉醒水平)、言语(意识内容)和运动反应(病损平面)3项指标的15项检查结果来判断患者昏迷和意识障碍的程度。以上3项检查共计15分,凡积分低于8分,预后不良;积分为5~7分,预后恶劣;积分低于4分者,罕有存活。GCS分值越低,脑损害的程度越重,预后亦越差,而意识状态正常者应为满分(15分)。

此评分简单易行,比较实用。但临床发现:3岁以下小孩不能合作;老年人反应迟钝,评分偏低;语言不通、聋哑人、精神障碍患者等使用受到限制;眼外伤影响判断;有偏瘫的患者应根据健侧做判断依据。此外,有人提出,GCS用于评估患者意识障碍的程度,不能反映出极为重要的脑干功能状态(表13-3)。

表 13-3　GCS 计分法

记分项目	反应	计分
Ⅰ.睁眼反应	自动睁眼	4
	呼唤睁眼	3
	刺激睁眼	2
	任何刺激不睁眼	1
Ⅱ.语言反应	对人物、时间、地点定向准确	5
	不能准确回答以上问题	4
	胡言乱语、用词不当	3
	散发出无法理解的声音	2
	无语言能力	1
Ⅲ.运动反应	能按指令动作	6
	对刺痛能定位	5
	对刺痛能躲避	4
	刺痛时肢体屈曲(去皮质强直)	3
	刺痛时肢体过伸(去大脑强直)	2
	对刺痛无任何反应	1
总分		

（2）Glasgow-Pittsburgh 昏迷观察表：在 GCS 的临床应用过程中，有人提出尚需综合临床检查结果进行全面分析，同时又强调脑干反射检查的重要性。为此，匹兹堡（Pittsburgh）又加以改进补充了另外 4 个昏迷观察项目，即对光反射、脑干反射、抽搐情况和呼吸状态，称为 Glasgow-Pittsburgh 昏迷观察表，如表 13-4 所示。合计为 7 项 35 级，最高为 35 分，最低为 7 分。在颅脑损伤中，35～28 分为轻型，27～21 分为中型，20～15 分为重型，14～7 分为特重型颅脑损伤。该观察表既可判定昏迷程度，也反映了脑功能受损水平。

表 13-4　Glasgow-Pittsburgh 昏迷观察表

项目		评分	项目		评分
Ⅰ.睁眼反应	自动睁眼	4		大小不等	2
	呼之睁眼	3		无反应	1
	疼痛引起睁眼	2	Ⅴ.脑干反射	全部存	5
	不睁眼	1		睫毛反射消失	4
Ⅱ.语言反应	言语正常（回答正确）	5		角膜反射消失	3
	言语不当（回答错误）	4		眼脑及眼前庭反射消失	2
	言语错乱	3		上述反射皆消失	1
	言语难辨	2	Ⅵ.抽搐情况	无抽搐	5
	不语	1		局限性抽搐	4
Ⅲ.运动反应	能按吩咐动作	6		阵发性大发作	3
	对刺激能定位	5		连续大发作	2
	对刺痛能躲避	4		松弛状态	1
	刺痛肢体屈曲反应	3	Ⅶ.呼吸状态	正常	5
	刺痛肢体过伸反应	2		周期性	4
	无反应（不能运动）	1		中枢过度换气	3
Ⅳ.对光反应	正常	5		不规则或低换气	2
	迟钝	4		呼吸停止	1
	两侧反应不同	3			

三、护理诊断

（一）意识障碍
意识障碍与各种原因引起的大脑皮质和中脑的网状结构发生有度抑制有关。

（二）清理呼吸道无效
清理呼吸道无效与患者意识丧失不能正常咳嗽有关。

（三）有感染的危险
感染与昏迷患者的机体抵抗力下降、呼吸道分泌物排出不畅有关。

（四）有皮肤完整性受损的危险

皮肤完整性受损与患者意识丧失而不能自主调节体位、长期卧床有关。

四、护理目标

（1）患者的昏迷减轻或消失。

（2）患者的皮肤保持完整，无压疮发生。

（3）患者无感染的发生。

五、昏迷的救治原则

昏迷患者的处理原则主要是维持基本生命体征，避免脏器功能的进一步损害，积极寻找和治疗病因。具体包括以下内容。

（1）积极寻找和治疗病因。

（2）维持呼吸道通畅，保证充足氧供，应用呼吸兴奋剂，必要时进行插管，行辅助呼吸。

（3）维持循环功能，强心，升压，抗休克。

（4）维持水、电解质和酸碱平衡。对颅内压升高者，应迅速给予脱水治疗。每天补液量为1 500～2 000 mL，总热量为1 500～2 000 kcal。

（5）补充葡萄糖，减轻脑水肿，纠正低血糖。用法是每次50%葡萄糖溶液60～100 mL静脉滴注，每4～6小时一次。但疑为高渗性非酮症糖尿病昏迷者，最好等血糖结果回报后再给葡萄糖。

（6）对症处理。防治感染，控制高血压、高热和抽搐，注意补充营养。注意口腔呼吸道、泌尿道和皮肤护理。

（7）给予脑细胞代谢促进剂。

六、护理措施

（一）急救护理

（1）使患者安静平卧，下颌抬高，以使呼吸通畅。

（2）松解腰带、领扣，随时清除口咽中的分泌物。

（3）对呼吸暂停者，立即给氧或行口对口人工呼吸。

（4）注意保暖，尽量少搬动患者。

（5）对血压低者，注意抗休克。

（6）有条件尽快输液。

（7）尽快呼叫急救站或送医院救治。

（二）密切观察病情

（1）密切观察患者的生命指征，神志、瞳孔的变化，神经生理反射有无异常，注意患者的抽搐、肺部的啰音、心音、四肢肢端温度、尿量、眼底视神经、脑膜刺激征、病理反射等，并及时、详细记录，随时对病情作出正确的判断，以便及时通知医师并及时作出相应的护理，预测病情变化的趋势，采取措施预防病情的恶化。

（2）如患者出现呼吸不规则（潮式呼吸或间停呼吸）、脉搏减慢变弱、血压明显波动（迅速升高或下降）、体温骤然升高、瞳孔散大、对光反射消失，提示患者病情恶化，须及时通知医师，并配合医师进行抢救。

（三）呼吸道护理

协助昏迷患者取平卧位，头偏向一侧，防止呕吐物误吸造成窒息（图 13-1）。帮助患者肩下垫高，使颈部舒展，防止舌后坠阻塞呼吸道，保持呼吸道通畅。立即检查口腔、喉部和气管有无梗阻，及时吸引口、鼻内分泌物，痰黏稠时给予雾化吸入。用鼻管或面罩吸氧，必要时需插入气管套管，机械通气。一般应使 PaO_2 至少高于 10.7 kPa(80 mmHg)，$PaCO_2$ 在 4.0～4.7 kPa(30～35 mmHg)。

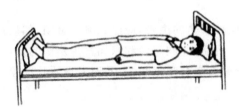

图 13-1　昏迷患者的卧位图

（四）基础护理

1.预防感染

每 2～3 小时翻身拍背一次，并刺激患者咳嗽，及时吸痰。口腔护理 3～4 次/天，为防止口鼻干燥，可用 0.9％氯化钠水溶液纱布覆盖口鼻。患者眼睑不能闭合时，涂抗生素眼膏加盖纱布。做好会阴护理，防止泌尿系统感染。

2.预防压疮

昏迷患者由于不能自主调整体位，肢体长期受压容易发生压疮，护理人员应每天观察患者的骶尾部、股骨大转子、肩背部、足跟、外踝等部位，保持床单柔软、清洁、平整，勤翻身，勤擦洗，骨突处做定时按摩，协助患者被动活动肢体并保持功能位，有条件者可使用气垫床。

3.控制抽搐

镇静止痉，目前首选药物是地西泮，10～20 mg 静脉滴注，抽搐停止后再静脉滴注苯妥英钠 0.5～1.0 g，可在4～6 小时内重复给药。

4.营养支持

给昏迷患者插胃管，采取管喂补充营养，应保证患者每天摄入高热量、高蛋白、高维生素、易消化的流质饮食，如牛奶、豆浆或混合奶、菜汤、肉汤等。维生素 B 族有营养神经的作用，应予以补充。鼻饲管应每周清洗、消毒一次。

5.清洁卫生

(1)每天帮患者清洁皮肤，及时更换衣服，保持床铺的清洁干燥。如患者出现大小便失禁，应及时清除脏衣服，用清水清洁会阴部皮肤，迅速更换干净的衣服；长期尿失禁或尿潴留的患者，可留置尿管，定期开放（每 4 小时一次），每天更换一次尿袋，每周更换一次导尿管，每天记录尿量和观察尿液颜色；如患者意识转清醒后，应及时拔出导尿管，鼓励和锻炼患者自主排尿；如患者出汗，应及时抹干净，防止患者受凉。

(2)每天对患者进行口腔清洁，观察口腔和咽部有无痰液或其他分泌物、呕吐物积聚，如发现有，应及时清理口咽部和气管，防止患者误吸造成窒息。

（五）协助医师查明和去除病因

(1)遵医嘱采取血液、尿液、脑脊液、呕吐物等标本进行相应的检查，以查明患者昏迷的病因。

（2）及时建立静脉通道，为临床静脉用药提供方便。

（3）针对不同病因，遵照医嘱采取相应的医疗措施进行抢救。如有开放性伤口应及时止血、缝合、包扎；如消化道中毒者，及时进行催吐、洗胃、注射解毒剂；如糖尿病酮症酸中毒患者，及时应用胰岛素治疗并迅速补充液体；如癫痫持续状态患者，应及时应用苯妥英钠等药物。

（4）遵照医嘱维持患者的循环和脑灌注压，对直接病因已经去除的患者，可行脑复苏治疗（应用营养脑细胞的药物），以促进神经功能的恢复。

（六）健康教育

应向患者家属介绍如何照顾昏迷的患者，应注意哪些事项，如病情恶化，应保持镇静，及时与医师和护士联系。患者意识清醒后，应向患者和家属宣传疾病的知识，指导他们如何避免诱发原发病病情恶化的因素，并指导患者学会观察病情，及时发现恶化征象，及时就诊，以防止昏迷的再次发生。

七、护理评价

（1）患者的意识是否转清醒。

（2）患者的痰液是否有效排出。

（3）呼吸道是否保持通畅。

（4）皮肤是否保持完整，有无压疮，肺部有无感染发生。

（张　华）

第三节　急性心肌梗死

急性心肌梗死（acute myocardial infarction，AMI）是急性心肌缺血性坏死，是在冠状动脉病变的基础上，发生冠状动脉血供急剧减少或中断，使相应的心肌发生严重而持久的急性缺血所致。病因通常是在冠状动脉粥样硬化病变的基础上继发血栓形成。非动脉粥样硬化所导致的心肌梗死可由感染性心内膜炎、血栓脱落、主动脉夹层形成、动脉炎等引起。

本病在欧美常见，20世纪50年代美国本病病死率大于3‰，20世纪70年代以后降为2‰以下。美国35～84岁人群中，男性年发病率为71‰，女性年发病率为22‰；每年约有80万人发生心肌梗死，45万人发生心肌再梗死。在我国，本病远不如欧美多见，20世纪70年代和80年代北京、河北、黑龙江、上海、广州等省市年发病率仅为0.2‰～0.6‰，其中以华北地区最高。

一、病因和发病机制

急性心肌梗死绝大多数（90％以上）是由冠状动脉粥样硬化所致。冠状动脉有弥漫而广泛的粥样硬化病变，使管腔有75％以上的狭窄，侧支循环尚未充分建立，在此基础上，一旦因为管腔内血栓形成、劳力、情绪激动、休克、外科手术或血压剧升等诱因而导致血供进一步急剧减少或中断，使心肌发生严重而持久的急性缺血在1小时以上，即可发生心肌梗死。

冠状动脉闭塞约0.5小时后，心肌开始坏死，1小时后心肌凝固性坏死，心肌间质发生充血、水肿、炎性细胞浸润，以后坏死心肌逐渐溶解，形成肌溶灶，随后渐有肉芽组织形成，1～2周后坏死组织开始吸收,逐渐纤维化,在6～8周形成瘢痕而愈合,即为陈旧性心肌梗死。坏死心肌波及心包可引起心包炎;心肌全层坏死,可产生心室壁破裂,游离壁破裂或室间隔穿孔,也可引起乳头肌断裂;若仅有心内膜下心肌坏死,在心室腔压力的冲击下,外膜下层向外膨出,形成室壁膨胀瘤,造成室壁运动障碍甚至矛盾运动,严重影响左心室射血功能。冠状动脉可有一支或几支闭塞而引起所供血区部位的梗死。

当发生急性心肌梗死时,心脏收缩力减弱,顺应性减低,心肌收缩不协调,心排血量下降,严重时发生泵衰竭、心源性休克及各种心律失常,病死率高。

二、病理生理

本病主要出现左心室舒张和收缩功能障碍的一些血流动力学变化,其严重程度和持续时间取决于梗死的部位、程度和范围。当心脏收缩力减弱、顺应性减低、心肌收缩不协调时,左心室压力曲线最大上升速度(dp/dt)减低,左心室舒张期末压增高、舒张和收缩末期容量增多。射血分数减低,每搏输出量和心排血量下降,心率增快或有心律失常,血压下降,静脉血氧含量降低。心室重构出现心壁厚度改变、心脏扩大和心力衰竭(先左心衰竭然后全心衰竭),可发生心源性休克。右心室梗死在心肌梗死患者中少见,其主要病理生理改变是右心衰竭的血流动力学变化,右心房压力增高,高于左心室舒张期末压,心排血量减低,血压下降。

急性心肌梗死引起的心力衰竭称为泵衰竭,按Killip分级法可分为:Ⅰ级,尚无明显心力衰竭;Ⅱ级,有左心衰竭,肺部啰音出现范围小于50%肺野;Ⅲ级,有急性肺水肿,全肺闻及干、湿啰音;Ⅳ级,有心源性休克等不同程度或阶段的血流动力学变化。心源性休克是泵衰竭的严重阶段,但如兼有肺水肿和心源性休克,则情况最严重。

三、临床表现

(一)病史

发病前常有明显诱因,如精神紧张、情绪激动、过度体力活动、饱餐、高脂饮食、糖尿病未得到控制、感染、手术、大出血、休克等,少数在睡眠中发病。有半数以上的患者过去有高血压及心绞痛史,部分患者则无明确病史及先兆表现,首次发病即急性心肌梗死。

(二)症状

1.先兆症状

急性心肌梗死多突然发病,少数患者起病症状轻微。1/2～2/3的患者在起病前1～14天或更长时间有先兆症状,其中最常见的是稳定型心绞痛转变为不稳定型;或既往无心绞痛,突然出现心绞痛,且发作频繁,程度较重,用硝酸甘油难以缓解,持续时间较长。急性心肌梗死多伴恶心、呕吐、血压剧烈波动,心电图显示ST段一时性明显上升或降低,T波倒置或增高。这些先兆症状如诊断及时,治疗得当,半数以上患者可免于发生心肌梗死;即使发生,症状也较轻,预后较好。

2.胸痛

胸痛为最早出现且突出的症状。其性质和部位多与心绞痛相似,但常发生于安静或睡眠时,程度更为剧烈,呈难以忍受的压榨、窒息,甚至有濒死感,伴有大汗淋漓及烦躁不安,持续时间可在1～2小时甚至10小时以上,或时重时轻有数天之久。疼痛用硝酸甘油无法缓解,需用麻醉性镇痛药才能减轻;疼痛部位多在胸骨后,但范围较为广泛,常波及整个心前区,约10%的病例波及剑突下及上腹部或颈、背部，偶尔到下颌、咽部及牙齿处；约 25％病例无明显的疼痛，多见于老年、糖尿病（由于感觉迟钝）或神志不清患者，或有急性循环衰竭者，疼痛被其他严重症状所掩盖。15％～20％的病例在急性期无症状。

3.心律失常

心律失常见于 75％～95％的患者，多发生于起病后 1～2 天内，而以 24 小时内最多见。经心电图观察可发现各种心律失常，可伴乏力、头晕、晕厥等症状，且为急性期引起死亡的主要原因之一。其中最严重的心律失常是室性异位心律（包括频发性期前收缩、阵发性心动过速和心室颤动）。频发（＞5 次/分）、多源、成对出现或 R 波落在 T 波上的室性期前收缩可能为心室颤动（简称室颤）的先兆。房室传导阻滞和束支传导阻滞也较多见，严重者可出现完全性房室传导阻滞。室上性心律失常则较少见，多发生于心力衰竭患者。前壁心肌梗死易发生室性心律失常，下壁（膈面）梗死易发生房室传导阻滞。

4.心力衰竭

心力衰竭主要是急性左心衰竭，发生率为 32％～48％，为心肌梗死后收缩力减弱或不协调所致，可出现呼吸困难、咳嗽、烦躁及发绀等症状，严重时两肺满布湿啰音，形成肺水肿，进一步则导致右心衰竭；右心室心肌梗死者可一开始就出现右心衰竭，并伴血压下降。

5.低血压和休克

仅于疼痛剧烈时血压下降，未必是休克。但如疼痛缓解而收缩压仍低于 10.7 kPa（80 mmHg），且伴有烦躁不安、大汗淋漓、脉搏细快、尿量减少（＜20 mL/h）、神志恍惚甚至晕厥时，则为休克，主要为心源性，是由心肌广泛坏死、心排血量急剧下降所致。而神经反射引起的血管扩张尚属次要，有些患者还有血容量不足的因素参与。

6.胃肠道症状

疼痛剧烈时，伴有频繁的恶心、呕吐、上腹胀痛、肠胀气等，与迷走神经张力增高有关。

7.全身症状

全身症状主要是发热，一般在发病后 1～3 天出现，体温在 38 ℃左右，持续约为 1 周。

（三）体征

（1）约半数患者心浊音界轻度至中度增大，有心力衰竭时较显著。

（2）心率多上升，少数可下降。

（3）心尖区第一心音减弱，有时伴有第三或第四心音奔马律。

（4）10％～20％的患者在病后 2～3 天出现心包摩擦音，多数在几天内又消失，由坏死波及心包面引起的反应性纤维蛋白性心包炎所致。

（5）心尖区可出现粗糙的收缩期杂音或收缩期喀喇音，为二尖瓣乳头肌功能失调或断裂所致。

（6）可听到各种心律失常的心音改变。

（7）常见血压下降到正常以下（病前高血压者血压可降至正常），且可能不再恢复到起病前水平。

（8）还可伴有休克、心力衰竭的相应体征。

（四）并发症

心肌梗死除可并发心力衰竭及心律失常外，还可有下列并发症。

1.动脉栓塞

动脉栓塞主要为左室壁血栓脱落所引起,根据栓塞的部位,可能产生脑部或其他部位的相应症状,常在起病后1～2周发生。

2.心室壁瘤

梗死部位在心脏内压的作用下,显著膨出。心电图常示持久的ST段抬高。

3.心肌破裂

心肌破裂少见。常在发病1周内出现,患者常突发心力衰竭甚至休克,造成死亡。

4.乳头肌功能不全

乳头肌功能不全的病变可分为坏死性与纤维性两种,在发生心肌梗死后,心尖区突然出现响亮的全收缩期杂音,第一心音减低。

5.心肌梗死后综合征

心肌梗死后综合征的发生率约为10%,于心肌梗死后数周至数月内出现,可反复发生,表现为发热、胸痛、心包炎、胸膜炎或肺炎等症状、体征,可能为机体对坏死物质的变态反应。

四、诊断要点

(一)诊断标准

诊断AMI必须至少具备以下标准中的两条。

(1)缺血性胸痛的临床病史,疼痛常持续30分钟以上。

(2)心电图的特征性改变和动态演变。

(3)心肌坏死的血清心肌标记物浓度升高和动态变化。

(二)诊断步骤

对疑为AMI的患者,应争取在10分钟内完成诊断。

(1)临床检查(问清缺血性胸痛病史,如疼痛性质、部位、持续时间、缓解方式、伴随症状;查明心、肺、血管等的体征)。

(2)描记18导联心电图(常规12导联加$V_7 \sim V_9$,$V_{3R} \sim V_{5R}$),并立即进行分析、判断。

(3)进行简明的临床鉴别诊断后,迅速作出初步诊断(老年人突发原因不明的休克、心衰、上腹部疼痛伴胃肠道症状、严重心律失常或较重而持续性的胸痛或胸闷,应慎重考虑有无发生本病的可能)。

(4)对病情作出基本评价并确定即刻处理方案。

(5)继之尽快进行相关的诊断性检查和监测,如血清心肌标记物浓度的检测,结合缺血性胸痛的临床病史、心电图的特征性改变,作出AMI的最终诊断。此外,尚应进行血常规、血脂、血糖、凝血时间、电解质等检测,二维超声心动图检查,床旁心电监护,等等。

(三)危险性评估

(1)伴下列任一项者,如高龄(>70岁)、既往有心肌梗死史、心房颤动、前壁心肌梗死、心源性休克、急性肺水肿或持续低血压等,可确定为高危患者。

(2)病死率随心电图ST段抬高的导联数的增加而增加。

(3)血清心肌标记物浓度与心肌损害范围呈正相关,可助评估梗死面积和患者预后。

五、鉴别诊断

(一)不稳定型心绞痛

疼痛的性质、部位与心肌梗死相似,但发作持续时间短、次数频繁、含服硝酸甘油有效。心电图的改变及酶学检查是与心肌梗死区别的主要依据。

(二)急性肺动脉栓塞

大块的栓塞可引起胸痛、呼吸困难、咯血、休克,但多出现右心负荷急剧增加的表现,如心室增大,肺动脉瓣第二音(P2)亢进、分裂和心衰体征,但没有心肌梗死时的典型心电图改变和血清心肌酶的变化。

(三)主动脉夹层

该病也具有剧烈的胸痛,有时出现休克,其疼痛常为撕裂样,一开始即达高峰,多放射至背部、腹部、腰部及下肢,两上肢的血压和脉搏常不一致是本病的重要体征,可出现主动脉瓣关闭不全的体征,心电图和血清心肌酶学检查无 AMI 时的变化,X 线和超声检查可出现主动脉明显增宽。

(四)急腹症

急性胆囊炎、胆石症、急性坏死性胰腺炎、溃疡病穿孔等常出现上腹痛及休克的表现,但应有相应的腹部体征,心电图及影像、酶学检查有助于鉴别。

(五)急性心包炎

急性心包炎尤其是非特异性急性心包炎,也可出现严重胸痛、心电图 ST 段抬高,但该病发病前常有上呼吸道感染,呼吸和咳嗽时疼痛加重,早期即有心包摩擦音,无心电图的演变及酶学异常。

六、处理

(一)治疗原则

改善冠状动脉血液供给,减少心肌耗氧,保护心脏功能,挽救因缺血而濒死的心肌,防止梗死面积扩大,缩小心肌缺血范围,及时发现、处理、防治严重心律失常、泵衰竭和各种并发症,防止猝死。

(二)院前急救

流行病学调查发现,50%的患者在发病后 1 小时内在院外猝死,死因主要是可救治的心律失常。因此,院前急救的重点是尽可能缩短患者就诊延误的时间和院前检查、处理、转运所用的时间;尽量使患者安全、迅速地被转送到医院;尽可能及时地给予相关急救措施,如嘱患者停止任何主动性活动和运动、舌下含化硝酸甘油、高流量吸氧、镇静止痛(吗啡或哌替啶),必要时静脉注射或滴注利多卡因,或给予除颤治疗和心肺复苏;对缓慢性心律失常患者,给予阿托品肌内注射或静脉注射;及时将患者情况告知急救中心或医院,在严密观察、治疗下,迅速将患者送至医院。

(三)住院治疗

急诊室医师应力争在 10～20 分钟内完成病史、临床检数记录 18 导联心电图,尽快明确诊断。对 ST 段抬高者应在 30 分钟内收住冠心病监护病房(CCU)并开始溶栓,或在 90 分钟内开始行急诊经皮冠状动脉腔内血管成形术(PTCA)治疗。

1.休息

嘱患者卧床休息,保持环境安静,减少探视,防止不良刺激。

2.监测

在冠心病监护室进行 5～7 天心电图、血压和呼吸的监测,必要时进行床旁血流动力学监测,以便于观察病情和指导治疗。

3.护理

第一周完全卧床,加强护理,进食、漱洗、大小便、翻身等都需要别人帮助;第 2 周可从床上坐起;第 3～4 周可逐步离床和室内缓步走动。但病重或有并发症者,卧床时间宜适当延长。食物以易消化的流质或半流质为主,病情稳定后逐渐改为软食,便秘 3 天者可服轻泻剂或用甘油栓等,必须防止用力大便造成病情突变,焦虑、不安患者可用地西泮等镇静剂,禁止吸烟。

4.吸氧

在急性心肌梗死早期,即便未合并左侧心力衰竭或肺疾病,也常有不同程度的动脉低氧血症。其原因可能是细支气管周围水肿,使小气道狭窄,小气道阻力增加,气流量降低,局部换气量减少,特别是两肺底部最为明显。有些患者虽未测出动脉低氧血症,但由于肺间质液体增加,肺顺应性一过性降低,而有气短症状。因此,应给予吸氧,通常在发病早期用鼻塞给氧 24～48 小时,3～5 L/min,有利于氧气被运送到心肌,可减轻气短、疼痛或焦虑症状。严重左侧心力衰竭、肺水肿合并机械并发症的患者,多伴有严重低氧血症,需面罩加压给氧或气管插管并机械通气。

5.补充血容量

心肌梗死患者,由于发病后出汗、呕吐或进食少,以及应用利尿剂等因素,会发生血容量不足和血液浓缩,从而加重缺血和血栓形成,有心肌梗死面积扩大的危险。因此,如每天摄入量不足,应适当补液,以保持出入量的平衡。

6.缓解疼痛

发生 AMI 时,剧烈胸痛使患者交感神经过度兴奋,产生心动过速、血压升高和心肌收缩力增强,从而增加心肌耗氧量,并易诱发快速性室性心律失常,应迅速给予有效镇痛药。本病早期难以区分坏死心肌疼痛和可逆性心肌缺血疼痛,二者常混杂在一起,应先予含服硝酸甘油,随后静脉滴注硝酸甘油,如疼痛不能迅速缓解,应即用强的镇痛药,吗啡和哌替啶最为常用。吗啡是解除急性心肌梗死后疼痛最有效的药物,其作用于中枢阿片受体而发挥镇痛作用,还可以阻滞中枢交感神经冲动的传出,导致外周动、静脉扩张,从而降低心脏前后负荷及心肌耗氧量,通过镇痛,减轻疼痛引起的应激反应,使心率减慢。吗啡一次给药后 10～20 分钟发挥镇痛作用,1～2 小时作用最强,持续 4～6 小时;通常静脉注射吗啡 5～10 mg,必要时每 1～2 小时重复 1 次,总量不宜超过 15 mg。吗啡治疗剂量时即可发生不良反应,随剂量增加,发生率增加,不良反应有恶心、呕吐、低血压和呼吸抑制,其他不良反应有眩晕、嗜睡、表情淡漠、注意力分散等,一旦出现呼吸抑制,可每隔 3 分钟静脉注射纳洛酮,有拮抗吗啡的作用,剂量为 0.4 mg,总量不超过 1.2 mg,一般用药后呼吸抑制症状可很快消除,必要时采用人工辅助呼吸。哌替啶有消除迷走神经作用和镇痛作用,其血流动力学作用与吗啡相似,75 mg 哌替啶相当于 10 mg 吗啡,不良反应有心动过速和呕吐,但较吗啡轻,可用阿托品 0.5 mg 拮抗;临床上可肌内注射 25～75 mg,必要时 2～3 小时重复,若过量则出现麻醉作用和呼吸抑制,当引起呼吸抑制时,也可应用纳洛酮治疗。对重度烦躁者,可应用冬眠疗法,即经肌内注射哌替啶 25 mg、异丙嗪 12.5 mg,必要时 4～6 小时重复

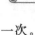

一次。

中药可用复方丹参滴丸,麝香保心丸口服,或 16 mL 复方丹参注射液加入 250～500 mL 5％的葡萄糖溶液中静脉滴注。

(四)再灌注心肌

起病 3～6 小时内,使闭塞的冠状动脉再通,心肌得到再灌注,濒临坏死的心肌可得以存活或使坏死范围缩小,预后得以改善,是一种积极的治疗措施。

1.急诊溶栓治疗

溶栓治疗是 20 世纪 80 年代初兴起的一项新技术,其治疗原理是针对急性心肌梗死发病的基础,即冠状动脉血栓性闭塞。凝血酶原在异常刺激下被激活,形成凝血酶,使纤维蛋白原转化为纤维蛋白,然后与其他有形成分如红细胞、血小板一起形成血栓。机体内存在一个纤维蛋白溶解系统,由纤维蛋白溶解原和内源性或外源性激活物组成。在激活物的作用下,纤维蛋白溶酶原被激活,形成纤维蛋白溶酶,它可以溶解稳定的纤维蛋白血栓,还可以降解纤维蛋白原,促使纤维蛋白裂解,使血栓溶解,但是纤维蛋白溶酶的半衰期很短,要想获得持续的溶栓效果,只能依靠连续输入外源性补给激活物的办法。现在临床常用的纤溶激活物有两大类:一类为非选择性纤溶剂,如链激酶、尿激酶,它们除了激活与血栓相关的纤维蛋白溶酶原外,还激活循环中的纤溶酶原,导致全身的纤溶状态,因此可以引起出血并发症;另一类为选择性纤溶剂,有重组组织型纤溶酶原激活剂(αt-Pa)、单链尿激酶型纤溶酶原激活剂(SCUPA)及乙酰纤溶酶原-链激酶激活剂复合物(APSAC),它们选择性地激活与血栓有关的纤溶酶原,而对循环中的纤溶酶原仅有中度作用,这样可以避免或减少出血并发症的发生。

(1)溶栓疗法的适应证如下。①持续性胸痛超过 0.5 小时,含服硝酸甘油片后症状不能缓解。②相邻两个或更多导联 ST 段抬高 0.2 mV 以上。③发病 12 小时内,或发病虽超过 6 小时,但患者仍有严重胸痛,并且 ST 段抬高的导联有 R 波。

(2)溶栓治疗的禁忌证如下。①近 10 天内施行过外科手术者,包括活检、胸腔或腹腔穿刺和心脏体外按压术等。②10 天内进行过动脉穿刺术者。③颅内病变,包括出血、梗死或肿瘤等。④有明显出血或潜在的出血性病变,如溃疡性结肠炎、胃十二指肠溃疡或有空洞形成的肺部病变。⑤有出血性或脑栓死倾向的疾病,如各种出血性疾病、肝肾疾病、心房纤颤、感染性心内膜炎、收缩压高于 24.0 kPa(180 mmHg),舒张压高于 14.7 kPa(110 mmHg)等。⑥妊娠期或分娩后前 10 天。⑦在半年至 1 年内进行过链激酶治疗者。⑧年龄大于 65 岁。因为高龄患者行溶栓疗法引起颅内出血者多,而且冠脉再通率低于中年患者。链激酶(SK):SK 是 C 类乙型链球菌产生的酶,在体内将前活化素转变为活化素,后者将纤溶酶原转变为纤溶酶,有抗原性,用前需做皮肤过敏试验。SK 静脉滴注常用量为 50 万～150 万单位加入 100 mL 5％的葡萄糖溶液内,在 60 分钟内滴完,后每小时给予 10 万单位,滴注 24 小时。治疗前 0.5 小时肌内注射异丙嗪 25 mg,加少量(2.5～5 mg)地塞米松同时滴注可减少变态反应的发生。用药前后须进行凝血方面的化验检查,用量大时尤应注意出血倾向。冠脉内注射时先做冠脉造影,经导管向闭塞的冠状动脉内注入硝酸甘油 0.2～0.5 mg,后注入 SK 2 万单位,继之每分钟 2 000～4 000 单位,再通后,继续用每分钟注入 2 000 单位的 SK 30～60 分钟。患者胸痛突然消失,ST 段恢复正常,心肌酶峰值提前出现为再通征象,可每分钟注入 1 次造影剂观察是否再通。尿激酶(UK):作用于纤溶酶原使之转变为纤溶酶。本品无抗原性,作用较 SK 弱。150～200 万单位静脉滴注,30 分钟滴完。冠状动脉内应用时每分钟 6 000 U,持续 1 小时以上至溶栓后再维持 0.5～1.0 小时。组织型重组纤维蛋白溶酶原激活剂(rt-PA):本品对血凝块有选择性,故疗效高于 SK;冠脉内滴注 0.375 mg/kg,持续45 分钟;静脉滴注用量为 0.75 mg/kg,持续 90 分钟。⑨其他制剂还有单链尿激酶型纤维蛋白溶酶原激活剂(SCUPA)、异化纤维蛋白溶酶原链激酶激活剂复合物(APSAC)等。

(3)文献资料显示,用药 2～3 小时的开通率,rt-PA 为 65％～80％,SK 为 65％～75％,UK 为 50％～68％,APSAC 为 68％～70％。究竟选用哪一种溶栓剂,不能根据以上数据武断地选择,而应根据患者的病变范围、部位、年龄、起病时间的长短及经济情况等因素选择。比较而言,如患者年龄小于 45 岁、大面积前壁 AMI、两小时内到达医院、无高血压,应首选 rt-PA;如果年龄大于 70 岁、下壁 AMI、有高血压,应选 SK 或 UK。由于 APSAC 的半衰期最长(70～120 分钟),可在患者家中或救护车上行一次性快速静脉注射;rt-PA 的半衰期最短(3～4 分钟),需静脉持续滴注 90～180 分钟;SK 的半衰期为 18 分钟,给药持续时间为 60 分钟;UK 半衰期为 40 分钟,给药时间为 30 分钟。SK 与 APSAC 可引起低血压和变态反应,UK 与 rt-PA 无这些不良反应。rt-PA 需要联合肝素使用,SK、UK、APSAC 除具有纤溶作用外,还有明显的抗凝作用,不需要积极使用静脉肝素。另外,rt-PA 价格较贵,SK、UK 较低廉。以上这些因素在临床选用溶栓剂时都应予以考虑。

(4)溶栓治疗的并发症。①出血。a.轻度出血:皮肤、黏膜、肉眼及显微镜下血尿、或小量咯血、呕血等(穿刺或注射部位少量瘀斑不作为并发症)。b.重度出血:大量咯血或消化道大出血,腹膜后出血等引起失血性休克或低血压,需要输血者。c.危及生命部位的出血:颅内、蛛网膜下腔、纵隔内或心包出血。②再灌注心律失常,注意其对血流动力学的影响。③一过性低血压及其他的变态反应。④已证实有效的抗凝治疗可加速血管再通,有助于保持血管通畅。今后的研究应着重于改进治疗方法或使用特异性溶栓剂,以减少纤维蛋白分解、防止促凝血活动和纤溶酶原偷窃;研制合理的联合使用的药物和方法。

2.经皮腔内冠状动脉成形术(PTCA)

(1)直接 PTCA:急性心肌梗死发病后直接做 PTCA。指征:静脉溶栓治疗有禁忌证者;合并心源性休克者;诊断不明患者,如急性心肌梗死病史不典型或左束支传导阻滞(LBBB)者;有条件在发病后数小时内行 PTCA 者。

(2)补救性 PTCA:在发病 24 小时内,静脉溶栓治疗失败,患者胸痛症状不缓解时,行补救性 PTCA,以挽救存活的心肌,限制梗死面积进一步扩大。

(3)半择期 PTCA:溶栓成功患者在梗死后 7～10 天内,有心肌缺血指征或冠脉再闭塞者。

(4)择期 PTCA:在急性心肌梗死后 4～6 周,运动试验、动态心电图、^{201}Ti 运动心肌断层显像等证实有心肌缺血者。

(5)冠状动脉旁路移植术(CABG):适用于溶栓疗法及 PTCA 无效,而仍有持续性心肌缺血者;急性心肌梗死合并有左房室瓣关闭不全或室间隔穿孔等机械性障碍需要手术矫正和修补,须同时进行 CABG;多支冠状动脉狭窄或左冠状动脉主干狭窄者。

(五)缩小梗死面积

AMI 是心肌氧供/氧需严重失衡的表现,纠正这种失衡,就能挽救濒死的心肌,限制梗死的扩大,有效地减少并发症和改善患者的预后。控制心律失常、适当补充血容量和治疗心力衰竭,均有利于减少梗死区,目前多主张采用以下几种用药方案。

1.扩血管药物

扩血管药物必须应用于梗死初期的发展阶段,即起病后 4～6 小时之内。一般首选硝酸甘油静脉滴注或异山梨酯舌下含化,也可在皮肤上用硝酸甘油贴片或软膏。使用时应注意:静脉给药时,最好有血流动力学监测,当肺动脉楔压小于 2.0 kPa(15 mmHg),动脉压正常或增高时,其疗效较好,反之,则可使病情恶化;应从小剂量开始,在应用过程中保持肺动脉楔压不低于 2.0 kPa(15 mmHg)/2.0～2.4 kPa(15～18 mmHg),且动脉压不低于正常低限,以保证必需的冠状动脉灌注。

2.β 受体阻滞剂

大量临床资料表明,在 AMI 发生后的 4～12 小时内,给普萘洛安、阿普洛尔、美托洛尔等药治疗(最好是早期静脉内给药),常能明显降低患者的最高血清酶(CPK、CK-MB 等)水平,提示有限制梗死范围扩大的作用。但因这些药的负性肌力、负性频率作用,临床应用时,当心率低于每分钟 60 次,收缩压小于等于 14.7 kPa(110 mmHg)时,有心衰及下壁心梗者应慎用。

3.低分子右旋糖酐及复方丹参等活血化瘀药物

一般可选用低分子右旋糖酐每天静脉滴注 250～500 mL,7～14 天为 1 个疗程。在低分子右旋糖酐内加入活血化瘀药物,如血栓通 4～6 mL、川芎嗪 80～160 mg 或复方丹参注射液 12～30 mL,疗效更佳。心功能不全者慎用低分子右旋糖酐。

4.极化液(GIK)

GIK 可减少心肌坏死,加速缺血心肌的恢复。但近几年,因其效果不显著,已趋向不用,仅用于 AMI 伴有低血容量者。其他改善心肌代谢的药物有维生素 C(3～4 g)、辅酶 A(50～100 U)、肌苷(0.2～0.6 g)、维生素 B₆(50～100 mg),每天静脉滴注一次。

5.其他

有人提出用大量激素(氢化可的松 150 mg/kg)或透明质酸酶(每次 500 U/kg,每 6 小时 1 次,每天 4 次),或用钙通道阻滞剂(尼可地平 20 mg,每 4 小时 1 次)治疗 AMI,但对此分歧较大,尚无统一结论。

(六)严密观察,及时处理并发症

1.左心功能不全

因病理生理改变的程度不同,左心功能不全可表现为轻度肺淤血、急性左心衰竭(肺水肿)、心源性休克。

(1)急性左心衰竭(肺水肿):可选用吗啡、利尿剂(呋塞米等)、硝酸甘油(静脉滴注),尽早口服 ACEI 制剂(以短效制剂为宜);肺水肿合并严重高血压时,应静脉滴注硝普钠,由小剂量(10 μg/min)开始,据血压变化逐渐调整剂量;对伴严重低氧血症者,可行人工机械通气治疗;在 AMI 发病 24 小时内不主张使用洋地黄制剂。

(2)心源性休克:在严重低血压时,应静脉滴注多巴胺 5～15 μg/(kg·min),一旦血压升为 12.0 kPa(90 mmHg)以上,则可同时静脉滴注多巴酚丁胺 3～10 μg/(kg·min),以减少多巴胺用量;如血压不升应使用大剂量[≥15 μg/(kg·min)]多巴胺;大剂量多巴胺无效时,可静脉滴注去甲肾上腺素 2～8 μg/min;轻度低血压时,可用多巴胺或与多巴酚丁胺合用;药物治疗无效者,应使用主动脉内球囊反搏(IABP);AMI 合并心源性休克时,提倡行 PTCA 再灌注治疗;可酌情选用独参汤、参附汤、生脉散等中药。

2.抗心律失常

90% 以上急性心肌梗死患者出现心律失常,绝大多数发生在梗死后 72 小时内,不论是快速性还是缓慢性心律失常,对急性心肌梗死患者均可引起严重后果。因此,要求医护人员及早发现心律失常,特别是严重的心律失常前驱症状,并给予积极的治疗。

(1)对出现室性期前收缩的急性心肌梗死患者,应行严密的心电监护及处理。频发的室性期前收缩或室性心动过速,应以利多卡因 50~100 mg 静脉注射,无效时间隔 5~10 分钟重复,控制后以每分钟 1~3 mg 静脉滴注维持,情况稳定后可改为口服;美西律 150~200 mg,普鲁卡因胺 250~500 mg,溴苄胺 100~200 mg 等,6 小时维持 1 次。

(2)对已发生室颤应立即行心肺复苏术者,在进行心脏按压和人工呼吸的同时,尽快实行电除颤,一般首次即采取较大能量(200~300 J),争取一次成功。

(3)对窦性心动过缓,如心率小于每分钟 50 次,或心率在每分钟 50~60 次但合并低血压或室性心律失常者,可静脉注射阿托品 0.3~0.5 mg,无效时间隔 5~10 分钟重复,但总量不超过 2 mg。也可以氨茶碱 0.25 g 或异丙基肾上腺素 1 mg 分别加入 300~500 mL 液体中静脉滴注,但这些药物可能会增加心肌氧耗或诱发室性心律失常,故均应慎用。以上治疗无效,症状严重时,可采用临时起搏措施。

(4)对房室传导阻滞一度和二度患者,可应用肾上腺皮质激素、阿托品、异丙肾上腺素治疗,但应注意其不良反应。对三度及二度Ⅱ型者,宜行临时心脏起搏。

(5)对室上性快速心律失常者,可选用 β 受体阻滞剂、洋地黄类(24 小时内尽量不用)、维拉帕米、胺碘酮、奎尼丁、普鲁卡因胺等治疗,对阵发性室上性心律失常、心房颤动及心房扑动者,药物治疗无效时,可考虑直流同步电转复或人工心脏起搏器复律。

3.机械性并发症的处理

(1)心室游离壁破裂的处理。心室游离壁破裂可引起急性心包填塞,导致突然死亡,临床表现为电-机械分离或心脏停搏,常因难以即时救治而死亡。对亚急性心脏破裂者,应积极争取冠状动脉造影后,行手术修补及血管重建术。

(2)室间隔穿孔的处理。室间隔穿孔伴血流动力学失代偿者,提倡在血管扩张剂和利尿剂治疗及主动脉球囊反搏术(IABP)支持下,早期或急诊手术治疗。如穿孔较小,无充血性心力衰竭,血流动力学稳定,可保守治疗,6 周后择期手术。

(3)急性二尖瓣关闭不全的处理。急性乳头肌断裂时突发左心衰竭和(或)低血压,主张用血管扩张剂、利尿剂及 IABP 治疗,在血流动力学稳定的情况下行急诊手术。对左心室扩大或乳头肌功能不全者,应积极应用药物治疗心衰,改善心肌缺血并行血管重建术。

(七)恢复期处理

住院 3~4 周后,如患者病情稳定,体力增进,可考虑出院。近年主张出院前做症状限制性运动负荷心电图、放射性核素和(或)超声显像检查,如显示心肌缺血或心功能较差,宜行冠状动脉造影检查,考虑行进一步处理。心室晚电位检查有助于预测发生严重室性心律失常的可能性。

七、护理

(一)护理评估

1.病史

发病前常有明显诱因,如精神紧张、情绪激动、过度体力活动、饱餐、高脂饮食、糖尿病未控制、感染、手术、大出血、休克等,少数在睡眠中发病,有半数以上的患者过去有高血压及心绞痛史,部分患者则无明确病史及先兆表现,首次发病即是急性心肌梗死。

2.身体状况

(1)先兆。半数以上患者在梗死前数天至数周,有乏力、胸部不适、活动时心悸、气急、心绞痛等症状,最突出的症状为心绞痛发作频繁,持续时间较长,疼痛较剧烈,甚至伴恶心、呕吐、大汗、心动过缓、硝酸甘油疗效差等,称为梗前先兆。存在梗前先兆的患者,应警惕近期发生心肌梗死的可能,要及时住院治疗。

(2)症状。急性心肌梗死的临床表现与梗死的大小、部位、发展速度及原来心脏的功能情况等有关。①疼痛:最常见的起始症状。典型的疼痛部位和性质与心绞痛相似,但疼痛更剧烈,诱因多不明显,持续时间较长,多在 30 分钟以上,也可达数小时或数天,休息和含服硝酸甘油多不能缓解。患者常烦躁不安、出汗、恐惧,或有濒死感。老年人、糖尿病患者及脱水、休克患者常无疼痛。少数患者以休克、急性心力衰竭、突然晕厥为始发症状。部分患者的疼痛位于上腹部,或放射至下颌、颈部、背部上方,易被误诊,应与相关疾病鉴别。②全身症状:有发热和心动过速等症状。发热由坏死物质吸收所引起,一般在疼痛后 24~48 小时出现,体温一般在 38 ℃左右,持续约 1 周。③胃肠道症状:频繁,常伴有早期恶心、呕吐、肠胀气和消化不良,特别是下后壁梗死,重症者可发生呃逆。④心律失常:见于 75%~95%的患者,以发病 24 小时内最多见,可伴心悸、乏力、头晕、晕厥等症状。其中以室性心律失常居多,可出现室性期前收缩、室性心动过速、心室颤动或加速性心室自主心律。如出现频发的、成对的、多源的和 R 落在 T 的室性期前收缩或室性心动过速,常为室颤的先兆,室颤是急性心肌梗死早期的主要死因。室上性心律失常则较少,多发生在心力衰竭者中。缓慢性心律失常中以房室传导阻滞最为常见,束支传导阻滞和窦性心动过缓也较多见。⑤低血压和休克:见于 20%~30%的患者。疼痛期的血压下降未必是休克,若疼痛缓解后收缩压仍低于 10.7 kPa(80 mmHg),伴有烦躁不安、面色苍白、皮肤湿冷、大汗淋漓、脉细而快、少尿、精神迟钝甚或昏迷,则为休克。休克多在起病后数小时至一周内发生,主要是心源性,为心肌收缩力减弱、心排血量急剧下降所致,尚有血容量不足、严重心律失常、周围血管舒缩功能障碍和酸中毒等因素参与。⑥心力衰竭:主要为急性左心衰竭。可在发病最初的几天内发生,或在疼痛、休克好转阶段出现,是因心肌梗死后心脏收缩力显著减弱或不协调所致,患者可突然出现呼吸困难、咳泡沫痰、发绀等症状,严重时可发生急性肺水肿,也可继而出现全心衰竭,并伴血压下降。

(3)体征。①一般情况:患者常焦虑不安或感到恐惧,手抚胸部,面色苍白,皮肤潮湿,呼吸加快,如左心功能不全时患者呼吸困难,常采半卧位或咯粉红色泡沫痰;发生休克时四肢厥冷,皮肤有蓝色斑纹。多数患者于发病第二天体温升高,一般在 38 ℃左右,不超过 39℃,一周内退至正常。②心脏:心脏浊音界可轻至中度增大;心率上升或下降;可有各种心律失常;心尖部第一心音常减弱,可出现第三或第四音奔马律;一般听不到心脏杂音,二尖瓣乳头肌功能不全或腱索断裂时心尖部可听到明显的收缩期杂音;室间隔穿孔时,胸骨左缘可闻及响亮的全收缩期杂音;发生严重的左心衰竭时,心尖部也可闻及收缩期杂音;1%~20%的患者可在发病 1~3 天内出现心包摩擦音,持续数天,少数可持续 1 周以上。③肺部:发病早期,肺底可闻及少数湿啰音,常在 1~2 天内消失,啰音持续存在或增多,常提示左心衰竭。

3.实验室及其他检查

(1)心电图:可起到定性、定位、定期的作用。透壁性心肌梗死的典型改变是出现异常、持久宽而深的 Q 波或 QS 波。损伤型 ST 段的抬高,弓背向上与 T 波融合形成单向曲线,于起病数小时之后出现,数天至数周回到基线;起病数小时内 T 波异常增高,数天至两周变为平坦,继而倒置。但有 5%～15% 的病例心电图表现不典型,其原因包括小灶梗死、多处或对应性梗死、再发梗死、心内膜下梗死,以及伴室内传导阻滞、心室肥厚或预激综合征等。以上情况可不出现坏死性 Q 波,只表现为 QRS 波群高度、ST 段、T 波的动态改变。另外,右心心肌梗死、真后壁和局限性高侧壁心肌梗死的常规导联中不显示梗死图形,应加做特殊导联以明确诊断。

(2)心向量图:当心电图不能明确诊断为心肌梗死时,往往可通过心向量图得到证实。

(3)超声心动图:超声心动图并不能用来诊断急性心肌梗死,但对探查心肌梗死的各种并发症极有价值,尤其是室间隔穿孔破裂、乳头肌或腱索断裂或功能不全造成的二尖瓣关闭不全、脱垂、室壁瘤和心包积液。

(4)放射性核素检查:放射性核素心肌显影及心室造影中 ^{99m}Tc 及 ^{131}I 等形成热点成像或 ^{201}Ti、^{42}K 等形成冷点成像,先是 ST 段普通压低,继而 T 波倒置。成像可判断梗死的部位和范围。用门电路控制 γ 闪烁照相法进行放射性核素血池显像,可观察壁动作及测定心室功能。

(5)心室晚电位(LPs):心肌梗死时 LPs 阳性率为 28%～58%,其出现不似陈旧性心梗稳定,但与室性心动过速与室颤有关,阳性者应进行心电监护及有效治疗。

(6)磁共振成像(MRI 技术):易获得清晰的空间隔像,故对发现间隔段运动障碍、间隔心肌梗死并发症较其他方法优越。

(7)实验室检查。①血常规:白细胞计数上升,为 $(10～20)×10^9$/L,中性粒细胞增为 75%～90%。②红细胞沉降率上升;C 反应蛋白(CRP)增高可持续 1～3 周。③血清酶学检查:心肌细胞内含有大量的酶,心肌细胞受损时,这些酶进入血液,测定血中心肌酶谱对诊断及估计心肌损害程度有十分重要的价值。常用的有血清肌酸磷酸激酶(CPK),发病 4～6 小时在血中出现,24 小时达峰值,后很快下降,2～3 天消失;乳酸脱氢酶(LDH),在起病 8～10 小时后升高,2～3 天达到高峰时间,持续 1～2 周恢复正常。其中,CPK 的同工酶 CPK-MB 和 LDH 的同工酶 CDH,诊断的特异性最高,其增高程度还能准确地反映梗死的范围。④肌红蛋白测定:血清肌红蛋白升高出现时间比 CPK 略早,在 2 小时左右,多数 24 小时内即恢复正常;尿肌红蛋白在发病后 5～40 小时开始排泄,平均持续时间达 83 小时。

(二)护理目标

(1)患者疼痛减轻。

(2)患者能遵医嘱服药,了解治疗的重要性。

(3)患者的活动量增加,心率正常。

(4)患者的生命体征维持在正常范围。

(5)患者看起来放松。

(三)护理措施

1.一般护理

(1)安置患者于冠心病监护病房(CCU),连续监测心电图、血压、呼吸 5～7 天,对行 Swan-Ganz 导管检查者做好相应护理,询问患者有无心悸、胸闷、胸痛、气短、乏力、头晕等不适。

(2)病室保持安静、舒适,限制探视,有计划地护理患者,减少对患者的干扰,保证患者充足的休息和睡眠时间,防止任何不良刺激。据病情安置患者于半卧位或平卧位,如无并发症,24 小时内可在床上活动肢体。无并发者可在床上坐起,逐渐过渡到坐在床边或椅子上,每次 20 分钟,每天 3～5 次,鼓励患者深呼吸;第 1～2 周后开始在室内走动,逐步过渡到室外行走;第 3～4 周可试着上下楼梯或出院。病情严重或有并发症者,应适当延长卧床时间。

（3）向患者介绍本病知识和监护室的环境，关心、尊重、鼓励、安慰患者，以和善的态度回答患者提出的问题，帮助其树立战胜疾病的信心。

（4）给予患者低钠、低脂、低胆固醇、无刺激、易消化的饮食，少量多餐，避免进食过饱。

（5）对于心肌梗死患者，卧床休息、消化功能减退、哌替啶或吗啡等止痛药物的应用，使胃肠功能和膀胱收缩被抑制，易发生便秘和尿潴留。对此，应予以足够的重视，酌情给予轻泻剂，嘱患者排便时勿屏气，避免增加心脏负担和导致附壁血栓脱落，排便不畅时宜加用开塞露，对5天无大便者，可行保留灌肠或给低压盐水灌肠；对排尿不畅者，可采用物理或诱导法协助排尿，必要时行导尿。

（6）吸氧：氧治疗可改善低氧血症，有利于心肌梗死的康复。急性期给患者高流量吸氧，持续48小时，氧流量在每分钟3～5 L，病情变化时可延长吸氧时间，待疼痛减轻，休克解除，可降低氧流量，应注意鼻导管的通畅，24小时更换一次。如果合并急性左心衰竭，出现重度低氧血症，病死率较高，可采用加压吸氧或酒精除泡沫吸氧。

（7）防止血栓性静脉炎或深部静脉血栓形成：血栓性静脉炎表现为受累静脉局部红、肿、痛，可延伸呈条索状，多因反复静脉穿刺输液和多种药物输注所致。所以行静脉穿刺时应严格无菌操作，若患者感觉输液局部皮肤疼痛或红肿，应及时更换穿刺部位，并予以热敷或理疗。下肢静脉血栓形成一般在血栓较大引起阻塞时，才出现患肢肤色改变、皮肤温度升高和可凹性水肿，应注意每天协助患者做被动下肢活动2～3次，注意下肢皮肤温度和颜色的变化，避免选用下肢静脉输液。

2.病情观察与护理

急性心肌梗死系危重疾病，应早期发现危及患者生命的先兆表现，如能得到及时处理，可使病情转危为安，故需严密观察以下情况。

（1）血压。开始发病时应0.5～1小时测量一次血压，随血压恢复逐步减少测量次数至每天4～6次，血压基本稳定后每天测量1～2次。若收缩压在12.0 kPa（90 mmHg）以下，脉压减小，且音调低落，要注意患者的神志状态、脉搏、面色、皮肤色泽及尿量等，判断是否有心源性休克的发生。此时，在通知医师的同时，应对休克者采取抗休克措施，如补充血容量，应用升压药、血管扩张剂，以及纠正酸中毒，避免脑缺氧，保护肾功能等，有条件者应准备好中心静脉压测定装置或Swan-Ganz导管，调节正确输液量及液体滴速。

（2）心率、心律。在冠心病监护病房（CCU）进行连续的心电、呼吸监测，在心电监测示波屏上，应注意观察心率及心律变化，及时检出可能作为恶性心动过速先兆的任何室性期前收缩，以及室颤或完全性房室传导阻滞、严重的窦性心动过缓、房性心律失常等。①每分钟5次以上；②呈二联律、三联律；③多元性期前收缩；④室性期前收缩的R波落在前一次主搏的T波之上。当室性期前收缩有以上①～④的特征时，为转变阵发性室性心动过速及心室颤动的先兆，易造成心脏骤停。遇上述情况，在立即通知医师的同时，需应用相应的抗心律失常药物，并准备好除颤器和人工心脏起搏器，协同医师进行抢救处理。

（3）胸痛。急性心肌梗死患者常伴有持续剧烈的胸痛，因此应注意观察患者的胸痛程度，因剧烈胸痛可导致低血压，加重心肌缺氧，扩大梗死面积，引起心力衰竭、休克及心律失常。常用的给药方案有罂粟碱肌内注射或静脉滴注，硝酸甘油0.6 mg含服，疼痛较重者可用哌替啶或吗啡。在护理中应注意可能出现的药物不良反应，同时注意观察血压、尿量、呼吸及一般状态，确保用药的安全。

（4）呼吸急促。注意观察患者的呼吸状态，对有呼吸急促的患者，应注意观察其血压、皮肤黏膜的血循环情况、肺部体征的变化,以及血流动力学和尿量的变化,当发现患者有呼吸急促、不能平卧、烦躁不安、咳嗽、咯泡沫样血痰时,立即取半坐位,给予吸氧,准备好快速强心、利尿剂,配合医师按急性心力衰竭处理。

(5)体温。急性心肌梗死患者可有低热,体温在 37.0～38.5 ℃,多持续 3 天左右,如体温持续升高,一周后仍不下降,应疑有继发肺部或其他部位感染,及时向医师报告。

(6)意识变化。如发现患者意识恍惚、烦躁不安,应注意观察血流动力学及尿量的变化。警惕心源性休克的发生。

(7)器官栓塞。在急性心肌梗死第一、二周内,注意观察组织或脏器有无发生栓塞,因左心室内附壁血栓可脱落,而引起脑、肾、四肢、肠系膜等动脉栓塞,若发现栓塞应及时向医师报告。

(8)心室膨胀瘤。在心肌梗死恢复过程中,心电图表现虽有好转,但患者仍有顽固性心力衰竭或心绞痛发作,应疑有心室膨胀瘤的发生,这是由于在心肌梗死区愈合过程中,心肌被结缔组织所替代,成为无收缩力的薄弱纤维瘢痕区,该区内受心腔内的压力而向外呈囊状膨出,造成心室膨胀瘤,应配合医师进行 X 线检查以确诊。

(9)心肌梗死后综合征。需注意在急性心肌梗死后 2 周、数月甚至 2 年内,可并发心肌梗死后综合征,表现为肺炎、胸膜炎和心包炎征象,同时也有发热、胸痛、血沉和白细胞升高现象,酷似急性心肌梗死的再发,这是由坏死心肌引起机体自身免疫变态反应所致。如心肌梗死的特征性心电图变化有好转现象,但患者有上述表现时,应做好 X 线检查的准备,配合医师作出鉴别诊断。因本病应用激素治疗效果良好,但若因误诊而用抗凝药物,可导致心腔内出血而发生急性心包填塞,故应严密观察病情,在确诊为本病后,应向患者及家属做好解释工作,解除其顾虑,必要时给患者应用镇痛及镇静剂;做好休息、饮食等生活护理。

(四)健康教育

(1)注意劳逸结合,根据心功能进行适当的康复锻炼。

(2)避免紧张、劳累、情绪激动、饱餐、便秘等诱发因素。

(3)节制饮食,禁忌烟酒、咖啡、刺激性食物,多吃蔬菜、蛋白质类食物,少食动物脂肪、胆固醇含量较高的食物。

(4)按医嘱服药,随身常备硝酸甘油等扩张冠状动脉的药物,定期复查。

(5)指导患者及家属在病情突变时采取简易应急措施。

(张　华)

第四节　心　力　衰　竭

心力衰竭,简称心衰,是指心肌收缩力下降使心排血量不能满足机体代谢的需要,器官组织血液灌注不足,同时出现肺循环和(或)体循环静脉淤血表现的临床综合征,故又称充血性心力衰竭。临床上按发展的速度,可将其分为急性和慢性心衰,以慢性心衰为多;按病变的性质,又可将其分为收缩性心衰和舒张性心衰;按其发生的部位,可将其分为左心衰竭、右心衰竭和全心衰竭;按输出量多少,可将其分为低输出量型心衰和高输出量型心衰。

一、慢性心力衰竭

（一）病因与发病机制

1.基本病因

（1）原发性心肌损害：冠心病、心肌缺血、心肌梗死、心肌炎和心肌病，糖尿病心肌病、维生素B_1缺乏和心肌淀粉样变性，则少见等。

（2）心脏负荷过重：①前负荷过重，主动脉瓣关闭不全、二尖瓣关闭不全、房室间隔缺损、动脉导管未闭、慢性贫血、甲亢、动静脉瘘；②后负荷过重，高血压、主动脉瓣狭窄、肺动脉高压、肺动脉瓣狭窄。

2.诱因

（1）感染：特别是呼吸道感染最常见，其次为感染性心内膜炎。

（2）心律失常：心房颤动是诱发心力衰竭的最重要因素。

（3）生理或心理压力过大，如过度劳累、情绪激动、精神过于紧张。

（4）心脏负担加重，如妊娠和分娩。

（5）血容量增加，如钠盐摄入过多，输液和输血过快、过多。

（6）其他，如药物使用不当、环境与气候情绪改变、合并其他疾病等。

3.发病机制

（1）心肌损害与心室重构。

（2）神经内分泌的激活。

（3）血流动力学异常。

（二）临床表现

1.左心功能不全

病理基础主要是肺循环静脉淤血及心排血量降低。

（1）症状：①呼吸困难，劳力性呼吸困难是最早出现的症状，随病情进展可出现夜间阵发性呼吸困难，为左心功能不全的典型表现，严重心衰时患者可出现端坐呼吸；②咳嗽、咳痰和咯血；③低心排血量症状，心、脑、肾及骨骼等脏器组织血液灌流不足，导致乏力、头晕、嗜睡或失眠、尿少、夜尿等。

（2）体征：两肺底可闻及湿啰音，随病情加重，可遍及全肺，有时伴有哮鸣音；心脏向左下扩大，心尖部可闻及舒张期奔马律，肺动脉瓣区第二心音亢进可出现心律失常。

2.右心功能不全

病理基础主要是体循环静脉淤血。

（1）胃肠道症状：食欲缺乏、恶心、呕吐、腹痛、腹胀、尿少、夜尿等伴呼吸困难。

（2）体征：颈静脉充盈或怒张、肝大和压痛、水肿。

（3）心脏体征：右心室或全心室扩大，胸骨左缘3～4肋间闻及舒张期奔马律。

3.全心功能不全

左心衰竭、右心衰竭的临床表现同时存在，或以一侧表现为主。右心衰竭、右心排血量减少常可导致夜间阵发性呼吸困难减轻。

4.心功能分级

Ⅰ级：体力活动不受限，日常活动不出现心悸、气短、乏力、心绞痛等症状。

Ⅱ级:体力活动轻度受限,休息时无症状,一般日常活动可出现心悸、气短、乏力、心绞痛等症状。

Ⅲ级:体力活动明显受限,小于日常活动即可出现上述症状。

Ⅳ级:不能从事任何体力活动,休息时也出现上述症状,活动后明显加重。

(三)辅助检查

1.X线检查

心脏扩大。左心衰竭时还有肺门阴影增大、肺纹理增粗等肺淤血征象;右心衰竭可有胸腔积液。

2.心电图

左室肥厚劳损、右室扩大。

3.超声心动图

测算左室射血分数、二尖瓣前叶舒张中期关闭速度、快速充盈期和心房收缩期二尖瓣血流速度等,能较好地反映左室的收缩和舒张功能。

4.创伤性血流动力学检查

左心衰竭时肺毛细血管楔压升高,右心衰竭时中心静脉压升高。

(四)诊断要点

患者肺静脉淤血、体循环静脉淤血的表现明显,有心脏病的体征,合并辅助检查结果得出诊断。诊断应包括基本心脏病的病因、病理解剖、病理生理诊断及心功能分级。

(五)治疗要点

(1)去除或限制基本病因。

(2)消除诱因。

(3)减轻心脏负荷。①休息:体力休息和精神休息。②控制钠盐摄入。③利尿剂:消除水肿,减少循环血容量,减轻心脏前负荷,常用药有氢氯噻嗪和呋塞米(排钾利尿剂)、螺内酯和氨苯蝶啶(保钾利尿剂)。④血管扩张剂:以扩张静脉和肺小动脉为主的药可降低心脏前负荷,常用药有硝酸甘油、硝酸异酸梨醇酯等;以扩张小静脉为主的药可降低心脏后负荷,常用药有血管紧张素转换酶抑制剂(如卡托普利、依那普利)和α受体阻滞剂(如酚妥拉明、乌拉地尔)等;扩张小动脉及静脉的药可同时降低心脏的前后负荷,常用药有硝普钠等。

(4)增强心肌收缩力。①洋地黄类药物:常用制剂有毒毛花苷K、毛花苷C、地高辛、洋地黄毒苷等。②其他正性肌力药:常用有β受体兴奋剂,如多巴胺和多巴酚丁胺;磷酸二酯酶抑制剂,如氨力农和米力农。

二、急性心功能不全

急性心功能不全主要是指急性左心衰竭,是由某种病因使心排血量在短时间内急剧下降,甚至丧失排血功能,导致组织器官供血不足和急性淤血的综合征。

(一)病因与发病机制

1.病因

(1)急性弥散性心肌损害。

(2)严重的突发心脏排血受阻。

(3)严重心律失常。

（4）急性瓣膜反流。

（5）高血压危象。

2.发病机制

以上病因主要导致左心室输出量急剧下降或左室充盈障碍,引起肺循环压力骤然升高而出现急性肺水肿,严重者伴心源性休克。

（二）临床表现

突发严重呼吸困难(呼吸频率可为 30～40 次/分),端坐呼吸,频繁咳嗽,咳大量粉红色泡沫样痰,面色青灰,口唇发绀,大汗淋漓,极度烦躁。严重者可因脑缺氧而神志模糊,心尖部可闻及舒张期奔马律,两肺满布湿啰音和哮鸣音。

（三）诊断要点

根据典型症状和体征不难得出诊断结果。

（四）治疗要点

（1）体位:两腿下垂呈坐位,减少静脉回流。

（2）吸氧:高流量酒精湿化吸氧,氧流量为 6～8 L/min。

（3）镇静:5 mg 吗啡皮下注射或静脉推注,必要时隔 15 分钟重复一次,共 2～3 次。

（4）快速利尿:呋塞米快速注射。

（5）血管扩张剂:硝普钠或硝酸甘油静脉滴注。

（6）洋地黄制剂:毛花苷 C 或毒毛花苷 K 等快速制剂静脉推注。

（7）氨茶碱:0.25 g 氨茶碱加入 20 mL 的 5％葡萄糖溶液内静脉注射。

（8）其他:积极治疗原发病,去除诱因等。

（张　华）

第五节　心源性猝死

一、疾病概述

（一）概念和特点

心源性猝死(sudden cardiac death,SCD)是指由心脏原因引起的急性症状发作后,以意识突然丧失为特征的自然死亡。世界卫生组织将发病后立即或 24 小时以内的死亡定义为猝死,2007 年美国心脏病学学会(ACC)在会议上将发病 1 小时内死亡定义为猝死。

据统计,全世界每年有数百万人因心源性猝死而丧生,占死亡人数的 15％～20％。美国每年有约 30 万人发生心源性猝死,占全部心血管病死亡人数的 50％以上,心源性猝死是 20～60 岁男性的首位死因。在我国,心源性猝死也居死亡原因的首位,虽然没有大规模的临床流行病学研究,但心源性猝死的比例在逐年增高,且随年龄增加发病率也逐渐增高,老年人心源性猝死的概率为 80％～90％。

男性较女性心源性猝死的发病率高,美国弗雷明汉(Framingham)随访心源性猝死 20 年,男性发病率为女性的3.8 倍;北京市的流行病学资料显示,心源性猝死的男性年平均发病率为

0.105‰,女性为0.036‰。

（二）相关病理生理

冠状动脉粥样硬化是最常见的病理表现。病理研究显示,心源性猝死患者急性冠状动脉内血栓形成的发生率为15%～64%。陈旧性心梗也是心源性猝死的病理表现,这类患者也可见心肌肥厚、冠状动脉痉挛、心电不稳与传导障碍等病理改变。

心律失常是导致心源性猝死的重要原因,通常包括致命性快速心律失常、严重缓慢性心律失常和心室停顿。致命性快速心律失常导致冠状动脉血管事件、心肌损伤、心肌代谢异常和(或)自主神经张力改变等因素相互作用,从而引起一系列病理生理变化,引发心源性猝死,但其最终的作用机制仍无定论。严重缓慢性心律失常和心室停顿的电生理机制是当窦房结和(或)房室结功能异常时,次级自律细胞不能承担起心脏的起搏功能,常见于病变弥漫累及心内膜下浦肯野纤维的严重心脏疾病。

非心律失常导致的心源性猝死较少,常由心脏破裂、心脏流入和流出道的急性阻塞、急性心脏压塞等原因导致。心肌电机械分离是指心肌细胞有电兴奋的节律活动,而无心肌细胞的机械收缩,是心源性猝死较少见的原因之一。

（三）病因与危险因素

1.基本病因

绝大多数心源性猝死发生在有器质性心脏病的患者。布劳沃德(Braunward)认为,心源性猝死的病因有10大类:①冠状动脉疾患;②心肌肥厚;③心肌病和心力衰竭;④心肌炎症、浸润、肿瘤及退行性变;⑤瓣膜疾病;⑥先天性心脏病;⑦心脏电生理异常;⑧中枢神经及神经体液影响的心电不稳;⑨婴儿猝死综合征及儿童猝死;⑩其他。

（1）冠状动脉疾患:主要包括冠心病及其引起的冠状动脉栓塞或痉挛等。而另一些较少见的疾患,如先天性冠状动脉异常、冠状动脉栓塞、冠状动脉炎、冠状动脉机械性阻塞等,都是引起心源性猝死的原因。

（2）心肌问题和心力衰竭:心肌问题引起的心源性猝死常在剧烈运动时发生,其机制是心肌电生理异常。慢性心力衰竭患者射血分数较低,常常引发猝死。

（3）瓣膜疾病:在瓣膜病中最易引发猝死的是主动脉瓣狭窄,瓣膜狭窄引起心肌突发性、大面积的缺血而导致猝死。梅毒性主动脉炎、主动脉扩张导致主动脉瓣关闭不全时引起的猝死也不少见。

（4）电生理异常及传导系统的障碍:心传导系统异常、长QT间期综合征、不明或未确定原因的室颤等,都是引起心源性猝死的病因。

2.主要危险因素

（1）年龄:从年龄关系而言,心源性猝死有两个高峰期,即出生后至6个月内及45～75岁。成年人心源性猝死的发病率随着年龄增长而增长,而老年人是成年人心源性猝死的主要人群。随着年龄的增长,高血压、高血脂、心律失常、糖尿病、冠心病和肥胖的发生率增加,这些危险因素促进了心源性猝死的发生。

（2）冠心病和高血压:在西方国家,约80%的心源性猝死是由冠心病及其并发症引起的。冠心病患者发生心肌梗死后,左室射血分数降低是心源性猝死的主要因素。高血压是冠心病的主要危险因素,且这两种疾病在临床上常常并存。高血压患者左室肥厚,维持血压的应激能力受损,交感神经控制能力下降,易出现快速心律失常而引发猝死。

(3)急性心功能不全和心律失常:急性心功能不全患者心脏机械功能恶化时,可出现心肌电活动紊乱,引发心力衰竭患者发生猝死。临床上,几乎都是由心律失常恶化引发的心源性猝死。

(4)抑郁:其机制可能是抑郁患者交感或副交感神经调节失衡,导致心脏的电调节失调。

(5)时间:美国弗雷明汉(Framingham)随访 38 年的资料显示,猝死发生以 7∶00～10∶00 和 16∶00～20∶00 为两个高峰期,这可能与此时生活、工作紧张,交感神经兴奋,诱发冠状动脉痉挛,导致心律失常有关。

(四)临床表现

心源性猝死可分为四个临床时期:前驱期、终末事件期、心脏骤停期与生物学死亡期。

1.前驱期

前驱症状表现形式多样,具有突发性和不可测性,如在猝死前数天或数月,有些患者可出现胸痛、气促、疲乏、心悸等非特异性症状,但也可无任何前驱症状,突发心脏骤停。

2.终末事件期

终末事件期是指心血管状态出现急剧变化后到心脏骤停发生前的一段时间,时间从瞬间到 1 小时。心源性猝死所定义时间多指该时期持续的时间,典型表现包括严重胸痛、急性呼吸困难、突发心悸或眩晕等。在猝死前常有心电活动改变,其中以致命性快速心律失常和室性异位搏动为主因的室颤猝死者,常先有室性心动过速,少部分以循环衰竭为死亡原因。

3.心脏骤停期

心脏骤停后脑血流急剧减少,患者出现意识丧失,伴有局部或全身的抽搐。心脏骤停刚发生时可出现叹息样或短促痉挛性呼吸,随后呼吸停止伴发绀,皮肤苍白或发绀,瞳孔散大,脉搏消失,二便失禁。

4.生物学死亡期

从心脏骤停至生物学死亡的时间取决于原发病的性质和复苏开始时间。心脏骤停后4～6分钟脑部出现不可逆性损害,随后经数分钟发展至生物学死亡。心脏骤停后立即实施心肺复苏和除颤,是避免发生生物学死亡的关键。

(五)急救方法

1.识别心脏骤停

在最短时间内判断患者是否发生心脏骤停。

2.呼救

在不影响实施救治的同时,设法通知急救医疗系统。

3.初级心肺复苏

初级心肺复苏即基础生命活动支持,包括人工胸外按压、开放气道和人工呼吸,简称 CBA。如果具备自动电除颤仪(AED),应联合应用心肺复苏和电除颤。

4.高级心肺复苏

高级心肺复苏即高级生命支持,是在基础生命支持的基础上,应用辅助设备、特殊技术等建立更为有效的通气和血运循环,主要措施包括气管插管、电除颤转复心律、建立静脉通道并给药维护循环等。在这一救治阶段应给予心电、血压、血氧饱和度及呼气末二氧化碳分压监测,必要时还需进行有创血流动力学监测,如动脉血气分析、动脉压、中心动脉压、肺动脉压、肺动脉楔压等。早期电除颤对于救治心脏骤停至关重要,且越早进行越好。心肺复苏的首选药物是肾上腺素,每3～5分钟重复静脉推注 1 mg,可逐渐增加剂量到 5 mg。低血压时可使用去甲肾上腺素、多巴胺、多巴酚丁胺等,抗心律失常常用药物有胺碘酮、利多卡因、β受体阻滞剂等。

5.复苏后处理

处理原则是维护有效循环和呼吸功能,特别是维持脑灌注,预防再次发生心脏骤停,维护水电解质和酸碱平衡,防治脑水肿、急性肾衰竭和继发感染等,其重点是脑复苏、补充营养。

（六）预防

1.识别高危人群、采用相应预防措施

对高危人群,针对其心脏基础疾病,采用相应的预防措施能减少心源性猝死的发生率,如对冠心病患者采用减轻心肌缺血、预防心梗或缩小梗死范围等措施;对急性心梗、心梗后充血性心衰的患者应用β受体阻滞剂;对充血性心衰患者应用血管紧张素转化酶抑制剂。

2.抗心律失常

胺碘酮在心源性猝死的二级预防中优于传统的Ⅰ类抗心律失常药物。抗心律失常的外科手术治疗对部分药物治疗效果欠佳的患者有一定的预防心源性猝死的作用。近年研究证明,埋藏式心脏复律除颤器(implantable cardioverter defibrillator,ICD)能改善一些高危患者的预后。

3.健康知识和心肺复苏技能的普及

高危人群应尽量避免独居,对其及家属进行相关健康知识和心肺复苏技能的普及。

二、护理评估

（一）一般评估

(1)识别心脏骤停:当发现无反应或突然倒地的患者时,首先观察其对刺激的反应,并判断患者有无呼吸和大动脉搏动。判断心脏骤停的指标包括:意识突然丧失或伴有短阵抽搐;呼吸断续,喘息,随后呼吸停止;皮肤苍白或明显发绀,瞳孔散大,大小便失禁;颈动脉、股动脉搏动消失;心音消失。

(2)患者主诉:胸痛、气促、疲乏、心悸等前驱症状。

(3)相关记录:记录心脏骤停和复苏成功的时间。

(4)复苏过程中须持续监测血压、血氧饱和度,必要时进行有创血流动力学监测。

（二）身体评估

1.头颈部

轻拍肩部呼叫,观察患者反应、瞳孔变化情况,气道内是否有异物。手指于胸锁乳突肌内侧沟中检测颈总动脉搏动(耗时不超过10秒)。

2.胸部

视诊患者胸廓起伏,感受其呼吸情况,听诊其呼吸音判断自主呼吸恢复情况。

3.其他

观察全身皮肤颜色及肢体活动情况,触诊全身皮肤温度、湿度等。

（三）心理、社会评估

患者复苏后应评估其心理反应与需求、家庭及社会支持情况,引导患者正确配合疾病的治疗与护理。

（四）辅助检查结果评估

(1)心电图:显示心室颤动或心电停止。

(2)各项生化检查情况和动脉血气分析结果。

（五）常用药物治疗效果的评估

1.血管升压药的评估要点

（1）用药剂量、用药速度、用药方法（静脉滴注、注射泵/输液泵泵入）的评估与记录。

（2）血压的评估：患者意识是否恢复，血压是否上升到目标值，尿量、肤色和肢端温度的改变等。

2.抗心律失常药的评估要点

（1）持续监测心电，观察心律和心率的变化，评估药物疗效。

（2）不良反应的评估：应观察用药后是否发生不良反应。例如：使用胺碘酮可能引起窦性心动过缓、低血压等现象；使用利多卡因可能引起感觉异常、窦房结抑制、房室传导阻滞；等等。

三、主要护理诊断/问题

（一）循环障碍

循环障碍与心脏收缩障碍有关。

（二）清理呼吸道无效

清理呼吸道无效与微循环障碍、缺氧和呼吸形态改变有关。

（三）潜在并发症

潜在并发症有脑水肿、感染、胸骨骨折等。

四、护理措施

（一）快速识别心脏骤停，及时进行心肺复苏和除颤

心源性猝死抢救成功的关键是快速识别心脏骤停和启动急救系统，尽早进行心肺复苏和复律治疗。快速识别是进行心肺复苏的基础，而及时行心肺复苏和尽早除颤是避免发生生物学死亡的关键。

（二）合理饮食

多摄入水果、蔬菜和黑鱼等易消化的清淡食物，可通过改善心律变异性来预防心源性猝死。

（三）用药护理

应严格按医嘱用药，并注意观察常用药的疗效和毒副作用，发现问题及时处理等。

（四）心理护理

复苏后部分患者会有明显的恐惧和焦虑心理，应帮助患者正确评估所面对的情况，鼓励患者积极参与治疗和护理计划的制订，使之了解心源性猝死的高危因素和救治方法。帮助患者建立良好有效的社会支持系统，帮助患者克服恐惧和焦虑的情绪。

（五）健康教育

1.高危人群

对高危人群，如冠心病患者，应教会患者及家属心源性猝死早期出现的症状和体征，使其能做到早发现、早诊断、早干预。教会家属基本救治方法和技能，嘱患者外出时随身携带急救物品，记清救助电话，以方便得到及时救助。

2.用药原则

按时、正确服用相关药物，让患者了解常用药物不良反应及自我观察要点。

五、急救效果的评估

（1）患者意识清醒。

（2）患者恢复自主呼吸和心跳。

（3）患者瞳孔缩小。

（4）患者大动脉搏动恢复。 （张 华）

第六节 肺血栓栓塞症

肺栓塞是以各种栓子阻塞肺动脉系统为其发病原因的一组疾病或临床综合征的总称，包括肺血栓栓塞症、脂肪栓塞综合征、羊水栓塞、空气栓塞等。其中，肺血栓栓塞症占肺栓塞中的绝大多数，该病在我国绝非少见病，且发病率有逐年增高的趋势，病死率高，但临床上易漏诊或误诊，如果早期诊断和治疗得当，生存的希望甚至康复的可能性是很大的。

肺血栓栓塞症为来自静脉系统或右心的血栓阻塞肺动脉或其分支所致的疾病，以肺循环和呼吸功能障碍为其主要临床和病理生理特征。引起肺血栓栓塞症的血栓主要来源于深静脉血栓形成。

急性肺血栓栓塞症造成肺动脉较广泛阻塞时，可引起肺动脉高压，至一定程度导致右心失代偿、右心扩大，出现急性肺源性心脏病。

一、病理与病理生理

引起肺血栓栓塞症的血栓可以来源于下腔静脉径路、上腔静脉径路或右心腔，其中大部分来源于下肢深静脉，特别是从腘静脉上端到髂静脉段的下肢近端深静脉。肺血栓栓塞症栓子的大小有很大的差异，可单发或多发，一般多部位或双侧性的血栓栓塞更为常见。

（一）对循环的影响

栓子阻塞肺动脉及其分支达一定程度后，通过机械阻塞作用，加之神经体液因素和低氧所引起的肺动脉收缩，使肺循环阻力增加，肺动脉高压，继而引起右室扩大与右侧心力衰竭。右心扩大致室间隔左移，使左室功能受损，导致心排血量下降，进而可引起体循环低血压或休克；主动脉内低血压和右心房压升高，使冠状动脉灌注压下降，心肌血流减少，特别是右心室内膜下心肌处于低灌注状态。

（二）对呼吸的影响

肺动脉栓塞后不仅引起血流动力学的改变，同时还可因栓塞部位肺血流减少，肺泡无效腔量增大；肺内血流重新分布，通气与血流比例失调；神经体液因素引起支气管痉挛；肺泡表面活性物质分泌减少，肺泡萎陷，呼吸面积减小，肺顺应性下降等因素导致呼吸功能不全，出现低氧血症和低碳酸血症。

二、危险因素

肺血栓栓塞症的危险因素包括任何可以导致静脉血液淤滞、静脉系统内皮损伤和血液高凝状态的因素。原发性危险因素由遗传变异引起。继发性危险因素包括骨折、严重创伤、手术、恶性肿瘤、口服避孕药、充血性心力衰竭、心房颤动、因各种原因的制动或长期卧床、长途航空或乘车旅行和高龄等。上述危险因素可以单独存在，也可同时存在，协同作用。年龄可作为独立的危险因素,随着年龄的增长,肺血栓栓塞症的发病率逐渐增高。

三、临床特点

肺血栓栓塞症临床表现的严重程度差别很大,可以从无症状到血流动力学不稳定,甚至发生猝死,主要取决于栓子的大小、多少、所致的肺栓塞范围、发作的急缓程度,以及栓塞前的心肺状况。肺血栓栓塞症的临床症状也多种多样,不同患者常有不同的症状组合,但均缺乏特异性。

(一)症状

1.呼吸困难及气促(80%~90%)

呼吸困难及气促是肺栓塞最常见的症状,呼吸频率>20次/分,伴或不伴有发绀。呼吸困难严重程度多与栓塞面积有关,栓塞面积较小,可基本无呼吸困难,或呼吸困难发作较短暂。栓塞面积大,呼吸困难较严重,且持续时间长。

2.胸痛

胸痛包括胸膜炎性胸痛(40%~70%)或心绞痛样胸痛(4%~12%),胸膜炎性胸痛多为钝痛,是由栓塞部位附近的胸膜炎症所致,常与呼吸有关。心绞痛样胸痛为胸骨后疼痛,与肺动脉高压和冠状动脉供血不足有关。

3.晕厥(11%~20%)

晕厥主要表现为突然发作的一过性意识丧失,多合并有呼吸困难和气促表现,多由巨大栓塞所致,晕厥与脑供血不足有关;巨大栓塞可导致休克,甚至猝死。

4.烦躁不安、惊恐甚至濒死感(55%)

其主要由严重的呼吸困难和胸痛所致。当出现该症状时,往往提示栓塞面积较大,预后差。

5.咯血(11%~30%)

其常为小量咯血,大咯血少见;咯血主要反映栓塞局部肺泡出血性渗出。

6.咳嗽(20%~37%)

其多为干咳,有时可伴有少量白痰,合并肺部感染时可咳黄色脓痰,主要与炎症反应刺激呼吸道有关。

(二)体征

(1)呼吸急促(70%),是常见的体征,呼吸频率高于20次/分。

(2)心动过速(30%~40%):心率高于100次/分。

(3)血压变化:严重时出现低血压甚至休克。

(4)发绀(11%~16%):并不常见。

(5)发热(43%):多为低热,少数为中等程度发热。

(6)颈静脉充盈或搏动(12%)。

(7)肺部可闻及哮鸣音或细湿啰音。

(8)胸腔积液的相应体征(24%~30%)。

(9)肺动脉瓣区第二音亢进,P2>A2(主动脉瓣第二音),三尖瓣区收缩期杂音。

四、辅助检查

(一)动脉血气分析

其常表现为低氧血症,低碳酸血症,肺泡-动脉血氧分压差$[P_{(A-a)}O_2]$增大。部分患者的结果可以正常。

（二）心电图

大多数患者表现有非特异性的心电图异常。较为多见的表现包括 $V_1 \sim V_4$ 的 T 波改变和 ST 段异常；部分患者可出现 $S_I Q_{III} T_{III}$ 征（I 导 S 波加深，III 导出现 Q/q 波及 T 波倒置）；其他心电图改变包括完全或不完全右束支传导阻滞、肺型 P 波、电轴右偏、顺钟向转位等。心电图的动态演变对于诊断具有更大意义。

（三）血浆 D-二聚体

D-二聚体是交联纤维蛋白在纤溶系统作用下产生的可溶性降解产物。对急性肺血栓栓塞有排除诊断价值。若其含量小于 500 $\mu g/L$，可基本除外急性肺血栓栓塞症。

（四）胸部 X 线片

胸部 X 线片多有异常表现，但缺乏特异性，表现如下：①区域性肺血管纹理变细、稀疏或消失，肺野透亮度增加；②肺野局部浸润性阴影，尖端指向肺门的楔形阴影，肺不张或膨胀不全；③右下肺动脉干增宽或伴截断征，肺动脉段膨隆及右心室扩大征；④患侧横膈抬高；⑤少到中量胸腔积液征等。仅凭 X 线胸片不能确诊或排除肺栓塞，但在提供疑似肺栓塞线索和除外其他疾病方面具有重要作用。

（五）超声心动图

超声心动图是无创的、能够在床旁进行的检查，为急性肺血栓栓塞症的诊断提供重要线索。不仅能够诊断和除外其他心血管疾患，而且对于严重的肺栓塞患者，可以发现肺动脉高压、右室高负荷和肺源性心脏病的征象，提示或高度怀疑肺栓塞。若在右心房或右心室发现血栓，同时患者临床表现符合肺栓塞，可以作出诊断。超声检查偶可因发现肺动脉近端的血栓而确定诊断。

（六）核素肺通气/灌注扫描（V/Q 显像）

核素肺通气/灌注扫描是肺血栓栓塞症重要的诊断方法。典型征象是呈肺段分布的肺灌注缺损，并与通气显像不匹配。但许多疾病可以同时影响患者的通气及血流状况，使通气灌注扫描在结果判定上较为复杂，需密切结合临床。通气/灌注显像的肺栓塞诊断分为高度可能、中度可能、低度可能及正常。如显示中度可能或低度可能，应进一步行其他检查，以明确诊断。

（七）螺旋 CT 和电子束 CT 造影（CTPA）

由于电子束 CT 造影是无创的检查且方便，现将其作为首选的肺栓塞诊断方法。该项检查能够发现亚段以上肺动脉内的栓子，是确诊肺栓塞的手段之一，但 CT 对亚段肺栓塞的诊断价值有限。直接征象为肺动脉内的低密度充盈缺损，部分或完全包在不透光的血流之间，或者呈完全充盈缺损，远端血管不显影；间接征象包括肺野楔形密度增高影，条带状的高密度区或盘状肺不张，中心肺动脉扩张及远端血管分支减少或消失等。CT 扫描还可以同时显示肺及肺外的其他胸部疾患。电子束 CT 扫描速度更快，可在很大程度上避免因心搏和呼吸的影响而产生伪影。

（八）肺动脉造影

肺动脉造影为诊断肺栓塞的金标准，是一种有创性检查，且费用昂贵。发生致命性或严重并发症的可能性分别为 0.1% 和 1.5%，应严格掌握其适应证。

（九）下肢深静脉血栓形成的检查

超声技术、肢体阻抗容积图（IPG）、放射性核素静脉造影等。

五、诊断与鉴别诊断

（一）诊断

肺血栓栓塞症诊断分三个步骤：疑诊－确诊－求因。

1.根据临床情况疑诊肺血栓栓塞症

（1）对存在危险因素，特别是并存多个危险因素的患者，要有强的诊断意识。

（2）结合临床症状、体征，特别是在高危患者出现不明原因的呼吸困难、胸痛、晕厥和休克，或伴有单侧或双侧不对称性下肢肿胀、疼痛。

（3）结合心电图、X线胸片、动脉血气分析、D-二聚体、超声心动图下肢深静脉超声。

2.对疑诊肺栓塞患者安排进一步检查，以明确肺栓塞诊断

（1）核素肺通气/灌注扫描。

（2）CT肺动脉造影（CTPA）。

（3）肺动脉造影。

3.寻找肺血栓栓塞症的成因和危险因素

只要疑诊肺血栓栓塞症，就要明确有无深静脉血栓形成，并安排相关检查，尽可能发现其危险因素，并加以预防或采取有效的治疗措施。

（二）急性肺血栓栓塞症临床分型

1.大面积肺栓塞

临床上以休克和低血压为主要表现，即体循环动脉收缩压＜12.0 kPa（90 mmHg）或较基础血压下降幅度≥5.3 kPa（40 mmHg），持续15分钟以上。需除外新发生的心律失常、低血容量或感染中毒症等其他原因所致的血压下降。

2.非大面积肺栓塞

不符合以上大面积肺血栓栓塞症的标准，即未出现休克和低血压的肺血栓栓塞症。非大面积肺栓塞中有一部分患者属于次大面积肺栓塞，即超声心动图显示右心室运动功能减退或临床上出现右心功能不全。

（三）鉴别诊断

肺血栓栓塞症应与急性心梗、ARDS、肺炎、胸膜炎、支气管哮喘、自发性气胸等鉴别。

六、急诊处理

急性肺血栓栓塞症病情危重的，须积极抢救。

（一）一般治疗

（1）应密切监测呼吸、心率、血压、心电图及血气分析的变化。

（2）要求绝对卧床休息，不要过度屈曲下肢，保持大便通畅，避免用力。

（3）对症处理：对有焦虑、惊恐症状的患者，可给予适当使用镇静药；对胸痛严重者，可给吗啡5～10 mg皮下注射，昏迷、休克、呼吸衰竭者禁用。对有发热或咳嗽的患者，给予对症治疗。

（二）呼吸循环支持

对有低氧血症者，给予吸氧，严重者可使用经鼻（面）罩无创性机械通气或经气管插管行机械通气，应避免行气管切开，以免在抗凝或溶栓过程发生不易控制的大出血。

对出现右心功能不全、心排血量下降，但血压尚正常的患者，可予多巴酚丁胺和多巴胺治疗。

对合并休克者,给予增大剂量,或使用其他血管加压药物,如间羟胺、肾上腺素等。可根据血压调节剂量,使血压维持在 12.0 kPa(90 mmHg)/8.0 kPa(60 mmHg)以上。对支气管痉挛明显者,应给予氨茶碱0.25 g静脉滴注,必要时加地塞米松,同时积极进行溶栓、抗凝治疗。

（三）溶栓治疗

溶栓治疗可迅速溶解血栓,恢复肺组织再灌注,改善右心功能,降低死亡率。溶栓时间窗为14 天,溶栓治疗指征:主要适用于大面积肺栓塞患者,对于次大面积肺栓塞,若无禁忌证也可以进行溶栓;对血压和右心室运动功能均正常的患者,则不宜溶栓。

1.溶栓治疗的禁忌证

(1)绝对禁忌证:有活动性内出血,近期自发性颅内出血。

(2)相对禁忌证:2 周内的大手术、分娩、器官活检或不能以压迫止血部位的血管穿刺;2 个月内的缺血性脑卒中;10 天内的胃肠道出血;15 天内的严重创伤;1 个月内的神经外科和眼科手术;难以控制的重度高血压;近期曾行心肺复苏;血小板计数低于 100×10^9/L;妊娠;细菌性心内膜炎及出血性疾病;严重肝肾功能不全。

对于大面积肺血栓栓塞症,因其对生命的威胁性大,上述绝对禁忌证应视为相对禁忌证。

2.常用溶栓方案

(1)尿激酶 2 小时法:尿激酶 20 000 U/kg 加入 0.9%氯化钠液 100 mL,持续静脉滴注2 小时。

(2)尿激酶 12 小时法:尿激酶负荷量 4 400 U/kg,加入 0.9%氯化钠液 20 mL 静脉注射10 分钟,随后以 2 200 U/(kg·h)加入 0.9%氯化钠液 250 mL,持续静脉滴注 12 小时。

(3)重组组织型纤溶酶原激活剂 50 mg 加入注射用水 50 mL,持续静脉滴注 2 小时。使用尿激酶溶栓期间不可同用肝素。溶栓治疗结束后,应每 2～4 小时测定部分活化凝血活酶时间,当其时间缩短为 10 秒时,即应开始规范的肝素治疗。

3.溶栓治疗的主要并发症为出血

为预防出血的发生,或发生出血时得到及时处理,用药前要充分评估出血的危险性,必要时应配血,做好输血准备。溶栓前宜留置外周静脉套管针,以方便溶栓中能够取血化验。

（四）抗凝治疗

抗凝治疗可有效地防止血栓再形成和复发,是肺栓塞和深静脉血栓的基本治疗方法。常用的抗凝药物为普通肝素、低分子肝素、华法林。

1.普通肝素

采取静脉滴注和皮下注射的方法。持续静脉泵入法:首剂负荷量 80 U/kg(或 5 000～10 000 U)静脉注射,然后以 18 U/(kg·h)持续静脉滴注。在开始治疗后的最初 24 小时内,每4～6 小时测定 APTT,根据 APTT 调整肝素剂量,尽快使 APTT 达到并维持于正常值的 1.5～2.5 倍(表 13-5)。

表 13-5　根据 APTT 监测结果调整静脉肝素用量的方法表

APTT	初始剂量及调整剂量	下次 APTT 测定的间隔时间/h
测基础 APTT	初始剂量:80 U/kg 静脉注射,然后按 18 U/(kg·h)静脉滴注	4～6
APTT<35 秒	予 80 U/kg 静脉注射,然后增加静脉滴注剂量 4 U/(kg·h)	6
APTT 为 35～45 秒	予 40 U/kg 静脉注射,然后增加静脉滴注剂量 2 U/(kg·h)	6

APTT	初始剂量及调整剂量	下次 APTT 测定的间隔时间/h
APTT 为 46～70 秒	无须调整剂量	6
APTT 为 71～90 秒	减少静脉滴注剂量 2 U/(kg·h)	6
APTT>90 秒	停药 1 小时,然后减少剂量 3 U/(kg·h)后恢复静脉滴注	6

2.低分子肝素

采用皮下注射。应根据体重给药,每天 1～2 次。对于大多数患者无须监测 APTT 和调整剂量。

3.华法林

在肝素或低分子肝素开始应用后的第 24～48 小时加用口服抗凝剂华法林,初始剂量为 3.0～5.0 mg/d。由于华法林需要数天才能发挥全部作用,因此与肝素需至少重叠应用 4～5 天,当连续 2 天测定的国际标准化比率(INR)达到 2.5(2.0～3.0)时,或 PT 延长为 1.5～2.5 倍时,即可停止使用肝素或低分子肝素,单独口服华法林治疗,应根据 INR 或 PT 调节华法林的剂量。在达到治疗水平前,应每天测定 INR,其后 2 周每周监测 2～3 次,以后根据 INR 的稳定情况,每周监测 1 次或更少。若行长期治疗,每 4 周测定 INR 并调整华法林剂量 1 次。

(五)深静脉血栓形成的治疗

70%～90%急性肺栓塞的栓子来源于深静脉血栓形成的血栓脱落,特别是下肢深静脉尤为常见。深静脉血栓形成的治疗原则是卧床、患肢抬高、溶栓(急性期)、抗凝、抗感染及使用抗血小板聚集药等。为防止血栓脱落肺栓塞再发,可于下腔静脉安装滤器,同时抗凝。

七、急救护理

(一)基础护理

为了防止栓子的脱落,患者绝对卧床休息 2 周。如果已经确认肺栓塞的位置,应取健侧卧位。避免突然改变体位,禁止搬动患者。肺栓塞栓子 86%来自下肢深静脉,而下肢深静脉血栓者 51%发生肺栓塞。因此,有下肢静脉血栓者,应警惕肺栓塞的发生。抬高患肢,并高于肺平面 20～30 cm。密切观察患肢的皮肤有无青紫、肿胀、发冷、麻木等感觉障碍。一经发现,及时通知医师处理,严禁挤压、热敷、针刺、按摩患肢,防止血栓脱落,造成再次肺栓塞。指导患者进食高蛋白、高维生素、粗纤维、易消化的饮食,多饮水,保持大便通畅,避免便秘、咳嗽等,以免增加腹腔压力,影响下肢静脉血液回流。

(二)维持有效呼吸

本组病例 89%患者有低氧血症。给予高流量吸氧,5～10 L/min,均以文丘里面罩或储氧面罩给氧,既能消除高流量给氧对患者鼻腔的冲击所带来的不适,又能提供高浓度的氧,注意及时根据血氧饱和度指数或血气分析结果来调整氧流量。对年老体弱或痰液黏稠难以咳出的患者,每天给予生理盐水 2 mL 加盐酸氨溴索 15 mg 雾化吸入 2 次。使痰液稀释,易于咳出,必要时吸痰,注意观察痰液的量、颜色、气味、性质。呼吸平稳后,指导患者深呼吸运动,使肺早日膨胀。

(三)加强症状观察

肺栓塞临床表现多样化、无特异性,据报道典型的胸痛、咯血、呼吸困难三联征所占比例不到 1/3,而胸闷、呼吸困难、晕厥、咯血、胸痛等,都可为肺栓塞首要症状。因此,接诊的护士除了询问现病史,还应了解患者的基础疾病。目前,已知肺栓塞危险因素,如静脉血栓、静脉炎、血液黏滞度增加、高凝状态、恶性肿瘤、术后长期静卧、长期使用皮质激素等。患者接受治疗后,注意观察患者发绀、胸闷、憋气、胸部疼痛等症状有无改善。有 21 例患者胸痛较剧,导致呼吸困难加重,血氧饱和度为 72%～84%,给予加大吸氧浓度,同时氨茶碱 0.25 g＋生理盐水 50 mL 微泵静脉推注 5 mL/h,盐酸哌替啶 50 mg 肌内注射。经以上处理,胸痛、呼吸困难缓解,病情趋于稳定。

（四）监测生命体征

持续多参数监护仪监护,专人特别护理。每 15～30 分钟记录 1 次,严密观察心率、心律、血氧饱和度、血压、呼吸的变化,发现异常及时报告医师,平稳后每小时测脉搏(P)、呼吸(R)、血压(BP)一次。

（五）溶栓及抗凝护理

肺栓塞一旦确诊,最有效的方法是用溶栓和抗凝疗法,使栓塞的血管再通,维持有效的循环血量,迅速降低有心前阻力。溶栓治疗最常见的并发症是出血,平均为 7%,致死性出血约为 1%。因此,要注意观察有无出血倾向,注意皮肤、黏膜、牙龈及穿刺部位有无出血,是否有咯血、呕血、便血等现象。严密观察患者意识、神志的变化,发现有头痛、呕吐症状,要及时报告医师处理。谨防脑出血的发生。溶栓期间要备好除颤器、利多卡因等各种抢救用品,防止溶栓后血管再通,部分未完全溶解的栓子随血流进入冠状动脉,发生再灌注心律失常。用药期间应监测凝血时间及凝血酶原时间。

（六）注重心理护理

胸闷、胸痛、呼吸困难,易给患者带来紧张、恐惧的情绪,甚至造成濒死感。有文献报道,情绪过于激动也可诱发栓子脱落,因此要耐心指导患者保持情绪的稳定。尽量帮助患者适应环境,接受患者这个特殊的角色,同时向患者讲解治疗的目的、要求、方法,使其对诊疗情况心中有数,减少不必要的猜疑和忧虑。及时取得家属的理解和配合。指导加强心理支持,采取心理暗示和现身说教,帮助患者树立信心,使其积极配合治疗。

（高 亭）

第七节 重症肺炎

肺炎是指终末气道、肺泡和肺间质的炎症,可由病原微生物、理化因素、免疫损伤、过敏及药物所致。细菌性肺炎是常见的肺炎,也是常见的感染性疾病之一。

目前,肺炎按患病环境分成社区获得性肺炎(community-acquired pneumonia, CAP)和医院获得性肺炎(hospital-acquired pneumonia, HAP),CAP 是指在医院外罹患的感染性肺实质炎症,包括具有明确潜伏期的病原体感染而在入院后平均潜伏期内发病的肺炎。HAP 亦称医院内肺炎(nosocomial pneumonia, NP),是指患者入院时不存在,也不处于潜伏期,而于入院 48 小时后在医院(包括老年护理院、康复院等)内发生的肺炎。HAP 还包括呼吸机相关性肺炎(ventilator associated pneumonia, VAP)和卫生保健相关性肺炎(healthcare associated pneumonia, HCAP)。CAP 和 HAP 年发病率分别为 12/1 000 人口和 5/1 000～10/1 000 住院患者,近年发病率有增加的趋势。肺炎病死率:门诊肺炎患者<5%,住院患者平均为 12%,入住重症监

护病房(ICU)者为40%。发病率和病死率高的原因与社会人口老龄化、吸烟、伴有基础疾病和免疫功能低下有关,如慢性阻塞性肺疾病、心力衰竭、肿瘤、糖尿病、尿毒症、神经疾病、药瘾、嗜酒、艾滋病、久病体衰、大型手术、应用免疫抑制剂和器官移植等。此外,亦与病原体变迁、耐药菌增加、HAP发病率增加、病原学诊断困难、不合理使用抗生素和部分人群贫困化加剧等有关。

重症肺炎至今仍无普遍认同的定义,需入住ICU者可认为是重症肺炎。目前一般认为,如果肺炎患者的病情严重到需要通气支持(急性呼吸衰竭、严重气体交换障碍伴高碳酸血症或持续低氧血症)、循环支持(血流动力学障碍、外周低灌注)及加强监护治疗(肺炎引起的脓毒症或基础疾病所致的其他器官功能障碍)时,可称为重症肺炎。

一、病因和发病机制

正常的呼吸道免疫防御机制(支气管内黏液-纤毛运载系统、肺泡巨噬细胞等细胞防御的完整性等),使气管隆凸以下的呼吸道保持无菌。是否发生肺炎决定于两个因素:病原体因素和宿主因素。如果病原体数量多,毒力强和(或)宿主呼吸道局部和全身免疫防御系统损害,即可发生肺炎。病原体可通过下列途径引起社区获得性肺炎:①空气吸入;②血行播散;③邻近感染部位蔓延;④上呼吸道定植菌的误吸。医院获得性肺炎还可通过误吸胃肠道的定植菌(胃食管反流)和通过人工气道吸入环境中的致病菌引起。病原体直接抵达下呼吸道后,滋生繁殖,引起肺泡毛细血管充血、水肿,肺泡内纤维蛋白渗出及细胞浸润。

二、临床表现

(一)社区获得性肺炎

(1)新近出现的咳嗽、咳痰或原有呼吸道疾病症状加重,并出现脓性痰,伴或不伴胸痛。

(2)发热。

(3)肺实变体征和(或)闻及湿性啰音。

(4)白细胞计数$>10\times10^9$/L或$<4\times10^9$/L,伴或不伴细胞核左移。

(5)胸部X线检查显示片状、斑片状浸润性阴影或间质性改变,伴或不伴胸腔积液。

以上(1)～(4)项中任何一项加第(5)项,除外非感染性疾病可作出诊断。CAP常见病原体为肺炎链球菌、支原体、衣原体、流感嗜血杆菌和呼吸病毒(甲、乙型流感病毒、腺病毒、呼吸合胞病毒和副流感病毒)等。

(二)医院获得性肺炎

住院患者X线检查出现新的或进展的肺部浸润影加上下列三个临床症候中的两个或以上可以诊断为肺炎。

(1)发热超过38℃。

(2)血白细胞计数增多或减少。

(3)脓性气道分泌物。

HAP的临床表现、实验室和影像学检查特异性低,应注意与肺不张、心力衰竭和肺水肿、基础疾病肺侵犯、药物性肺损伤、肺栓塞和急性呼吸窘迫综合征等相鉴别。无感染高危因素患者的常见病原体依次为肺炎链球菌、流感嗜血杆菌、金黄色葡萄球菌、大肠埃希菌、肺炎克雷伯菌等;有感染高危因素患者为金黄色葡萄球菌、铜绿假单胞菌、肠杆菌属、肺炎克雷伯菌等。

三、治疗

(一)临床监测

1.体征监测

监测重症肺炎的体征是一项简单、易行和有效的方法,患者往往有呼吸频率和心率加快、发绀、肺部病变部位湿啰音等。目前多数指南都把呼吸频率加快(≥30 次/分)作为重症肺炎诊断的主要或次要标准。意识状态也是监测的重点,神志模糊、意识不清或昏迷,提示重症肺炎的可能性。临床上可用肺部感染积分评分表监测肺炎的发展情况(表 13-6)。

表 13-6　临床肺部感染积分评分表

参数	标准	分值
	≥36.5 ℃,≤38.4 ℃	0
体温	≥38.5～38.9 ℃	1
	≥39 ℃,或≤36 ℃	2
	≥4.0,≤11.0	0
白细胞计数(×10⁹)	<4.0,>11.0	1
	杆状核白细胞	2
	<14＋吸引	0
气管分泌物	≥14＋吸引	1
	脓性分泌物	2
氧合指数(PaO_2/FiO_2)	>240 或急性呼吸窘迫综合征	0
	≤240	2
	无渗出	0
胸部 X 线	弥漫性渗出	1
	局部渗出	2
半定量气管吸出物培养	病原菌≤1＋或无生长	0
(0,1＋,2＋,3＋)	病原菌≥1＋	1
	革兰氏染色发现与培养相同的病原菌	2

2.氧合状态和代谢监测

PaO_2、PaO_2/FiO_2、pH、混合静脉血氧分压(PvO_2)、胃张力测定、血乳酸测定等,都可对患者的氧合状态进行评估。单次的动脉血气分析一般仅反映患者瞬间的氧合情况;重症患者或有病情明显变化者,应进行系列血气分析或持续动脉血气监测。

3.胸部影像学监测

重症肺炎患者应进行系列 X 线胸片监测,主要目的是及时了解患者的肺部病变是进展还是好转,是否合并有胸腔积液、气胸,是否发展为肺脓肿、急性呼吸窘迫综合征(acute respiratory distress syndrome,ARDS)等。检查的频度应根据患者的病情而定,如要了解病变短期内是否增大,一般每 48 小时进行一次检查评价;如患者临床情况突然恶化(呼吸窘迫、严重低氧血症等),在不能除外合并气胸或进展至 ARDS 时,应短期内复查;而当患者病情明显好转及稳定时,一般可在 10～14 天后复查。

4.血流动力学监测

重症肺炎患者常伴有脓毒症,可引起血流动力学的改变,故应密切监测患者的血压和尿量。这两项指标比较简单、易行,且非常可靠,应作为常规监测的指标。中心静脉压的监测可用于指导临床补液量和补液速度。部分重症肺炎患者可并发中毒性心肌炎或 ARDS,如临床上难于区分时应考虑行 Swan-Ganz 导管检查。

5.器官功能监测

器官功能监测包括脑功能、心功能、肾功能、胃肠功能、血液系统功能等,进行相应的血液生化和功能检查。一旦发现异常,要积极处理,注意防止多器官功能障碍综合征(multiple organ dysfunction syndrome,MODS)的发生。

6.血液监测

血液监测包括外周血白细胞计数、C 反应蛋白、降钙素原、血培养等。

(二)抗生素治疗

经验性联合应用抗生素治疗重症肺炎的理论依据是,联合应用能够覆盖可能的微生物并预防耐药的发生。对于铜绿假单胞菌肺炎,联用 β 内酰胺类和氨基糖苷类具有潜在的协同作用,优于单药治疗;然而氨基糖苷类抗生素的抗菌谱窄、毒性大,特别是对于老年患者,其肾损害的发生率比较高。临床应用氨基糖苷类时要注意其为浓度依赖性抗生素,一般要用足够剂量、提高峰药浓度以提高疗效,同时也应避免与毒性相关的谷浓度的升高。在监测药物的峰浓度时,庆大霉素和妥布霉素>7 μg/mL,或阿米卡星>28 μg/mL 的效果较好。氨基糖苷类的另一个不足是对支气管分泌物的渗透性较差,仅能达到血药浓度的 40%。此外,肺炎患者的支气管分泌物 pH 较低,在这种环境下许多抗生素活性都降低。因此,有时联合应用氨基糖苷类抗生素并不能增加疗效,反而增加了肾毒性。

目前对于重症肺炎,抗生素的单药治疗也已得到临床医师的重视。新的头孢菌素、碳青霉烯类、其他 β 内酰胺类和氟喹诺酮类抗生素由于抗菌效力强、广谱,并且耐细菌 β 内酰胺酶,故可用于单药治疗。即使对于重症 HAP,只要不是耐多药的病原体,如铜绿假单胞菌、不动杆菌和耐甲氧西林金黄色葡萄球菌(MRSA)等,仍可考虑抗生素的单药治疗。对重症 VAP 有效的抗生素一般包括亚胺培南、美罗培南、头孢吡肟和哌拉西林/他唑巴坦。对于重症肺炎患者来说,临床上的初始治疗常联用多种抗生素,在获得细菌培养结果后,如果没有高度耐药的病原体,就可以考虑转为针对性的单药治疗。

临床上一般认为不适合单药治疗的情况包括:①可能感染革兰氏阳性、革兰氏阴性菌和非典型病原体的重症 CAP。②怀疑铜绿假单胞菌或肺炎克雷伯菌的菌血症。③可能是金黄色葡萄球菌和铜绿假单胞菌感染的 HAP。三代头孢菌素不应用于单药治疗,因其在治疗中易诱导肠杆菌属细菌产生 β 内酰胺酶而导致耐药。

对于重症 VAP 患者,如果为高度耐药病原体所致的感染则联合治疗是必要的。目前有三种联合用药方案。①β 内酰胺类联合氨基糖苷类:在抗铜绿假单胞菌上有协同作用,但也应注意前面提到的氨基糖苷类的毒性作用。②2 个 β 内酰胺类联合使用:因这种用法会诱导出对两种药同时耐药的细菌,故虽然有过成功治疗的报道,仍不推荐使用。③β 内酰胺类联合氟喹诺酮类:虽然没有抗菌协同作用,但也没有潜在的拮抗作用;氟喹诺酮类对呼吸道分泌物穿透性很好,对其疗效有潜在的正面影响。

对于铜绿假单胞菌所致的重症肺炎,联合治疗往往是必要的。抗假单胞菌的 β 内酰胺类抗生素包括青霉素类的哌拉西林、阿洛西林、氨苄西林、替卡西林、阿莫西林；第三代头孢菌素类的头孢他啶、头孢哌酮；第四代头孢菌素类的头孢吡肟；碳青霉烯类的亚胺培南、美罗培南；单酰胺类的氨曲南（可用于青霉素类过敏的患者）；β内酰胺类/β内酰胺酶抑制剂复合剂的替卡西林/克拉维酸钾、哌拉西林/他唑巴坦。其他的抗假单胞菌抗生素还有氟喹诺酮类和氨基糖苷类。

1.重症 CAP 的抗生素治疗

重症 CAP 患者的初始治疗应针对肺炎链球菌（包括耐药肺炎链球菌）、流感嗜血杆菌、军团菌和其他非典型病原体，某些有危险因素的患者还有可能为肠道革兰氏阴性菌属包括铜绿假单胞菌感染。对无铜绿假单胞菌感染危险因素的 CAP 患者，可使用 β内酰胺类联合大环内酯类或氟喹诺酮类（如左氧氟沙星、加替沙星、莫西沙星等）。因目前为止还没有确立单药治疗重症 CAP 的方法，所以很难确定其安全性、有效性（特别是并发脑膜炎的肺炎）或用药剂量。可用于重症 CAP 并经验性覆盖耐药肺炎链球菌的 β内酰胺类抗生素有头孢曲松、头孢噻肟、亚胺培南、美罗培南、头孢吡肟、氨苄西林/舒巴坦或哌拉西林/他唑巴坦。目前高达 40% 的肺炎链球菌对青霉素或其他抗生素耐药，其机制不是 β内酰胺酶介导而是青霉素结合蛋白的改变。虽然不少 β内酰胺类和氟喹诺酮类抗生素对这些病原体有效，但对耐药肺炎链球菌肺炎并发脑膜炎的患者，应使用万古霉素治疗。如果患者有假单胞菌感染的危险因素（如支气管扩张、长期使用抗生素、长期使用糖皮质激素），应联合使用抗假单胞菌抗生素并应覆盖非典型病原体，如环丙沙星加抗假单胞菌 β内酰胺类，或抗假胞菌 β内酰胺类加氨基糖苷类加大环内酯类或氟喹诺酮类。

临床上选取任何治疗方案都应根据当地抗生素耐药的情况、流行病学和细菌培养及实验室结果进行调整。关于抗生素的治疗疗程目前也很少有资料可供参考，应考虑感染的严重程度、菌血症、多器官功能衰竭、持续性全身炎症反应和损伤等。一般来说，根据疾病的严重程度和宿主免疫抑制的状态，肺炎链球菌肺炎疗程为 7～10 天，军团菌肺炎的疗程需要 14～21 天。ICU 的大多数治疗都是通过静脉途径的，但近期的研究表明，只要病情稳定、没有发热，即使是危重患者，3 天静脉给药后亦可转为口服治疗，即序贯或转换治疗。转换为口服治疗的药物可选择氟喹诺酮类，因其生物利用度高，口服治疗也可达到同静脉给药一样的血药浓度。

由于嗜肺军团菌在重症 CAP 的相对重要性，应特别注意其的治疗方案。虽然目前有很多体外抗军团菌活性的药物，但在治疗效果上仍缺少前瞻性、随机对照研究的资料。回顾性的资料和长期临床经验支持使用红霉素 4 g/d 治疗住院的军团菌肺炎患者。对多肺叶病变、器官功能衰竭或严重免疫抑制的患者，在治疗的前 3～5 天应加用利福平。其他大环内酯类（克拉霉素和阿奇霉素）也有效。除上述之外可供选择的药物有氟喹诺酮类（环丙沙星、左氧氟沙星、加替沙星、莫西沙星）或多西环素。氟喹诺酮类在治疗军团菌肺炎的动物模型中特别有效。

2.重症 HAP 的抗生素治疗

HAP 应根据患者的情况和最可能的病原体而采取个体化治疗。对于早发的（住院 4 天内起病者）重症肺炎患者而没有特殊病原体感染危险因素者，应针对"常见病原体"治疗。这些病原体包括肺炎链球菌、流感嗜血杆菌、甲氧西林敏感的金黄色葡萄球菌和非耐药的革兰氏阴性细菌。抗生素可选择第二代、第三代、第四代头孢菌素、β内酰胺类/β内酰胺酶抑制剂复合剂、氟喹诺酮类或联用克林霉素和氨曲南。

对于任何时间起病、有特殊病原体感染危险因素的轻中症肺炎患者，有感染"常见病原体"和其他病原体危险者，应评估危险因素来指导治疗。如果有近期腹部手术或明确的误吸史，应注意厌氧菌，可在主要抗生素基础上加用克林霉素或单用 β内酰胺类/β内酰胺酶抑制剂复合剂；如果患者有昏迷或有头部创伤、肾衰竭或糖尿病史，应注意金黄色葡萄球菌感染，需有针对性地选择有效的抗生素；如果患者起病前使用过大剂量的糖皮质激素、或近期有抗生素使用史、或长期ICU住院史，即使患者的 HAP 并不严重，也应经验性治疗耐药病原体。治疗方法是联用两种抗假单胞菌抗生素，如果气管抽吸物革兰氏染色见阳性球菌还需加用万古霉素（或可使用利奈唑胺或奎奴普丁/达福普汀）。所有的患者，特别是气管插管的 ICU 患者，经验性用药必须持续到痰培养结果出来之后。如果无铜绿假单胞菌或其他耐药革兰氏阴性细菌感染，则可根据药敏情况使用单一药物治疗。对非耐药病原体的重症 HAP 患者，可用任何以下单一药物治疗：亚胺培南、美罗培南、哌拉西林/他唑巴坦或头孢吡肟。

ICU 中 HAP 的治疗也应根据当地抗生素敏感情况，以及当地经验和对某些抗生素的偏爱而调整。每个 ICU 都有它自己的微生物药敏情况，而且这种情况随时间而变化，因而有必要经常更新经验用药的策略。经验用药中另一个需要考虑的是"抗生素轮换"策略，它是指标准经验治疗过程中有意更改抗生素，使细菌暴露于不同的抗生素，从而减少抗生素耐药的选择性压力，达到减少耐药病原体感染发生率的目的。"抗生素轮换"策略目前仍在研究之中，还有不少问题未能明确，包括每个用药循环应该持续多久、应用什么药物进行循环、这种方法在内科和外科患者的有效性分别有多高、循环药物是否应该针对革兰氏阳性细菌同时也针对革兰氏阴性细菌等。

在某些患者中，雾化吸入这种局部治疗可用以弥补全身用药的不足。氨基糖苷类雾化吸入可能有一定的益处，但只用于革兰氏阴性细菌肺炎全身治疗无效者。多黏菌素雾化吸入也可用于耐药铜绿假单胞菌的感染。

对初始经验治疗失败的患者，应该考虑其他感染性或非感染性的诊断，包括肺曲霉感染。对持续发热并有持续或进展性肺部浸润的患者，可经验性使用两性霉素 B。虽然传统上应使用开放肺活检来确定其最终诊断，但临床上是否活检仍应个体化。临床上还应注意其他的非感染性肺部浸润的可能性。

（三）支持治疗

支持治疗主要包括液体补充、血流动力学、通气和营养支持，起到稳定患者状态的作用，而更直接的治疗仍需要针对患者的基础病因。流行病学证据显示，营养不良影响肺炎的发病和危重患者的预后。同样，临床资料也支持肠内营养可以预防肺炎的发生，特别是对于创伤的患者。对于严重脓毒症和多器官功能衰竭的分解代谢旺盛的重症肺炎患者，在起病 48 小时后应开始经肠内途径进行营养支持，一般把导管插入空肠进行喂养以避免误吸；如果使用胃内喂养，最好是维持患者半卧体位，以减少误吸的风险。

（四）胸部理疗

拍背、体位引流和振动可以促进黏痰排出的效果尚未被证实。胸部理疗广泛应用的局限在于：①其有效性未被证实，特别是不能减少患者的住院时间。②费用高，需要专人使用。③有时引起 PaO_2 的下降。目前的经验是胸部理疗对脓痰过多（>30 mL/d）或严重呼吸肌疲劳不能有效咳嗽的患者是最为有用的，如对囊性纤维化、COPD 和支气管扩张的患者。

使用自动化病床的侧翻疗法，有时加以振动叩击，是一种有效预防外科创伤及内科患者肺炎的方法，但其地位仍不确切。

（五）促进痰液排出

雾化和湿化可降低痰的黏度，因而可改善不能有效咳嗽患者的排痰，然而雾化产生的大多水蒸气都沉积在上呼吸道并引起咳嗽，一般并不影响痰的流体特性。目前很少有数据支持湿化能特异性地促进细菌清除或肺炎吸收的观点。乙酰半胱氨酸能破坏痰液的二硫键,有时也用于肺炎患者的治疗,但由于其刺激性,在临床应用上受到一定限制。痰中的 DNA 增加了痰液黏度,重组的 DNA 酶能裂解 DNA,已证实在囊性纤维化患者中有助于改善症状和肺功能,但对肺炎患者其价值尚未被证实。支气管扩张剂也能促进黏液排出和纤毛运动频率,对 COPD 合并肺炎的患者有效。

四、急救护理

（一）护理目标

（1）维持生命体征稳定,降低病死率。

（2）维持呼吸道通畅,促进有效咳嗽、排痰。

（3）维持正常体温,减轻高热伴随症状,增加患者舒适感。

（4）供给足够营养和液体。

（5）预防传染和继发感染。

（二）护理措施

1.病情监护

重症肺炎患者病情危重、变化快,特别是高龄及合并严重基础疾病患者,需要严密监护病情变化,包括持续监护心电、血压、呼吸、血氧饱和度,监测意识、尿量、血气分析结果、肾功能、电解质、血糖变化。任何异常变化,均应及时报告医师,早期处理,同时床边备好吸引装置、吸氧装置、气管插管和气管切开等抢救用品及抢救药物等。

2.维持呼吸功能的护理

（1）密切观察患者的呼吸情况,监护呼吸频率、节律、呼吸音、血氧饱和度。出现呼吸急促、呼吸困难,口唇、指(趾)末梢发绀,低氧血症(血氧饱和度＜80％),双肺呼吸音减弱,必须及时给予鼻导管或面罩有效吸氧,根据病情变化调节氧浓度和流量。面罩呼吸机加压吸氧时,注意保持密闭,对于面颊部极度消瘦的患者,在颊部与面罩之间用脱脂棉垫衬托,避免漏气影响氧疗效果和皮肤压迫。对意识清楚的患者,嘱其用鼻呼吸,脱面罩间歇时间不宜过长。鼓励患者多饮水,减少张口呼吸和说话。

（2）常规及无创呼吸机加压吸氧不能改善缺氧时,采取气管插管呼吸机辅助通气。机械通气需要患者的配合,事先向患者简明讲解呼吸机原理、保持自主呼吸与呼吸机同步的配合方法、注意事项等。指导患者使用简单的身体语言表达需要,如用动腿、眨眼、动手指表示口渴、翻身、不适等或写字表达。机械通气期间严格做好护理,每天更换呼吸管道,浸泡消毒后再用环氧乙烷灭菌;严格按无菌技术操作规程吸痰。护理操作特别是给患者翻身时,注意呼吸机管道水平面保持一定倾斜度,使其低于患者呼吸道,集水瓶应在呼吸环路的最低位,并及时检查倾倒管道内、集水瓶内冷凝水,避免其反流入气道。根据症状、血气分析、血氧饱和度调整吸入氧浓度,力求在最低氧浓度下达到最佳的氧疗效果,争取尽快撤除呼吸机。

（3）保持呼吸道通畅,及时清除呼吸道分泌物。①遵医嘱给予雾化吸入每天两次,有效湿化呼吸道。正确使用雾化吸入,雾化液用生理盐水配制,温度在 35 ℃左右。使喷雾器保持竖直向上,并根据患者的姿势调整角度和位置,吸入过程中护士必须在场严密观察病情,如出现呼吸困难、口周发绀,应停止吸入,立即吸痰、吸氧,不能缓解时通知医师。症状缓解后继续吸入。每次雾化后,协助患者翻身、拍背。拍背时五指并拢成空心掌,由上而下,由外向内,有节律地轻拍背部。通过振动,使小气道分泌物松动易于进入较大气道,有利于排痰及改善肺通气、肺换气功能。每次治疗结束后,雾化器内余液应全部倾倒,重新更换灭菌蒸馏水;雾化器连接管及面罩用0.5%三氯异氰尿酸(健之素)消毒液浸泡30分钟,用清水冲净后晾干备用。②指导患者定时有效咳嗽,病情允许时,使患者取坐位,先深呼吸,轻咳数次将痰液集中后,用力咳出,也可促使肺膨胀。协助患者勤翻身,改变体位,每2小时拍背体疗一次。对呼吸无力、衰竭的患者,用手指压在胸骨切迹上方刺激气管,促使患者咳嗽排痰。③老年人、衰弱的患者,咳嗽反射受抑制者,呼吸防御机制受损,不能有效地将呼吸道分泌物排出时,应按需要吸痰。用一次性吸痰管,检查导管通畅后,在无负压情况下将吸痰管轻轻插入10~15 cm,退出1~2 cm,以便游离导管尖端,然后打开负压,边旋转边退出。有黏液或分泌物处稍停。每次吸痰时间应少于15秒。吸痰时,同一根吸痰管应先吸气道内分泌物,再吸鼻腔内分泌物,不能重复进入气道。

(4)研究表明,患者俯卧位发生吸入性肺炎的概率比左侧卧位和仰卧位患者低,定时帮助患者取该体位。进食时抬高床头30°~45°,减少胃液反流、误吸的机会。

3.合并感染性休克的护理

发生休克时,患者取去枕平卧位,下肢抬高20°~30°,增加回心血量和脑部血流量。保持静脉通道畅通,积极补充血容量,根据心功能、皮肤弹性、血压、脉搏、尿量及中心静脉压情况调节输液速度,防止肺水肿。加强抗感染,使用血管活性药物时,用药浓度、单位时间用量,严格遵医嘱,动态观察病情,及时反馈,为治疗方案的调整提供依据。对体温不升者,给予棉被保暖,避免使用热水袋、电热毯等加温措施。

4.合并急性肾衰竭的护理

少尿期准确记录出入量,留置导尿,记录每小时尿量,严密观察肾功能及电解质变化,根据医嘱严格控制补液量及补液速度。高血钾是急性肾衰竭患者常见死亡原因之一,此期避免摄入含钾高的食物;多尿期应注意补充水分,保持水、电解质平衡。尿量<20 mL/h或<80 mL/24小时的急性肾衰竭者需要血液透析治疗。

5.发热的护理

高热时帮助降低体温,减轻高热伴随症状,增加患者舒适感。每2小时监测体温一次。密切观察发热规律、特点及伴随症状,及时报告医师对症处理;寒战时注意保暖,高热给予物理降温,冷毛巾敷前额,冰袋置于腋下、腹股沟等处,或温水、酒精擦浴。物理降温效果差时,遵医嘱给予退热剂。降温期间要注意随时更换汗湿的衣被,防止受凉,鼓励患者多饮水,保证机体需要,防止因肾血流灌注不足诱发急性肾功能不全。加强口腔护理。

6.预防传染及继发感染

(1)采取呼吸道隔离措施,切断传播途径。单人单室,避免交叉感染。严格遵守各种消毒、隔离制度及无菌技术操作规程,医护人员操作前后应洗手,特别是接触呼吸道分泌物和护理气管切开、插管患者前后要彻底流水洗手,并采取戴口罩、手套等隔离手段。开窗通风保持病房空气流通,每天定时紫外线空气消毒30~60分钟,加强病房内物品的消毒,所有医疗器械和物品特别是呼吸治疗器械进行定时严格消毒、灭菌。控制陪护及探视人员流动,实行无陪人管理。对特殊感染、耐药菌株感染及易感人群,应严格隔离,及时通报。

(2)加强呼吸道管理。气管切开患者更换内套管前,必须充分吸引气囊周围分泌物,以免含菌的渗出液漏入呼吸道诱发肺炎。患者取半坐位,以减少误吸危险。尽可能缩短人工气道留置和机械通气时间。

（3）患者分泌物、痰液存放于黄色医疗垃圾袋中焚烧处理，定期将呼吸机集水瓶内液体倒入装有0.5％健之素消毒液的容器中，集中消毒处理。

7.营养支持治疗的护理

营养支持是重要的辅助治疗。重症肺炎患者防御功能减退，体温升高使代谢率增加，机体需要增加免疫球蛋白、补体、内脏蛋白的合成，支持巨噬细胞、淋巴细胞活力及酶活性。提供重症肺炎患者高蛋白、高热量、富含维生素、易消化的流质或半流质饮食，尽量符合患者口味，少食多餐。有时需要鼻饲营养液，必要时胃肠外应用免疫调节剂，如免疫球蛋白、血浆、清蛋白和氨基酸等营养物质以提高抵抗力，增强抗感染效果。

8.舒适护理

为保证患者舒适，重视做好基础护理。重症肺炎急性期患者要卧床休息，安排好治疗、护理时间，尽量减少打扰，保证休息。帮助患者维持舒服的治疗体位。保持病室清洁、安静，空气新鲜。室温保持在22～24 ℃，使用空气湿化器保持空气相对湿度为60％～70％。保持床铺干燥、平整。保持口腔清洁。

9.采集痰标本的护理干预

痰标本是最常用的下呼吸道病原学标本，其检验结果是选择抗生素治疗的确切依据，正确采集痰标本非常重要。准确的采样是经气管采集法，但患者有一定痛苦，不易被接受。临床一般采用自然咳痰法。采集痰标本应注意必须在抗生素治疗前采集新鲜、深咳后的痰，迅速送检，避免标本受到口咽处正常细菌群的污染，以保证细菌培养结果准确性。具体方法是嘱患者先将唾液吐出、漱口，并指导或辅助患者深吸气后咳嗽，咳出肺部深处痰液，留取标本。收集痰液后应在30分钟内送检。经气管插管收集痰标本时，可使用一次性痰液收集器。用无菌镊夹持吸痰管插入气管深部，注意勿污染吸痰管。留痰过程注意无菌操作。

10.心理护理

评估患者的心理状态，采取有针对性的护理。患者病情重，呼吸困难、发热、咳嗽等明显不适，导致患者烦躁和恐惧，加压通气、气管插管、机械通气患者尤其明显，上述情绪加重呼吸困难。护士要鼓励患者倾诉，多与其交流，语言交流困难时，用文字或体态语言主动沟通，尽量消除其紧张、恐惧心理。了解患者的经济状况及家庭成员情况，帮助患者寻求更多支持和帮助。及时向患者及家属解释，介绍病情和治疗方案，使其信任和理解治疗、护理的作用，增加安全感，保持情绪稳定。

11.健康教育

出院前指导患者坚持呼吸功能锻炼，做深呼吸运动，增强体质。减少去公共场所的次数，预防感冒。上呼吸道感染急性期外出戴口罩。居室保持良好的通风，保持空气清新。均衡膳食，增加机体抵抗力，戒烟，避免劳累。

（高　亭）

第八节　重症哮喘

支气管哮喘（简称哮喘）是常见的慢性呼吸道疾病之一。近年来，其患病率在全球范围内有逐年增加的趋势,参照《全球哮喘防治创议(GINA)》和我国 2008 年版《支气管哮喘防治指南》,将定义重新修定为哮喘是由多种细胞包括气道的炎性细胞和结构细胞(如嗜酸性粒细胞、肥大细胞、T 淋巴细胞、中性粒细胞、平滑肌细胞、气道上皮细胞等)和细胞组分参与的气道慢性炎症性疾病。这种慢性炎症导致气道高反应性,通常出现广泛多变的可逆性气流受限,并引起反复发作性的喘息、气急、胸闷或咳嗽等症状,常在夜间和(或)清晨发作、加剧,多数患者可自行缓解或经治疗缓解。如果哮喘急性发作,虽经积极吸入糖皮质激素($\leqslant 1\ 000\ \mu g/d$)和应用长效 β_2 受体激动药或茶碱类药物治疗数小时,病情不缓解或继续恶化;或哮喘呈暴发性发作,哮喘发作后短时间内即进入危重状态,则称为重症哮喘。如病情不能得到有效控制,可迅速发展为呼吸衰竭而危及生命,故需住院治疗。

一、病因和发病机制

(一)病因
哮喘的病因还不十分清楚,目前认为同时受遗传因素和环境因素的双重影响。

(二)发病机制
哮喘的发病机制不完全清楚,可能是免疫-炎症反应、神经机制和气道高反应性及其之间的相互作用。重症哮喘目前已经基本明确的发病因素主要有以下几种。

1.诱发因素的持续存在

诱发因素的持续存在使机体持续地产生抗原-抗体反应,发生气道炎症、气道高反应性和支气管痉挛。在此基础上,支气管黏膜充血水肿、大量黏液分泌并形成黏液栓,阻塞气道。

2.呼吸道感染

细菌、病毒及支原体等的感染可引起支气管黏膜充血肿胀及分泌物增加,加重气道阻塞;某些微生物及其代谢产物还可以作为抗原引起免疫-炎症反应,使气道高反应性加重。

3.糖皮质激素使用不当

长期使用糖皮质激素常常伴有下丘脑-垂体-肾上腺皮质轴功能抑制,突然减量或停用,可造成体内糖皮质激素水平的突然降低,造成哮喘的恶化。

4.脱水、痰液黏稠、电解质紊乱

哮喘急性发作时,呼吸道丢失水分增加、多汗造成机体脱水,痰液黏稠不易咳出而阻塞大小气道,加重呼吸困难,同时由于低氧血症可使无氧酵解增加,酸性代谢产物增加,合并代谢性酸中毒,使病情进一步加重。

5.精神心理因素

许多学者提出心理社会因素通过对中枢神经、内分泌和免疫系统的作用而导致哮喘发作,是使支气管哮喘发病率和病死率升高的一个重要因素。

二、病理生理

重症哮喘的支气管黏膜充血水肿、分泌物增多甚至形成黏液栓及气道平滑肌的痉挛导致呼吸道阻力在吸气和呼气时均明显升高,小气道阻塞,肺泡过度充气,肺内残气量增加,加重吸气肌肉的负荷,降低肺的顺应性,内源性呼气末正压(PEEPi)增大,导致吸气功耗增大。小气道阻塞,肺泡过度充气,相应区域毛细血管的灌注降低,引起肺泡通气/血流(V/Q)比例的失调,患者常出现低氧血症,多数患者表现为过度通气,通常 $PaCO_2$ 降低,若 $PaCO_2$ 正常或升高,应警惕呼吸衰竭的可能性或是否已经发生了呼吸衰竭。重症哮喘患者,若气道阻塞不迅速解除,潮气量将进行性下降,最终将会发生呼吸衰竭。哮喘发作持续不缓解,也可能出现血液循环的紊乱。

三、临床表现

（一）症状

重症哮喘患者常出现极度严重的呼气性呼吸困难、被迫采取坐位或端坐呼吸,干咳或咳大量白色泡沫痰,不能讲话、紧张、焦虑、恐惧、大汗淋漓。

（二）体征

患者常出现呼吸浅快,呼吸频率增快（＞30 次/分）,可有"三凹征",呼气期两肺满布哮鸣音,也可哮鸣音不出现,即所谓的"寂静胸",心率增快（＞120 次/分）,可有血压下降,部分患者出现奇脉、胸腹反常运动、意识障碍甚至昏迷。

四、实验室检查和其他检查

（一）痰液检查

哮喘患者痰涂片显微镜下可见到较多嗜酸性粒细胞、脱落的上皮细胞。

（二）呼吸功能检查

哮喘发作时,呼气流速指标均明显下降,第 1 秒钟用力呼气容积（FEV_1）、第 1 秒钟用力呼气容积占用力肺活量比值（$FEV_1/FVC\%$,即 1 秒率）以及呼气峰值流速（PEF）均减少。肺容量指标可见用力肺活量减少、残气量增加、功能残气量和肺总量增加,残气占肺总量百分比增高。大多数成人哮喘患者呼气峰值流速＜50％预计值,则提示重症发作,呼气峰值流速＜33％预计值,则提示危重或致命性发作,需做血气分析检查,以监测病情。

（三）血气分析

由于气道阻塞且通气分布不均,通气与血流比例失衡,大多数重症哮喘患者有低氧血症,PaO_2＜8.0 kPa（60 mmHg）,少数患者 PaO_2＜6.0 kPa（45 mmHg）,过度通气可使 $PaCO_2$ 降低,pH 上升,表现为呼吸性碱中毒;若病情进一步发展,气道阻塞严重,可有缺氧及 CO_2 潴留,$PaCO_2$ 上升,血 pH 下降,出现呼吸性酸中毒;若缺氧明显,可合并代谢性酸中毒。$PaCO_2$ 正常往往是哮喘恶化的指标,高碳酸血症是哮喘危重的表现,需给予足够的重视。

（四）胸部 X 线检查

早期哮喘发作时,可见两肺透亮度增强,呈过度充气状态,并发呼吸道感染时,可见肺纹理增加及炎性浸润阴影。重症哮喘要注意气胸、纵隔气肿及肺不张等并发症。

（五）心电图检查

重症哮喘患者心电图常表现为窦性心动过速、电轴右偏、偶见肺性 P 波。

五、诊断

（一）哮喘的诊断标准

（1）反复发作喘息、气急、胸闷或咳嗽,多与接触变应原、冷空气、物理、化学性刺激及病毒性上呼吸道感染、运动等有关。

（2）发作时双肺可闻及散在或弥漫性、以呼气相为主的哮鸣音,呼气相延长。

（3）上述症状和体征可经治疗缓解或自行缓解。

(4)除去其他疾病所引起的喘息、气急、胸闷和咳嗽。

(5)临床表现不典型者(如无明显喘息或体征),应至少具备以下1项试验阳性:①支气管激发试验或运动激发试验阳性;②支气管舒张试验阳性,第1秒用呼气容积增加≥12%,且第1秒用呼气容积增加绝对值≥200 mL;③呼气峰值流速日内(或2周)变异率≥20%。

符合(1)~(4)条或(4)~(5)条者,可以诊断为哮喘。

(二)哮喘的分期及分级

根据临床表现,哮喘可分为急性发作期、慢性持续期和临床缓解期。急性发作是指喘息、气促、咳嗽、胸闷等症状突然发生,或原有症状急剧加重,常有呼吸困难,以呼气流量降低为其特征,常因接触变应原、刺激物或呼吸道感染诱发。哮喘急性发作时病情严重程度可分为轻度、中度、重度、危重四级(表13-7)。

表13-7 哮喘急性发作时病情严重程度的分级表

临床特点	轻度	中度	重度	危重
气短	步行、上楼时	稍事活动	休息时	
体位	可平卧	喜坐位	端坐呼吸	
谈话方式	连续成句	常有中断	仅能说出字和词	不能说话
精神状态	可有焦虑或尚安静	时有焦虑或烦躁	常有焦虑、烦躁	嗜睡、意识模糊
出汗	无	有	大汗淋漓	
呼吸频率/(次/分)	轻度增加	增加	>30	
辅助呼吸肌活动及三凹征	常无	可有	常有	胸腹矛盾运动
哮鸣音	散在,呼气末期	响亮、弥漫	响亮、弥漫	减弱、甚至消失
脉率/(次/分)	<100	100~120	>120	脉率变慢或不规则
奇脉(深吸气时收缩压下降)/mmHg	无,<10	可有,10~25	常有,>25	无
使用β_2受体激动药后呼气峰值流速占预计值或个人最佳值	>80%	60%~80%	<60%或<100 L/min或作用时间<2小时	
PaO_2(吸空气)/mmHg	正常	≥60	<60	<60
$PaCO_2$/mmHg	<45	≤45	>45	>45
SaO_2(吸空气)/%	>95	91~95	≤90	≤90
pH				降低

注:1 mmHg=0.133 kPa

六、鉴别诊断

(一)左侧心力衰竭引起的喘息样呼吸困难

(1)患者多有高血压、冠状动脉粥样硬化性心脏病、风湿性心脏病和二尖瓣狭窄等病史和体征。

(2)阵发性咳嗽,咳大量粉红色泡沫痰,两肺可闻及广泛的湿啰音和哮鸣音,左心界扩大,心率上升,心尖部可闻及奔马律。

(3)胸部 X 线及心电图检查符合左心病变。

(4)鉴别困难时,可雾化吸入 β_2 受体激动药或静脉注射氨茶碱缓解症状后,进一步检查,忌用肾上腺素或吗啡,以免造成危险。

(二)慢性阻塞性肺疾病

(1)中老年人多见,起病缓慢、病程较长,多有长期吸烟或接触有害气体的病史。

(2)慢性咳嗽、咳痰,晨间咳嗽明显,气短或呼吸困难逐渐加重。有肺气肿体征,两肺可闻及湿啰音。

(3)慢性阻塞性肺疾病急性加重期和哮喘区分有时十分困难,用支气管扩张药和口服或吸入激素做治疗性试验可能有所帮助。慢性阻塞性肺疾病也可与哮喘合并同时存在。

(三)上气道阻塞

(1)呼吸道异物者有异物吸入史。

(2)中央型支气管肺癌、气管支气管结核、复发性多软骨炎等气道疾病,多有相应的临床病史。

(3)上气道阻塞一般出现吸气性呼吸困难。

(4)胸部 X 线摄片、CT、痰液细胞学或支气管镜检查有助于诊断。

(5)平喘药物治疗效果不佳。

此外,应和变态反应性肺浸润、自发性气胸等相鉴别。

七、急诊处理

哮喘急性发作的治疗取决于发作的严重程度及对治疗的反应。对具有哮喘相关死亡高危因素的患者,应给予高度重视。高危患者:①曾经有过气管插管和机械通气的濒于致死性哮喘的病史;②在过去 1 年中因为哮喘而住院或看急诊;③正在使用或最近刚刚停用口服糖皮质激素;④目前未使用吸入糖皮质激素;⑤过分依赖速效 β_2 受体激动药,特别是每月使用沙丁胺醇(或等效药物)超过 1 支的患者;⑥有心理疾病或社会心理问题,包括使用镇静药;⑦有对哮喘治疗不依从的历史。

(一)轻度和部分中度急性发作哮喘患者可在家庭中或社区中治疗

治疗措施主要为重复吸入速效 β_2 受体激动药,在第 1 小时每次吸入沙丁胺醇 $100\sim200\ \mu g$ 或特布他林 $250\sim500\ \mu g$,必要时每 20 分钟重复 1 次,随后根据治疗反应,轻度调整为 $3\sim4$ 小时再用 $2\sim4$ 喷,中度 $1\sim2$ 小时用 $6\sim10$ 喷。如果对吸入性 β_2 受体激动药反应良好(呼吸困难明显缓解,呼气峰值流速占预计值$>80\%$或个人最佳值,且疗效维持 $3\sim4$ 小时),通常不需要使用其他药物。如果治疗反应不完全,尤其是在控制性治疗的基础上发生的急性发作,应尽早口服糖皮质激素(泼尼松龙 $0.5\sim1\ mg/kg$ 或等效剂量的其他激素),必要时到医院就诊。

（二）部分中度和所有重度急性发作均应到急诊室或医院治疗

1.联合雾化吸入 β_2 受体激动药和抗胆碱能药物

β_2 受体激动药通过对气道平滑肌和肥大细胞等细胞膜表面的 β_2 受体的作用,舒张气道平滑肌、减少肥大细胞脱颗粒和介质的释放等,缓解哮喘症状。重症哮喘时应重复使用速效 β_2 受体激动药,推荐初始治疗时连续雾化给药,随后根据需要间断给药(6 次/天)。雾化吸入抗胆碱药物,如溴化异丙托品(常用剂量为 $50\sim125\ \mu g$,3～4 次/天)、溴化氧托品等可阻断节后迷走神经传出支,通过降低迷走神经张力而舒张支气管,与 β_2 受体激动药联合使用具有协同、互补作用,能够取得更好的支气管舒张作用。

2.静脉使用糖皮质激素

糖皮质激素是最有效的控制气道炎症的药物,重度哮喘发作时,应尽早静脉使用糖皮质激素,特别是对吸入速效 β_2 受体激动药初始治疗反应不完全或疗效不能维持者。如静脉及时给予琥珀酸氢化可的松($400\sim1\ 000$ mg/d)或甲泼尼龙($80\sim160$ mg/d),分次给药,待病情得到控制和缓解后,改为口服给药(如静脉使用激素 2～3 天,继之以口服激素 3～5 天),静脉给药和口服给药的序贯疗法有可能减少激素用量和不良反应。

3.静脉使用茶碱类药物

茶碱具有舒张支气管平滑肌作用,并具有强心、利尿、扩张冠状动脉、兴奋呼吸中枢和呼吸肌等作用。临床上在治疗重症哮喘时静脉使用茶碱作为症状缓解药,静脉注射氨茶碱[首次剂量为 $4\sim6$ mg/kg,注射速度不宜超过 0.25 mg/(kg·min),静脉滴注维持剂量为 $0.6\sim0.8$ mg/(kg·h)],茶碱可引起心律失常、血压下降甚至死亡,其有效、安全的血药浓度范围应在 $6\sim15\ \mu g$/mL,在有条件的情况下应监测其血药浓度,及时调整浓度和滴速。发热、妊娠、抗结核治疗可以降低茶碱的血药浓度;而肝疾患、充血性心力衰竭及合用西咪替丁、喹诺酮类、大环内酯类药物等可影响茶碱代谢而使其排泄减慢,增加茶碱的毒性作用,应引起重视并酌情调整剂量。

4.静脉使用 β_2 受体激动药

平喘作用较为迅速,但因全身不良反应的发生率较高,国内较少使用。

5.氧疗

使 $SaO_2 \geqslant 90\%$,吸氧浓度一般 30% 左右,必要时增加至 50%,如有严重的呼吸性酸中毒和肺性脑病,吸氧浓度应控制在 30% 以下。

6.气管插管机械通气

重度和危重哮喘急性发作经过氧疗、全身应用糖皮质激素、β_2 受体激动药等治疗,临床症状和肺功能无改善甚至继续恶化,应及时给予机械通气治疗,其指征主要包括意识改变、呼吸肌疲劳、$PaCO_2 \geqslant 6.0$ kPa(45 mmHg)等。可先采用经鼻(面)罩无创机械通气,若无效应及早行气管插管机械通气。哮喘急性发作机械通气需要较高的吸气压,可使用适当水平的呼气末正压治疗。如果需要过高的气道峰压和平台压才能维持正常通气容积,可试用允许性高碳酸血症通气策略以减少呼吸机相关肺损伤。

八、急救护理

（一）护理目标

(1)及早发现哮喘先兆,保障最佳治疗时机,终止发作。

(2)尽快解除呼吸道阻塞,纠正缺氧,挽救患者生命。

(3)减轻患者身体、心理的不适及痛苦。

(4)提高患者的活动能力,提高生活质量。

(5)健康指导,提高自护能力,减少复发,维护肺功能。

(二)护理措施

(1)院前急救时的护理:①首先做好出诊前的评估。接到出诊联系电话时询问患者的基本情况,作出预测评估及相应的准备。除备常规急救药外,需备短效的糖皮质激素及 $β_2$ 受体激动剂(气雾剂)、氨茶碱等。做好机械通气的准备,救护车上的呼吸机调好参数,准备吸氧面罩。②到达现场后,迅速评估病情及周围环境,判断是否有诱发因素。简单询问相关病史,评估病情。立即监测生命体征、意识状态的情况,发生呼吸、心搏骤停时立即配合医师进行心肺复苏,建立人工气道进行机械辅助通气。尽快解除呼吸道阻塞,及时纠正缺氧是抢救患者的关键。给予氧气吸入,面罩或者用高频呼吸机通气吸氧。遵医嘱立即帮助患者吸入糖皮质激素和 $β_2$ 受体激动剂定量气雾剂,氨茶碱缓慢静脉滴注,肾上腺素 $0.25～0.5$ mg 皮下注射,30 分钟后可重复一次。迅速建立静脉通道。固定好吸氧、输液管,保持通畅。重症哮喘病情危急,严重缺氧导致极其恐惧、烦躁。护士要鼓励患者,端坐体位做好固定,扣紧安全带,锁定担架平车与救护车定位把手,并在旁扶持。运送途中,密切监护患者的呼吸频率及节律、血氧饱和度、血压、心率、意识的变化,观察用药反应。

(2)到达医院后,帮助患者取坐位或半卧位,放移动托板,使其身体伏于其上,利于通气和减少疲劳,立即连接吸氧装置,调好氧流量,检查静脉通道是否通畅,备吸痰器、气管插管、呼吸机、抢救药物、除颤器,连接监护仪,监测呼吸、心电、血压等生命体征,观察患者的意识、呼吸频率、哮鸣音高低变化。一般哮喘发作时,两肺布满高调哮鸣音,但重危哮喘患者,因呼吸肌疲劳和小气道广泛痉挛,使肺内气体流速减慢,哮鸣音微弱,出现"沉默胸",提示病情危重。护士对病情变化要有预见性,发现异常及时报告医师处理。

(3)迅速收集病史、以往药物服用情况,评估哮喘程度。如果哮喘发作经数小时积极治疗后病情仍不能控制,或急剧进展,即为重症哮喘,此时病情不稳定,可危及生命,需要加强监护、治疗。

(4)确保气道通畅维护有效排痰、保持呼吸道通畅是急重症哮喘的护理重点。①哮喘发作时,支气管黏膜充血水肿,腺体分泌亢进,合并感染严重,产生大量痰液。而此时患者因呼吸急促、喘息,呼吸道水分丢失,致使痰液黏稠不易咳出,大量黏痰形成痰栓阻塞气管、支气管,导致严重气道阻塞,加上气道痉挛,气道内压力明显增加,加重喘息及感染。因此,必须注意补充水分,湿化气道,积极排痰,保持呼吸道通畅。②按时协助患者翻身、叩背,加强体位引流;雾化吸入,湿化气道,稀释痰液,防止痰栓形成。采用小雾量、短时间、间歇雾化方式,湿化时密切观察患者呼吸状态,发现喘息加重、血氧饱和度下降等异常立即停止雾化。床边备吸痰器,防止痰液松解后大量涌出导致窒息。吸痰时动作轻柔、准确,吸力和深度适当,尽量减少刺激并达到有效吸引。每次吸痰时间不超过 15 秒,该过程中注意观察患者的面色、呼吸、血氧饱和度、血压及心率的变化。严格无菌操作,避免交叉感染。

(5)吸氧治疗的护理:①给氧方式、浓度和流量根据病情及血气分析结果予以调节。一般给予鼻导管吸氧,氧流量 $4～6$ L/min;有二氧化碳潴留,氧流量 $2～4$ L/min;出现低氧血症时改用面罩吸氧,氧流量 $6～10$ L/min。经过吸氧和药物治疗病情不缓解,低氧血症和二氧化碳潴留加剧时进行气管插管呼吸机辅助通气。此时应做好呼吸机和气道管理,防止医源性感染,及时有效地吸痰和湿化气道。气管插管患者吸痰前后均应吸入纯氧 $3～5$ 分钟。②吸氧治疗时,观察呼吸窘迫有无缓解,意识状况,末梢皮肤黏膜颜色、湿度等,定时监测血气分析。高浓度吸氧(>60%)持续 6 小时以上时,应注意有无烦躁、情绪激动、呼吸困难加重等中毒症状。

(6)药物治疗的护理:终止哮喘持续发作的药物根据其作用机制可分为具有抗炎作用和缓解症状作用两大类。给药途径包括吸入、静脉和口服。①吸入给药的护理吸入的药物局部抗炎作用强,直接作用于呼吸道,所需剂量较小,全身性不良反应较少。剂型有气雾剂、干粉和溶液。护士指导患者正确吸入药物,先嘱患者将气呼尽,然后开始深吸气,同时喷出药液,吸气后屏气数秒,再慢慢呼出。吸入给药有口咽部局部的不良反应,包括声音嘶哑、咽部不适和念珠菌感染,吸药后让患者及时用清水含漱口咽部。密切观察与用药效果和不良反应,严格掌握吸入剂量。②静脉给药的护理经静脉用药有糖皮质激素、茶碱类及 β 受体激动药。护士要熟练掌握常用静脉注射平喘药物的药理学、药代动力学、药物的不良反应、使用方法及注意事项,严格执行医嘱的用药剂量、浓度和给药速度,合理安排输液顺序。保持静脉通路畅通,药液无外渗,确保药液在规定时间内输入。观察治疗反应,监测呼吸频率、节律、血氧饱和度、心率、心律和哮喘症状的变化等。应用拟肾上腺素和茶碱类药物时,应注意观察心律失常、心动过速、血压升高、肌肉震颤、抽搐、恶心、呕吐等不良反应,严格控制输入速度,及时反馈病情变化,供医师及时调整医嘱,保持药物剂量适当;应用大剂量糖皮质激素类药物,应观察消化道出血,水、钠潴留,低钾性碱中毒等表现,发现后及时通知医师处理。③口服给药重度哮喘吸入大剂量激素治疗无效的患者应早期口服糖皮质激素,一般使用半衰期较短的糖皮质激素,如泼尼松、泼尼松龙或甲基泼尼松龙等。每次服药护士应协助,看患者服下,防止漏服或服用时间不恰当。正确的服用方法是每天或隔天清晨顿服,以减少外源性激素对脑垂体-肾上腺轴的抑制作用。

(7)并发症的观察和护理:重危哮喘患者主要并发症是气胸、皮下气肿、纵隔气肿、心律失常、心功能不全等,发生时间主要在发病 48 小时内,尤其是前 24 小时。在入院早期要特别注意观察,尤其应注意应用呼吸机治疗者及入院前有肺气肿和(或)肺心病的重症哮喘患者。①气胸是发生率最高的并发症。气胸发生的征象是清醒患者突感呼吸困难加重、胸痛、烦躁不安,血氧饱和度降低。由于胸膜腔内压增加,使用呼吸机时机器报警。护士此时要注意观察有无气管移位,血流动力学是否稳定等,并立即报告医师处理。②皮下气肿一般发生在颈胸部,重者可累及腹部。表现为颈胸部肿胀,触诊有握雪感或捻发感。单纯皮下气肿一般对患者影响较轻,但是皮下气肿多来自气胸或纵隔气肿,如处理不及时可危及生命。③纵隔气肿纵隔气肿是最严重的并发症,可直接影响循环系统,导致血压下降、心律失常,甚至心搏骤停,短时间内导致患者死亡。发现皮下气肿,同时有血压、心律的明显改变,应考虑到纵隔气肿的可能,立即报告医师急救处理。④心律失常患者存在的低氧及高碳酸血症、氨茶碱过量、电解质紊乱、胸部并发症等,均可导致各种期前收缩、快速心房颤动、室上性心动过速等心律失常。发现新出现的心律失常或原有心律失常加重,要有针对性地观察是否存在上述原因,作出相应的护理并报告医师处理。

(8)出入量管理:急重症哮喘发作时因张口呼吸、大量出汗等原因容易导致脱水、痰液黏稠不易咳出,必须严格出入量管理,为治疗提供准确依据。监测尿量,必要时留置导尿,准确记录 24 小时出入量及每小时尿量,观察出汗情况、皮肤弹性,若尿量少于 30 mL/h,应通知医师处理。神志清醒者,鼓励饮水。对口服不足及神志不清者,经静脉补充水分,一般每天补液 2 500～3 000 mL,根据患者的心功能状态调整滴速,避免诱发心力衰竭、急性肺水肿。在补充水分的同时应严密监测血清电解质,及时补充纠正,保持酸碱平衡。

(9)基础护理:哮喘发作时,患者生活不能自理,护士要做好各项基础护理。尽量保证患者的舒适感。①保持病室空气新鲜流通,温度(18~22 ℃)、湿度(50％~60％)适宜,避免寒冷、潮湿、异味。注意保暖,避免受凉感冒。室内不摆放花草,整理床铺时防止尘埃飞扬。护理操作尽量集中进行,保障患者休息。②帮助患者取舒适的半卧位和坐位,适当用靠垫等维持,减轻患者体力。每天三次进行常规口腔、鼻腔清洁护理,有利于呼吸道通畅,预防感染并发症。口唇干燥时涂液状石蜡。③保持床铺清洁、干燥、平整。对意识障碍加强皮肤护理,保持皮肤清洁、干燥,及时擦干汗液,更换衣服,每2小时翻身一次,避免局部皮肤长期受压。协助床上排泄,提供安全空间,尊重患者,及时清理污物并清洗会阴。

(10)安全护理:为意识不清、烦躁的患者提供保护性措施,使用床档,防止坠床摔伤。哮喘发作时,患者常采取强迫坐位,给予舒适的支撑物,如移动餐桌、升降架等。哮喘缓解后,协助患者侧卧位休息。

(11)饮食护理:给予高热量、高维生素、易消化的流质食物,病情好转后改半流质、普通饮食。避免产气、辛辣、刺激性食物及容易引起过敏的食物,如鱼、虾等。

(12)心理护理:严重缺氧时患者异常痛苦,有窒息和濒死感,患者均存在不同程度的焦虑、烦躁或恐惧,后者诱发或加重哮喘,形成恶性循环。护士应主动与患者沟通,提供细致护理,给患者精神安慰及心理支持,说明良好的情绪能促进缓解哮喘,帮助患者控制情绪。

(13)健康教育:为了有效控制哮喘发作、防止病情恶化,必须提高患者的自我护理能力,并且鼓励亲属参与教育计划,使其准确了解患者的需求,能提供更合适的帮助。患者经历自我处理成功的体验后会增加控制哮喘的信心,改善生活质量,提高治疗依从性。其具体内容主要有哮喘相关知识,包括支气管哮喘的诱因、前驱症状、发作时的简单处理、用药等;自我护理技能的培养,包括气雾剂的使用、正确使用峰流速仪监测、合理安排日常生活和定期复查等。

指导环境控制识别致敏源和刺激物,如宠物、花粉、油漆、皮毛、灰尘、吸烟、刺激性气体等,尽量减少与之接触。居室或工作学习的场所要保持清洁,常通风。

呼吸训练指导患者正确的腹式呼吸法、轻咳排痰法及缩唇式呼吸等,保证哮喘发作时能有效地呼吸。

病情监护指导指导患者自我检测病情,每天用袖珍式峰流速仪监测最大呼出气流速,并进行评定和记录。急性发作前的征兆有使用短效 β 受体激动药次数增加、早晨呼气峰流速下降、夜间苏醒次数增加或不能入睡,夜间症状严重等。一旦有上述征象,及时复诊。嘱患者随身携带止喘气雾剂,一出现哮喘先兆时立即吸入,同时保持平静。通过指导患者及照护者掌握哮喘急性发作的先兆和处理常识,把握好急性加重前的治疗时间窗,一旦发生时能采取正确的方式进行自救和就医,避免病情恶化或争取抢救时间。

指导患者严格遵医嘱服药指导患者应在医师指导下坚持长期、规则、按时服药,向患者及照护者讲明各种药物的不良反应及服用时注意事项,指导其加强病情观察。如疗效不佳或出现严重不良反应时,立即与医师联系,不能随意更改药物种类、增减剂量或擅自停药。

指导患者适当锻炼,保持情绪稳定在缓解期可做医疗体操、呼吸训练、太极拳等,戒烟,减少对气道的刺激。避免情绪激动、精神紧张和过度疲劳,保持愉快情绪。

指导个人卫生和营养细菌和病毒感染是哮喘发作的常见诱因。哮喘患者应注意与流感者隔离,定期注射流感疫苗,预防呼吸道感染。保持良好的营养状态,增强抗感染的能力。胃肠道反流可诱发哮喘发作,睡前 3 小时禁饮食、抬高枕头可预防。

（高　亭）

第九节　急性呼吸窘迫综合征

急性呼吸窘迫综合征(acute respiratory distress syndrome，ARDS)是指在严重感染、创伤、休克等非心源性疾病过程中，肺毛细血管内皮细胞和肺泡上皮细胞损伤造成弥漫性肺间质及肺泡水肿，导致的急性低氧性呼吸功能不全或衰竭，属于急性肺损伤(acute lung injury，ALI)的严重阶段。以肺容积减少、肺顺应性降低、严重的通气/血流比例失调为病理生理特征。临床上表现为进行性低氧血症和呼吸窘迫，肺部影像学表现为非均一性的渗出性病变。本病起病急、进展快、死亡率高。

ALI 和 ARDS 是同一疾病过程中的两个不同阶段，ALI 代表早期和病情相对较轻的阶段，而 ARDS 代表后期病情较为严重的阶段。发生 ARDS 时患者必然经历过 ALI，但并非所有的 ALI 都要发展为 ARDS。引起 ALI 和 ARDS 的原因和危险因素很多，根据肺部直接和间接损伤对危险因素进行分类，可分为肺内因素和肺外因素。肺内因素是指致病因素对肺的直接损伤，包括：①化学性因素，如吸入毒气、烟尘、胃内容物及氧中毒等；②物理性因素，如肺挫伤、放射性损伤等；③生物性因素，如重症肺炎。肺外因素是指致病因素通过神经体液因素间接引起肺损伤，包括严重休克、感染中毒症、严重非胸部创伤、大面积烧伤、大量输血、急性胰腺炎、药物或麻醉品中毒等。ALI 和 ARDS 的发生机制非常复杂，目前尚不完全清楚。多数学者认为，ALI 和 ARDS 是由多种炎性细胞、细胞因子和炎性介质共同参与引起的广泛肺毛细血管急性炎症性损伤过程。

一、临床特点

ARDS 的临床表现可以有很大差别，取决于潜在疾病和受累器官的数目和类型。

(一)症状体征

(1)发病迅速：ARDS 多发病迅速，通常在发病因素攻击(如严重创伤、休克、败血症、误吸)后 12～48 小时发病，偶尔有长达 5 天者。

(2)呼吸窘迫：ARDS 最常见的症状，主要表现为气急和呼吸频率增快，呼吸频率大多在 25～50 次/分。其严重程度与基础呼吸频率和肺损伤的严重程度有关。

(3)咳嗽、咳痰、烦躁和神志变化：ARDS 可有不同程度的咳嗽、咳痰，可咳出典型的血水样痰，可出现烦躁、神志不清。

(4)发绀：是未经治疗 ARDS 的常见体征。

(5)ARDS 患者也常出现呼吸类型的改变，主要为呼吸浅快或潮气量的变化。病变越严重，这一改变越明显，甚至伴有吸气时鼻翼扇动及"三凹征"。在早期自主呼吸能力强时，常表现为深快呼吸，当呼吸肌疲劳后，则表现为浅快呼吸。

(6)早期可无异常体征，或仅有少许湿啰音；后期多有水泡音，亦可出现管状呼吸音。

(二)影像学表现

1.X 线胸片

早期病变以间质性为主，胸部 X 线片常无明显异常或仅见血管纹理增多，边缘模糊，双肺散在分布的小斑片状阴影。随着病情进展,上述的斑片状阴影进一步扩展,融合成大片状,或两肺均匀一致增加的毛玻璃样改变,伴有支气管充气征,心脏边缘不清或消失,称为"白肺"。

2.胸部 CT

与 X 线胸片相比,胸部 CT 尤其是高分辨 CT(HRCT)可更为清晰地显示出肺部病变分布、范围和形态,为早期诊断提供帮助。由于肺毛细血管膜通透性一致性增高,引起血管内液体渗出,两肺斑片状阴影呈现重力依赖性现象,还可出现变换体位后的重力依赖性变化。在 CT 上表现为病变分布不均匀:①非重力依赖区(仰卧时主要在前胸部)正常或接近正常。②前部和中间区域呈毛玻璃样阴影。③重力依赖区呈现实变影。这些提示肺实质的实变出现在受重力影响最明显的区域。无肺泡毛细血管膜损伤时,两肺斑片状阴影均匀分布,既不出现重力依赖现象,也无变换体位后的重力依赖性变化。这一特点有助于与感染性疾病鉴别。

(三)实验室检查

1.动脉血气分析

$PaO_2 < 8.0$ kPa(60 mmHg),有进行性下降趋势,在早期 $PaCO_2$ 多不升高,甚至可因过度通气而低于正常;早期多为单纯呼吸性碱中毒;随病情进展可合并代谢性酸中毒,晚期可出现呼吸性酸中毒。氧合指数较动脉氧分压更能反映吸氧时呼吸功能的障碍,而且与肺内分流量有良好的相关性,计算简便。氧合指数参照范围为 53.2~66.5 kPa(400~500 mmHg),在 ALI 时氧合指数≤40.0 kPa(300 mmHg),ARDS 时氧合指数≤26.7 kPa(200 mmHg)。

2.血流动力学监测

通过漂浮导管,可同时测定并计算肺动脉压(PAP)、肺动脉楔压(PAWP)等,不仅对诊断、鉴别诊断有价值,而且对机械通气治疗亦为重要的监测指标。肺动脉楔压一般小于 1.6 kPa(12 mmHg),若大于 2.4 kPa(18 mmHg),则支持左侧心力衰竭的诊断。

3.肺功能检查

ARDS 发生后呼吸力学发生明显改变,包括肺顺应性降低和气道阻力增高,肺无效腔/潮气量是不断增加的,肺无效腔/潮气量增加是早期 ARDS 的一种特征。

二、诊断及鉴别诊断

1999 年,中华医学会呼吸病学分会制定的诊断标准如下。

(1)有 ALI 和(或)ARDS 的高危因素。

(2)急性起病、呼吸频数和(或)呼吸窘迫。

(3)低氧血症:ALI 时氧合指数≤40.0 kPa(300 mmHg);ARDS 时氧合指数≤26.7 kPa(200 mmHg)。

(4)胸部 X 线检查显示两肺浸润阴影。

(5)肺动脉楔压≤2.4 kPa(18 mmHg)或临床上能除外心源性肺水肿。

符合以上 5 项条件者,可以诊断 ALI 或 ARDS。必须指出,ARDS 的诊断标准并不具有特异性,诊断时必须排除大片肺不张、自发性气胸、重症肺炎、急性肺栓塞和心源性肺水肿(表 13-8)。

表 13-8　ARDS 与心源性肺水肿的鉴别

类别	ARDS	心源性肺水肿
特点	高渗透性	高静水压
病史	创伤、感染等	心脏疾病
双肺浸润阴影	+	+
重力依赖性分布现象	+	+
发热	+	可能
白细胞计数增多	+	可能
胸腔积液	-	+
吸纯氧后分流	较高	可较高
肺动脉楔压	正常	高
肺泡液体蛋白	高	低

注:"+"表示存在,"-"表示不存在。

三、急诊处理

ARDS 是呼吸系统的一个急症,必须在严密监护下进行合理治疗。治疗目标是改善肺的氧合功能,纠正缺氧,维护脏器功能和防治并发症。治疗措施如下。

(一)氧疗

应采取一切有效措施尽快提高 PaO_2,纠正缺氧。可给高浓度吸氧,使 $PaO_2 \geqslant 8.0$ kPa(60 mmHg)或 $SaO_2 \geqslant 90\%$。轻症患者可使用面罩给氧,但多数患者需采用机械通气。

(二)去除病因

病因治疗在 ARDS 的防治中占有重要地位,主要是针对涉及的基础疾病。感染是 ALI 和 ARDS 常见原因也是首位高危因素,而 ALI 和 ARDS 又易并发感染。如果 ARDS 的基础疾病是脓毒症,除了清除感染灶外,还应选择敏感抗生素,同时收集痰液或血液标本分离培养病原菌和进行药敏试验,指导下一步抗生素的选择。一旦建立人工气道并进行机械通气,即应给予广谱抗生素,以预防呼吸道感染。

(三)机械通气

机械通气是最重要的支持手段。如果没有机械通气,许多 ARDS 患者会因呼吸衰竭在数小时至数天内死亡。机械通气的指征目前尚无统一标准,多数学者认为一旦诊断为 ARDS,就应进行机械通气。在 ALI 阶段可试用无创正压通气,使用无创机械通气治疗时应严密监测患者的生命体征及治疗反应。神志不清、休克、气道自洁能力障碍的 ALI 和 ARDS 患者不宜应用无创机械通气。如无创机械通气治疗无效或病情继续加重,应尽快建立人工气道,行有创机械通气。

为了防止肺泡萎陷,保持肺泡开放,改善氧合功能,避免机械通气所致的肺损伤,目前常采用肺保护性通气策略,主要措施包括以下两方面。

1.呼气末正压

适当加用呼气末正压可使呼气末肺泡内压增大,肺泡保持开放状态,从而达到防止肺泡萎陷,减轻肺泡水肿,改善氧合功能和提高肺顺应性的目的。应用呼气末正压应首先保证有效循环血容量足够,以免因胸内正压增加而降低心排血量,而减少实际的组织氧运输;呼气末正压先从

低水平 $0.29\sim0.49$ kPa($3\sim5$ cmH$_2$O)开始,逐渐增加,直到 PaO$_2$$>$8.0 kPa(60 mmHg)、SaO$_2$ $>$90％时的呼气末正压水平,一般呼气末正压水平为 $0.49\sim1.76$ kPa($5\sim18$ cmH$_2$O)。

2.小潮气量通气和允许性高碳酸血症

ARDS 患者采用小潮气量($6\sim8$ mL/kg)通气,使吸气平台压控制在 $2.94\sim34.30$ kPa($30\sim35$ cmH$_2$O)以下,可有效防止因肺泡过度充气而引起的肺损伤。为保证小潮气量通气的进行,可允许一定程度的 CO$_2$ 潴留[PaCO$_2$ 一般不宜高于 $10.7\sim13.3$ kPa($80\sim100$ mmHg)]和呼吸性酸中毒(pH 为 $7.25\sim7.30$)。

(四)控制液体入量

在维持血压稳定的前提下,适当限制液体入量,配合利尿剂,使出入量保持轻度负平衡(每天 500 mL 左右),使肺脏处于相对"干燥"状态,有利于肺水肿的消除。液体管理的目标是在最低($0.7\sim1.1$ kPa 或 $5\sim8$ mmHg)的肺动脉楔压下维持足够的心排血量及氧运输量。在早期可给予高渗晶体液,一般不推荐使用胶体液。存在低蛋白血症的 ARDS 患者,可通过补充清蛋白等胶体溶液和应用利尿剂,有助于实现液体负平衡,并改善氧合。若限液后血压偏低,可使用多巴胺和多巴酚丁胺等血管活性药物。

(五)加强营养支持

营养支持的目的在于不但纠正现有的患者的营养不良,还应预防患者营养不良的恶化。营养支持可经胃肠道或胃肠外途径实施。如有可能应尽早经胃肠补充部分营养,不但可以减少补液量,而且可获得经胃肠营养的有益效果。

(六)加强护理、防治并发症

有条件时应在 ICU 中动态监测患者的呼吸、心律、血压、尿量及动脉血气分析等,及时纠正酸碱失衡和电解质紊乱。注意预防呼吸机相关性肺炎的发生,尽量缩短病程和机械通气时间,加强物理治疗,包括体位、翻身、拍背、排痰和气道湿化等。积极防治应激性溃疡和多器官功能障碍综合征。

(七)其他治疗

糖皮质激素、肺泡表面活性物质替代治疗、吸入一氧化氮在 ALI 和 ARDS 的治疗中可能有一定价值,但疗效尚不肯定。不推荐常规应用糖皮质激素预防和治疗 ARDS。糖皮质激素既不能预防 ARDS 的发生,对早期 ARDS 也没有治疗作用。ARDS 发病$>$14 天应用糖皮质激素会明显增加病死率。感染性休克并发 ARDS 的患者,如合并肾上腺皮质功能不全,可考虑应用替代剂量的糖皮质激素。肺表面活性物质,有助于改善氧合,但是还不能将其作为 ARDS 的常规治疗手段。

四、急救护理

在救治 ARDS 过程中,精心护理是抢救成功的重要环节。护士应做到及早发现病情,迅速协助医师采取有力的抢救措施。密切观察患者生命体征,做好各项记录,准确完成各种治疗,备齐抢救器械和药品,防止机械通气和气管切开的并发症。

(一)护理目标

(1)及早发现 ARDS 的迹象,及早有效地协助抢救。维持生命体征稳定,挽救患者生命。

(2)做好人工气道的管理,维持患者最佳气体交换,改善低氧血症,减少机械通气并发症。

(3)采取俯卧位通气护理,缓解肺部压迫,改善心脏的灌注。

（4）积极预防感染等各种并发症，提高救治成功率。

（5）加强基础护理，增加患者舒适感。

（6）减轻患者心理不适，使其合作、平静。

（二）护理措施

（1）及早发现病情变化：ARDS 通常在疾病或严重损伤的最初 24～48 小时后发生。首先出现呼吸困难，通常呼吸浅快。吸气时可存在肋间隙和胸骨上窝凹陷。皮肤可出现发绀和斑纹，吸氧不能使之改善。

护士发现上述情况要高度警惕，及时报告医师，进行动脉血气和胸部 X 线等相关检查。一旦诊断考虑 ARDS，立即积极治疗。若没有机械通气的相应措施，应尽早转至有条件的医院。患者转运过程中应有专职医师和护士陪同，并准备必要的抢救设备，氧气必不可少。若有指征行机械通气治疗，可以先行气管插管后转运。

（2）迅速连接监测仪，密切监护心率、心律、血压等生命体征，尤其是呼吸的频率、节律、深度及血氧饱和度等。观察患者意识、发绀情况、末梢温度等。注意有无呕血、黑粪等消化道出血的表现。

（3）氧疗和机械通气的护理治疗：ARDS 最紧迫的问题在于纠正顽固性低氧，改善呼吸困难，为治疗基础疾病赢得时间。需要对患者实施氧疗甚至机械通气。

严密监测患者呼吸情况及缺氧症状。若单纯面罩吸氧不能维持满意的血氧饱和度，应予辅助通气。首先可尝试采用经面罩持续气道正压吸氧等无创通气，但大多需要机械通气吸入氧气。遵医嘱给予高浓度氧气吸入或使用呼气末正压呼吸（positive end expiratory pressure，PEEP）并根据动脉血气分析值的变化调节氧浓度。

使用 PEEP 时应严密观察，防止患者出现气压伤。PEEP 是在呼气终末时给予气道以一恒定正压使之不能回复到大气压的水平。可以增加肺泡内压和功能残气量改善氧合，防止呼气使肺泡萎陷，增加气体分布和交换，减少肺内分流，从而提高 PaO_2。由于 PEEP 使胸腔内压升高，静脉回流受阻，致心搏减少，血压下降，严重时可引起循环衰竭，另外正压过高，肺泡过度膨胀、破裂有导致气胸的危险。所以在监护过程中，注意 PEEP 观察心率上升、突然胸痛、呼吸困难加重等相关症状，发现异常立即调节 PEEP 压力并报告医师处理。

帮助患者采取有利于呼吸的体位，如端坐位或高枕卧位。

人工气道的管理有以下几个方面：①妥善固定气管插管，观察气道是否通畅，定时对比听诊双肺呼吸音。经口插管者要固定好牙垫，防止阻塞气道。每班检查并记录导管刻度，观察有无脱出或误入一侧主支气管。套管固定松紧适宜，以能放入一指为准。②气囊充气适量。充气过少易产生漏气，充气过多可压迫气管黏膜导致气管食管瘘，可以采用最小漏气技术，用来减少并发症发生。方法：用 10 mL 注射器将气体缓慢注入，直至在喉及气管部位听不到漏气声，向外抽出气体每次 0.25～0.50 mL，至吸气压力到达峰值时出现少量漏气为止，再注入 0.25～0.50 mL 气体，此时气囊容积为最小封闭容积，气囊压力为最小封闭压力，记录注气量。观察呼吸机上气道峰压是否下降及患者能否发音说话，长期机械通气患者要观察气囊有无破损、漏气现象。③保持气道通畅。严格无菌操作，按需适时吸痰。过多反复抽吸会刺激黏膜，使分泌物增加。先吸气道再吸口、鼻腔，吸痰前给予充分气道湿化、翻身叩背、吸纯氧 3 分钟，吸痰管最大外径不超过气管导管内径的 1/2，迅速插吸痰管至气管插管，感到阻力后撤回吸痰管 1～2 cm，打开负压边后退边旋转吸痰管，吸痰时间不应超过 15 秒。吸痰后密切观察痰液的颜色、性状、量及患者心率、心律、血压和血氧饱和度的变化,一旦出现心律失常和呼吸窘迫,立即停止吸痰,给予吸氧。④用加温湿化器对吸入气体进行湿化,根据病情需要加入盐酸氨溴索、异丙托溴铵等,每天 3 次雾化吸入。湿化满意标准为痰液稀薄、无泡沫、不附壁能顺利吸出。⑤呼吸机使用过程中注意电源插头要牢固,不要与其他仪器共用一个插座;机器外部要保持清洁,上端不可放置液体;开机使用期间定时倒掉管道及集水瓶内的积水,集水瓶安装要牢固;定时检查管道是否漏气、有无打折、压缩机工作是否正常。

(4)维持有效循环,维持出入液量轻度负平衡。循环支持治疗的目的是恢复和提供充分的全身灌注,保证组织的灌流和氧供,促进受损组织的恢复。在能保持酸碱平衡和肾功能前提下达到最低水平的血管内容量。①护士应迅速帮助完成该治疗目标。选择大血管,建立 2 个以上的静脉通道,正确补液,改善循环血容量不足。②严格记录出入量、每小时尿量。出入量管理的目标是在保证血容量、血压稳定前提下,24 小时出量大于入量 500~1 000 mL,利于肺内水肿液的消退。充分补充血容量后,护士遵医嘱给予利尿剂,消除肺水肿。观察患者对治疗的反应。

(5)俯卧位通气护理:由仰卧位改变为俯卧位,可使 75% ARDS 患者的氧合改善。可能与血流重新分布,改善背侧肺泡的通气,使部分萎陷肺泡再膨胀达到"开放肺"的效果有关。随着通气/血流比例的改善进而改善了氧合。但存在血流动力学不稳定、颅内压增高、脊柱外伤、急性出血、骨科手术、近期腹部手术、妊娠等为禁忌实施俯卧位。①患者发病 24~36 小时后取俯卧位,翻身前给予纯氧吸入 3 分钟。预留足够的管路长度,注意防止气管插管过度牵拉致脱出。②为减少特殊体位给患者带来的不适,用软枕垫高头部 15°~30°,嘱患者双手放在枕上,并在髋、膝、踝部放软枕,每 1~2 小时更换一次软枕的位置,每 4 小时更换一次体位,同时考虑患者的耐受程度。③注意血压变化,因俯卧位时支撑物放置不当,可使腹压增加,下腔静脉回流受阻而引起低血压,必要时在翻身前提高吸氧浓度。④注意安全、防坠床。

(6)预防感染的护理:①注意严格无菌操作,每天更换气管插管切口敷料,保持局部清洁干燥,预防或消除继发感染。②加强口腔及皮肤护理,以防护理不当而加重呼吸道感染及发生压疮。③密切观察体温变化,注意呼吸道分泌物的情况。

(7)心理护理,减轻恐惧,增加心理舒适度:①评估患者的焦虑程度,指导患者学会自我调整心理状态,调控不良情绪。主动向患者介绍环境,解释治疗原则,解释机械通气、监测及呼吸机的报警系统,尽量消除患者的紧张感。②耐心向患者解释病情,对患者提出的问题要给予明确、有效和积极的信息,消除心理紧张和顾虑。③护理患者时保持冷静和耐心,表现出自信和镇静。④如果患者由于呼吸困难或人工通气不能讲话,可提供纸笔或以手势与患者交流。⑤加强巡视,了解患者的需要,帮助患者解决问题。⑥帮助并指导患者及家属应用松弛疗法、按摩等。

(8)营养护理:ARDS 患者处于高代谢状态,应及时补充热量和高蛋白、高脂肪营养物质。能量的摄取既应满足代谢的需要,又应避免糖类的摄取过多,蛋白摄取量一般为每天 1.2~1.5 g/kg。

尽早采用肠内营养,协助患者取半卧位,充盈气囊,证实胃管在胃内后,用加温器和输液泵匀速泵入营养液。若有肠鸣音消失或胃潴留,暂停鼻饲,给予胃肠减压。一般留置 5~7 天后拔除,更换到对侧鼻孔,以减少鼻窦炎的发生。

(三)健康指导

在疾病的不同阶段,根据患者的文化程度做好有关知识的宣传和教育,让患者了解病情的变化过程。

（1）提供舒适安静的环境以利于患者休息，指导患者正确卧位休息，讲解由仰卧位改变为俯卧位的意义，尽可能减少特殊体位给患者带来的不适。

（2）向患者解释咳嗽、咳痰的重要性，指导患者掌握有效咳痰的方法，鼓励并协助患者咳嗽，排痰。

（3）指导患者自己观察病情变化，如有不适及时通知医护人员。

（4）嘱患者严格按医嘱用药，按时服药，不要随意增减药物剂量及种类。在服药过程中，需密切观察患者用药后反应，以指导用药剂量。

（5）出院指导指导患者出院后仍以休息为主，活动量要循序渐进，注意劳逸结合。此外，患者病后生活方式的改变需要家人的积极配合和支持，应指导患者家属给患者创造一个良好的身心休养环境。出院后1个月内来院复查1～2次，出现情况随时来院复查。

（高 亭）

第十节 呼吸衰竭

一、概述

呼吸衰竭是指由各种原因引起的肺通气和（或）换气功能严重障碍，以致在静息状态下亦不能维持足够的气体交换，导致缺氧伴（或不伴）二氧化碳潴留，进而引起一系列病理生理改变和代谢紊乱的临床综合征。其主要表现为呼吸困难、发绀、精神、神经症状等，常以动脉血气分析作为呼吸衰竭的诊断标准：在水平面、静息状态、呼吸空气条件下，动脉血氧分压（PaO_2）<8.0 kPa（60 mmHg），伴或不伴 CO_2 分压（$PaCO_2$）>6.7 kPa（50 mmHg），并排除心内解剖分流和原发于心排血量降低等致低氧因素，可诊断为呼吸衰竭。

（一）病因

参与呼吸运动过程的任何一个环节发生病变，都可导致呼吸衰竭。临床上常见的病因有以下几种。

1.呼吸道阻塞性病变

气管-支气管的炎症、痉挛、肿瘤、异物、纤维化瘢痕，如慢性阻塞性肺疾病（COPD）、重症哮喘等引起呼吸道阻塞和肺通气不足。

2.肺组织病变

各种累及肺泡和（或）肺间质的病变，如肺炎、肺气肿、严重肺结核、弥漫性肺纤维化、肺水肿、肺不张、硅沉着病等均可导致肺容量减少、有效弥散面积减少、肺顺应性降低、通气/血流比值失调。

3.肺血管疾病

肺栓塞、肺血管炎、肺毛细血管瘤、多发性微血栓形成等可引起肺换气障碍，通气/血流比失调，或部分静脉血未经氧合直接进入肺静脉。

4.胸廓与胸膜疾病

胸外伤引起的连枷胸、严重的自发性或外伤性气胸等均可影响胸廓活动和肺脏扩张，造成通气障碍。严重的脊柱畸形、大量胸腔积液或伴有胸膜增厚、粘连,亦可引起通气减少。

5.神经-肌肉疾病

脑血管疾病、颅脑外伤、脑炎及安眠药中毒,可直接或间接抑制呼吸中枢。脊髓高位损伤、脊髓灰质炎、多发性神经炎、重症肌无力、有机磷中毒、破伤风及严重的钾代谢紊乱,均可累及呼吸肌,使呼吸肌动力下降而引起通气不足。

（二）分类

1.按发病的缓急分类

(1)急性呼吸衰竭:多指原来呼吸功能正常,由于某些突发因素,如创伤、休克、溺水、电击、急性呼吸道阻塞、药物中毒、颅脑病变等,造成肺通气和(或)换气功能迅速出现严重障碍,短时间内引起呼吸衰竭。

(2)慢性呼吸衰竭:指在一些慢性疾病,包括呼吸和神经肌肉系统疾病的基础上,呼吸功能障碍逐渐加重而发生的呼吸衰竭。最常见的原因为 COPD。

2.按动脉血气分析分类

(1)Ⅰ型呼吸衰竭:缺氧性呼吸衰竭,血气分析特点为 $PaO_2 < 8.0$ kPa(60 mmHg),$PaCO_2$ 降低或正常,主要见于弥散功能障碍、通气/血流比值失调、动-静脉分流等肺换气障碍性疾病,如急性肺栓塞、间质性肺疾病等。

(2)Ⅱ型呼吸衰竭:高碳酸性呼吸衰竭,血气分析特点为 $PaO_2 < 8.0$ kPa(60 mmHg),同时 $PaCO_2 > 6.7$ kPa(50 mmHg),因肺泡有效通气不足所致。单纯通气不足引起的缺氧和高碳酸血症的程度是平行的,若伴有换气功能障碍,则缺氧更严重,如 COPD。

（三）发病机制和病理生理

1.缺氧(低氧血症)和二氧化碳潴留(高碳酸血症)的发生机制

(1)肺通气不足:各种原因造成呼吸道管腔狭窄,通气障碍,使肺泡通气量减少,肺泡氧分压下降,二氧化碳排出障碍,最终导致缺氧和二氧化碳潴留。

(2)弥散障碍:指氧气、二氧化碳等气体通过肺泡膜进行气体交换的物理弥散过程发生障碍。由于氧气和二氧化碳通透肺泡膜的能力相差很大,氧的弥散力仅为二氧化碳的 1/20,故在弥散障碍时,通常表现为低氧血症。

(3)通气/血流比失调:正常成年人静息状态下,肺泡通气量为 4 L/min,肺血流量为 5 L/min,通气/血流比为 0.8。病理情况下,通气/血流比失调有两种形式:①部分肺泡通气不足,如肺泡萎陷、肺炎、肺不张等引起病变部位的肺泡通气不足,通气/血流比减小,静脉血不能充分氧合,形成动-静脉样分流。②部分肺泡血流不足,肺血管病变如肺栓塞引起栓塞部位血流减少,通气正常,通气/血流比增大,吸入的气体不能与血流进行有效交换,形成无效腔效应,又称无效腔样通气。通气/血流比失调的结果主要是缺氧,而无二氧化碳潴留。

(4)氧耗量增加:加重缺氧的原因之一。发热、战栗、呼吸困难和抽搐均增加氧耗量,正常人可借助增加通气量以防止缺氧。而原有通气功能障碍的患者,在氧耗量增加的情况下会出现严重的低氧血症。

2.缺氧对人体的影响

(1)对中枢神经系统的影响:脑组织对缺氧最为敏感。缺氧对中枢神经影响的程度与缺氧的程度和发生速度有关。轻度缺氧仅有注意力不集中、智力减退、定向障碍等;随着缺氧的加重可出现烦躁不安、神志不清、谵妄、昏迷。由于大脑皮质神经元对缺氧的敏感性最高,临床上缺氧的最早期表现是精神症状。

严重缺氧可使血管的通透性增加,引起脑组织充血、水肿和颅内压增高,压迫脑血管,可进一步加重缺血、缺氧,形成恶性循环。

(2)对循环系统的影响:缺氧可反射性加快心率,使血压升高、冠状动脉血流增加以维持心肌活动所必需的氧。心肌对缺氧十分敏感,早期轻度缺氧即可在心电图上表现出来,急性严重缺氧可导致心室颤动或心搏骤停。长期慢性缺氧可引起心肌纤维化、心肌硬化。缺氧、肺动脉高压及心肌受损等多种病理变化,最终导致肺源性心脏病。

(3)对呼吸系统的影响:呼吸的变化受到低氧血症和高碳酸血症所引起的反射活动及原发病的影响。轻度缺氧可刺激颈动脉窦和主动脉体化学感受器,反射性兴奋呼吸中枢,使呼吸加深加快。随着缺氧的逐渐加重,这种反射迟钝,呼吸抑制。

(4)对酸碱平衡和电解质的影响:严重缺氧可抑制细胞能量代谢的中间过程,导致能量产生减少,乳酸和无机磷大量积蓄,引起代谢性酸中毒,而能量的不足使体内离子转运泵受到损害,钾离子由细胞内转移到血液和组织间,钠和氢离子进入细胞内,导致细胞内酸中毒和高钾血症。代谢性酸中毒产生的固定酸与缓冲系统中碳酸氢盐起作用,产生碳酸,使组织的二氧化碳分压增高。

(5)对消化、血液系统的影响:缺氧可直接或间接损害肝细胞,使丙氨酸氨基转移酶升高。慢性缺氧可引起继发红细胞增多,增加了血黏度,严重时加重肺循环阻力和右心负荷。

3.二氧化碳潴留对人体的影响

(1)对中枢神经系统的影响:轻度二氧化碳潴留,可间接兴奋皮质,引起失眠、精神兴奋、烦躁不安等症状,随着二氧化碳潴留的加重,皮质下层受到抑制,表现为嗜睡、昏睡甚至昏迷,称为二氧化碳麻醉。二氧化碳还可扩张脑血管,使脑血流量增加,严重时造成脑水肿。

(2)对循环系统的影响:二氧化碳潴留可引起心率加快,心排血量增加,肌肉及腹腔血管收缩,冠状动脉、脑血管及皮肤浅表血管扩张,早期表现为血压升高。二氧化碳潴留的加重可直接抑制心血管中枢,引起血压下降、心律失常等严重后果。

(3)对呼吸的影响:二氧化碳是强有力的呼吸中枢兴奋剂,$PaCO_2$ 急骤升高,呼吸加深加快,通气量增加;长时间的二氧化碳潴留则会对呼吸中枢产生抑制,此时的呼吸运动主要靠缺氧对外周化学感受器的刺激作用得以维持。

(4)对酸碱平衡的影响:二氧化碳潴留可直接导致呼吸性酸中毒。血液 pH 取决于 HCO_3^-/H_2CO_3 比值,前者靠肾脏的调节(1~3 天),而 H_2CO_3 的调节主要靠呼吸(仅需数小时)。急性呼吸衰竭时二氧化碳潴留可使 pH 迅速下降;而慢性呼吸衰竭时,因二氧化碳潴留发展缓慢,肾减少 HCO_3^- 排出,不致使 pH 明显降低。

(5)对肾脏的影响:轻度二氧化碳潴留可使肾血管扩张,肾血流量增加而使尿量增加。二氧化碳潴留严重时,pH 降低使肾血管痉挛,血流量减少,尿量亦减少。

二、急性呼吸衰竭

(一)病因

1.呼吸系统疾病

严重呼吸系统感染、急性呼吸道阻塞病变、重度或持续性哮喘、各种原因引起的急性肺水肿、肺血管疾病、胸廓外伤或手术损伤、自发性气胸和急剧增加的胸腔积液等,导致肺通气和换气障碍。

2.神经系统疾病

急性颅内感染、颅脑外伤、脑血管病变等直接或间接抑制呼吸中枢。

3.神经-肌肉传导系统病变

脊髓灰质炎、重症肌无力、有机磷中毒及颈椎外伤等可损伤神经-肌肉传导系统,引起通气不足。

(二)临床表现

急性呼吸衰竭的临床表现主要是低氧血症所致的呼吸困难和多器官功能障碍。

1.呼吸困难

其是呼吸衰竭最早出现的症状,表现为呼吸节律、频率和幅度的改变。

2.发绀

发绀是缺氧的典型表现。当动脉血氧饱和度低于90％时,可在口唇、甲床等末梢部位出现紫蓝色称为发绀。血红蛋白增高和休克时易出现发绀,严重贫血者即使缺氧也无明显发绀。发绀还受皮肤色素及心功能的影响。

3.精神、神经症状

精神、神经症状急性缺氧可出现精神错乱、狂躁、抽搐、昏迷等症状。

4.循环系统表现

多数患者有心动过速;严重低氧血症、酸中毒可引起心肌损害,亦可引起周围循环衰竭、血压下降、心律失常、心搏骤停。

5.消化和泌尿系统表现

严重缺氧损害肝、肾细胞,引起转氨酶、尿素氮升高;个别病例可出现蛋白尿和管型尿。因胃肠道黏膜屏障功能损伤,导致胃肠道黏膜充血、水肿、糜烂或应激性溃疡,引起上消化道出血。

(三)诊断

根据急性发病的病因及低氧血症的临床表现,急性呼吸衰竭的诊断不难作出,结合动脉血气分析可确诊。

(四)治疗

急性呼吸衰竭时,机体往往来不及代偿,故需紧急救治。

1.改善与维持通气

保证呼吸道通畅是最基本最重要的治疗措施。应立即进行人工呼吸,必要时建立人工呼吸道(气管插管或气管切开)。用手压式气囊做加压人工呼吸,将更利于发挥气体弥散的作用,延长氧分压在安全水平的时间,为进一步抢救赢得机会。

若患者有支气管痉挛,应立即由静脉给予支气管扩张药。

2.高浓度给氧

及时给予高浓度氧或纯氧,尽快缓解机体缺氧状况,保护重要器官是抢救成功的关键。但必须注意吸氧浓度和时间,以免造成氧中毒。一般吸入纯氧时间应小于5小时。

3.其他抢救措施

见本节慢性呼吸衰竭。

三、慢性呼吸衰竭

慢性呼吸衰竭是由慢性胸肺疾病引起呼吸功能障碍逐渐加重而发生的呼吸衰竭。由于机体的代偿适应,尚能从事较轻体力工作和日常活动者称代偿性慢性呼吸衰竭;当并发呼吸道感染、呼吸道痉挛等原因致呼吸功能急剧恶化,代偿丧失,出现严重缺氧和二氧化碳潴留及代谢紊乱者称失代偿性慢性呼吸衰竭。以Ⅱ型呼吸衰竭最常见。

(一)病因

以慢性阻塞性肺疾病(COPD)最常见,其次为重症哮喘发作、弥漫性肺纤维化、严重肺结核、尘肺、广泛胸膜粘连、胸廓畸形等。呼吸道感染常是导致失代偿性慢性呼吸衰竭的直接诱因。

(二)临床表现

除原发病的相应症状外,主要是由缺氧和二氧化碳潴留引起的多器官功能紊乱。慢性呼吸衰竭的临床表现与急性呼吸衰竭大致相似,但在以下几方面有所不同。

1.呼吸困难

COPD所致的呼吸衰竭,病情较轻时表现为呼吸费力伴呼气延长,严重时呈浅快呼吸。若并发二氧化碳潴留,$PaCO_2$明显升高或升高过快,可出现二氧化碳麻醉,患者由深而慢的呼吸转为浅快呼吸或潮式呼吸。

2.精神神经症状

慢性呼吸衰竭伴二氧化碳潴留时,随着$PaCO_2$的升高,可表现为先兴奋后抑制。抑制之前的兴奋症状有烦躁、躁动、夜间失眠而白天嗜睡(睡眠倒错)等,抑制症状有神志淡漠、注意力不集中、定向力障碍、昏睡甚至昏迷,亦可出现腱反射减弱或消失、锥体束征阳性等,称为肺性脑病。

3.循环系统表现

二氧化碳潴留使外周体表静脉充盈、皮肤充血、温暖多汗、血压升高、心排血量增多而致脉搏洪大,多数患者有心率加快,因脑血管扩张产生搏动性头痛。

(三)诊断

根据患者有慢性肺疾患或其他导致呼吸功能障碍的疾病史,新近有呼吸道感染,有缺氧、二氧化碳潴留的临床表现,结合动脉血气分析可作出诊断。

(四)治疗

治疗原则是畅通呼吸道、纠正缺氧、增加通气量、纠正酸碱失衡及电解质紊乱和去除诱因。

1.保证呼吸道通畅

呼吸道通畅是纠正呼吸衰竭的首要措施。应鼓励患者咳嗽,对无力咳嗽、咳痰或意识障碍的患者,要加强翻身拍背和体位引流,昏迷患者可采用多孔导管通过口腔、鼻腔、咽喉部,将分泌物或胃内反流物吸出。痰液黏稠不易咳出者,可采用雾化吸入稀释痰液;对呼吸道痉挛者可给予支气管解痉药,必要时建立人工呼吸道,并采用机械通气辅助呼吸。

2.氧疗

常用鼻塞或鼻导管吸氧,Ⅱ型呼吸衰竭应给予低流量(1~2 L/min)低浓度(25%~33%)持续吸氧。因Ⅱ型呼吸衰竭时,呼吸中枢对高二氧化碳的反应性差,呼吸的维持主要靠缺氧的刺激,若给予高浓度吸氧,可消除缺氧对呼吸的驱动作用,而使通气量迅速降低,二氧化碳分压更加升高,患者很快进入昏迷。Ⅰ型呼吸衰竭时吸氧浓度可较高(35%~45%),宜用面罩吸氧。应防止高浓度(>60%)、长时间(>24小时)吸氧引起氧中毒。

3.增加通气量

减少二氧化碳潴留,二氧化碳潴留主要是由于肺泡通气不足引起的,只有增加肺泡通气量才能有效地排出二氧化碳。目前临床上常通过应用呼吸兴奋药和机械通气来改善肺泡通气功能。

(1)合理应用呼吸兴奋药,可刺激呼吸中枢或周围化学感受器,增加呼吸频率和潮气量,使通气改善,还可改善神志,提高咳嗽反射,有利于排痰。常用尼可刹米 $1.875 \sim 3.750$ g 加入 5% 葡萄糖液 500 mL 中静脉滴注,但应注意供氧,以弥补其氧耗增多的弊端。氨茶碱、地高辛可增强膈肌收缩而增加通气量,可配合应用。必要时还可选用纳洛酮以促醒。

(2)机械通气的目的在于提供维持患者代谢所需的肺泡通气;提供高浓度的氧气以纠正低氧血症,改善组织缺氧;代替过度疲劳的呼吸肌完成呼吸作用,减轻心肺负担,缓解呼吸困难症状。对于神志尚清,能配合的呼吸衰竭患者,可采用无创性机械通气,如做鼻或口鼻面罩呼吸机机械通气;对于病情危重神志不清或呼吸道有大量分泌物者,应建立人工呼吸道,如气管插管气管切开安装多功能呼吸机机械通气。机械通气为正压送气,操作时各项参数(潮气量、呼吸频率、吸呼比、氧浓度等)应适中,以免出现并发症。

4.抗感染

慢性呼吸衰竭急性加重的常见诱因是感染,一些非感染因素诱发的呼吸衰竭也容易继发感染。因此,抗感染治疗是慢性呼吸衰竭治疗的重要环节之一,应注意根据病原学检查及药物敏感试验合理应用抗生素。

5.纠正酸碱平衡失调

慢性呼吸衰竭常有二氧化碳潴留,导致呼吸性酸中毒。呼吸性酸中毒的发生多为慢性过程,机体常常以增加碱储备来代偿。因此,在纠正呼吸性酸中毒的同时,要注意纠正潜在的代谢性碱中毒,可给予盐酸精氨酸和补充钾盐。

6.营养支持

呼吸衰竭患者由于呼吸功能增加、发热等因素,导致能量消耗上升,机体处于负代谢,长时间会降低免疫功能,感染不易控制,呼吸肌易疲劳。故可给予患者高蛋白、高脂肪和低糖及多种维生素和微量元素的饮食,必要时静脉滴注脂肪乳。

7.病因治疗

病因治疗是治疗呼吸衰竭的根本所在。在解决呼吸衰竭本身造成的危害的前提下,应针对不同病因采取适当的治疗措施。

（五）转诊

1.转诊指征

呼吸衰竭一旦确诊,应立即转上一级医院诊治。

2.转诊注意事项

转诊前需给予吸氧、吸痰、强心、应用呼吸兴奋药等。

（六）健康指导

缓解期鼓励患者进行耐寒锻炼和呼吸功能锻炼,以增强体质及抗病能力;注意保暖,避免受凉及呼吸道感染,若出现感染症状,应及时治疗;注意休息,掌握合理的家庭氧疗;加强营养,增加抵抗力,减少呼吸道感染的机会。

四、护理评估

（一）致病因素

引起呼吸衰竭的病因很多,凡参与肺通气和换气的任何一个环节的严重病变都可导致呼吸衰竭。

(1)呼吸系统疾病:常见于慢性阻塞性肺疾病(COPD)、重症哮喘、肺炎、严重肺结核、弥散性肺纤维化、肺水肿、严重气胸、大量胸腔积液、硅沉着病、胸廓畸形等。

(2)神经肌肉病变:如脑血管疾病、颅脑外伤、脑炎、镇静催眠药中毒、多发性神经炎、脊髓颈段或高位胸段损伤、重症肌无力等。

上述病因可引起肺泡通气量不足、氧弥散障碍、通气/血流比失调,导致缺氧或合并二氧化碳潴留而发生呼吸衰竭。

（二）身体状况

呼吸衰竭除原发疾病症状、体征外,主要为缺氧、二氧化碳潴留所致的呼吸困难和多脏器功能障碍。

1.呼吸困难

呼吸困难是最早、最突出的表现,主要为呼吸频率增快,病情严重时辅助呼吸肌活动增加,出现"三凹征"。若并发二氧化碳潴留,$PaCO_2$升高过快或明显升高时,患者可由呼吸过快转为浅慢呼吸或潮式呼吸。

2.发绀

发绀是缺氧的典型表现,可见口唇、指甲和舌发绀。严重贫血患者由于红细胞和血红蛋白减少,还原型血红蛋白的含量降低可不出现发绀。

3.精神、神经症状

精神、神经症状主要是缺氧和二氧化碳潴留的表现。早期轻度缺氧可表现为注意力分散,定向力减退;缺氧程度加重,出现烦躁不安、神志恍惚、嗜睡、昏迷。轻度二氧化碳潴留,表现为兴奋症状,即失眠、躁动、夜间失眠而白天嗜睡;重度二氧化碳潴留可抑制中枢神经系统导致肺性脑病,表现为神志淡漠、间歇抽搐、肌肉震颤、昏睡,甚至昏迷等二氧化碳麻醉现象。

4.循环系统表现

二氧化碳潴留使外周体表静脉充盈、皮肤充血、温暖多汗、血压升高、心排血量增多而致脉搏洪大;多数患者有心率上升;因脑血管扩张产生搏动性头痛。

5.其他

患者可表现为上消化道出血、谷丙转氨酶升高、蛋白尿、血尿、氮质血症等。

（三）心理、社会状况

患者常因躯体不适、气管插管或气管切开、各种监测及治疗仪器的使用等感到焦虑或恐惧。

（四）实验室及其他检查

1.动脉血气分析

$PaO_2 < 8.0$ kPa(60 mmHg),伴或不伴 $PaCO_2 > 6.7$ kPa(50 mmHg),为最重要的指标,可作为呼吸衰竭的诊断依据。

2.血 pH 及电解质测定

呼吸性酸中毒合并代谢性酸中毒时,血 pH 明显降低常伴有高钾血症。呼吸性酸中毒合并代谢性碱中毒时,常有低钾和低氯血症。

3.影像学检查

胸部 X 线片、肺 CT 和放射性核素肺通气/灌注扫描等,可协助分析呼吸衰竭的原因。

五、护理诊断及医护合作性问题

(1)气体交换受损:与通气不足、通气/血流比失调和弥散障碍有关。

(2)清理呼吸道无效：与分泌物增加、意识障碍、人工气道、呼吸肌功能障碍有关。

(3)焦虑：与呼吸困难、气管插管、病情严重、失去个人控制及对预后的不确定有关。

(4)营养失调：低于机体需要量与食欲缺乏、呼吸困难、人工气道及机体消耗增加有关。

(5)有受伤的危险：与意识障碍、气管插管及机械呼吸有关。

(6)潜在并发症：如感染、窒息等。

(7)缺乏呼吸衰竭的防治知识。

六、治疗及护理措施

(一)治疗要点

慢性呼吸衰竭治疗的基本原则是治疗原发病、保持气道通畅、纠正缺氧和改善通气,维持心、脑、肾等重要脏器的功能,预防和治疗并发症。

1.保持呼吸道通畅

保持呼吸道通畅是呼吸衰竭最基本、最重要的治疗措施。主要措施:清除呼吸道的分泌物及异物;积极使用支气管扩张药物缓解支气管痉挛;对昏迷患者采取仰卧位,头后仰,托起下颌,并将口打开;必要时采用气管切开或气管插管等方法建立人工气道。

2.合理氧疗

吸氧是治疗呼吸衰竭必需的措施。

3.机械通气

根据患者病情选用无创机械通气或有创机械通气。临床上常用的呼吸机分压力控制型及容量控制型两大类,是一种用机械装置产生通气,以代替、控制或辅助自主呼吸,达到增加通气量,改善通气功能的目的的通气方式。

4.控制感染

慢性呼吸衰竭急性加重的常见诱因是呼吸道感染,因此应选用敏感有效的抗生素控制感染。

5.呼吸兴奋药的应用

必要时给予呼吸兴奋药,如都可喜等,兴奋呼吸中枢,增加通气量。

6.纠正酸碱平衡失调

以机械通气的方法能较为迅速地纠正呼吸性酸中毒,补充盐酸精氨酸和氯化钾可同时纠正潜在的碱中毒。

(二)护理措施

1.病情观察

重症患者需持续心电监护,密切观察患者的意识状态、呼吸频率、呼吸节律和深度、血压、心率和心律。观察排痰是否通畅、有无发绀、球结膜水肿、肺部异常呼吸音及啰音;监测动脉血气分析、电解质检查结果、机械通气情况等;若患者出现神志淡漠、烦躁、抽搐时,提示有肺性脑病的发生,应及时通知医师进行处理。

2.生活护理

(1)休息与体位:急性发作时,安排患者在重症监护病室,绝对卧床休息;协助和指导患者取半卧位或坐位,指导、教会病情稳定的患者缩唇呼吸。

(2)合理饮食:给予高热量、高蛋白、富含维生素、低糖类、易消化、少刺激性的食物;昏迷患者常规给予鼻饲或肠外营养。

3.氧疗的护理

(1)氧疗的意义和原则:氧疗能提高动脉血氧分压,纠正缺氧,减轻组织损伤,恢复脏器功能。临床上根据患者病情和血气分析结果采取不同的给氧方法和给氧浓度。原则是在畅通气道的前提下,Ⅰ型呼吸衰竭的患者可短时间内间歇给予高浓度(>35%)或高流量(4~6 L/min)吸氧;Ⅱ型呼吸衰竭的患者应给予低浓度(<35%)、低流量(1~2 L/min)鼻导管持续吸氧,使 PaO_2 控制在 8.0 kPa(60 mmHg)或 SaO_2 在 90%以上,以防因缺氧完全纠正,使外周化学感受器失去低氧血症的刺激而导致呼吸抑制,加重缺氧和 CO_2 潴留。

(2)吸氧方法:有鼻导管、鼻塞、面罩、气管内和呼吸机给氧。临床常用、简便的方法是鼻导管、鼻塞法吸氧,其优点为简单、方便,不影响患者进食、咳嗽。缺点为氧浓度不恒定,易受患者呼吸影响,高流量对局部黏膜有刺激,氧流量不能大于 7 L/min。吸氧过程中应注意保持吸入氧气的湿化,输送氧气的面罩、导管、气管应定期更换消毒,防止交叉感染。

(3)氧疗疗效的观察:若吸氧后呼吸困难缓解、发绀减轻、心率下降、尿量增多、皮肤转暖、神志清醒,提示氧疗有效;若呼吸过缓或意识障碍加深,提示二氧化碳潴留加重。应根据动脉血气分析结果和患者的临床表现,及时调整吸氧流量或浓度。若发绀消失、神志清楚、精神好转、PaO_2 >8.0 kPa(60 mmHg)、$PaCO_2$ <6.7 kPa(50 mmHg),可间断吸氧几日后,停止氧疗。

4.药物治疗的护理

用药过程中密切观察药物的疗效和不良反应。使用呼吸兴奋药必须保持呼吸道通畅,脑缺氧、脑水肿未纠正而出现频繁抽搐者慎用;静脉滴注时速度不宜过快,如出现恶心、呕吐、烦躁、面色潮红、皮肤瘙痒等现象,需要减慢滴速。对烦躁不安、夜间失眠患者,禁用对呼吸有抑制作用的药物,如吗啡等,慎用镇静药,以防止引起呼吸抑制。

5.心理护理

呼吸衰竭的患者常对病情和预后有顾虑、心情忧郁、对治疗丧失信心,应多了解和关心患者的心理状况,特别是对建立人工气道和使用机械通气的患者,应经常巡视,让患者说出或写出引起或加剧焦虑的因素,进行有针对性的解决。

6.健康指导

(1)疾病知识指导:向患者及家属讲解疾病的发病机制、发展和转归。告诉患者及家属慢性呼吸衰竭患者度过危重期后,关键是预防和及时处理呼吸道感染等诱因,以减少急性发作,尽可能延缓肺功能恶化的进程。

(2)生活指导:从饮食、呼吸功能锻炼、运动、避免呼吸道感染、家庭氧疗等方面进行指导。

(3)病情监测指导:指导患者及家属学会识别病情变化,如出现咳嗽加剧、痰液增多、颜色变黄、呼吸困难、神志改变等,应及早就医。

(高　亭)

第十一节　高血压危象

高血压是一组表现为体循环动脉血压增高的疾病,按照高血压发病的原因及病程进展缓急,可分为良性和恶性两型。其中恶性高血压又称急进型高血压,舒张压常 > 17.3 kPa

(130 mmHg),引起急性肾衰竭、氮质血症,如不积极有效地治疗,大约 1 年内死亡。恶性高血压在原发性高血压中发生率为 1%。

高血压危象是指在高血压病程中,由于某些诱因,外周小动脉发生暂时的强烈收缩,血压急剧升高,以舒张压突然升高为 18.7 kPa(140 mmHg)以上或更高为特征,收缩压相应升高为 33.3 kPa(250 mmHg)以上,可伴有重要器官的功能障碍和不可逆的损害。高血压危象可发生在缓慢型高血压或急进型高血压,也可发生在过去血压完全正常者中,多为急性肾小球肾炎。由于原发性高血压占高血压的 90% 以上,故高血压危象也以原发性高血压为多。

1999 年,WHO/ISH 高血压诊断标准如表 13-9 所示。

表 13-9　1999 年 WHO/ISH 高血压诊断标准

类型	收缩压/mmHg	舒张压/mmHg
理想血压	<120	<80
正常血压	<130	<85
1 级高血压(轻度)	140~159	90~99
亚组:临界高血压	140~149	90~94
2 级高血压(中度)	160~179	100~109
3 级高血压(重度)	≥180	≥110
单纯收缩期高血压	≥140	<90
亚组:临界收缩期高血压	140~149	<90

一、高血压危象分型

(1)高血压脑病:血压突然急剧升高,导致急性脑血液循环障碍而致脑水肿和颅内高压,而产生剧烈头痛、呕吐、意识障碍等神经系统症状。

(2)高血压危象伴颅内出血:包括脑出血或蛛网膜下腔出血。

(3)儿茶酚胺释放所致高血压危象:见于嗜铬细胞瘤。肿瘤可产生和释放大量去甲基肾上腺素和肾上腺素,表现为血压急剧升高,伴心动过速、头痛、面色苍白、大量出汗、末梢循环障碍。发作持续数分钟至数小时。通常都有诱因存在,如情绪激动等,发作间歇可无症状。

(4)高血压危象伴急性肺水肿。

(5)高血压危象伴肾功能损害。

(6)高血压危象伴主动脉夹层动脉瘤。

(7)妊娠高血压综合征:妊娠后期出现高血压、蛋白尿和水肿,严重时发生子痫。

二、护理评估

(一)健康史

询问既往有无高血压病史,有无过劳、精神刺激或内分泌功能紊乱,是否服用抗高血压药物或其他药物及详细服药情况。此外,还应了解患者家族成员中有无高血压病史。

(二)身心状况

1.血压

血压突然升高,舒张压常高于 17.3 kPa(130 mmHg)。

2.急性靶器官系统损害

常伴心、脑、肾、腹部内脏器官、眼底等急性损害。

(1)视网膜病变:出血、渗出或(和)视盘水肿。

(2)神经系统表现:头痛、嗜睡、抽搐、昏迷,常伴半身感觉障碍和一侧肢体活动失灵。

(3)心脏:心绞痛或心肌梗死,严重时可出现急性左心衰竭。

(4)肾脏:少尿、氮质血症、尿毒症的表现。

(5)胃肠道:有恶心、呕吐、阵发性腹部绞痛等症状。

3.心理、社会状况

患者常出现焦虑、恐惧、消极悲观等情绪,这些心理负担会令血压更易波动,给治疗带来负面效果。

(三)辅助检查

1.尿常规

尿中是否存在蛋白、红细胞、管型,了解有无肾实质的受损。

2.肾功能检查

伴急性肾功能损害者,血尿素氮和肌酐升高。

3.香草基杏仁酸(VMA)

疑嗜铬细胞瘤者所致的高血压可行 VMA 检查。

4.脑脊液(CSF)检查

CSF 压力增高。

5.胸片

观察有无心脏增大、充血性心力衰竭、肺水肿等征象。

6.肾上腺 CT

疑嗜铬细胞瘤者所致的高血压可行肾上腺 CT 检查。

7.动态血压(ABPM)监测

了解和观察 24 小时内患者血压变化情况。

三、护理诊断

(一)舒适的改变

舒适的改变与血压急剧升高、颅内压力升高有关。

(二)有受伤的危险

有受伤的危险与头晕、视物模糊、意识障碍有关。

(三)有体液过多的危险

有体液过多的危险与尿少、急性肾功能损害有关。

(四)焦虑和(或)恐惧

焦虑和(或)恐惧与患者担心疾病预后有关。

(五)知识缺乏

患者及家属缺乏与本病防治的相关知识。

四、护理目标

(1)患者血压稳定,不适症状消失。

（2）患者有安全感和归属感，对医务人员信任，接受并配合治疗护理。

（3）患者尿量正常，水、电解质、酸碱维持平衡，肾功能有效改善。

（4）患者初步了解高血压危象可能发生的因素，能遵医嘱服药并自我监测。

五、高血压危象的护理措施

（一）监护

患者以在 CCU 或 ICU 安静治疗为宜，尽量避光，以获得密切的监测，绝对卧床休息，床头抬高 30°，使颅内压减轻。

（二）给氧

常规使用鼻导管给氧。

（三）迅速开放静脉通道，给予有效降压药物

遵医嘱做到迅速、安全、有效降压。其中以硝普钠最为理想。避免血压下降过快过猛可导致冠状动脉或脑动脉供血不足或少尿，其安全的血压水平是（21.3～24.0)/(13.3～14.7)kPa [(160～180)/(100～110)mmHg]。开始时降压药剂量宜小。密切观察神经系统症状、心排血量降低、少尿等现象。然后逐渐增加剂量，应使患者能够耐受血压下降的速度。静脉用药者 1～2 天内应加上口服降压药，争取短期内停用静脉给药，可合并用药以提高疗效减少不良反应。

（四）防治脑水肿

避免脱水或补液过多，前者可引起肾前性氮质血症，后者可使血压进一步升高，并可引起心力衰竭。用脱水剂甘露醇、呋塞米等治疗；脑水肿、惊厥者镇静止惊，如肌内注射苯巴比妥钠、地西泮、水合氯醛灌肠等。头痛严重可针刺百会穴（两耳尖连线在头顶正中点）使之出血，以缓解头痛。

（五）抗心力衰竭

合并急性左心衰竭时，给予强心、利尿及扩血管治疗，选用硝普钠最为理想。

（六）合并氮质血症者

对合并氮质血症者，应予血液透析治疗。

（七）嗜铬细胞瘤合并高血压危象

由于瘤体分泌大量儿茶酚胺引起血压急剧升高，手术前应选用 α 受体阻滞剂酚妥拉明降低血压。

（八）合并妊娠高血压综合征

早期限制活动和盐的摄入。头痛应引起重视，提示可能发生子痫，在子痫发生之前应终止妊娠。若患者发生子痫，应绝对卧床休息，静脉注射硫酸镁，给予镇静剂，避免激惹而病情加重，并积极降压治疗。子痫发生后应延缓分娩，以子痫停止发作 24～48 小时分娩为宜。

（九）心理护理

保持患者情绪稳定，增加心理支持，使患者愿意并积极配合治疗护理。

（十）健康教育

（1）指导患者坚持低盐、低脂饮食，戒烟、酒等不良生活习惯，合理安排休息与活动，避免过劳。

（2）保持情绪平稳，避免不良精神刺激。

（3）遵医嘱规律服用降压药物，保持血压稳定在安全范围内，学会自我检测血压，并及时到医院复查。

（张　华）

第十二节　高血糖危象

高血糖危象指的是糖尿病昏迷,而糖尿病是由多种病因引起的以慢性高血糖为特征的代谢紊乱,其基本病理生理为绝对或相对性胰岛素分泌不足所引起的糖代谢紊乱,严重时可导致酸碱平衡失常。特征性的病理改变包括高血糖、高酮血症及代谢性酸中毒,发展到严重时可发生酮症酸中毒昏迷和高渗性非酮症性昏迷。

一、糖尿病酮症酸中毒

糖尿病酮症酸中毒(DKA)为最常见的糖尿病急症,是由体内胰岛素缺乏引起的以高血糖、高血酮和代谢性酸中毒为主要表现的临床综合征。当代谢紊乱发展至脂肪分解加速、血清酮体积聚超过正常水平时称为酮血症,尿酮体排出增多称为酮尿,临床上统称为酮症。当酮酸积聚而发生代谢性酸中毒时称为酮症酸中毒,常见于 1 型糖尿病患者或 β 细胞功能较差的 2 型糖尿病患者伴应激时。

（一）病因

DKA 发生在有糖尿病基础,在某些诱因作用下发病。DKA 多见于年轻人,1 型糖尿病易发,2 型糖尿病可在某些应激情况下发生。发病过程大致可分为代偿性酮症酸中毒与失代偿性酮症酸中毒两个阶段。诱发 DKA 的原因如下。

1.急性感染

急性感染以呼吸、泌尿、胃肠道和皮肤的感染最为常见,伴有呕吐的感染更易诱发急性感染。

2.胰岛素和药物治疗中断

胰岛素和药物治疗中断是诱发 DKA 的重要因素,特别是胰岛素治疗中断。有时也可因体内产生胰岛素抗体致使胰岛素的作用降低而诱发。

3.应激状态

糖尿病患者出现精神创伤、紧张或过度劳累、外伤、手术、麻醉、分娩、脑血管意外、急性心肌梗死等。

4.饮食失调或胃肠疾患

严重呕吐、腹泻、厌食、高热等导致严重失水,过量进食含糖或脂肪多的食物,酗酒,或每天糖类摄入过少(<100 g)时。

5.不明病因

发生 DKA 时往往有几种诱因同时存在,但部分患者可能找不到明显诱因。

（二）发病机制

主要病理基础为胰岛素相对或绝对不足、拮抗胰岛素的激素(胰高血糖素、皮质醇、儿茶酚胺类、生长激素)增加及严重失水等,因此产生糖代谢紊乱,血糖不能正常利用,导致血糖增高、脂肪分解增加、血酮增高和继发性酸中毒与水、电解质平衡失调等一系列改变。本病发病机制中各种胰岛素拮抗激素相对或绝对增多起重要作用。

1.脂肪分解增加、血酮增高与代谢性酸中毒的出现

DAK 患者脂肪分解的主要原因:①胰岛素的严重缺乏,不能抑制脂肪分解。②糖利用障碍,机体代偿性脂肪动员增加。③生长激素、胰高血糖素和糖皮质激素的作用增强,促进脂肪的分解。此时因脂肪动员和分解加速,大量脂肪酸在肝经 B 氧化生成乙酰辅酶 A。正常状态下的乙酰辅酶 A 主要与草酰乙酸结合后进入三羧酸循环。DAK 时,由于草酰乙酸的不足,使大量堆积的乙酰辅酶 A 不能进入三羧酸循环,加上脂肪合成受抑制,使之缩合为乙酰乙酸,再转化为β-羟丁酸、丙酮,三者总称为酮体。与此同时,胰岛素的拮抗激素作用增强,也成为加速脂肪分解和酮体生成的另一个主要方面。在糖、脂肪代谢紊乱的同时,蛋白质的分解过程加强,出现负氮平衡,血中生酮氨基酸增加,生糖氨基酸减少,这在促进酮血症的发展中也起了重要作用。当肝内产生的酮体量超过了周围组织的氧化能力时,便引起高酮血症。

病情进一步恶化将产生如下症状:①组织分解加速。②毛细血管扩张和通透性增加,影响循环的正常灌注。③抑制组织的氧利用。④先出现代偿性通气增强,继而 pH 下降,当 pH<7.2 时,刺激呼吸中枢引起深快呼吸(库斯莫尔呼吸),pH<7.0 时,可导致呼吸中枢麻痹,呼吸减慢。

2.胰岛素严重缺乏、拮抗激素增高及严重脱水

当胰岛素严重缺乏和拮抗激素增高情况下,糖利用障碍,糖原分解和异生作用加强,血糖明显增高,可超过 19.25 mmol/L,继而引起细胞外高渗状态,使细胞内水分外移,引起稀释性低钠。一般来说,血糖每升高 5.6 mmol/L,血浆渗量增加 5.5 mmol/L,血钠下降 2.7 mOsm/L。此时,增高的血糖由肾小球滤过时,可比正常的滤过率[5.8~11.0 mmol/(L·min)]高出 5~10 倍,大大超过了近端肾小管吸收糖[16.7~27.8 mmol/(L·min)]的能力,多余的糖由肾排出,带走大量水分和电解质,这种渗透性利尿作用必然使有效血容量下降,机体处于脱水状态。此外,由此而引起的机体蛋白质、脂肪过度分解产物(如尿素氮、酮体、硫酸、磷酸)从肺、肾排出,同时厌食、呕吐等症状,都可加重脱水的进程。在脱水状态下的机体,胰岛素利用下降与反调节激素效应增强的趋势又必将进一步发展。这种恶性循环若不能有效控制,必然引起内环境的严重紊乱。

3.电解质失衡

因渗透性利尿作用,从肾排出大量水分的同时也丢失 K^+、Na^+ 和 Cl^- 等离子。血钠在初期可由细胞内液外移和排出增多而引起稀释性低钠,但若失水超过失钠程度,血钠也可增高。血钾降低多不明显,有时 DKA 时组织分解增加使大量细胞内 K^+ 外移而使测定的血钾不低,但总体上仍以低钾多见。

(三)临床表现

绝大多数 DKA 见于 1 型糖尿病患者,有使用胰岛素治疗史,且有明显诱因,小儿则多以 DKA 为首先症状出现。一般起病急骤,但也有逐渐起病者。早期患者常感软弱、乏力、肌肉酸痛,是 DKA 的前驱表现,同时糖尿病本身症状也加重,常因大量尿糖及酮尿使尿量明显增加,体内水分丢失,多饮、多尿更为突出,此时食欲缺乏、恶心、呕吐、腹痛等消化道症状及胸痛也很常见。老年有冠心病者可并发心绞痛,甚而心肌梗死及心律失常或心力衰竭等。由于 DKA 时心肌收缩力降低,每搏量减少,加以周围血管扩张,血压常下降,导致周围循环衰竭。

1.严重脱水

皮肤黏膜干燥、弹性差,舌干而红,口唇樱桃红色,眼球下陷,心率上升,心音减弱,血压下降;并可出现休克及中枢神经系统功能障碍,如头痛、神志淡漠、恍惚,甚至昏迷。少数患者尚可在脱水时出现上腹部剧痛、腹肌紧张并压痛,酷似急性胰腺炎或外科急腹症,胰淀粉酶亦可升高,但非

胰腺炎所致,系与严重脱水和糖代谢紊乱有关,一般在治疗 2～3 天后可降至正常。

2.酸中毒

临床可见深而快的库斯莫尔呼吸,呼出气体呈酮味(烂苹果味),但患者常无呼吸困难感觉,少数患者可并发呼吸窘迫综合征。酸中毒可导致心肌收缩力下降,诱发心力衰竭。当 pH<7.2 时,中枢神经系统受抑制则出现倦怠、嗜睡、头痛、全身痛、意识模糊和昏迷。

3.电解质失衡

早期低血钾常因病情发展而进一步加重,可出现胃肠胀气、腱反射消失和四肢麻痹,甚至有麻痹性肠梗阻的表现。当同时合并肾功能损害,或因酸中毒致使细胞内大量钾进入细胞外液时,血钾也可增高。

4.其他

肾衰竭时少尿或无尿,尿检出现蛋白、管型;部分患者可有发热,病情严重者体温下降,甚至降为 35 ℃以下,这可能与酸血症时血管扩张和循环衰竭有关;尚有少数患者可因 6-磷酸葡萄糖脱氢酶缺乏而产生溶血性贫血或黄疸。

(四)实验室检查

1.尿糖、尿酮检查

尿糖、尿酮强阳性,但当有严重肾功能损害时由肾小球滤过率减少而导致肾糖阈增高时,尿糖和尿酮亦可减少或消失。

2.血糖、血酮检查

血糖明显增高为 16.7～33.3 mmol/L,有时可在 55.5 mmol/L 以上;血酮体增高,正常小于 0.6 mmol/L,大于 1.0 mmol/L 为高血酮,大于 3.0 mmol/L 提示酸中毒。

3.血气分析

代偿期 pH 可在正常范围,HCO_3^- 降低;失代偿期 pH<7.35,HCO_3^- 进一步下降,碱剩余(BE)负值增大。

4.电解质测定

血钾正常或偏低,尿量减少后可偏高,血钠、血氯多偏低,血磷低。

5.其他

肾衰竭时,尿素氮、肌酐增高,尿常规可见蛋白、管型,白细胞计数多增加。

(五)诊断及鉴别诊断

DKA 的诊断基于如下条件:①尿糖强阳性。②尿酮体阳性,但在肾功能严重损伤或尿中以 β-羟丁酸为主时尿酮可减少甚至消失。③血糖升高,多为 16.7～33.3 mmol/L,若>33.3 mmol/L,要注意有无高血糖高渗状态。④血 pH<7.35,HCO_3^-<10 mmol/L。在早期代偿阶段血 pH 可正常,但 BE 负值增大。关键在于对临床病因不明的脱水、酸中毒、休克、意识改变进而昏迷的患者应考虑到 DKA 的可能。若尿糖、尿酮体阳性,血糖明显增高,无论有无糖尿病史,都可结合临床特征而确立诊断。

DKA 可有昏迷,但在确立是否为 DKA 所致时,除需与高血糖高渗状态、低血糖昏迷和乳酸性酸中毒进行鉴别外,还应注意脑血管意外的出现,应详查神经系统体征,特别要急查头颅 CT,以资鉴别,必须注意二者同时存在的可能性。

(六)急诊处理

治疗原则为尽快纠正代谢紊乱,去除诱因,防止各种并发症。补液和胰岛素治疗是纠正代谢紊乱的关键。

1.补液

输入液体的量及速度应根据患者脱水程度、年龄及心脏功能状态而定。一般每天总需量按患者原体重的 10％估算。首剂生理盐水 1 000～2 000 mL,1～2 小时静脉滴注完毕,以后每 6～8 小时输注 1 000 mL 左右。补液后尿量应在每小时 100 mL 以上,如仍尿少,表示补液不足或心、肾功能不佳,应加强监护,酌情调整。昏迷者在苏醒后,要鼓励口服液体,逐渐减少输液,较为安全。

2.胰岛素治疗

常规以小剂量胰岛素为宜,这种用法简单易行,不必等血糖结果;无迟发低血糖和低血钾反应,经济、有效。实施时可分两个阶段进行。

(1)第 1 阶段:患者诊断确定后(或血糖值＞16.7 mmol/L),开始先静脉滴注生理盐水,并在其中加入短效胰岛素,每小时给予每千克体重 0.1 U 胰岛素,使血清胰岛素浓度恒定在 100～200 μU/mL,每 1～2 小时复查血糖,如血糖值下降＜30％,可将胰岛素加量;对有休克和(或)严重酸中毒和(或)昏迷的重症患者,应酌情静脉注射首次负荷剂量 10～20 U 胰岛素;如下降大于30％,则按原剂量继续静脉滴注,直至血糖值下降小于等于 13.9 mmol/L 后,转第 2 阶段治疗;当血糖值小于等于 8.33 mmol/L 时,应减量使用胰岛素。

(2)第 2 阶段:当患者血糖值下降至小于等于 13.9 mmol/L 时,将生理盐水改为 5％葡萄糖(或糖盐水),胰岛素的用量则按葡萄糖与胰岛素之比为(3～4)∶1(每 3～4 g 糖给胰岛素 1 U)继续滴注,使血糖值维持在 11.1 mmol/L 左右,酮体阴性时,可过渡到平日治疗剂量,但在停止静脉滴注胰岛素前 1 小时酌情皮下注射胰岛素 1 次,以防血糖的回升。

3.补钾

DKA 者从尿中丢失钾,加上呕吐与摄入减少,必须补充。但测定的血钾可因细胞内钾转移至细胞外而在正常范围内,因此除非患者有肾功能障碍或无尿,一般在开始治疗即进行补钾。补钾应根据血钾和尿量:治疗前血钾低于正常,立即开始补钾,头 2～4 小时通过静脉输液每小时补钾为 13～20 mmol/L(相当于氯化钾 1.0～1.5 g);血钾正常、尿量＞40 mL/h,也立即开始补钾;血钾正常、尿量＜30 mL/h,暂缓补钾,待尿量增加后再开始补钾;血钾高于正常,暂缓补钾。使用时应随时进行血钾测定和心电图监护。如能口服,用肠溶性氯化钾 1～2 g,3 次/天。用碳酸氢钠时,鉴于它有促使钾离子进入细胞内的作用,故在滴入 5％碳酸氢钠 150～200 mL 时,应加氯化钾 1 g。

4.纠正酸中毒

患者酸中毒系因酮体过多所致,而非 HCO_3^- 缺乏,一般情况下不必用碳酸氢钠治疗,大多可在输注胰岛素及补液后得到纠正。反之,易引起低血钾、脑水肿、反常性脑脊液 pH 下降和因抑制氧合血红蛋白解离而导致组织缺氧。只有 pH＜7.1 或 CO_2 结合力＜4.5 mmol/L、HCO_3^-＜5 mmol/L 时,给予碳酸氢钠 50 mmol/L。

5.消除诱因,积极治疗并发症

并发症是关系到患者预后的重要方面,也是酮症酸中毒病情加重的诱因,如心力衰竭、心律失常、严重感染等,都须积极治疗。此外,对患者应用鼻导管供氧,严密监测神志、血糖、尿糖、尿量、血压、心电图、血气、血浆渗量、尿素氮、电解质及出入量等,以便及时发现病情变化,及时予以处理。

（七）急救护理

1.急救护理要点

（1）补液：抢救DKA首要的、极其关键的措施。补液可以迅速纠正失水以改善循环血容量与肾功能。通常使用0.9％氯化钠注射液。一般补液应遵循以下原则。①若血压正常或偏低，血钠＜150 mmoL/L，静脉输入0.9％氯化钠注射液。发生休克者，还应间断输入血浆或全血。②若血压正常，血钠高于或等于150 mmol/L，或伴有高渗状态，可开始就用低渗液体。③血糖降为13.9 mmol/L以下，改用5％葡萄糖注射液。补充的量及速度须视失水程度而定。一般按患者体重（kg）的10％估计输液。补液按先快后慢的原则进行。头4个小时补充总量的1/4～1/3，头8～12小时补充总量的2/3，其余的量在24～48小时内补足。补液途径以静脉为主，辅以胃肠内补液。

（2）应用胰岛素：静脉滴注或静脉推注小剂量胰岛素治疗，此法简单易行，安全有效，较少发生低血钾、脑水肿及后期低血糖等严重不良反应。每小时胰岛素用量0.1 U/kg（可用50 U胰岛素加入500 mL 0.9％氯化钠注射液中以1 mL/min的速度持续静脉滴注）。

（3）保持呼吸道通畅，吸氧，提供保护性措施。

2.一般护理要点

（1）严密观察生命体征和神志变化，低血钾患者应做心电图监测，为病情判断和观察治疗反应提供客观依据。

（2）及时采血、留尿，送检尿糖、尿酮、血糖、血酮、电解质及血气等。

（3）准确记录24小时出入量。

（4）补液时密切监测肺水肿发生情况。

（5）遵医嘱用药，纠正电解质及酸碱失衡：轻症患者经补液及胰岛素治疗后，酸中毒可逐渐得到纠正，不必补碱。重症酸中毒，二氧化碳结合力＜8.92 mmol/L，pH＜7.1，应根据血pH和二氧化碳结合力变化，给予适量碳酸氢钠溶液静脉输入。酸中毒时细胞内缺钾，治疗前血钾水平不能真实反映体内缺钾程度，治疗后4～6小时血钾常明显下降，故在静脉输入胰岛素及补液同时应补钾，最好在心电监护下，结合尿量和血钾水平，调整补钾量和速度。在使用胰岛素4小时后，只要有尿排出（＞30 mL/h），则应当补钾。

（6）对症护理：针对休克、严重感染、心力衰竭、心律失常、肾衰竭、脑水肿等进行处理，加强护理，注意口腔、皮肤的护理，预防压疮和继发性感染。昏迷患者应加强生活护理。

二、糖尿病高渗性非酮症昏迷

非酮症性高血糖高渗性糖尿病昏迷（NKHDC）是糖尿病的严重急性合并症。特点是血糖极高，没有明显的酮症酸中毒，因高血糖引起血浆高渗性脱水和进行性意识障碍的临床综合征。

（一）病因及发病机制

诱发因素常见的有大量口服或静脉输注糖液，使用糖皮质激素、利尿剂（如呋塞米、噻嗪类、山梨醇）、免疫抑制剂、氯丙嗪、苯妥英钠、普萘洛尔等药物，急性感染，手术，以及脑血管意外、急性心肌梗死、心力衰竭等应激状态，腹膜透析和血液透析，等等。详细的发病机制还有待于进一步阐明。可能由于本病患者体内仍有一定数量的胰岛素，虽然各种不同原因使其生物效应不足，但其数量足以抑制脂肪细胞脂肪分解，而不能抑制肝糖原分解和糖原异生，肝脏产生葡萄糖增加释入血流，同时葡萄糖因胰岛素不足不能透过细胞膜而为脂肪、肌肉摄取与利用，导致血糖上升。

脂肪分解受抑制,游离脂肪酸增加不多,使肝脏没有足够的底物形成较多的酮体。加以本病患者抗胰岛素激素(如生长激素、糖皮质激素等)水平虽然升高,但其出现时间较酮症酸中毒患者为迟,且其上升程度不足以引起生酮作用。血糖升高,大量尿糖从肾排出,引起高渗性利尿,从而导致脱水和血容量减少。

（二）临床表现

1.前驱期表现

NKHDC起病多隐蔽,在出现神经系统症状和进入昏迷前常有一段过程,即前驱期,表现为糖尿病症状如口渴、多尿和倦怠、无力等症状的加重,反应迟钝,表情淡漠,引起这些症状的基本原因是渗透性利尿失水。这一期可由几天到数周,发展比糖尿病酮症酸中毒慢,如能对NKHDC提高警惕,在前驱期及时发现并诊断,则对患者的治疗和预后大有好处,但可惜往往由于前驱期症状不明显,一则易被患者本人和医师所忽视,再者常易被其他合并症症状所掩盖和混淆,而使诊断困难和延误。

2.典型期的临床表现

如前驱期得不到及时治疗,则病情继续发展,由于严重的失水引起血浆高渗和血容量减少,患者主要表现为严重的脱水和神经系统两组症状和体征,我们观察的全部患者都有明显的脱水表现,外观患者的唇舌干裂、眼窝塌陷、皮肤失去弹性,由于血容量不足,大部分患者有血压降低、心跳加速,少数患者呈休克状态,有的由于严重脱水而无尿,神经系统则表现为不同程度的意识障碍,从意识模糊、嗜睡直至昏迷,可以有一过性偏瘫。病理反射和癫痫样发作,出现神经系统症状常是促使患者前来就诊的原因,因此常误诊为一般的脑血管意外而导致误诊、误治,后果严重。和酮症酸中毒不一样,NKHDC没有典型的酸中毒呼吸,如患者出现中枢性过度换气现象时,则应考虑是否合并有败血症和脑血管意外。

（三）实验室及其他检查

(1)血常规。由于脱水血液浓缩,血红蛋白增高,白细胞计数多高于10×10^9/L。

(2)血糖极高,大于33.3 mmol/L(多数大于44.4 mmol/L)。

(3)血电解质改变不明显。

(4)尿糖强阳性,尿酮体阴性或弱阳性。

(5)血浆渗透压增高血浆渗透压可按下面公式计算。

$$血浆渗透压(mOsm/L)=2(Na^++K^+)+\frac{血糖(mg/dL)}{18}+\frac{BUN(mg/dL)}{2.8}$$

正常范围为280～300 mOsm/L,NKHDC多大于340 mOsm/L。

其他血肌酐和尿素氮多增高,原因可在肾脏本身,但大部分患者是由肾前因素所致,因而血肌酐和尿素氮一般随急性期补液治疗后而下降,如仍不下降或特别高者预后不良。

（四）诊断

NKHDC的病死率极高,能否及时诊断直接关系到患者的治疗和预后。从上述NKHDC的临床表现看,对本症的诊断并不困难,关键是所有的临床医师要提高对本症的警惕和认识,特别是对中老年患者有以下临床症状者,无论有无糖尿病历史,均提示有NKHDC的可能,应立即做实验室检查:①进行性意识障碍和明显脱水表现者。②中枢神经系统症状和体征,如癫痫样抽搐和病理反射征阳性者。③合并感染、心肌梗死、手术等应激情况下出现多尿者。④大量摄糖,静脉输糖或应用激素、苯妥英钠、普萘洛尔等可致血糖增高的药物时出现多尿和意识改变者。

⑤水入量不足、失水和用利尿剂、脱水治疗与透析治疗等。

实验室检查和诊断指标：对上述可疑 NKHDC 者,应立即取血查血糖、血电解质(钠、钾、氯)、尿素氮和肌酐、CO_2CP,有条件做血酮和血气分析,查尿糖和酮体,做心电图。NKHDC 实验室诊断指标:①血糖值＞33.3 mmol/L;②有效血浆渗透压＞320 mOsm/L,有效血浆渗透压指不计算血尿素氮提供的渗透压;③尿糖强阳性,尿酮体阴性或弱阳性。

(五)鉴别诊断

首先,需与非糖尿病脑血管意外患者相鉴别,这种患者血糖多不高,或有轻度应激性血糖增高,但不可能大于 33.3 mmol/L。其次,需与其他原因的糖尿病性昏迷相鉴别。

(六)危重指标

所有的 NKHDC 患者均为危重患者,但有下列表现者大多预后不良。①昏迷持续 48 小时尚未恢复者;②高血浆渗透压于 48 小时内未能纠正者;③昏迷伴癫痫样抽搐和病理反射征阳性者;④血肌酐和尿素氮增高而持续不降低者;⑤患者合并有革兰氏阴性细菌性感染者。

(七)治疗

尽快补液以恢复血容量,纠正脱水及高渗状态,降低血糖,纠正代谢紊乱,积极查询并清除诱因,治疗各种并发症,降低病死率。

1.补液

迅速补液,扩充血容量,纠正血浆高渗状态,是本症治疗中的关键。

(1)补液的种类和浓度:具体用法可按以下三种情况。①有低血容量休克者,应先静脉滴注等渗盐水,以较快地提高血容量,升高血压,但因其含钠高,有时可造成血钠及血浆渗透压进一步升高而加重昏迷,故应在血容量恢复,血压回升至正常且稳定而血浆渗透压仍高时,改用低张液(4.5 g/L NaCl 或 6 g/L NaCl)。②血压正常,血钠＞150 mmol/L,应首先静脉滴注 4.5～6 g/L 氯化钠溶液,使血浆渗透压迅速下降。因其含钠量低,输入后可有 1/3 进入细胞内,大量使用易发生溶血或导致继发性脑水肿及低血容量休克危险,故当血浆渗透压降为 330 mmol/L 以下,血钠在 140～150 mmol/L 时,应改输等渗氯化钠溶液。若血糖值降为 13.8～16.5 mmol/时,改用 50 g/L有萄糖液或葡萄糖盐水。③休克患者或收缩压持续大于 10.7 kPa(80 mmHg)者,除补等渗液外,应间断输血浆或全血。

(2)补液量估计:补液总量可按体重的 10％估算。

(3)补液速度:一般按先快后慢的原则,前 4 小时补总量的 1/3,1.5～2.0 L,前 8、12 小时补总量的 1/2 加尿量,其余在 24～48 小时内补足。但在估计输液量及速度时,应根据病情随时调整仔细观察并记录尿量、血压和脉,应注意监测中心静脉压和心电图等。

(4)鼻饲管内补给部分液体:可减少静脉补液量,减轻心肺负荷,对部分无胃肠道症状患者可试用,但不能以此代替输液,以防失去抢救良机。

2.胰岛素治疗

本症患者一般对胰岛素较敏感,有的患者尚能分泌一定量的胰岛素,故患者对胰岛素的需要量比酮症酸中毒者少。目前多采用小剂量静脉滴注,一般 5～6 U/h 与补液同时进行,大多数患者在 4～8 小时后血糖值降为 14 mmol/L 左右时,改用 50 g/L 葡萄糖液或葡萄糖盐水静脉注射,病情稳定后改为皮下注射胰岛素。应 1～2 小时监测血糖一次,对胰岛素却有抵抗者,在治疗 2～4 小时内血糖下降不到 30％者应加大剂量。

3.补钾

尿量充分,宜早期补钾。用量根据尿量、血钾值、心电监护灵活掌握。

4.无须补充碱剂

NKHDC 患者一般无须补充碱剂。

5.治疗各种诱因与合并症

(1)控制感染:感染是本症最常见的诱因,也是引起患者后期死亡的主要因素,必须积极控制各种感染合并症。强调诊断一经确立,即应选用强有力抗生素。

(2)维持重要脏器功能:合并心脏疾患者,如心力衰竭,应控制输液量及速度,避免引起低血钾和高血钾;保持血渗透压,血糖下降速度,以免引起脑水肿;加强支持疗法等。

(八)急救护理

1.急救护理要点

(1)补液:与 DKA 相近,但因患者失水更严重,应更积极补液。迅速补液以恢复血容量,纠正高渗和脱水。早期静脉输入 0.9%氯化钠注射液,以便较快扩张微循环而补充血容量,迅速纠正血压。但需注意迅速大量输液不当时,可发生肺水肿等并发症。补充大量低渗溶液,有发生溶血、脑水肿及低血容量休克的危险。故应随时观察患者,如发现患者咳嗽、呼吸困难、烦躁不安、脉搏加快,特别是在昏迷好转过程中出现上述表现,提示可能输液过量,应立即减慢输液速度并及时处理。尿色变粉红提示发生溶血,应停止输入低渗溶液并对症处理。

(2)应用胰岛素:需要量相对酮症酸中毒昏迷为少,一般用普通胰岛素,剂量为 3~5 U/h。血糖值降至 13.9 mmol/L 时停止注射胰岛素,防止因血糖下降太快、太低而发生脑水肿,也可一开始采用上述小剂量胰岛素治疗的方法,每 2~4 小时测定血糖。

2.一般护理要点

(1)严密观察病情:与糖尿病酮症酸中毒的观察大致相似,应随时观察患者的呼吸、脉搏、血压、神志变化,观察尿液颜色和量。

(2)遵医嘱用药,纠正电解质紊乱:主要是补充钾盐,若有低血钙、低血镁或低血磷时,可酌情给予葡萄糖酸钙、硫酸镁或磷酸钾缓冲液。

(3)积极治疗诱因及伴随症:患者死亡与潜在疾病和诱发因素密切相关,故应及时协助完善各项检查,仔细辨别原发疾病,包括控制感染,纠正休克,防止心力衰竭、肾衰竭、脑水肿的发生等。

3.健康教育

待病情稳定给予以下指导。

(1)增加对疾病的认识:指导患者和其亲属增加对疾病的认识,让患者和其亲属了解糖尿病的病因、临床表现,提高患者对治疗的依从性,使之积极配合治疗。

(2)了解糖尿病的控制目标,指导患者进行血糖的自我监测,掌握血糖仪的使用方法。了解糖尿病的控制目标。

(3)用药及饮食指导:向患者讲解降糖药物的种类及作用、给药方法和时间,对使用胰岛素的患者,应教会患者或其亲属掌握正确的注射方法。强调饮食治疗的重要性,指导患者通过营养师制订切实可行的饮食计划。

(4)指导患者定期复查,以了解病情控制情况。每 3~6 个月门诊定期复查,每年全身检查一次,以便及早防治慢性并发症。

(5)指导患者外出时携带识别卡,以便发生紧急情况时及时处理。　　　　　　(张　华)

第十四章

老年病护理

第一节　老年性耳聋

一、疾病概念

老年性耳聋是指因听觉系统老化引起的耳聋,或者指老年人中出现的而非由其他原因引起的耳聋。其病理改变主要在耳蜗及耳蜗后。典型临床表现为逐渐加重的双侧感音神经性耳聋,以高频损害为主,逐渐累及中低频,多伴高调耳鸣及言语识别力下降。

二、临床表现与并发症

（一）双侧听力进行性下降

可以先为一侧,而后发展为两侧。以高频听力下降为主,对高频声响不敏感,病情逐渐发展后期,对中低频的声响亦感到困难。需排除爆震史、耳硬化症、突发性耳聋、中毒性聋等其他原因造成的听力损失。

（二）言语识别能力下降

患者能听到声音但分辨不清言语,中、重度老年性耳聋言语识别率与纯音听力改变不同步的下降。

（三）声音定向能力下降

患者分辨不出声音来源的方向,这与老年人感觉器官敏感性降低、反应迟钝有关,双耳听力严重不对称者声音定向能力更差。

（四）重振现象

重振现象,即随着声音强度逐渐增加,老年性耳聋患者感到响度增加患耳快于正常耳,从而对增强的声响程度难以忍受,表现为小声说话听不到,但大声说话又觉得太吵闹。

（五）耳鸣

患者可以伴有不同程度的耳鸣,多为持续性的高调耳鸣。开始为间歇性,仅于夜深人静时出现,以后逐渐加重,可持续终日。对于不少老年性耳聋患者来说,耳鸣严重困扰患者的生活,超过听力下降的影响。

（六）眩晕

伴随老年性耳聋的出现，眩晕是常见的并发症。50％的老年性耳聋患者有头晕、眼花的症状，其中有 1/3 表现为真正的眩晕，即随着头和身体的位置改变而出现眩晕的症状。

三、治疗原则

（一）预防听觉器官老化

听觉器官老化属于自然规律，主要与机体所受内、外因素的影响，以及它们之间的相互作用有关，内部因素主要是遗传和年龄，外部环境因素包括药物、噪声、烟酒等因素。目前并无逆转听觉衰老过程的方法，临床上对于老年性耳聋也缺乏特异性的治愈手段，因此做到早预防、早诊断很重要。

（二）药物治疗

老年性耳聋的发病机制仍未完全阐明。有细胞和分子水平的研究指出，老年性耳聋可能由内耳毛细胞和螺旋神经细胞的缺失造成，而与活性氧相关的线粒体功能障碍在内耳老化过程中起到重要作用。然而，老年性耳聋的致聋原因很多，发病机制和病理改变复杂，迄今尚无一个简单有效且适用于任何情况的药物或疗法。

（三）听力重建

在医师与麻醉师充分评估的基础上，老年性耳聋患者可选择使用人工耳蜗、振动声桥等进行听力的重建。听力重建辅助装置在国内外有广泛的应用，并且在临床上有较高的满意度评价。只要在手术耐受评估、麻醉、术前准备等充分的情况下，老年人的听力重建植入手术是相当安全的，通常认为 60 岁左右的老年性耳聋患者是较适合的候选人群，因为他们还拥有较好的言语能力，耐受性好，手术并发症发生率较低。术后的听觉言语训练也非常重要，它可以帮助老年人利用现有听力，及各种非语言信息进行有效的交流沟通。遵循医师的康复训练方法和疗程，有利于增强老年人听力重建术后的康复效果。

（四）听力补偿

听力补偿辅助装置就是通常我们所说的助听器。助听器是一种可以将声音进行不同程度的放大，帮助耳聋患者听取声音的装置。当老年性耳聋患者不能通过手术、药物等方法有效改善听力时，可以根据医师的建议选择和使用助听器来改善交流。助听器根据机制不同可分为气导助听器和骨导助听器。气导助听器是目前最为广泛使用的助听器，是对老年性耳聋患者听力康复最有效的手段及改善听觉交流障碍的主要途径。

四、护理干预

（一）健康指导

应帮助老年人早期、正确佩戴助听器。国外的应用经验告诉我们，80％以上的老年性耳聋患者通过使用助听器可以获得比较满意的听力补偿效果，辅以适当的康复训练指导，完全可以达到改善生活质量的目的。具有听力损失的老年人非常普遍，请患者不要有心理负担，佩戴助听器所带来的收益远大于其所产生的困扰。在价格方面，请重视对于助听器的保养、维修和使用，提高它的性价比，以充分利用助听器，提高生活质量。

目前，市面上的助听器大致可分为盒式助听器、耳背式助听器和耳内式助听器三种。医师会评估老年人的听力损失的类型、程度选择助听器的线路和功率，选择合适的类型，从而使所选择助听器的电声特性能使老年人得到较好的听力补偿。在满足这个关键条件后,老年人可以根据自己的经济能力、工作性质、审美观念等方面的需求,选择合适的助听器。

(1)盒式助听器:优点是价格便宜,可配置多种功能调节开关,提供较好的声学效果,覆盖的耳聋类型较广。缺点是体积较大,外观上受影响。

(2)耳背式助听器:优点是大小适中,性能优良,具备多种规格,机壳可制成各种肤色,伏于耳后易于隐蔽。缺点是价格稍贵,需要专业多次调试、多次试戴。

(3)耳内式助听器:优点是可根据个人耳朵的形状去定制,佩戴舒适,易于取戴和隐蔽,且可以正常的方式来接听电话。缺点是价格最贵。

(二)心理干预

一方面,帮助老年人重建家庭沟通途径。老年性耳聋的患者不仅双侧听力下降,导致言语交流困难,而且言语分辨能力下降使老年人感到虽能听见谈话声,但听不明白话语的意思,不能正常交谈。这严重影响了老年人的社会活动和心理活动,成为影响其生活质量的主要因素之一。

另一方面,老年人所获得的社会支持严重不足。一部分空巢老年人,退休后与同事、朋友联系少,多数时候大门紧锁,邻里的关注也减少。同时近年来出现大量随迁老年人,因为离开原籍后医保受限,而听力障碍主要影响生活质量,少有危及生命,所以老年人倾向于选择拖延、等待,而错过最佳治疗时期。此外,对于需要手术的老年人,还涉及需要家属的决策、照料和陪护,更增加了诊疗的顺从性。最终老年性耳聋患者未能及时就诊、未能选择最佳治疗方案甚至放弃干预,以致最后交流、社会、心理方面的障碍明显突出。

五、延续护理

(一)确定延续护理服务的团队和方式

1.复查

听力重建术后两周,患者应前往医院由医师进行复查;1～3个月,由医师和技师为患者开启并调试机器,随后每半个月至一个月随诊。

2.访视

听力补偿的患者可由医师、技师或有资质的护士1～3个月内上门进行访视,指导患者因地制宜地进行助听器的适应性训练,最终能适应自己的生活。

(二)确定延续护理服务的内容

1.听力重建术后康复的相关指导

术后伤口的愈合情况,有无溢液、红肿、疼痛等症状发生,有无耳鸣、头痛、面瘫等并发症的发生。

2.听力补偿的注意事项和相关指导

(1)助听器的适应性训练:助听器是一种听觉补偿的辅助装置,如同戴眼镜、义齿一样,佩戴者对它要有一个适应的过程,助听器的适应性训练非常重要。刚开始使用助听器时,音量调节钮开小,然后渐渐增大;每天戴助听器的时间从短到长,根据适应能力逐渐延长时间;初戴时要选择安静的室内,听取一些含义简单的声音,再听取自己说话的声音,然后是一两个人面对面进行交谈,逐渐过渡到听取电视机、收音机发出的声音,然后再到鸟语花香的自然环境,最后才能到嘈杂的社交场合和公共场合中去听取更为复杂的声音。这个过程的长短因人而异,一般在3个月左右。老年人佩戴助听器失败的最主要原因是急于求成,没有耐心,想一步到位,结果适得其反。

实际上只要过了适应期,绝大多数老年人都能坚持佩戴,并能从中得到莫大助益。

(2)合理的预期:需要强调的是,助听器并不能完全补偿听力损失。老年性耳聋的言语分辨能力下降极为明显,即能听到声音但听不清内容,与神经传导功能的老化有关。即使最理想的助听器,也难以彻底解决言语分辨率差的问题,也不能在不好的听力环境下取得良好的助听效果,故在选配助听器时请抱有一个合理的期望值,才能更好地度过适应期,建立使用的信心,听觉康复才有可能得以实现。

六、居家护理

(一)环境避免噪声

减少进一步听力损伤因素,目的是保护残余听力,延缓听觉系统的老化。长期处于噪声环境易使老年人烦躁不安、失眠,以致血压升高、心排血量减少,影响内耳的供血。极强噪声如爆炸声、放炮声更会直接损伤内耳器官。尽量减少用耳机收听音乐、广播的时间,佩戴助听器时音量应调控适当。

(二)饮食

建议老年人在饮食中增加豆制品、蛋类及蔬菜、水果等,适当补充维生素类(如维生素 E 和维生素 D_3)及微量元素(如锌、钙、磷)等。同时应戒烟限酒,避免高脂肪、高胆固醇的食品。

(三)疾病管理

1.控制慢性病

高血糖、高血压、高血脂会损害微血管和神经,损伤发生在内耳则易引起听力下降、眩晕等症状,因此请老年人注重慢性病的控制,定期监测,将血糖、血压、血脂维持在正常水平。

2.避免耳毒性药物

提醒老年人尽量避免应用氨基糖苷类耳毒性药物,如庆大霉素、链霉素等,以防引起耳中毒而损害听力。

(冯玲梅)

第二节 老年泌尿系统感染

一、基本概念

泌尿系统感染又称尿路感染,是肾、输尿管、膀胱和尿道等泌尿系统各个部位的感染,好发于老年人,在老年人感染性疾病中居第二位,其排名仅次于第一位的呼吸道感染。发生率随年龄而明显增加,尤其以女性及住院患者最为多见。

二、流行病学

尿路感染是老年人常见的细菌感染之一,更年期后妇女由于雌激素减少,易患尿路感染。65~75 岁老年女性患病率为 20%,80 岁以上则增加为 20%~50%;健康的男性,很少发生尿路感染,50 岁以后逐渐增多,从 65~70 岁的 2%~4% 增加到 81 岁以上时的 22%,75 岁以后男女尿路感染的发病率无明显差异。

三、病因

(一)大肠埃希菌感染

临床常见感染性疾病的致病病原微生物包括病毒、细菌、真菌和寄生虫四种,其中细菌为原核细胞微生物,按革兰氏染色分为革兰氏阳性细菌和革兰氏阴性细菌,再按细菌的球状和杆状形态分为革兰氏阳性球菌、革兰氏阳性杆菌、革兰氏阴性球菌和革兰氏阴性杆菌四大类。在细菌性尿路感染中,大肠埃希菌是老年人尿路感染最常见的致病菌,75%～90%的是由大肠埃希菌引起。

(二)饮食习惯

饮水减少及肾小管尿浓缩、稀释功能的改变也是造成泌尿系统感染的原因之一。

(三)雌激素水平下降

老年女性相对男性发病率更高,原因是女性绝经后卵巢功能下降,雌激素水平低下,泌尿生殖道萎缩,盆底松弛,尿道短缩,黏膜变薄,括约肌松弛常有尿失禁,排尿困难,致尿路感染反复发作;还有一些尿路感染是阴道黏膜乳酸杆菌缺失,使阴道 pH 升高、肠道细菌寄居,增加了老年女性尿路感染的发生率。

(四)免疫能力下降

相对于年轻人,老年人更易发生泌尿系统感染。这是因为老年人全身及局部的免疫反应能力下降,全身疾病如糖尿病、高血压、慢性肾疾病、慢性腹泻、长期使用肾上腺皮质激素等使机体抵抗力下降,尿路感染的发生率明显增高。

(五)尿路梗阻

各种原因引起的尿路梗阻,如肾结石、输尿管结石、尿道狭窄、泌尿系统肿瘤、前列腺增生等,均可引起尿液潴留,细菌容易繁殖而产生感染。

四、临床表现及并发症

(一)急性肾盂肾炎

(1)全身感染症状:多起病急,常伴有寒战、高热,体温可在 39～40 ℃,全身不适、疲乏无力、食欲减退、恶心、呕吐,甚至腹胀、腹痛或腹泻。

(2)肾脏和尿路的局部表现:存在尿频、尿急、尿痛等尿路刺激症状。大多伴腰痛或肾区不适,肾区有压痛或叩击痛,腹部上、中输尿管点和耻骨上膀胱区有压痛。

(3)尿液的变化:尿液浑浊,可见脓尿或血尿。

(二)慢性肾盂肾炎

慢性肾盂肾炎是细菌感染肾脏引起的慢性炎症,病变主要侵犯肾间质和肾盂、肾盏组织。炎症的持续进行或反复发生导致肾间质、肾盂、肾盏的损害,形成瘢痕,以致肾发生萎缩和出现功能障碍。平时患者可能仅有腰酸和(或)低热,可没有明显的尿路感染的尿痛、尿频和尿急症状,其主要表现是夜尿增多及尿中有少量白细胞和蛋白等。患者有长期或反复发作的尿路感染病史,在晚期可出现尿毒症。

(三)膀胱炎

膀胱炎患者的症状通常局限在泌尿系统。

(1)疼痛:排尿时有烧灼感、疼痛、尿频、尿急和会阴部及耻骨上疼痛感。

(2)血尿:尤其是排尿终末段。

(3)其他症状:尿液浑浊、全身不适、寒战、发热(不超过 38.5 ℃)、恶心、呕吐及腰痛等现象。

(4)无症状细菌尿:又称隐匿型尿路感染,即患者有真性细菌尿但无尿路感染症状,其发生随年龄增长而增加,超过 60 岁的妇女发生率可为 10%～12%。此外,孕妇中约 7% 有无症状细菌尿,部分会发生急性肾盂肾炎。

(四)并发症

(1)肾乳头坏死:常发生于严重的肾盂肾炎伴有糖尿病或尿路梗阻时,可出现败血症、急性肾衰竭等,表现为高热、剧烈腰痛、血尿,可有坏死组织脱落从尿中排出,发生肾绞痛。

(2)肾周围脓肿:常由严重的肾盂肾炎直接扩散而来,患者多有尿路梗阻等易感因素。患者原有临床表现加重,出现明显的单侧腰痛,向健侧弯腰时疼痛加剧。宜使用强抗感染治疗,必要时切开脓肿引流。

(3)败血症:老年人极易并发菌血症、败血症及感染中毒性休克,是老年人败血症的主要原因。

五、治疗原则

(一)一般治疗
一般治疗包括对症治疗、多饮水及生活方式的调整等。

(二)观察病情
一些特殊情况下的无症状菌尿患者不需要常规抗菌药物治疗,需要密切观察病情。

(三)抗菌药物治疗
抗菌药物治疗是尿路感染的主要治疗方法,推荐根据细菌培养结果合理用药。

六、护理干预

(一)缓解患者焦虑
1.评估
对患者的焦虑程度及躯体情况做全面、细致的评估。

2.心理护理
(1)护理人员在与患者接触和进行语言与非语言情感交流中,取得患者的信任,鼓励患者表达内心感受;向患者解释病因及预后,减轻患者的紧张、焦虑等不良心理反应。

(2)告知患者情绪与症状之间的关系,教会患者自我放松的方法,以减轻焦虑对生理的影响。

(3)对于慢性患者焦虑严重者,可适当应用抗焦虑药物或进行心理咨询,采取倾诉或暗示疗法减轻患者的焦虑。鼓励患者家属和朋友给予患者关心和支持。还可通过听音乐、看小说、看电视、聊天等减轻焦虑症状。

(4)增强患者信心:鼓励同病室患者相互了解,找到共同话题,介绍成功案例,增加患者信心。

3.保证休息
保持环境清洁、安静、光线柔和,维持病室适合的温度和湿度,各项治疗、护理操作宜集中进行,尽量少干扰患者休息。

（二）降温

1.物理降温

高热患者可采取冰敷额头、腋下、腹股沟、腘窝等物理降温措施，并注意观察和记录物理降温的效果。

2.应用药物

遵医嘱输注抗菌药物前，应询问患者过敏史，给予患者进行药敏试验，按时输注抗菌药物，观察患者在输注抗菌药物前后的情况，药物效果及是否存在不良反应，若发生不良反应，应立即处理并通知医师。对口服抗生素的患者，应亲视服药，向患者解释用药目的及重要性，关注患者服用药物后有无其他不适。

（三）缓解疼痛

1.评估

使用VAS疼痛评估量表对患者进行疼痛评分。

2.应用药物

对高热、头痛及腰痛患者，可遵医嘱应用退热、解痉镇痛剂。

（四）排除感染因素

1.皮肤、会阴护理

护士应随时巡视病房，患者出汗后要及时更换衣物，保证床单位干净整洁。内衣裤应选择吸汗且透气性好的棉制材料，每天清洁，预防泌尿系统感染。注意保持会阴部的清洁，告知患者有分泌物时，应随时用清水清洁会阴，女患者月经期应增加外阴清洁次数，防止感染。患者排便后应清洗肛门，防止肠道细菌对尿路的感染机会。留置尿管患者，每天行会阴擦洗。洗澡尽量选用淋浴的方式。

2.积极治疗和消除各种诱因

男性尿路感染往往是尿路梗阻所致，最常见的原因是前列腺炎、前列腺增生，应积极治疗。

七、老年特异性护理

（一）心理

老年人尤其是老年女性，情绪不稳定，心理较脆弱，易因病程时间长、病情反复导致焦虑发生，甚至抑郁，护士应多关心患者，语气温和，不要给患者带来距离感，满足患者的合理要求，患者家属对于老年人护理不要产生厌烦的心理，要多关心患者的生活。沟通时要有耐心，取得老年患者的配合。

（二）皮肤清洁

给予老年患者必要的皮肤清洁，在患者便前、便后要给予清洁会阴及肛门，以减少感染概率。同时关注患者皮肤状态，防止破溃感染。

（三）环境

保证环境干净整洁。

（四）增强免疫力

适当活动，合理增减衣物，保证饮食营养丰富、易消化，增强体质，避免呼吸道感染，防止血行转移至泌尿系统。

八、居家护理

协助患者在住院期间养成良好的卫生习惯,注意个人清洁卫生,尤其注意保持会阴部及肛周皮肤的清洁,便后应用清水清洁会阴,每天应更换内裤,如有潮湿或分泌物应随时更换。若患者行动不便,应由家属协助完成。

（一）环境

家庭环境干净整洁,每天开窗通风,定期进行扫除,每天倾倒垃圾。

（二）注意休息

适当休息,不要过度劳累,适当运动增强体质,避免剧烈活动。

（三）饮食及生活习惯

适宜清淡饮食,不宜食用辛辣刺激等食物,拒绝浓茶、烈酒、咖啡等;多饮水,每天饮水量需达到2 000 mL,以冲洗下尿路,防止细菌停留,不憋尿,养成定时排尿的好习惯。

（四）及时治疗

局部炎症如女性尿道旁腺炎、阴道炎、男性前列腺炎等。如炎症反复发作与性生活有关,要避免不洁性交,注意性生活后即排尿和清洁外阴,并口服抗菌药物或高锰酸钾坐浴,预防尿路感染的发生。

（五）定期复查

定期到门诊复查,感觉不适时应及时就诊。

九、延续护理

（一）相关知识介绍

患者可通过多种渠道(网络、媒体、医院讲座、社区宣教等)了解更多泌尿系统感染相关知识,关注自身症状,及时来院治疗,按时服用抗感染药物,定期复诊。对于认知障碍的老年患者,应给予图册指导或对家属进行培训。

（二）尿管护理

携带尿管回家的患者为防止发生泌尿系统感染,尿袋应放置于耻骨联合下;女性患者每天行会阴擦洗,男患者每天做好尿道口清洁,每周更换尿袋;避免剧烈活动引起尿道口出血。

（三）预防感染

不要用公共浴池、浴盆洗浴,不要坐未经消毒的马桶,尽量使用蹲便或者携带一次性马桶纸;多饮水,洗热水澡,经期清洗会阴,防止女性泌尿系统感染;补充营养素,服用维生素C,增加机体抵抗力。

（四）定期随访

关注患者情绪变化,病情有无反复,督促患者保持良好生活习惯,解答患者疑虑。

（五）关注

对频繁尿路感染再发的患者,应要求详细检查其泌尿系统有无解剖畸形、基础病变(如结石、多囊肾、髓质海绵肾等)及整体免疫系统异常。

（冯玲梅）

第三节　老年骨质疏松症

一、基本概念

骨质疏松症(osteoporosis，OP)是一种以低骨量和骨组织微结构破坏为特征，导致骨脆性增加或骨折的全身性代谢性疾病。OP是一种由多因素所致的慢性疾病，分为原发性和继发性，其中老年人骨质疏松主要是原发性骨质疏松。原发性骨质疏松又分为两种亚型：Ⅰ型由雌激素缺乏导致；Ⅱ型多见于60岁以上的老年人，主要累及的部位是脊柱和髋骨。继发性骨质疏松症多继发于其他疾病，如性腺功能减退、甲状腺功能亢进、1型糖尿病、尿毒症等。

二、流行病学

随着年龄的增长，骨质疏松患病率增加，女性多于男性，60岁以上人群的患病率约为50%，75岁以上人群患病率可达到80%，患病后致残率高达53%，其中原发Ⅰ型骨质疏松女性的发病率是男性的6倍以上，以绝经后发病为主；Ⅱ型多见于60岁以上的老年人，女性的发病率是男性的两倍以上。

三、临床表现与并发症

(一)骨痛和肌无力

早期无症状，多数患者在严重的骨痛或者是骨折之后才确诊骨质疏松。较重者常诉腰背疼痛或全身骨痛。骨痛通常为弥漫性，无固定的部位，劳累或活动后加重，不能负重或负重能力下降。

(二)身高变矮

椎体骨折可引起驼背和身高变矮。腰椎压缩性骨折常导致胸廓畸形，可出现胸闷、气短、呼吸困难等，严重的畸形可引起心排血量下降，心血管功能障碍。

(三)骨折

当骨量丢失严重时会发生骨折。老年骨质疏松患者常常因轻微活动或创伤诱发骨折。骨折部位多见于脊柱、髋部和前臂。其中髋骨骨折最常见，危害也最大。

四、治疗原则

(一)一般治疗

1.适当运动

适当的运动可以增加和保持骨量，老年人的躯体和四肢的协调性和应变力会在运动中得以加强，从而减少意外的发生。

2.合理膳食

老年人的饮食中应适当增加含钙丰富的食物，减少饮酒和咖啡等刺激性饮料，少吸烟。

3.补充钙剂和维生素 D

老年骨质疏松患者应适当补充钙剂,并同时补充维生素 D,以利于钙的吸收。

(二)对症治疗

对于疼痛的老年骨质疏松患者,应给予对症治疗,给予适当的非甾体镇痛药,如阿司匹林或吲哚美辛,随后也可考虑短期应用降钙素制剂。对出现骨骼畸形者,应局部固定或用矫形器矫形。有骨折时给予牵引、固定、复位或者是手术治疗。

(三)药物治疗

1.性激素补充疗法

雌激素是女性绝经后骨质疏松的首选药物。妇女绝经后如无禁忌证可应用激素替代治疗。雄激素则可用于老年男性患者。按患者的具体情况选择性激素的种类、用药剂量和途径。

2.抑制骨吸收药物

二磷酸盐能抑制破骨细胞的生成和骨吸收,增加骨密度,缓解骨痛。服药期间不加钙剂,停药期间则可给予钙剂和维生素 D。

3.其他

降钙素对骨质疏松患者有镇痛作用,能抑制骨吸收,促进钙在骨中的沉着。对继发性 OP 患者,应针对病因治疗。

五、护理干预

老年骨质疏松患者的护理干预,以减轻疼痛和保障安全为主。老年骨质疏松患者同时也会存在一定的心理负担,护理人员要及时发现老年骨质疏松患者的心理问题并采取有效措施,增强老年骨质疏松患者战胜疾病的信心。

(一)疼痛的护理

1.卧床休息

使用硬板床或者是加薄垫的木板床,取仰卧或者是侧卧位,可以缓解腰部和脊柱肌肉的紧张。

2.对症护理

合理使用骨科的辅助用物,必要时使用背架、紧身衣等,以限制脊椎的活动度和给予脊椎支持,从而减轻疼痛。此外,还可以进行物理疗法,对疼痛部位进行热湿敷,或者给予局部按摩,以减少肌肉僵直所引发的疼痛。也可以采取超短波、微波或分米波疗法,以及电频疗法等理疗。

3.用药

药物的使用包括止疼药、肌肉松弛剂和抗炎药物,要正确评估患者疼痛的程度,遵医嘱用药。

(二)安全护理

保证生活环境的安全,在楼梯、卫生间设置扶手;保持地面干燥,生活环境的灯光明暗适宜。家具简单,且不可经常变换位置。指导患者合理变换体位,改变姿势宜缓慢。衣服鞋子大小适宜,且有利于活动。加强巡视、照顾。当患者使用利尿剂、降糖药、镇静剂或扩血管药物时,注意宣教,保障活动的安全。

(三)饮食

饮食中宜增加富含钙质和维生素 D 的食物,补充足够的维生素 A、维生素 C 及含铁的食物,以利于钙质的吸收。适度摄取蛋白质及脂肪。戒烟酒,避免咖啡因摄入过多。

（四）用药护理

1.钙剂

服用钙剂时应增加饮水量,以增加尿量,减少泌尿系统结石形成的危险。因空腹时钙剂的吸收效果最好,故服用钙剂最好与用餐时间分开。钙剂应避免和绿叶蔬菜一起服用,以免形成钙螯合物而减少钙的吸收。

2.激素

激素必须在医师指导下使用,剂量要准确,不可自行停药。激素与钙剂、维生素 D 同时服用时,效果更好。服用雌激素应定期进行妇科检查和乳腺检查,若出现反复阴道出血应及时就诊,在医师指导下减少用药或停药。使用雄激素的患者应定期检测肝功能。

3.二磷酸盐

护士应指导患者空腹服用,同时饮清水 200～300 mL,服药结束保持站位或坐位至少半小时,且不能进食或喝饮料,以减轻药物对食管的刺激。同时,应嘱患者不可咀嚼或吸吮药片,以防止发生口咽部溃疡。此外,服用该药物还易引起发热、呕吐、皮疹、腹泻、头晕、腹痛、肌肉骨骼痛、头痛、过敏样反应,应及时给予对症处理。

4.降钙素

观察不良反应,如食欲减退、恶心、颜面潮红等。

（五）运动干预

老年骨质疏松患者应减少不合理的运动,适量活动,避免不良的姿势及长时间跑、跳、蹲,减少或避免爬楼梯。每周进行 4～5 次负重运动,比如快步走、哑铃操等。每周进行 2～3 次抗阻力运动,比如划船、蹬踏运动等。每次运动时间以 30 分钟左右为宜。同时要接受适量阳光照射,促进体内维生素 D 的生成,每天 16：00 以后到傍晚时分,是晒太阳的最佳时段,每天晒太阳 20～30 分钟,并要根据天气进行合理的调节。

（六）心理干预

老年骨质疏松患者常因疼痛或活动不便而不敢运动或影响日常生活。护士应和老年人倾心交谈,鼓励其表达内心感受,并对其进行疏导,增强面对疾病的信心。

六、延续护理

延续护理是为老年骨质疏松患者提供一种延伸式的健康教育形式,护士的健康教育从医院走到家庭,为老年骨质疏松患者及家庭成员提供康复知识,培养患者养成良好的生活习惯,指导用药和日常护理,从而帮助患者和家属更好地进行护理。

（一）建立老年骨质疏松延续护理管理小组

小组成员包括主治医师、护士、药剂师、营养师、老年骨质疏松患者及家属等,延续护理小组的医师、护士、药师、营养师应对患者进行分组负责,对患者进行培训。医师及护士应向患者讲解骨质疏松相关知识,确保老年骨质疏松患者对疾病有正确的认识,并鼓励患者积极配合治疗与康复。药剂师与医师根据老年骨质疏松患者的具体情况,为其制定用药方案,并与患者进行沟通。确保其能够正确使用药物。营养师应根据老年骨质疏松患者的具体情况,为其制定可行性的饮食方案。

（二）根据老年骨质疏松患者情况,确定延续护理开展的方式

在患者出院前应评估老年骨质疏松患者对疾病知识的了解情况,建立随访资料方案,针对个

体差异,确定延续护理的方法及内容。小组成员在患者出院后定时对患者进行回访。

（三）延续护理的主要内容

1.药物指导

根据患者的治疗方案,向患者详细解释所用药物的相关机制、使用方法、不良反应等,嘱患者及家属观察药物治疗效果及反应。注意对不良反应的观察。骨质疏松的用药比较特殊,护士应重点强调用药的事项,确保老年骨质疏松患者能够掌握用药方法。

2.饮食指导

营养科医师应根据患者的情况,为患者制订详细的饮食计划,饮食中注意进食含钙高的食物。护士应向患者介绍饮食方案,并对患者的遵医情况进行的评估。

3.运动指导

针对患者的情况,制定适宜的运动方案。必要时对患者进行运动示范。

4.心理指导

倾听患者主诉,多与患者进行沟通与宣教。加强与患者及家属的沟通,增强患者战胜疾病的信心。

七、居家护理

老年骨质疏松患者的居家护理至关重要,家庭的环境、饮食等对老年骨质疏松患者的影响是极大的。

（一）改善居家环境

老年人生活的环境需以安全、方便为首要条件。患者及家属应在日常生活中,特别关注安全。老年骨质疏松患者的生活环境需要注意保持地面干燥,及时清理过道上的杂物。老年人的座椅不能软,太低、太软的椅子或沙发均不适合老年人。浴室及厕所应有防滑地垫,应加装稳固的扶手,且老年人应选择合脚的鞋子和合适的衣物,必要时外出使用手杖。

（二）合理饮食

老年骨质疏松患者的饮食应首选含钙量高的食物,如奶制品、豆类、海产品、芝麻酱等。此外,还应摄入足够的维生素 C 和维生素 D,保证每天蛋白质的摄入。少食用含磷高的食物和饮料,如可乐、汽水等。老年人应养成良好的生活方式和习惯,戒烟、限制饮酒、少喝咖啡。

（三）药物指导

老年骨质疏松患者应按照医师指导服药,不可过量服用钙剂,避免高钙血症出现,增加肾结石和心血管疾病的风险。

（四）生活方式调整

老年骨质疏松患者应坚持锻炼及日光浴,从而增强骨骼和肌肉力量。

（五）心理支持

家属及社会支持对患者的疾病治疗起着关键的作用,老年骨质疏松患者作为社会的弱势群体,需要家人及社会的支持,从而帮助老年人妥善处理各种不良情绪,减轻精神压力。

（冯玲梅）

第十五章

血液净化护理

第一节　连续性肾脏替代治疗技术及护理

连续性肾脏替代治疗(CRRT)是指每天持续 24 小时或接近 24 小时进行的一种连续性的体外血液净化疗法,目前已在 ICU 危重患者中广泛使用。

一、分类

(一)连续性动脉-静脉血液滤过(CAVH)

CAVH 利用人体动静脉之间的压力差,以对流的原理清除体内大中小分子物质、水和电解质。CAVH 是连续滤过,故比血液滤过更接近于肾小球滤过生理。CAVH 具有自限超滤、持续性、稳定性和简便性的特点。

(二)连续性静脉-静脉血液滤过(CVVH)

CVVH 清除溶质的原理与 CAVH 相同,不同之处是采用中心静脉留置单针双腔导管建立血管通路。深静脉留置导管安全性高,同时应用两条血管通路,不造成再循环。CVVH 已经逐渐取代 CAVH,成为标准的治疗模式。目前主张应用高通量的 CVVH,血流量可为 $200 \sim 300 \ mL/min$,应用前稀释置换液6~9 L/h,应用后稀释置换液 3~5 L/h。

(三)连续性动脉-静脉及静脉-静脉血液透析(CAVHD 及 CVVHD)

CAVHD 及 CVVHD 溶质转运主要依赖于弥散及少量对流。当透析液流量为 $100 \sim 150 \ mL/min$(此量小于血流量)时,可使透析液中全部小分子溶质呈饱和状态,从而使血浆中的溶质经过弥散机制清除。

CVVHD 的原理与 CAVHD 的原理的区别在于 CVVHD 采用静脉-静脉建立血管通路。

(四)连续性动脉-静脉及静脉-静脉血液透析滤过(CAVHDF 及 CVVHDF)

CAVHDF 与 CVVHDF 也是在 CAVH 的基础上发展起来的,加做透析以弥补 CAVH 对氮质清除不足的缺点。CAVHDF 的溶质转运机制已非单纯对流,而是对流加弥散,不仅增加了小分子物质的清除率,还能有效清除中大分子物质。CAVHDF 时应用高通量滤器,透析液逆向输入。

(五)缓慢连续性超滤(SCUF)

SCUF 主要原理是以对流的方式清除溶质和水分,也是 CRRT 中的一种类型,不同点是它不补充置换液,也不用透析液,对溶质清除不理想,不能保持肌酐在可以接受的水平,有时需要加用透析治疗。

（六）连续性高流量透析（CHFD）

CHFD应用合成膜血滤器进行无置换液血液透析滤过。这个系统包括连续性血液透析和一个透析液容量控制系统,用高通量血滤器10 L碳酸氢盐透析液以100 mL/min的速度再循环。超滤过程由速度不同的两个泵控制,一个泵输送已加温的透析液,另一个泵调节透析液流出量和控制超滤。当透析4小时透析液中尿素和肌酐浓度与血浆中浓度达到平衡后予以更换。接近零超滤时,透析器内同时存在超滤和反超滤现象,不仅存在弥散清除,也有对流清除,对中大分子物质的清除量增多。

（七）高容量血液滤过（HVHF）

持续进行CVVH,每天输入置换液50 L,应用高通量滤器,面积为1.6～2.2 m²,则称为HVHF。标准HVHF有两种方法:①标准CVVH,超滤量维持在3～4 L/h;②夜间标准CVVH维持,白天开始超滤量为6 L/h,超滤总量＞60 L/d。

（八）日间连续性肾脏替代治疗（CRRT）

日间CRRT主要在日间进行,各种药物及营养液也主要集中在日间输入,在日间清除过多水分,使患者在夜间可获得足够休息,并减少人力消耗。

二、特点

（一）血流动力学稳定

CRRT的特点就是容量波动小,胶体渗透压变化程度小,基本无输液限制,能随时调整液体平衡,因而对血流动力学影响较小。CRRT也可能导致溶液大量丢失,故在治疗中要严密监测出入量。

（二）溶质清除率高

CRRT与血液透析相比,其优点为连续性治疗,可缓慢、等渗地清除水和溶质,溶质的清除量在于超滤液中该溶质的浓度乘以超滤液量,与常规血液透析相比,CRRT有更高的尿毒症毒素清除率,但置换液量必须加大,时间必须延长,频率必须增加。

（三）补充液体和胃肠外营养不受限制

行常规血液透析或腹膜透析的急性肾衰竭患者,由于少尿、补液量受限,限制了营养的补充,出现负氮平衡和热量摄入不足。CRRT能根据患者营养需求补充大量液体,为营养支持治疗提供保障。

（四）清除炎症介质和细胞因子

临床证明,连续性血液滤过还可用于治疗败血症和多器官功能衰竭,可以清除肿瘤坏死因子（TNF-α）、炎症介质（白细胞介素-1、白细胞介素-6、白细胞介素-8）等。主要机制是通过对流和吸附清除溶质。

三、护理措施

（一）心理护理

接受连续性肾脏替代治疗的患者大多数是第一次透析,治疗时间长,一般可持续72小时,患者往往存在紧张、恐惧的心理。因此,在治疗前要做好耐心细致的解释工作,让患者了解连续性肾脏替代治疗的过程，并在严密的监测系统下完成，以减轻患者的思想负担，积极配合治疗。

（二）严密观察病情变化

（1）采用 24 小时心电监护监测患者的血压、脉搏、呼吸、心率，每小时记录 1 次。观察患者有无发热、乏力、眩晕、出汗、呕吐等低血压症状。

（2）准确记录动脉压、静脉压、滤器压、跨膜压（TMP）和滤液测压等。

（3）监测治疗后 24 小时、48 小时、72 小时的肾功能、电解质、动脉血气值等。

（4）防止连接管路的脱落、扭曲而造成不必要的大出血或凝血。一般连接管路采用两道固定，即穿刺部位固定及床边固定。

（三）血管通路的护理

通常用双腔导管，血管通路护理同血液透析。

（四）置换液补充方法

1.前稀释法

置换液在滤器前输入，称为前稀释法（由动脉端输入）。其优点是血流阻力小、滤过率稳定、残余血量少、不易形成蛋白质覆盖层，同时因为置换液量大，又可降低血液黏稠度，减少滤器内凝血。其缺点是清除率低、所需的置换液量大（6～9 L/h）、价格昂贵。

2.后稀释法

置换液在滤器后输入，称为后稀释法（由静脉端输入）。用量少（4～6 L/h），等量滤液内含溶质量比前稀释法多，增加了清除率，因为后稀释法血液未被稀释，滤液中溶质的浓度与血浆水平相同。

（五）配置置换液注意事项

CRRT 时应用大量的置换液，如配置不当，会造成渗透压的改变，或被污染后引起毒血症，故配置置换液时必须遵循以下制度。

（1）严格无菌操作，配置前先洗手，戴帽子、口罩。

（2）配置前核对药物，配置时注意各种药物剂量的准确性。

（3）碳酸氢钠置换液应现用现配。

（4）将每一组置换液利用无菌技术注入静脉高营养袋中，形成密闭状态。

（5）必要时可检测置换液的电解质浓度。

（张元梅）

第二节　血浆置换治疗技术及护理

一、概述

（一）血浆置换

血浆置换（plasma exchange，PE）是一种用来清除血液中大分子物质的体外血液净化疗法，指将患者的血液引出体外，经离心法或膜分离法分离血浆和细胞成分，迅速地选择性地从循环血液中去除病理血浆或血浆中的病理成分（如自身抗体、免疫复合物、副蛋白、高黏度物质和蛋白质结合的毒物等),而将细胞成分,以及补充的等量的平衡液、血浆、清蛋白溶液回输入体内,达到清除致病物质的目的,从而治疗一般疗法无效的多种疾病。

（二）每次血浆交换量

尚未标准化。每次交换2～4 L。一般来说,若该物质仅分布于血管内,则置换第1个血浆容量可清除总量的55％,如继续置换第2个血浆容量,却只能使其浓度再下降15％。因此每次血浆置换通常仅需要置换1个血浆容量,最多不超过2个。

（三）置换频度

要根据基础疾病和临床反应来决定。每次血浆交换后,未置换的蛋白浓度重新升高,通过从血管外返回血管内和再合成这2个途径。血浆置换后血管内外蛋白浓度达到平衡需1～2天。因此,绝大多数血浆置换疗法的频度是间隔1～2天,连续3～5次。

（四）置换液

为了保持机体内环境的稳定,维持有效血容量和胶体渗透压。

（1）置换液种类:①晶体液,如生理盐水、葡萄糖生理盐水、林格液,用于补充血浆中各种电解质的丢失;②胶体液,如血浆代用品,主要有中分子右旋糖酐、低分子右旋糖酐、羟乙基淀粉,三者均为多糖,能短时有效地扩充和维持血容量;血浆制品,最常用的有5％清蛋白、新鲜冰冻血浆,后者是唯一含枸橼酸盐的置换液。

（2）置换液的补充原则:①等量置换;②保持血浆胶体渗透压正常;③维持水、电解质平衡;④适当补充凝血因子和免疫球蛋白;⑤减少病毒污染机会;⑥无毒性,没有组织蓄积。

二、血浆置换的并发症及应对

（一）变态反应

1.原因

在血浆置换治疗过程中,由于弃去了含有致病因子的血浆,为了保持血浆渗透压稳定和防止发生威胁生命的体液平衡紊乱,在分离血浆后要补充等容量液体。新鲜冰冻血浆含有凝血因子、补体和清蛋白,其成分复杂,常可诱发变态反应。据文献报道,变态反应的发生率小于12％。

2.预防

在应用血浆前静脉给予地塞米松5～10 mg或10％葡萄糖酸钙20 mL;应用血浆时减慢置换速度,逐渐增加置换量,同时应选择合适的置换液。

3.护理措施

治疗过程中要严密观察,如出现皮肤瘙痒、皮疹、寒战、高热时,不可让患者随意搔抓皮肤,应及时给予激素、抗组胺药或钙剂,可为患者摩擦皮肤缓解瘙痒。另外,治疗前认真执行"三查七对",核对血型,血浆输注速度不宜过快。

（二）低血压

1.原因

置换与滤出速度不一,滤出过快、置换液补充过缓;体外循环血量多,有效血容量减少;疾病原因引起,如应用血制品引起变态反应;补充晶体液时,血渗透压下降。

2.预防

首先,血浆置换术中血浆交换应等量,即血浆出量应与置换液入量保持平衡,当患者血压下降时可先置入胶体,血压稳定时再置入晶体,避免血容量的波动。其次,要维持水、电解质的平衡,保持血浆胶体渗透压稳定。

3.护理措施

密切观察患者生命体征,隔30分钟监测生命体征1次。出现头晕、出汗、恶心、脉速、血压下降时,立即补充清蛋白,加快输液速度,减慢血浆出量,延长血浆置换时间。一般血流量应控制在50~80 mL/min,血浆流速为25~40 mL/min,平均置换血浆为1 000~1 500 mL/h,血浆出量与输入血浆和液体量平衡。

(三)低钙血症

1.原因

新鲜血浆含有枸橼酸钠,输入新鲜血过多、过快容易导致低钙血症,患者出现口麻、腿麻及小腿肌肉抽搐等低钙血症表现,严重时发生心律失常。

2.预防

治疗中常规静脉注射10%葡萄糖酸钙10 mL。

3.护理措施

严密观察患者有无低钙血症表现及血液生化改变,如出现低钙血症表现,可给予热敷、按摩或补充钙剂等对症处理。

(四)出血

1.原因

血浆置换过程中血小板破坏、抗凝剂输入过多及疾病本身导致。

2.预防

治疗前常规检测患者的凝血功能,根据情况确定抗凝剂剂量及用法。

3.护理措施

治疗中严密观察皮肤及黏膜有无出血点;进行医疗护理操作时,动作轻柔、娴熟,熟练掌握静脉穿刺技巧,尽量避免反复穿刺;一旦发生出血,立即通知医师采取措施,治疗结束时用鱼精蛋白中和肝素,用无菌纱布加压包扎穿刺点,术后6小时注意观察穿刺部位有无渗血。

(五)感染

1.原因

置换液含有致热源;血管通路感染;疾病原因引起的感染。

2.预防

严格无菌操作。

3.护理措施

血浆置换是一种特殊的血液净化疗法,必须严格无菌操作;患者必须置于单间进行治疗,治疗室要求清洁,操作前紫外线照射30分钟,家属及无关人员不得进入治疗场所;操作人员必须认真洗手、戴口罩和帽子,配置置换液时需认真核对、检查、消毒,同时做到现配现用。

(六)破膜

血浆分离的滤器因为制作工艺而受到血流量及跨膜压的限制,如置换时血流量过大或置换量增大,往往会导致破膜,故血流量应为100~150 mL/min,每小时分离血浆1 000 mL左右,跨膜压控制于50.0 kPa(约375 mmHg)。预冲分离器时注意不要用血管钳敲打排气,防止破膜的发生。

(张元梅)

第三节　血液灌流治疗技术及护理

一、概述

(一)血液灌流

血液灌流是指将患者的血液引出体外并经过具有光谱解毒效应的血液灌流器,通过吸附的方法来清除体内有害的代谢产物或外源性毒物,最后将净化后的血液回输患者体内的一种血液净化疗法。在临床上被广泛用于药物和化学毒物的解毒,尿毒症、肝性脑病及某些自身免疫性疾病等的治疗。

(二)吸附剂

经典的吸附剂包括活性炭和树脂。

1.活性炭

活性炭是一种非常疏松多孔的物质,其来源相当多样,包括植物、果壳、动物骨骼、木材、石油等,经蒸馏、炭化、酸洗及高温、高压等处理后变得疏松多孔。活性炭吸附力强的主要原因就在于多孔性,无数的微孔形成了巨大的比表面积。活性炭的特点是大面积(1 000 m/g 以上)、高孔隙和孔径分布宽,它能吸附多种化合物,特别是极难溶于水的化合物,对肌酐、尿酸和巴比妥类药物具有良好的吸附性能。

2.树脂

树脂是一类具有网状立体结构的高分子聚合物,根据合成的单体及交联剂的不同分为不同的种类。血液净化吸附剂采用吸附树脂,吸附树脂又分为极性吸附树脂和非极性吸附树脂。XAD-4、XAD-7 等对有机毒物、脂溶性毒物的吸附作用大;XAD-2 树脂,对疏水集团毒素(如有机磷农药、地西泮等)的吸附力大;XAD 系列树脂的解毒作用优于活性炭,其吸附的毒物分子量为500~20 000 D。一般认为,血液灌流的吸附解毒作用优于血液透析。如对苯巴比妥钠等镇静安眠药、解热镇静剂、三环类抗忧郁药、洋地黄、地高辛、茶碱、卡马地平、有机氯、百草枯等的解毒作用优于血液透析。对脂溶性高、分布容积大、易与蛋白结合的毒物解毒作用也优于血液透析。

(三)理想的血液灌流吸附必须符合以下标准

(1)与血液接触无毒、无变态反应。

(2)在血液灌流过程中不发生任何化学反应和物理反应。

(3)具有良好的机械强度,耐磨损,不发生微粒脱落,不发生变形。

(4)具有较高的血液相容性。

(5)易消毒清洗。

二、血液灌流的方法、观察及护理

(一)方法

进行血液灌流时,应将吸附罐的动脉端向下,垂直立位,位置高度相当于患者右心房水平,用5％葡萄糖溶液 500 mL 冲洗后,再用肝素盐水(2 500 U/L 盐水)2 000 mL 冲洗,将血泵速度升为 200～300 mL/min 冲洗灌流器,清除脱落的微粒,并使碳颗粒吸水膨胀,同时排尽气泡。冲洗过程中,可在静脉端用止血钳反复钳夹血路以增加血流阻力,使冲洗液在灌流器内分布更均匀。灌流时初始肝素量为4 000 U左右,由动脉端注入,维持量高,总肝素量为每次 6 000～8 000 U,较常规血液透析量大,因活性炭可吸附肝素,要求部分凝血活酶时间、凝血酶时间及活化凝血时间达正常的 1.5～2.0 倍。

(二)血管通路

应用临时血管通路时首选股静脉、颈内静脉及锁骨下静脉,也可采用桡动脉-贵要静脉、足背动脉-大隐静脉。个别情况下也可使用内瘘或外瘘。血流量以 50 mL/min 开始,若血压、脉搏和心率稳定可提高为 150～200 mL/min。

(三)观察

每次血液灌流 2 小时,足以有效地清除毒物。如果长于 2 小时吸附剂已被毒物饱和而失效。如果 1 次灌流后又出现反跳时(组织内毒物又释放入血液),可再进行第 2 次灌流,但 1 次灌流时间不能超过 2 小时。血液灌流如与血液透析联合治疗,则灌流器应装于透析器之前;结束时把灌流器倒过来,动脉端在上,静脉端在下,用空气回血,不能用生理盐水,以免被吸附的物质重新释放入血。

(四)不良反应

1.血小板减少

血小板减少临床上较多见。另外,活性炭也可吸附纤维蛋白原,这是造成出血倾向的原因之一。

2.对氨基酸等生理性物质的影响

血液灌流能吸附氨基酸,尤其对色氨酸、蛋氨酸等芳香族氨基酸吸附量最大,但一般机体有代偿功能,若长期使用,应引起警惕。

3.对药物的影响

因能清除许多药物,如抗生素、升压药等,药物治疗时应注意调整剂量。

4.低体温

低体温常发生于冬天使用简易无加温装置血液灌流时。

(五)护理措施及注意事项

(1)密切观察患者的生命体征、神志变化、瞳孔反应等,保持呼吸道通畅。呼吸道分泌物过多的昏迷患者,应将头侧向一边,并及时减慢血流速度,去枕平卧。使用升压药,扩充血容量,如补液及输血、清蛋白、血浆等。但药物应在血路管的静脉端注入,或经另外的补液途径注入,否则药物被灌流器吸附,达不到有效浓度。若患者在灌流之前血压已很低,则可将充满预冲液的管路直接与患者的动静脉端相连接。

(2)血液灌流前大多患者由于药物影响处于昏迷状态,随着血液灌流的作用,药物被灌流器逐渐吸附,1.0～1.5 小时后患者逐渐躁动不安,需用床档加以保护,以防坠床;四肢和胸部可用约束带进行约束,但不能强按患者的肢体,防止发生肌肉撕裂、骨折或关节脱位;背部应垫上软垫,防止背部擦伤和椎骨骨折;必要时用包有纱布的压舌板垫在患者的上下齿之间,防止咬伤舌头,并注意防止舌后坠。

(3)保持体外循环通畅。导管应加以固定,对躁动不安的患者适当给予约束,必要时给予镇静剂,防止因剧烈活动而使留置导管受挤压变形、折断、脱出,管道的各个接头须紧密连接,防止滑脱出血或空气进入导管引起空气栓塞。

(4)严密观察肝素抗凝情况,若发现灌流器内血色变暗、动脉和静脉壶内有血凝块,则应调整肝素剂量,必要时更换灌流器及管路。

(5)如用简易的血泵做血液灌流,没有监护装置,则必须严密观察是否有凝血、血流量不足和空气栓塞等情况。如出现动脉除泡器凹陷,则提示血流量不足,应考虑动脉穿刺针是否位置不当、动脉管道是否扭曲折叠、血压是否下降;若动脉除泡器变硬、膨胀,血液溢入除泡器的侧管,提示动脉压过高,灌流器凝血;若同时伴有静脉除泡器液面下降,则应适当增加肝素的用量;在无空气监测的情况下,一旦空气进入体内将会发生严重的空气栓塞,因此要密切注意各管道的连接,严防松脱,注意动静脉除泡器和灌流器的安全固定。

(6)维持性血液透析患者合并急性药物或毒物中毒需要联合应用血液透析和血液灌流时,灌流器应置于透析器之前,有利于血液的加温,以免经透析器脱水后血液浓缩,使血液阻力增大,导致灌流器凝血。

(7)患者有出血倾向时,应注意肝素的用法,如有需要,可遵医嘱输新鲜血或浓缩血小板。

(8)若患者在灌流1小时左右出现寒战、发热、胸闷、呼吸困难等反应,可能是灌流器生物相容性差所致,可静脉注射地塞米松,给予吸氧,但不要盲目终止灌流,以免延误抢救。

(9)观察反跳现象:血液灌流只是清除了血中的毒物,而脂肪、肌肉等组织已吸收的毒物的不断释放、肠道中残留毒物的再吸收等,都会使血中毒物浓度再次升高而再度引起昏迷,会出现昏迷-灌流-清醒-再昏迷-再灌流-再清醒的情况。因此,对脂溶性药物如有需要,应继续多次灌流,直至病情稳定为止。如有条件,应在灌流前后采血做毒物、药物浓度测定。

(10)血液灌流只能清除毒物本身,不能纠正毒物已经引起的病理生理的改变,故中毒时一定要使用特异性的解毒药。如有机磷农药中毒时,血液灌流不能恢复胆碱酯酶的活性,必须使用解磷定、阿托品治疗。

(11)应根据病情采取相应的治疗措施,如洗胃、导泻、吸氧、呼吸兴奋剂、强心、升压、纠正酸中毒、抗感染等。

(12)做好心理护理。多数药物中毒患者都是因对生活失去信心或与家庭成员、同事发生矛盾而服药,故当患者神志逐渐清楚时,护士要耐心劝解、开导、化解矛盾,使患者情绪稳定,从而积极配合治疗。

(张元梅)

第四节 小儿血液透析技术及护理

一、适应证

(一)急性肾衰竭

利尿剂难治的液体超负荷导致高血压或充血性心力衰竭,高分解状态或因为支持循环需要大量肠外补充液体,以上情况合并持续少尿状态时需要透析。

（二）慢性肾衰竭

小儿慢性肾衰竭的年发病率为$(2.0\sim3.5)$/100万人口，病因与第一次检出肾衰竭时小儿的年龄密切相关，5岁以下的慢性肾衰竭常是先天性泌尿系统解剖异常的结果；5岁以上的慢性肾衰竭以后天性肾小球疾病为主。对慢性肾衰竭来说生化指标的改变比临床症状更重要，当小儿肾小球滤过率将为$5\ mL/(min\cdot1.73\ m^2)$时，就相当于年长儿童血浆肌酐为884 mmol/L。慢性肾衰竭小儿透析指征如表15-1所示。

表15-1　慢性肾衰竭小儿开始透析的指征表

1.血肌酐：年长儿童>884 mmol/L，婴儿>442 mmol/L
2.血清钾>6.0 mmol/L
3.CO_2CP<10 mmol/L或血磷>3.23 mmol/L
4.药物治疗难以纠正的严重水肿、高血压、左心衰竭
5.保守治疗伴发严重肾性骨病、严重营养不良及生长发育迟缓者

凡具备以上任何一项都应开始透析，有条件时尽量提前建立动静脉内瘘，早期、充分透析可以预防出现严重并发症，如左心衰竭、致死性高血钾、心包炎等，有助于纠正营养不良及生长发育迟缓。

二、小儿血液透析特点

近十年，血液透析新技术的应用使小儿血液透析（简称血透）更加安全，如血管通路的建立、专用的小儿透析材料和设备等，但是在不同国家和地区，小儿透析的开展还是有很大的差距。

（一）血管通路

良好的血液通路是小儿血液透析的关键。由于小儿透析患者血管细，合作性不好，建立有效的血管通路是血透成功的关键。

1.经皮穿刺中心静脉置管

目前小儿临时血透血管通路以采用经皮中心静脉穿刺插管为主，穿刺部位常用股静脉、颈内静脉及锁骨下静脉，婴幼儿多选用穿刺技术简便又安全的股静脉，缺点是限制患儿活动，并易发生感染，导管留置时间不宜超过1个月，较大儿童能够合作可选颈内静脉或锁骨下静脉，不影响患儿活动，导管留置时间较长，可达3个月，但穿刺技术要求高，要求患儿能够很好地配合，可考虑应用短效的静脉麻醉剂，并发症为误穿动脉、误穿腹膜等。

2.动静脉内瘘

用于需慢性血透的患儿，最常用的部位是上肢的桡动脉与头静脉。体重$5\sim10\ kg$的患儿可利用大隐静脉远端和股动脉侧壁建立隐静脉袢内瘘，血管条件差者可行移植血管建立动静脉搭桥。由于患儿血管细，常需要应用显微外科技术建立动静脉内瘘，术后内瘘成熟期应足够长（$1\sim6$个月），在成熟期内患儿应在医护人员指导下做一些有助于扩张血管的锻炼。过早使用动静脉内瘘易发生血肿或假性动脉瘤。

（二）透析器及血液管道

选择透析器型号和血液管道容量应依据患儿年龄和体重的不同而有所差异。透析器和血液管道总容量不应超过患者总血容量的10%，患儿血容量约为80 mL/kg，即透析器和血液管道总容量不应超过体重的8%，最好选用小血室容量和低顺应性透析器，如中空纤维型、小平板型，而具有大血室容量和高顺应性的蟠管型就不适合。为防止透析后失衡综合征,首次透析应选择透析器为尿素清除率不超过 3 mL/(min·kg),以后的规律透析也要选择尿素清除率在 6～8 mL/(min·kg)。一般情况下,体重<20 kg 者选 0.2～0.4 m² 膜面积的透析器,20～30 kg 者选 0.4～0.8 m² 膜面积的透析器,30～40 kg 者选 0.8～1.0 m² 膜面积的透析器,体重超过 40 kg 者可选用成人透析器和血液管道。

患儿的血液管道容量为 13～77 mL,用直径 1.5～3 mm 的管道可限制血流量在30～75 mL/min,如用大流量透析可选用短和直径大的管道,以减少体外循环血容量。

(三)血透方案设计

血透初期遵循频繁短时透析的原则,避免血浆渗透压剧烈改变。低蛋白血症患儿可在透析中输清蛋白 1～2 g/kg。

1.血流量

血流量选择 3～5 mL/(min·kg)。体重超过 40 kg 者,可使血流量达 250 mL/min。

2.抗凝剂

常规应用肝素,首次用量 25～50 U/kg,维持量 10～25 U/(kg·h),透析结束前 30 分钟停用。低分子肝素平均剂量为:体重低于 15 kg 者用 1 500 U,体重 15～30 kg 者用 2 500 U,体重30～50 kg 者用 5 000 U。有出血倾向者应减少肝素用量或无肝素透析。

3.透析液

为避免醋酸盐不宜耐受,主张全部应用碳酸氢盐透析液,钠浓度 140～145 mmol/L,透析液流量 500 mL/L,婴幼儿血流量小,则透析液流量减少到 250 mL/L。

4.透析频率

一般每周 2～3 次,每次 3～4 小时,婴幼儿因高代谢率和对饮食适应性较差,有时需每周透析 4 次或隔天透析,透析充分性指标应高于成人透析患者,建议维持 Kt/V 在 1.2～1.6。

三、小儿透析组织机构和人员设置

建议专为肾衰竭儿童设置肾病中心,包括小儿透析中心、儿科病房,透析中心除了成人透析中心应该配备的工作人员,还应配备专门培训过的相应专业人员,如营养师、教师及心理医师等,这才能很好地控制患儿饮食等各方面,有助于教育和纠正患儿的心理障碍。

四、血液透析的护理

(一)一般护理

(1)做好透析患儿的心理护理。医务人员穿着白色服装,每次透析都由护士做血管穿刺等,血液透析的不舒适及透析中没有家长的陪伴,这些往往使患儿感到恐惧、紧张,作为医务人员可以通过与透析患儿交谈,努力成为他们的朋友,用温柔的言语和娴熟的技能缓解患儿的恐惧、紧张的心理。通过做好生活护理,及时发现和满足患儿的需求,拉近与患儿的距离,提高患儿在透析过程中的依从性。另外,要做好患儿家属及年龄较大患儿的宣教工作,告诉他们疾病的相关知识,透析间期血管通路的护理及饮食控制的知识,以及自我护理对疾病预后的重要性。

(2)患儿一般选择容量控制型的透析机,调节血流量和透析液流量,控制超滤量,降低透析失衡综合征和低血压的发生。应根据患儿的情况采用不同的透析处方,包括透析方式、透析液的温度和浓度。了解患儿的一般情况,如体重、年龄、血压、体温、有无出血倾向、有无并发症等,确定使用抗凝剂的种类及剂量,决定选用的透析器型号、超滤量及透析时间。回血时控制生理盐水的入量,以不超过 100 mL 为宜。

(3)患儿的血管条件较成人差,穿刺技术不佳可以引起血肿,诱发动静脉内瘘闭塞,加重患儿对血液透析的恐惧,不利于治疗。因此要求护士操作技术规范、娴熟,可以由资深的护士进行血管穿刺,做到"一针见血",提高穿刺的成功率,有利于动静脉内瘘的成熟,并减轻患儿的恐惧心理。

(4)在透析过程中加强观察:①穿刺处有无渗血;管道安置是否妥当,有无扭曲或折叠;②透析机运转是否正常;③管路内血液的颜色是否正常;④血流量是否正常;⑤血液、脉搏和体温情况。应经常询问患者有无抽筋、头痛、头晕和胸闷等不适。患儿年龄小,往往对不良反应敏感度较低,不能做到出现不适时及时告知医护人员,因此应通过对生命体征的密切观察,及早发现一些不良反应的早期征象,及时处理。

(5)对于有低蛋白血症的患儿:①在透析过程中通过使用人血清蛋白或输注血浆提高血浆胶体渗透压;②对于严重低血压或严重贫血的患儿,可以增加预冲液量或使用新鲜血预冲体外循环系统,或在透析中使用升压药;③对于因体重增长过多使心脏前负荷过重或伴有急性肺水肿的患儿,应减少预冲液量;④对急性左心衰竭但不伴有高钾血症的患儿可以先行单纯超滤;⑤对合并高钾血症的患儿可以先用降钾药物,使高钾血症有所缓解,再行透析。

(6)保持呼吸道通畅,防止窒息;指导和督促患儿按时服药,定期注射重组人红细胞生成素,定期检查血液分析等各项检查。

(二)营养管理

小儿处于生长发育期,其代谢速度较成人快,活动量大,营养要求也高,但因疾病等原因,患儿食欲较差,且由于饮食控制使食物过于单调,加之透析丢失营养物质,因此患儿容易发生营养不良。因此,可选择患儿喜爱的食物,经常变换烹饪方法,以保证患儿的营养需求。血液透析的患儿营养需求如下:优质高蛋白饮食,蛋白质摄入量为 1.0～1.2 g/(kg·d),男性患儿热量摄入为 251 kJ/(kg·d)[60 kcal/(kg·d)],女性患儿为 201 kJ/(kg·d)[48 kcal/(kg·d)],要求其中 35% 来自碳水化合物。

(三)并发症及其护理

许多成人透析的远期并发症,如肾性骨营养不良、贫血、高血压、心包炎、周围神经病变等,也同样发生于慢性透析的小儿患者。因为小儿处于生长发育期,透析中低血压、失衡综合征、"干体重"的监测方面有其特殊性,且并发症中肾性骨营养不良和贫血的治疗尤其重要。此外,慢性透析小儿还受生长发育迟缓、性成熟延迟、心理障碍的困扰等。

1."干体重"的监测

小儿自我管理能力较差,对水、盐不能很好限制,透析间期食欲不佳,常并发营养不良,加之处于生长发育时期,随年龄增加或肌肉增长等"干体重"都会随之变化,每次透析都应精确计算脱水量,防止容量负荷过高,在血透过程中实时监测血细胞比容可防止透析中血液下降,定期根据心胸比等有关指标确定"干体重",注意防止因脱水过多导致血压降低或脱水不足导致心力衰竭。

2.透析中低血压

小儿对血流动力学改变非常敏感,每次透析应遵循出水少于体重的 5%,婴幼儿小于 3% 或除水速度小于 10 mL/(kg·h)的原则。体重不足 30 kg 的患者,每周血透 3 次,每次 4 小时,65% 的病例出现循环衰竭、腹痛、恶心、呕吐等因急速除水引起的症状。体重 30 kg 以上的患儿,只有 20% 的病例出现这些症状。发生这些症状主要与除水有关，其他原因还有选用大血室容量透析器或血液管道，非常仔细地观察透析当中生命体征，透析中最好配备血容量监控装置，回血时生理盐水不能过多(尽量不超过 100 mL)。当患儿血容量相对或绝对不足时，如重度贫血、低蛋白血症或较低体重(<25 kg)，血透时没有相适应的小透析器而只能用较大透析器时，在透析前预冲血液或血制品(如血浆或清蛋白)于透析器和透析管道中可预防低血压的发生。透析中低血压的处理主要是输注生理盐水或清蛋白。

3.失衡综合征

若透析前尿素氮明显升高，超过 35.7 mmol/L(100 mg/dL)或使用大面积高效能透析器都易发生失衡综合征，常表现为头痛、恶心、呕吐或癫痫样发作，处理可静脉滴注甘露醇 1 g/kg，30% 在透析开始 1 小时内滴入，其余在透析过程中均匀滴入，若频繁或大量使用，应注意对残余肾功能的影响，也可提高透析液葡萄糖浓度。若透析前尿素氮超过 71.4 mmol/L 就应频繁短时间的透析。

4.心理和精神障碍

透析小儿不仅要接受长期依赖透析生存的现实，还得应付一些透析治疗带来的问题，如穿刺的疼痛、透析过程中的不适、饮食的限制、与同龄儿童的隔阂及死亡的恐惧等，这些常常导致小儿情绪低落、精神抑郁、加重畏食。鼓励这些儿童建立生活信心，需要心理医师、护士、家长及学校教师共同配合。对这类儿童更要强调生活质量，主张回归社会，尽可能参加体育运动，应帮助患儿合理安排透析时间，与同龄儿童一样入学校完成学业。

总之，在小儿透析过程中，早发现、早处理是防治血液透析急性并发症的关键，加强对患儿及家属的宣教工作，做好饮食管理及采用个体化透析，是防治远期并发症、提高透析患儿的存活率和生活质量的前提。医务人员高超的透析技术、穿刺技术在缓解小儿不良心理情绪方面起着至关重要的作用。

从长远观点看，终末期肾衰竭患儿长期血透并非上策，因为它对患儿生活质量影响较大，故在接受一段时间透析后，最终行肾移植。北美儿童肾移植协作组资料显示，12 岁以前肾移植有利于生长发育，13 岁以后肾移植未见预期的青春期加快生长，强调在青春期前进行肾移植有利于生长和性发育，与透析治疗比较，肾移植具有可以获得正常生活、较好职业的优点。

(张元梅)

第五节 妊娠期妇女血液透析技术及护理

慢性肾衰竭患者由于月经紊乱和排卵异常，其生育能力降低，如妊娠前血肌酐大于 265.2 μmol/L(3 mg/dL)，尿素氮大于 10.7 mmol/L(3 mg/dL)，成功妊娠是罕见的。随着血液透析治疗及其技术的不断进展，成功妊娠和正常分娩的报道日益增多。国际肾脏病协会统计表明，妇女透析患者妊娠发生率美国每年约为 0.5%，沙特阿拉伯每年约为 1.4%，我国目前尚无该方面的确切资料。由于透析患者妊娠可危及母亲和胎儿的安全，肾脏科、产科及儿科恰当的配合与处理可帮助患者顺利度过妊娠期、围生期，提高胎儿成活率。本节重点阐述妇女妊娠期透析。

妊娠过程中，妇女的血容量负荷增加，心脏处于高排出量状态；前列腺素分泌增加，肾血管阻力下降,肾血流增加,使早期肾小球滤过率增加 30%～50%,导致溶质的排泄率增加,血肌酐和尿素氮水平下降。Sim 等观察到正常非妊娠期妇女血清肌酐为(59.2±12.4)μmol/L、尿素氮为(4.9±4.1)mmol/L,而血压正常妊娠妇女血清肌酐为(40.7±26.5)μmol/L,尿素氮为(3.1±0.5)mmol/L,因此认为妊娠期间血肌酐大于 70.7 μmol/L 时,应进行肾功能检查。

一、透析患者妊娠及其后果

透析患者生育能力明显下降,据统计透析患者妊娠发生率每年在 0.5%～1.4%,比利时一项研究表明,发生率仅为每年 0.3%。晚期随着促红细胞生成素的应用,透析患者生育能力有所改善,特别注意的是,血液透析患者妊娠率为腹膜透析的 2～3 倍。透析患者生育能力下降原因尚不明确,早先文献报道仅有 10% 的育龄妇女透析期间恢复月经,最近研究报道达 40%。早在 15～20 年前就有证实透析患者存在激素水平异常,在月经周期卵泡雌二醇水平同正常一样,但缺乏黄体生成素和尿促卵泡激素高峰,孕激素水平持续下降,约 70% 的妇女继发于高泌乳素血症而产生泌乳。以上研究提示,慢性肾衰竭患者存在下丘脑-垂体-卵巢轴基础水平异常,缺乏典型的排卵高峰和对月经的周期性调节作用。慢性肾衰竭患者妊娠常发生在透析开始的前几年,但亦有报道妊娠发生在透析 20 年之久。多次妊娠亦较常见,美国国家透析患者妊娠登记(NPDR)资料显示,8 例孕龄妇女妊娠 2 次,8 例妊娠 3 次,1 例妊娠 4 次。透析患者妊娠结局如何报道不一,婴儿生存仅是判断妊娠成功标志,其实大多数婴儿早产或生长发育迟缓,新生儿常合并呼吸窘迫综合征及其他早产并发症,NPRD 报道 116 例成活婴儿中有 11 例发生呼吸窘迫综合征及 1 例死胎存在先天性异常。随诊资料较全的 49 例婴儿中有 11 例需长期医治或存在发育障碍,他们大多数归因于早产而非宫内氮质血症环境。

二、妊娠与透析

(一)透析治疗的时机

目前对于妊娠合并慢性肾衰竭的透析时机尚无统一标准,与非妊娠妇女相比,早期和充分透析是有益的。Hou 提出,当血清尿素氮为 30～40 mmol/L(80～100 mg/dL)时,必须开始透析。透析治疗有利于减轻宫腔内胎儿的氮质血症,改善胎盘功能不全,避免死产和自然流产。此外,透析治疗有助于控制孕妇的容量依赖性高血压,增加透析次数可以减少透析中低血压的发生,而且不需限制饮食,改善母婴的营养状况。妊娠末期,由于婴儿每天约产生 540 mg 尿素氮,透析时间必须适当延长。

(二)透析时间

关于妊娠合并慢性肾衰竭,每周透析总时间和透析的目标,各家报道不一。有研究主张强化透析(每天透析),尽管强化透析价值尚没有最后确定,但从理论上是可以实施的。Kundaye 等报道妊娠期间透析和残肾功能尚可,孕妇妊娠结局较满意,婴儿成活率达 75%～80%,但尚不能区分是残余肾功能还是充分透析治疗改善了妊娠结局,但起码降低了胎儿暴露于代谢产物环境的概率。另外,每天透析,透析间期体重增加较适宜,降低了低血压危险。透析患者羊水过多较普遍,增加了早产概率,相对于婴儿正常肾功能,血清过高尿毒素可促使渗透性利尿,增加羊水过多的概率。来自 NPDR 资料主张每周至少 20 小时透析才能明显改善妊娠预后。

透析治疗对胎儿有害的证据不足,有些研究认为,透析可诱发早产。这是因为透析能使体内孕酮下降 10%,而早产与孕酮减少有关。Sancbez-Casajus 等在透析过程中对胎儿进行监测,结果提示胎儿对透析治疗的耐受力较好。透析中低血压可导致胎儿宫内窘迫,因此必须防止妊娠过程中低血压的发生。

三、透析液处方

有关血液透析的处方建议很多,但能否改善母婴的预后不肯定。Hou 主张透析液钠浓度为 134 mmol/L,使之接近正常妊娠妇女血清钠较低的水平;增加透析液钙浓度至 2 mmol/L,以适应母婴钙的需求量;透析液中含糖量为 200 mg/dL,防止透析中出现低血糖;维持血压稳定的措施与非妊娠透析一致。

对于强化透析易引起电解质紊乱,需进行调整。如果每天饮食中钾的摄入量不能抵消透析丢失量,可导致血清钾水平下降,因而需适当增加透析液钾浓度。如果透析液中钙离子浓度仍为 0.875 mmol/L,可导致高钙血症,因而钙离子浓度为 0.625 mmol/L 较适宜。一般来说,透析液中 HCO_3^- 浓度设计为 35 mmol/L,可缓冲两天间期酸负荷,每天透析可致血清 HCO_3^- 浓度上升,导致代谢性碱中毒,因而需个体化调节 HCO_3^- 浓度。

四、抗凝治疗

过去妊娠患者要适当减少肝素用量,对于每天透析患者需用最小剂量肝素,然而因非妊娠患者降低肝素用量可增加体外循环凝血,尽管迄今尚无严格病例对照研究,但妊娠处于高凝状态,可适当增加肝素用量,肝素不能通过胎盘,因而无致畸作用,对于明显出血孕妇主张无肝素透析。华法林能通过胎盘,在妊娠前 3 个月有致畸作用,在妊娠后 3 个月可引起胎儿出血。因此,对于需用华法林预防血管通路高凝状态的孕妇应该用肝素皮下注射预防。随着低分子量肝素普遍使用,及其出血危险性低等优点,目前主张应用低分子肝素。

五、妊娠透析患者的营养指导

妊娠期间经各种营养支持满足母婴需要,透析本身会导致严重营养不良,因而妊娠透析期间需合理营养指导,如表 15-2 所示。

表 15-2 妊娠透析患者营养指导

营养	摄入量
热卡	35 kcal/(kg·d)+300 kcal
蛋白质	1.2 g/(kg·d)+10 g
维生素	
维生素 A	无须补充
维生素 B	无须补充
维生素 C/(mg/d)	≥170
维生素 B_1/(mg/d)	3.4
维生素 B_2/(mg/d)	3.4
维生素 B_3/(mg/d)	≥20
维生素 B_6/(mg/d)	>5
叶酸/(mg/d)	1.8

续表

营养	摄入量
矿物质	
钙/(mg/d)	2 000
磷/(mg/d)	1 200
镁/(mg/d)	200～300
锌/(mg/d)	15
卡尼汀/(mg/d)	330

六、透析患者产科问题

慢性肾衰竭妊娠对母婴均有极大威胁,因需泌尿科、产科、妇科、儿科通力协作,才能保证母婴平安。早产是慢性肾衰竭妊娠婴儿死亡率和发病率增加的关键因素,需加强指导,同预防先兆子痫一样,需补充镁离子,但小心避免镁中毒和孕妇呼吸窘迫,当血清镁离子浓度过低时,需给予负荷剂量并在每次透析后给予补充。吲哚美辛可促进胎儿成熟,使分娩延后 72 小时,并可预防羊水过多,但过多应用可加重肾功能损害,引起高钾血症。由于死胎发生率增加,需密切观察胎儿生长发育状况,主张在孕 30 周后经腹壁羊膜腔穿刺抽吸羊水测胎肺成熟度,并注入地塞米松 10 mg 每周 2 次,促进胎肺成熟。对胎儿宫内发育迟缓的治疗,每天吸氧 3 次,每次30 分钟,并口服解痉药,如沙丁胺醇或氨茶碱,同时加强营养支持。关于选择分娩时机尚有争论,一些作者主张如果胎儿肺成熟,选择 34～36 周分娩较佳,但现在多数主张孕妇 38 周分娩较好,但对于透析患者,往往由于早产和产科问题留给我们选择的时间不多。对于剖宫产仅适用于产科问题,而绝非肾脏本身,否则主张自然分娩较好。特别注意的是,分娩过程避免水负荷增加和感染,因为催产素能增加水潴留的危险。至于新生儿处理尤为必要,透析患者婴儿分娩时血清尿素氮和肌酐水平同母亲一样,可导致出生后渗透性利尿,没有密切监测和适当补充,可导致血容量不足和电解质紊乱。新生儿血清钙离子浓度监测也尤为重要,因为婴儿长期暴露在高钙血症的环境,出生后易发生低钙血症和痉挛等危险。

妊娠合并慢性肾衰竭对母婴均有危险,孕前肾功能良好者,妊娠可能不会引起肾功能的损害,婴儿生存率高;孕前肾功能中度以上损害者,妊娠可能导致 1/3 的患者肾功能恶化,密切监测和早期终止妊娠,也难以保证肾功能的逆转;积极配合透析治疗,肾功能可能恢复,妊娠高血压疾病也是不可忽视的问题,需警惕高血压的危险。另外,自然流产、早产和死产的发生率高,对胎儿的生存威胁极大。透析治疗可提高母婴的生存率,必须早期和充分透析,掌握透析原则,避免透析并发症。

(张元梅)

第六节　老年患者血液透析技术及护理

血液透析疗法已成为治疗终末期肾脏病(ESRD)的有效措施。近年来,透析人群中老年人比例显著增加,据欧洲肾脏病学会(ERA-EDTA)的登记,1995 年 EARD 进入透析治疗的患者平均年龄 56.8 岁,其中大于 60 岁者占 52％。美国大于 65 岁的透析患者已从 1973 年的 5％,1990 年的 38％上升至目前的 42％。由于这一人群存在着与年龄相关的脏器组织学、功能及代谢的特殊性,老年终末期肾衰竭的治疗问题越来越引起人们的关注。

一、疾病特点

老年尿毒症患者并发症多,透析中的急性并发症以低血压、抽搐和心律失常为主,慢性并发症以心血管系统疾病、感染、营养不良、脑血管意外、恶性肿瘤和肾性骨病较常见,死亡原因主要为心血管疾病。

老年尿毒症患者在透析前大多伴有高血压、糖尿病、骨质疏松、心血管系统疾病、呼吸系统及消化系统疾病,因此在透析过程中容易发生低血压、抽搐和心律失常,有部分患者在透析过程中会出现腹痛,要警惕有无小肠坏死或腹腔感染灶。

维持性血液透析患者在透析前往往已存在营养不良,进行血液透析后,营养不良则更为明显,其中老年患者更为突出。患者由于对透析不耐受导致透析不充分,伴有糖尿病、胃肠道等慢性病,或使用某些药物引起不良反应导致患者厌食,蛋白质摄入不足;特别是透析不充分、微炎症状态、透析过程中各种营养物质的丢失及透析的不良反应等,这些都是引起营养不良的主要原因。长期的营养不良会使机体的免疫力降低,引起呼吸系统、泌尿系统的感染率上升。维持性血液透析的老年患者若由于上呼吸道感染诱发肺炎、高热,会使病情加重,使营养不良的状况变得更加严重,导致患者对血液透析不耐受,如此恶性循环,使患者死亡的危险性大为增加。

二、透析时机及血管通路的建立

对老年患者透析时机目前尚无一致看法,一般认为 CCR＜0.17 mL/(s・1.73 m²) [10 mL/(min・1.73 m²)],或血肌酐浓度＞707.2 μmol/L 并有明显尿毒症症状(尤其有较明显的水、钠潴留,如明显水肿、高血压和充血性心力衰竭迹象),有较严重的电解质紊乱(如血钾＞6.5 mmol/L),有较严重的代谢性酸中毒(CO_2CP≤6.84 mmol/L)者,均应开始透析。

慢性肾衰竭老年透析患者,在透析前 4～6 周应安排行动静脉内瘘吻合术,使动静脉内瘘有充分的成熟时间,如需紧急透析而动静脉内瘘未建立,可以通过建立临时血管通路进行透析,如经皮静脉插管或直接进行血管穿刺。

三、血液透析的特点

(一)透析器

老年患者因疾病的特殊性,在透析中极易引起低血压、抽搐等不适,应尽量安排超滤稳定、有可调钠功能的机型。伴有心功能不全、持续性低血压者,应避免选择大面积、高通量的透析器,一般使用面积为 1.2 m² 的透析器。

(二)血管通路

建立合适的血管通路是血液透析得以进行的前提,亦是提供充分透析的必要条件。老年血透患者由于动脉粥样硬化、血管中层钙化、营养不良等因素,给自体动静脉内瘘的建立带来困难。常用的动静脉内瘘是在前臂进行桡动脉与头静脉的吻合。老年人由于桡动脉粥样硬化,造成桡动脉-头静脉瘘的失败率高达 56％,老年患者特别是年龄大于 74 岁者,内瘘存活时间明显低于年轻者。

近期研究表明,老年人行直接的肘部内瘘(肱动脉合并行静脉吻合)优于任何其他形式的血管通路,早期失败率仅为 1.8%,而前臂瘘大于 20%,血管移植建立动静脉瘘为 16.5%。当肘部瘘因流量不足而无法有效进行透析时,在相同血管通路改用移植血管建立动静脉内瘘均获得了成功。

如果不能建立肘部自体动静脉内瘘,用同种移植静脉建立血管通路优于聚四氟乙烯人造血管,主要优点是并发症少、宿主血管的依从性好、技术容易等。最常见的并发症是血栓形成,常需要血管成形术或搭桥术。

部分老年透析患者无论自体还是移植建立动静脉内瘘都有困难,可选用持久性双腔导管作为长期血管通路的有效补充形式。与普通双腔导管不同的是,持久性双腔导管长一些,柔韧性更好,对组织损害小,不易移动。此外,其在出皮肤处与穿刺点的平行距离至少有 2 cm,且皮下有一涤纶扣,被组织生长包绕,有利于导管在皮下的固定,并设置了自然抗感染屏障,延长了导管的使用时间。由于持久性双腔导管作为血管通路可立即使用,无动静脉分流,对心脏的血流动力学影响小,加之不需要忍受每次透析时穿刺的痛苦,使一些慢性肾衰竭患者容易接受,特别是无法建立有效血管通路时。

(三)血流量

不伴有慢性病的老年患者,根据其年龄、性别、体重,血流量应控制在 200～250 mL/min;伴有心血管系统疾病、肺心病、持续性低血压者,血流量应控制在 150～180 mL/min。流量过快可加重患者的心脏负担,引起心律失常及心动过速等。

(四)透析液浓度

根据患者在透析中存在的不同问题调节钠浓度。对于高血压的患者,可适当调低钠浓度,一般控制在 138～142 mmol/L;对于低血压、在透析中易出现抽筋的患者,可适当调高钠浓度,一般控制在 142～148 mmol/L。

(五)透析液温度

透析液温度一般控制在 36～37 ℃,对于持续性低血压的患者,将透析液温度调为 35.5～36.5 ℃,因低温透析可使患者外周血管收缩,对血压有一定的调控作用。对发热患者,也可适当降低透析液温度。对于血压正常或较高,但在透析中易引起抽搐的患者,可将透析液温度适当调高,控制在 37.0～37.5 ℃,以减少透析中肌肉抽搐的发生。

(六)超滤量

根据患者体重的增长情况设定超滤量。若患者透析间期体重的增长超过了干体重的 4%,则应根据患者以往的透析资料确定超滤量。一般超滤率控制在 500 mL 以内,并根据患者透析中的情况和透析结束前 1 小时的血压适当增减超滤量。

对个别水肿严重或伴有腹水、胸腔积液的患者,可以通过序贯透析来减缓透析对患者心血管系统造成的影响,促使水分排出。

(七)每周透析的次数和时间

年纪较大的患者,一般不能耐受长达 6 小时的透析,所以大都安排每周透析 3 次,每次 4 小时。

四、护理

(一)一般护理

(1)病室环境应保持清洁,地面保持干燥,阳光充足,每天定时开窗通风,保持室内空气清新,保持室内温度在 18~20 ℃,湿度在 50%~60% 为宜。

(2)根据患者的病情及需求,让其采取舒适的卧位,保持床单位清洁、干燥,床单位做到一人一用一更换。

(3)做好基础护理,满足患者的合理需求,对生活不能自理的患者,应帮助其进食和饮水。

(4)做好心理护理,仔细耐心地向患者及家属讲解关于血液透析的基础知识,让患者了解血液透析的意义及注意事项,消除患者紧张、恐惧的心理,使患者能配合治疗。生活上给予患者无微不至的关心,用温柔的言语、和蔼的微笑感染患者,对患者每一点微笑的进步都予以鼓励,使老年患者感到医院的温暖,保持健康、乐观的心情,增强战胜疾病的信心和勇气。

(5)体重监测。老年患者的记忆力减退,往往在季节变换时由于衣物增减弄错了自己的体重,护士应陪同患者测量体重,并做好详细记录,对透析间期体重增长过快的患者,应提醒其注意控制饮食。

(6)透析前仔细询问患者有无出血倾向,合理选择抗凝剂;了解患者有无感染、发热,如有异常,先通知医师处理后再上机。根据患者体重增长情况及疾病的特点,设定超滤模式、超滤量、血流量及透析液浓度等,给予患者个体化透析。

(7)加强永久性血管通路和临时性血管通路的护理。老年患者因某些慢性病,如糖尿病、肿瘤、慢性支气管炎等食欲下降,而分解代谢增加,消耗了体内蛋白质及脂肪的储备,引起营养不良,同时因尿毒症导致体内代谢和激素水平紊乱,故伤口不易愈合。老年患者大都伴有高血脂和肥胖,且疾病因素使患者血管条件较差,血管细、脆、易滑动,穿刺失败时易引起血肿,管壁修复较慢,这些给内瘘穿刺带来一定的难度。因此穿刺时应选择年资较长、技术较熟练的护士进行操作,有计划地选择动静脉内瘘穿刺点。

老年人因精力不足、经济条件的限制、自身照顾不周而不能做好个人清洁卫生,容易引起动静脉内瘘感染。因此,护士对其进行动静脉内瘘穿刺前应先做好皮肤清洁,观察有无血肿、内瘘是否通畅、周围皮肤是否完好;穿刺时应严格执行无菌操作技术,认真执行操作规程,防止并发症的发生。

使用临时血管通路前,护士同样要做好皮肤的清洁消毒,观察伤口有无渗血、管道固定处有无缝线脱落、固定是否妥当。此外,还要做好患者动静脉内瘘及临时性血管通路的宣教工作,让其进行自我保护。

(8)给予吸氧:对伴有心肺疾病者,在透析开始时就可给予吸氧。

(9)保持呼吸道通畅:对于透析中出现恶心、呕吐者,应及时清理呼吸道,保持呼吸道通畅。

(10)透析过程中严格执行操作规程,避免发生不必要的医疗差错,造成患者身体上和心理上的痛苦。

(二)密切观察病情变化,做好记录

(1)在透析过程中加强观察:①穿刺处有无渗血;②管道安置是否妥当、有无扭曲或折叠;③透析机运转是否正常;④管路内血液的颜色是否正常;⑤血流量是否正常;⑥患者的血压、脉搏和体温情况。经常询问患者有无抽搐、头痛、头晕、胸闷等不适。有些老人对不良反应的敏感度较低,出现不适时不能及时告知医护人员,因此医护人员应通过对生命体征的密切观察,及早发现不良反应的早期征象,及时处理。

(2)在透析中,患者如需输血、输液,应严格掌握输液速度。为了使血液中的钾离子清除充分,输血应控制在透析结束前 2 小时结束;输液时根据不同的药物调节滴速,避免过快,一般控制在每分钟 30 滴为宜。用药时,密切观察患者有无输血反应、输液反应、药物变态反应等,以及用药后有何不适,如有异常应及时通知医师。

(3)透析结束后,对止血有困难的患者,应该帮助止血;告诉患者起床速度不要太快,避免发生直立性低血压;严密观察生命体征,待患者一切正常后才能护送出血透室。

(三)饮食护理

护士应关心患者透析期间的饮食、起居情况,加强与患者的沟通,讲解有关的营养知识,告诉患者饮食多元化的方法,把握机会和患者家属沟通,告知家庭支持的重要性。

对合并其他慢性病的老年患者,在饮食上要结合患者的不同情况,作出相应的调整。如患者伴有糖尿病,则应避免摄入含糖量过高的食物,主食以米、麦类碳水化合物为宜。

(四)并发症的护理

老年血液透析患者的急性并发症及远期并发症与常规透析患者的并发症基本相同,但由于疾病及年龄的特殊性,他们更易发生透析失衡综合征、心血管系统并发症、感染、营养不良、脑血管意外、肾性骨病及肿瘤等并发症。

1.透析失衡综合征

透析失衡综合征多见于首次进行血液透析的患者,在透析过程中后透析后 24 小时内发生以神经系统症状为主的一系列综合征,如头痛、失眠、恶心、呕吐和血压升高等,初次血液透析的患者应缩短血液透析时间,以 3～4 小时为宜;血流量不易过快,一般控制在 150～180 mL/min。若患者在透析中出现上诉症状,在无糖尿病的情况下,可以静脉推注高渗糖水。

2.心血管系统并发症

心血管系统并发症是 60 岁以上的老年血液透析患者的常见并发症,也是常见的致死原因之一。老年患者多患有缺血性心脏病、高血压和心脏传导系统疾病,导致心脏功能储备减弱,体外循环破坏了血流动力学的稳定性,增加了心脏的负担。透析中的低血压、体液及电解质的急剧变化、动静脉内瘘的形成,均是导致老年血液透析患者心血管系统并发症的诱因。

(1)低血压:老年患者由于机体耐受力下降,多伴有心血管系统慢性病,在透析过程中极易发生低血压,应根据产生的原理认真分析,采取相应的防治措施。

患者如在透析一开始就出现血压下降,可能与伴有心血管系统疾病或体外循环的建立、血流量过大致患者不能耐受有关。可通过减慢血流量、减慢超滤、增加预冲液量或使用新鲜血液预冲管道等方面减轻患者的不适,使患者顺利完成血液透析。

如在透析过程中或透析结束前突然出现血压下降、打哈欠、恶心、呕吐、出冷汗、胸闷或伴有下肢肌肉痉挛,可能与患者透析间期体重增长过多,以致在透析时超滤量过多、速度过快有关,也可能是透析中进食过多所引起,应立即减慢血流量、减慢或停止超滤水分,补充生理盐水,待症状改善后继续透析。但要注重控制补液量,避免因补液过多造成透析结束后体内仍有过多水分潴留,诱发急性左心力衰竭。对于在透析中经常出现低血压、抽搐的患者,通过适当调高透析液钠浓度,能使患者顺利地完成透析治疗。做好饮食宣教工作,让患者知道因饮食控制不佳而导致透析过程中出现各种并发症的危险性,使患者自觉遵守饮食常规,同时宣教患者在透析过程中避免过多进食。

(2)心绞痛:由于体外循环的建立,患者可出现暂时的冠状动脉供血不足,在透析过程中突然出现胸骨后疼痛、胸闷,心电图可见 ST 段压低、T 波平坦或倒置,应立即减慢血流量及超滤量,或停止超滤,吸氧,并通知医师,根据医嘱给予硝酸甘油舌下含服,待情况好转后继续透析。如症状不缓解,应立即停止透析治疗。

(3)心律失常:在透析过程中患者感觉心悸、胸闷,出现心动过速、心律失常,严重者可以出现室性或房性心律失常,应立即减慢血流量及超滤量,或停止超滤,吸氧,针对病因给予抗心律失常的药物,严重者应停止透析治疗。

(4)高血压:多见于患者饮食控制不佳,摄入过多水钠、患者过于紧张、肾素依赖性高血压、透析液浓度过高、超滤不足、失衡综合征、降压药物被透出,药物因素如重组人红细胞生成素的使用等。

加强宣教工作,使患者了解饮食控制的重要性,严格控制水、钠的摄入;每次透析都应完成透析处方;鼓励患者在透析间期按时服药,使高血压能得到有效控制;或改变透析方式,如进行血液滤过治疗;检查透析液的浓度是否过高;对在透析中有严重高血压的患者,可以使用药物加以控制。

(5)心力衰竭:患者突发呼吸困难、不能平卧、心率上升、血压升高,在排除高钾血症的情况下,可以先给患者行单纯超滤,然后改为血液透析,这样可以减轻心脏负担,给予患者半卧位,吸氧或必要时用50%乙醇湿化给氧。积极控制贫血,平时注意充分超滤,及时拍胸片以了解心胸比例,特别在发热或换其他疾病后,应警惕因体重减轻引起的水分超滤不足,预防透析后未达到干体重而诱发心力衰竭。

3.感染

老年患者由于疾病及年龄因素,免疫力低下,加上营养不良,易发生感染性疾病,特别是呼吸系统、泌尿系统感染及结核。上呼吸道感染易并发肺炎,老年血液透析患者感染的发生率仅次于心血管并发症。因此,应鼓励患者平时注意饮食的合理均衡,进行适度的锻炼,注意在季节变换时及时增减衣物,防止上呼吸道感染。一旦发生感染应立即去医院就医,按时服药,使感染得到有效控制。同时,在透析过程中,应注意严格执行无菌操作技术,防止医源性感染。

4.营养不良

长期血液透析的老年患者大多合并其他慢性疾病,由于消化吸收能力减弱,对蛋白质的吸收和利用能力降低,更易发生营养不良。很多患者独居,不愿给儿女带来负担,因此缺乏照顾,因疾病因素使其精力有限,不能做到饮食的多元化;因饮食需要控制,故饮食单一乏味;或由于缺乏营养知识,蛋白质及能量摄入减少,这些都会导致营养不良。

5.脑血管意外

老年患者由于高血压、高血脂、脑动脉硬化的发生率较高,反复使用肝素后,在动脉硬化的基础上,更易发生脑出血。患者往往表现为持续头痛、无法解释的痴呆、神志的改变,严重的出现偏瘫、死亡。有些患者因脑动脉硬化、降压幅度过大,诱发脑循环障碍,脑血栓形成,引起脑梗死。

因此,对高血压患者应鼓励其在透析间期严格做好自身防护,定期测量血压,按时按量服药,严格控制水分摄入,注意劳逸结合,避免过度疲劳。同时,对严重高血压的患者,应避免短时间内降压幅度过大。对已出现脑血管意外的患者,应避免搬动,在透析中严格控制血流量及超滤量,严密观察生命体征。因病情需要进行无肝素透析的患者,应注意血流量、静脉压、跨膜压的变化,防止体外凝血。

6.肿瘤

老年血液透析患者因其免疫功能低下,恶性肿瘤的发生率是正常人的3~5倍,且预后差。对于患有恶性肿瘤的患者,做好心理护理极为重要。在透析过程中更要给予无微不至的关怀,密切观察病情,尽量减少急性并发症的发生。

7.老年血液透析胃肠道出血

老年人消化道憩室、毛细血管扩张、癌症的发生率高于年轻人,因而胃肠道出血的发生率也增高。出血原因以出血性胃炎占首位,其次为毛细血管扩张,可发生在任何部位,常为多发性,确诊靠内镜检查。结肠憩室穿孔的症状不典型,以低热和模糊的腹痛为初发症状,须提高警惕。

8.精神心理问题

首先,慢性疾病的存在导致了患者对治疗的依赖性,维持性血液透析患者则更多依赖医师、护士,依赖透析机。其次,由于疾病自身及由此产生的依赖性,他们不得不进行调整,改变生活方式,并寻求在新的水平上的平衡,这常常是不舒服的,并由此产生一系列心理问题。国内统计资料表明,老年透析患者常存在着焦虑和抑郁,常有一些模棱两可的感情和行为,特别是那些集体活动受阻而致功能损害,不得不依赖他人者。国内资料显示,老年血透患者抑郁、焦虑自评量表总分明显高于中青年组,血液透析患者情感障碍严重者,可影响康复及预后,更加严重的可造成血液透析治疗中并发症的发生率增多,使血液透析中不稳定因素增加,治疗的风险性加大。尤其应注意的是老年患者血液透析时高血压的发生率较高,肯尼迪(Kennedy)发现抑郁症会增加冠心病患者心源性猝死的危险性。有研究发现,抑郁症状患者在血液透析中心律失常的发生率明显增加,中青年患者出现抑郁症状时,虽然心律失常增加,但更多则表现为胃肠反应。

临床上绝大多数疾病背景下的抑郁未获得及时诊断和治疗,因此对患者抑郁症状发作的再认识已是临床上不可忽视的问题。老年血透患者抑郁症状的产生,使临床医师面临更为复杂的医疗问题。两种疾病的并存和相互影响,使得对躯体疾病治疗的难度增加。

患者在透析过程中出现不适时会紧张、焦虑,医护人员若能准确、快速、沉稳地作出处理,缓解患者的不适,既能减轻患者的痛苦,又能增加患者的信任感,提高患者在治疗过程中的依从性,改善患者的透析质量和生活质量。

随着血液透析技术的不断成熟、更新和发展,年龄不再是血液透析考虑的首要因素,但如何提高老年患者的透析质量和生活质量,仍然是我们继续探讨的话题。

（张元梅）

第七节　糖尿病患者血液透析技术及护理

一、概述

随着人们生活水平的提高,以糖尿病为原发病的终末期肾衰竭发病率逐年上升。糖尿病肾病是糖尿病的重要并发症之一,在欧美等西方国家糖尿病肾病终末期占肾衰竭终末期(ESRD)的40％～50％,居首位。糖尿病肾病患者发展到尿毒症时大多伴有视网膜病变、神经病变、胃肠道疾病、周围血管病变、冠状动脉粥样硬化性心脏病及持续性的糖代谢紊乱,以致患者在接受透析治疗中极易出现心血管并发症,同时给动静脉内瘘的制作、穿刺及保养都带来一定的难度。因此,如何提高糖尿病肾病患者的透析质量、减少透析并发症、提高生存率是严峻考验。

糖尿病肾病患者病情发展迅速,四肢血管的粥样硬化使建立血液透析动静脉内瘘较困难或内瘘术后栓塞发生率高,为了保护动静脉内瘘,促进其成熟,建议非糖尿病肾病患者更早地建立动静脉血管通路。在糖尿病肾衰竭 CCR<20 mL/min 时,就可以建立动静脉内瘘。为了减少窃血综合征,一般首选端侧吻合,端端吻合次之。国外使用 Gore-Tex 人造血管做内瘘的报道较多,糖尿病肾衰竭患者人造血管搭桥术后 1 年继续使用率在 81% 以上。需要紧急血液透析者可以建立临时深静脉置管。

二、透析指征

糖尿病是因胰岛素分泌绝对或相对缺乏,引起糖、蛋白质、脂肪及水、电解质代谢紊乱的一种以高血糖为主要表现的疾病,可分为胰岛素依赖型和非胰岛素依赖型。糖尿病肾病是全身性疾病的一部分,当其进入晚期肾衰竭阶段时,往往伴有其他系统的严重并发症。患者由于尿液中蛋白质的丢失及因糖尿病导致的蛋白质合成障碍,存在低蛋白血症,血肌酐水平与疾病的严重程度往往不符。此类患者由于蛋白质缺乏及肾功能减退,致使促红细胞生成素生成减少,其贫血和水、钠潴留及全身中毒等症状均较非糖尿病肾病患者明显。当血肌酐>325 μmol/L,其进展异常迅速,为此不少学者认为糖尿病肾衰竭者较非糖尿病肾衰竭者,应更早地接受透析治疗。

透析指征:①当存在严重代谢性酸中毒、水和钠潴留、胃肠道反应、心力衰竭、高钾血症时,应于血肌酐为 440 μmol/L 左右时开始透析;若一般情况尚可,无严重并发症,应于血肌酐 528 μmol/L 时接受治疗。②糖尿病肾病时由于蛋白合成障碍,肌肉体积总量下降,血肌酐水平往往不能反映疾病的严重程度,当 CCR<15 mL/min 或 CCR<20 mL/min 时,接受治疗可改善预后。

三、护理要点

糖尿病血液透析患者的护理与非糖尿病血液透析患者大致相同。由于原发病不同,在透析过程中或透析间期的并发症略有不同,本节主要介绍糖尿病血液透析患者并发症的护理。

从事血液透析的护士应了解每一位患者的原发病,针对患者的不同特点采用积极有效的护理措施,对患者接受治疗过程中的并发症能做到早发现、早预防、正确诊断、早处理。

(一)低血压

临床观察表明,与非糖尿病肾衰竭患者相比,糖尿病肾衰竭患者在血液透析中的急慢性并发症和死亡率增加了 200%,透析过程中低血压的发生率增加了 20%,同时恶心、呕吐的发生率也多出了 300%。低血压还可以伴随心绞痛和心肌梗死而突然发生,或作为隐匿性心肌梗死的表现。

1.原因

首先,心肌收缩力下降是导致透析中经常性低血压的主要因素,与左心室顺应性和充盈下降为特征的舒张功能有关,该功能与缺血性心肌病和糖尿病心肌病相关。其次,糖尿病肾衰竭患者因自主神经病变导致血压调节功能减退,从而引发症状性低血压,其发生率可在 20%～50%。另外,患者在透析过程中,血糖下降、血浆渗透压降低可导致低血压;饮食控制不好,体重增长过多,导致单位时间内超滤过多可致低血压;使用无糖透析液透析,刺激糖原异生和分解,造成负氮平衡,以及高血压患者透析前服用降压药等也是引起低血压的原因。

2.护理

护理工作包括以下方面。①合理选择个性化的治疗模式,包括采用碳酸氢根透析液、使用钠曲线模式、控制超滤速度、采用序贯透析、合理使用促红细胞生成素使患者的血细胞比容维持在30%或以上,适当降低透析液温度。②定时巡视,密切观察患者有无神志恍惚、脉搏细速、皮肤湿冷、出冷汗、面色苍白。如有异常,紧急情况下应立即停止超滤,减慢血流量,迅速输入生理盐水,同时通知医师。③密切观察患者的血压、脉搏,脉压小于 4.0 kPa(约 30 mmHg)说明循环血量不足;注意患者脉搏力度与节律的变化,如有心律失常、脉率加快且无力等低血压的先兆,应作出及时处理。④对于糖尿病患者在透析过程中出现的低血压,应区分是何种原因,可以通过患者体重增长的情况、超滤量的设定情况及低血压的出现时间来判断,通过血糖仪测量可确诊是否为低血糖。一般情况下,低血糖引起的低血压出现在透析开始后的 1~2 小时,输入生理盐水不易缓解,静脉推注高渗糖水可立即缓解;因体重增长过多、单位时间内水分超滤过多导致循环血量不足引起的低血压,一般发生于透析结束前 1 小时左右,通过补充生理盐水、减少超滤量可迅速缓解。⑤合理服用降压药,鼓励患者在透析过程中进行腿部收缩练习以改善静脉回流。⑥加强与患者的沟通,及时了解患者有无不适,教育患者有任何不适应都应告知护士。

(二)高血钾

1.原因

透析间期,糖尿病肾病患者因胰岛素缺乏和抵抗、醛固酮不足,以及高血糖时细胞内外液体转移,使其更易发生高血钾。

2.护理

护理工作包括以下两个方面。①加强对患者的健康宣教,特别是新患者的宣教工作,告知患者饮食及胰岛素治疗的重要性,要求患者严格做好饮食控制,每天根据血糖浓度调整胰岛素剂量,按时完成胰岛素治疗,定期检查糖化血红蛋白,了解胰岛素治疗的效果。②告知患者如出现口角、四肢发麻,应警惕高血钾,立即来医院进行紧急治疗。

(三)高血压

1.原因

患者由于全身血管病变,其高血压的发生率较非糖尿病患者高,且此类患者多为容量依赖型高血压。据统计,糖尿病血液透析患者中约 50%需要抗高血压药物治疗,而非糖尿病血透患者只有27.7%需要抗高血压药物。

2.护理

护理工作包括以下方面。①严格控制透析间期体重的增长。糖尿病患者在透析间期有体重增长过多的趋势已得到普遍认同,糖尿病患者比非糖尿病患者在透析间期体重多增加 30%~50%。②正确评估患者的干体重。③加强透析管理,使患者做到透析充分。④对服用降压药的患者,应告诉患者透析当日避免服用。⑤对服用血管紧张素转换酶抑制剂或血管紧张素受体拮抗剂的患者,应警惕高血钾的发生。⑥降压治疗的同时,应防止降压幅度过大导致的低血压。

(四)感染与营养不良

1.原因

患糖尿病性胃瘫的患者进食差、血糖控制不良导致糖原异生、肌肉分解、蛋白质合成障碍,以及透析液和尿液中蛋白质的丢失,使患者更易发生营养不良,伤口愈合延迟,易发生感染。长期高血糖引起周围血管硬化,此类患者血管条件较非糖尿病患者差,而且穿刺后血管的修复也较为缓慢,易引起穿刺失败、血肿、动静脉内瘘闭塞和感染。

2.护理

护理工作：①严格执行无菌操作；②血液透析当日要求患者将穿刺部位洗净，穿刺时应进行严格消毒，防止感染；③糖尿病患者伤口愈合较慢，血管条件较差，为防止动静脉内瘘伤口裂开大出血，可适当延长拆线时间；④要求患者做好个人卫生，勤洗澡、勤更衣，饭前、饭后漱口，防止皮肤及口腔感染；⑤季节变换时应注意冷暖，防止上呼吸道感染，避免到人多拥挤的公共场所；⑥加强营养摄入，少尿、无尿的患者应控制水分、钠盐及钾的摄入。

（五）视网膜病变

糖尿病视网膜病变发病率在5％以上，严重者可导致失明，活动极为不便，应给予患者生活上细致的照顾，如帮患者喂饭，透析结束后护送患者出病房。同时加强与患者的沟通，发现患者各种心理问题时，给予开导，帮助患者树立战胜疾病的信心，以良好的状态接受治疗。以往有学者认为，血液透析会加速糖尿病患者视网膜病变；现在的观点是，血液透析和腹膜透析的糖尿病患者视网膜病变进展情况无差异。曾经有人认为，血液透析开始后，应用肝素可导致失明；目前已被否定。高血压和血糖控制好，失明会明显减少。

（六）外周血管病

1.原因

糖尿病患者出现糖尿病足溃疡者约4％，血糖控制不佳、外周血管神经病变是糖尿病患者截肢的主要危险因素。

2.预防性护理

注意保持足部清洁、干燥；经常检查脚趾、趾甲、足底和脚趾间的折痕处；穿着舒适、宽松的鞋袜；如长期卧床应使用保护足跟的袜套；使用热水袋应注意水温，避免烫伤；冬季注意足部保暖，修剪趾甲时应注意避免受伤、感染；如有受伤应及时救治。

除了做好上述并发症的护理外，还应指导患者加强饮食控制和严格执行胰岛素治疗，告知患者饮食及胰岛素治疗对于预防和减少并发症的重要作用。①糖尿病透析患者大多伴有高甘油三酯血症，故应限制单糖及饱和脂肪酸的摄入，同时要增加纤维素的摄入，纤维素可降低患者餐后2小时的血糖浓度及不饱和脂肪酸的浓度。三餐热量的分配依次为1/5、2/5、2/5或1/3、1/3、1/3。提倡食用粗制米、面和适量杂粮，忌食葡萄糖、蔗糖、蜜糖及其制品，忌食动物脂肪，少食胆固醇含量高的食物（动物内脏、海鲜等），对伴有糖尿病性胃轻瘫的患者鼓励患者少量多餐。②胰岛素治疗中，应指导患者使用血糖测定仪测定指端末梢血葡萄糖水平，通常每天至少1次，一般2～3次。根据测得的结果调整胰岛素剂量。定期测量糖化血红蛋白，了解胰岛素治疗的效果。指导患者注射胰岛素的正确方法，包括注射时间、部位、注意点及药物的不良反应。饮食、胰岛素的治疗及护理贯穿于糖尿病血液透析患者治疗的始终，极为重要，是提高患者生活质量、透析质量和降低透析并发症的关键。

（张元梅）

第十六章

社 区 护 理

第一节　社区老年人的保健与护理

一、概述

（一）社区老年人保健与护理的基础知识

1.老年人与人口老龄化

（1）老年人：发达国家 65 岁以上，发展中国家 60 岁以上的人称为老年人。人的老化受遗传、环境和社会生活诸方面影响而有较大的差异，从生理、心理、社会全方位确切定义老年人确实比较困难，一般来说，老年人的概念按大多数人的变化规律从生理年龄上来定义。联合国于1956 年将 65 岁作为老年人的划分标准，与许多国家的退休年龄一致，但由于发展中国家人口结构比较年轻，也将 60 岁作为老年人的界限。

从 60 岁或 65 岁到死亡这段时间称为老年期。随着人类生活水平提高，平均寿命不断延长，老年期是一段较长的时期，而且在老年期的不同阶段，老年人的生理、心理方面亦有很大差别，因此通常将老年期划分为不同阶段。联合国卫生组织把它划分为：60～74 岁为年轻老年人，75～89 岁为老老年人，90 岁以上为长寿老年人。我国将老年期划分为：60～89 岁为老年期，90 岁以上为长寿期，而 45～59 岁为老年前期。

（2）老年人口系数：老年人口系数是指老年人口占总人口的比例，计算公式如下。

$$老年人口系数 = \frac{老年人口数量}{人口总数} \times 100\%$$

老年人口系数是判断社会人口是否老龄化和老龄化程度的指标。就一个国家或地区而言，老年人口系数越大，则老龄化程度越深，老年人口越多，老龄问题就越显重要。但就世界范围或各地区横向比较来说，由于人口的基数不同，各国老年人口系数与老年人口绝对数是不平衡的，我国有 14 亿多的庞大人口基数，虽然与其他发达国家相比，老年人口系数不大，但老年人数量是世界上最多的，面对的问题就更多。

（3）人口老龄化：社会人口中老年人口系数超过一定的水平，发达国家 7％以上，发展中国家10％以上，称为人口老龄化或人口老年化。社会中人口达到了老龄化的标准，这个社会称为老龄化社会或老年化社会。根据老年人口系数的大小,将社会人口发展分为几个阶段(表 16-1)。

表 16-1　社会人口发展的划分标准(老年人口系数)

社会发展阶段	发达国家/%	发展中国家/%
青年型社会	<4	<8
成年型社会	4~7	8~10
老年型社会	≥7	≥10

(4)老年人口负担系数:老年人口负担系数是指老年人口数量占劳动人口总数的比例,按以下公式计算。

$$老年人口负担系数 = \frac{老年人口数量}{15\sim60\ 岁的人口总数} \times 100\%$$

15 周岁以下和 60 周岁以上的人口数量占劳动人口的比例称为抚养系数,即抚养比,包括少儿人口负担系数和老年人口负担系数。这一指标只是根据年龄划分来计算的,并不一定反映实际抚养与被抚养的比例,故又称为年龄负担系数。老年人口负担系数,客观反映了老年人在劳动人口中的比重,是用来反映社会负担情况的一个重要指标,也是计算和预测老年人经济负担和老年社会保障负担系数的基本数据。

2.老年人失能与长期照护

(1)失能与日常生活活动能力:老年人失能是指其因各种原因导致的完全或部分丧失生活自理能力的情况。日常生活活动能力(activities of daily living,ADL)是指躯体为满足日常生活活动所需要的一种最基本、最具共同性的生活能力。ADL 量表是常用的自理能力评估工具,其中将老年人的日常生活自理能力分为工具性日常生活活动能力(使用交通工具、购物、做家务、洗衣、做饭、打电话、处理钱物、服药)和基本的日常生活活动能力(行走、洗澡、如厕、穿衣、梳洗、进食)。有些老年人平时可能从来不做饭、不洗衣等,因此基本的日常生活活动能力更能反映老年人自理能力和需要照护的情况。此外,评估自理能力的常用工具还有 Barthel 指数、Katz 指数、功能活动问卷等,量表评估内容上各有侧重,测评结果需与老年人生理、心理和社会活动状况进行全面考虑,慎重判断。老年人失能状况的评估是养老机构入住资格评审、分级护理、居家养老服务补贴等的重要依据之一,可根据实际服务提供的现状和环境设施条件等来选择适当的量表作为评估的工具。此外,在评估工作中,还需结合老年人的失智情况进行综合考虑。

(2)长期照护:老年人长期照护是指为完全或部分失能、失智的老年人,配合其功能或自我照顾能力,提供不同程度的照顾措施,使其保持自尊、自主及独立性和享有品质生活,既包括普通的日常生活照顾,也包括专业的保健护理服务。长期照护具有专业性、长期性、连续性等特点,是团队的整合性服务,需要专业的护理人员、非专业人员、社会工作者和家庭等积极参与,以帮助照护对象及其家庭维持生活和应对生活问题。长期照护服务场所可以是医院、护理院、康复中心、临终关怀机构、养老机构、社区日托机构、家庭等。当前,我国老年人长期照护服务主要来源于家庭,以生活照顾为主。

(3)正式照护:主要是指由护士、养老护理员或其他通过正规培训持有相应的上岗证书的专业人员提供的专业照护服务。正式照护人员均接受过不同时间的专业培训和教育,提供安全有效的专业性服务。由于对正式照护人员的教育类型不同,其服务权限亦不同,如养老护理员主要提供以日常生活照料为主的各类养老护理服务,不能涉及医疗护理服务,如注射、导尿等。

（4）非正式照护：主要是指由家庭成员、亲属、朋友、邻居、保姆等提供的照顾服务。他们通常没有经过专门的训练，主要协助日常生活照顾。家庭成员为主的非正式照护队伍是老年人长期照护的主要力量，他们承担了大部分繁重的日常照顾工作。为支持非正式照护队伍，一些国家实行了喘息服务制度。

（5）社会养老与家庭养老：社会养老是指养老费用由社会养老保障体系承担，包括各类商业保险。家庭养老是指养老费用由家庭承担，包括老年人个人储蓄。各国养老保障制度不同，我国老年人养老还是依靠家庭养老为主。

（6）机构养老与居家养老：机构养老是指老年人居住在养老机构内，费用由家庭和（或）社会养老保障体系支付。居家养老则指老年人居住在家中，养老费用由家庭和（或）社会养老保障体系支付。我国机构养老床位不足3%，居家养老是主体，社区为依托的完善的养老服务体系有待逐步建立和完善。

3.社区老年人保健与护理的目标

（1）增强老年人自我照顾能力：增强自我照顾能力是老年人护理始终贯彻的一个理念，是提高老年人生活质量的保证。社区护士通过社区健康教育和护理服务，提高老年人之间自护和互助的能力；老年人通过坚持正确的身体锻炼，合理的营养，延缓衰老，尽可能长地维持生活自理的能力；而伤残老人则通过适当的康复治疗，并提供适当的辅助设备，恢复自理能力。

（2）延缓恶化和衰退：老化使老年人器官功能退化，老年人多数患有慢性病，慢性病又促进器官功能老化。正确治疗、护理老年患者，预防并发症，尽量稳定病情，尽可能地延缓恶化和衰退。

（3）提高生活质量：协助老年人参与各种社区活动，并提供必要的帮助，使老年人在娱乐、社交、心理及家庭各方面的需要获得满足，以提高老年人的生活质量。

（4）支持濒死患者并保持其舒适及尊严：对濒死老人以更多的身体、心理、社会支持，缓解疼痛，增加舒适度，让老人能安详而宁静地离开人世。

4.社区护士在社区老年保健与护理中的作用

社区护士是社区老年保健中的主要力量，负责组织并实施社区老年人健康教育计划、开展老年患者的护理服务、培训老年服务人员、参与社区老年保健的总体规划等工作。在不同的场合、不同的时间及不同的情况下，扮演着护理服务、咨询、教育、组织、管理、协作、研究等不同的角色，承担各种角色赋予的责任。

（1）社区老年人健康教育：社区护士与社区工作人员合作，了解社区老年人口组成特点、患病情况、社区经济、文化环境、生活习俗及社区卫生资源等，确定优先干预的健康问题；制订健康教育计划；根据实际情况，通过各种途径如专题讲座、板报、图片、印刷资料、录像、示范、操作练习、个别指导、咨询、正反案例的现身教育等实施健康教育计划，向社区人群传播健康知识和技能；同时对健康教育过程和结果进行恰当的评价，不断反馈，提高健康教育的成效。通过健康教育，使老年人树立健康意识，获得健身防病及治疗康复知识，改变不良行为，减少行为危险因素，增进老年人健康。

（2）社区老年患者护理：护士在社区卫生服务机构、家庭或养老、托老机构中为老年人提供护理技术服务，如注射、换药、给氧、鼻饲、导尿、灌肠、压疮护理及各种专科护理。同时，在紧急情况下如老年人突然昏迷、骨折、脑血管意外等，社区护士还必须做好院前急救工作，这对维持患者生命、避免不应有的病情恶化，以及对后续医院治疗、预后有着积极的意义。

（3）临终关怀：许多老人都希望能在自己熟悉的居住环境中，在亲人陪伴下度过生命最后的日子,良好的社区护理是满足老人临终需求的基础。社区护士开展社区死亡教育,为临终老人提供各种护理,控制疼痛,缓解症状,实施心理支持,尽最大可能使老人处于舒适状态,维护老人尊严,使老人安详而宁静地离开人世,并对家属哀伤心理提供心理支持。

(4)指导、培训工作:老年人有自身的生理、心理特点,老年人家属、保姆及为老年人服务的志愿者、养老护理员、社会工作者需要掌握有关老年知识及一般护理技能,社区护士承担相应的培训和指导工作。

(5)组织协调工作:社区老年保健工作需要协调多部门开展工作,如老年人之间,老年人与家庭之间、社区不同机构、不同组织之间,以及为老年人服务的各种专业人员之间的协调。另外,还需要卫健委门、民政部门等多部门的相互配合。社区护士在社区老年保健工作中扮演组织管理角色,协调各方关系,与社区工作人员合作,对老年保健工作中人员、物资及各种活动进行指导和安排。

(6)研究工作:社区护士需要有敏锐的观察力,以发现老年人疾病的早期表现、心理变化及社区中的环境问题、家庭问题、威胁健康的各种危险因素等,积极开展社区护理研究工作,研究老年人身体、心理健康及影响因素,研究社区老年人健康干预策略、干预实施和干预效果,研究社区老年保健制度建设和保障决策等问题。

(二)养老服务相关制度与政策

1.老年人的社会保障

国家建立养老保险制度和多种形式的医疗保险制度,保障老年人的基本生活和基本医疗需要。无劳动能力、无生活来源、无赡养人和抚养人的,或者其赡养人和扶养人确无赡养能力或者扶养能力的,城市老年人由当地人民政府给予救济,农村老年人由农村集体经济组织负担,保吃、保穿、保住、保医、保葬的五保供养。此外,救助制度还可以在一定程度上对老年人的基本生活和基本医疗进行保障。

根据我国目前老年人的养老保障可分为五个层次:自我保障、政府保障、差别性职业养老保险、劳动单位负责及市场提供。

自我保障包括家庭保障和个人保障,也就是养老经费和服务来源于家庭或个人的储蓄,是养老保障的基础,是中国数千年来的历史文化传统,是当前中国社会现实格局的必然选择。

政府保障是指由政府作为直接的责任主体,向所有老年人提供最基本的收入保障,是普惠式的国民养老保障制度,可以让老年人分享社会经济发展的成果,覆盖面广,体现了社会保障的公平性,如满足最低生活需要的贫困救济、老年津贴等。

差别性职业养老保险是指政府主导,统一政策规范、统一税制优惠,由雇主与雇员分担缴费责任,缴费高低与个人工资水平和缴费年限有关,待遇标准依缴费多少而有所不同,个人缴费又与就业情况相关,是一种兼顾公平与效率的制度安排。

补充保障是职业福利的重要组成部分,是指劳动者所在单位提供的补充养老保险,包括企业年金和非企业单位补充养老保险,缴费由雇主或者雇主与雇员共同承担,政府实施鼓励政策,不具体干预,我国目前实施的企业补充养老保险属于这一层次的保障。

市场提供主要是指各种商业保险公司提供的商业人寿保险服务,完全是市场行为,通过市场提供的产品以市场交易的方式来完成,政府在商业保险的法律框架内进行监管,缴费由个人或家庭承担,是一种社会化的自我保障。

第一、二层面的养老保障是基础,越向高层次发展,保障水平越高。我国老年人目前自我保障层面的人口占大多数,包括家庭保障在内的自我保障在今后较长的时间内仍将发挥重要作用。

(1)养老保险:养老保险是社会保障制度的主要组成部分,是老年人社会保障的核心内容。养老保险是社会为了防止老年风险而建立的社会保险制度,其核心就是向老年人支付养老金,养老金是养老保险的产物,是在政府立法规定的范围内,依法征缴的用于支付劳动者老年退休、丧失劳动能力与生活能力时维持生活、代替工资的延期支付资金,是养老保障得以建立并正常运行的物质基础和前提保证。

我国从 20 世纪 80 年代开始实行养老保险制度,经历了从无到有,逐步改革、完善的过程。在社会养老保险体系中,包括了城镇企业职工基本养老保险、城镇居民养老保险和新型农村居民养老保险三项基本制度,也体现了我国社会养老保险三个发展阶段。2011 年 7 月 1 日,《中华人民共和国社会保险法》正式实施,为老年人的社会保障提供了法律依据。该法规定,基本养老保险实行社会统筹与个人账户相结合,基本养老金由统筹养老金和个人账户养老金组成,国家建立基本养老金正常调整机制,根据职工平均工资增长、物价上涨情况,适时提高基本养老保险待遇水平。个人跨统筹地区就业的,其基本养老保险关系随本人转移,缴费年限累计计算,个人达到法定退休年龄时,基本养老金分段计算、统一支付。

(2)社会救济与社会福利:社会救济是国家对无劳动能力和生活来源,以及自然灾害或其他经济社会等原因导致生活困难者,给予临时或长期物质帮助的一种社会保障制度,主要包括自然灾害救济、失业救济、孤寡病残救济和城乡困难户救济等。社会救济是社会保障体系的组成部分,是社会成员享有的基本权利,是国家应履行的保证公民在非常时期生活权利的法律责任,是政府解决特殊社会问题的重要手段,是稳定社会和经济秩序的一种重要机制,也是社会和谐的必要保证。

社会福利所包含的内容十分广泛,老年人的社会福利主要是指政府出资为生活困难、无依靠或残疾等特殊老年群体提供生活保障而建立的制度,内容涉及医疗护理、娱乐健身、生活照顾、社区服务等。国家颁布的《中华人民共和国老年人权益保障法》(1996 年)、《农村五保供养工作条例》(2006 年)等法律法规为老年人的基本生活提供了保障。有关法律法规规定:对城市孤寡老人、符合供养条件的残疾人实行集中供养,对农村孤寡老人、符合供养条件的残疾人实行集中供养与分散供养相结合,集中供养一般通过举办社会福利院、敬老院、疗养院等福利机构来实行。社会福利制度也在不断改革,近年来积极推进社会福利社会化,开展基本养老服务体系建设。此外,部分省市建立了高龄老人生活补贴制度,以保障老年人的基本生活。

(3)社会互助:社会互助是指在政府鼓励和支持下,社会团体和社会成员自愿组织和参与的扶弱济困活动,是社会保障体系的补充。社会互助有提供资金与提供服务两个方面。资金来源包括国内外社会捐赠、互助基金和义演、义赛、义卖等活动筹资;服务提供包括邻里互助、团体互助和慈善事业等。社会互助主要形式包括:工会、妇联、老年协会等群众团体组织的群众性互助互济活动;民间公益事业团体组织的慈善救助活动;城乡居民自发组成的各种形式的互助组织活动;等等。

老年人的社会互助一直是我国政府积极倡导的,自 2003 年始,全国老龄委发起了"银龄行动",组织老年知识分子开展为老年人服务的志愿活动,在此基础上,一些地区开展"银龄互助"项目,利用基层老年协会的力量,组织和发挥年轻老年人的作用,为社区高龄老年人提供服务。另外,一些社区组织离退休老年人,组成社区老年人互助队,为老年人提供探访、心理慰藉等服务。

(4)老年人长期照护保障:上述老年人社会保障,特别是养老金保障制度是我国老年人长期照护保障的基本来源,但就目前老年人的养老金收入来看,不足以支付其失能时的长期照护费用。我国老年人长期照护没有纳入社会保障体系,老年人长期照护依赖于老年人家庭和老年人自身的积蓄,当前老年人长期照护机构、队伍建设及长期照护保险亟待研究。

2.相关政策

(1)医疗部门相关政策:老年人医疗保健服务分为医院与社区两部分,综合性医院门诊服务中基本上有老年人优先就诊的政策。《关于城市社区卫生服务补助政策的意见》规定,政府对社区卫生服务进行补助,老年保健、健康教育、卫生信息管理等公共卫生服务,列入政府补助范围,中央财政从 2007 年起安排专项转移支付资金,按服务人口进行补助。卫健委、财政部后续相继出台有关文件,使农村老年人的基本医疗保健服务得到保证。在此基础上,各地社区卫生服务都有一定的为老年人服务的优惠政策,除免费建立和管理健康档案、免费体检、免费的慢性病信息管理、免费的健康教育工作外,有些社区提供高龄老人定期的免费家庭出诊、基本医疗药费补贴、特殊老人医疗费用减免等政策。

(2)民政部门相关政策:除了社会保险法、老年人权益保障法等国家的法律法规对老年人生活、权益进行保障,各地政府非常重视养老问题,将养老服务纳入经济社会发展规划,出台系列优惠政策,推进社区养老服务体系建设。①扶持机构建设:许多地区充分发挥政府投入的带动作用,采取建设补贴、床位补贴、入住人数补贴及综合补贴等多种方式,对社会力量兴办养老机构进行资助,调动社会力量参与养老服务事业的积极性。如《浙江省民办养老服务机构省级专项补助资金使用管理办法的通知》中指出,民办非营利养老机构新增床位补助 3 000 元/床,租用床位补助 500 元/(床·年)(不超过 5 年),加上市、区级的配套补助,一些地区达到每床补贴10 000 元左右。②推动居家养老服务体系建设:如何为居家的老年人提供生活照料、家政服务、康复护理和精神慰藉等方面的服务,各地纷纷出台政策、举措,如建立居家养老服务指导中心或者服务机构、社区服务网络建设、社区服务设施建设、社区养老服务中介组织培育等。③建立社区养老服务信息平台:各地以各种形式来建设社区养老服务信息平台,如杭州市以"一册三网"(《社区服务手册》与互联网、电视网、电话网)为平台,搭建养老服务社会化信息网络;此外,许多地区建立呼叫中心,利用"一按灵""一键通""一号通"及紧急求助铃等形式,或者拓展"96156""96345"等电话服务网的服务功能,将生活服务、医疗急救、家庭防盗等服务延伸到家庭中,为居家老年人提供服务。④促进养老护理队伍建设:在推进养老服务社会化的过程中,各地把养老护理服务队伍建设摆在工作的突出位置,各级财政予以补助支持,开展养老护理专业知识和职业技能培训,逐步建立养老护理员职业资格认证制度,并与促进"4050"人员、下岗失业人员、农村进城务工人员就业和再就业相结合,建立持证上岗制度,促进养老护理队伍建设。

二、老化的相关理论与应用

老化的生物学理论对衰老机制的阐述有遗传学说、免疫学说、自由基学说、神经-内分泌学说、体细胞突变论、差错灾难论、应激论等,这些已在老年护理学等相应课程中学习。老化的社会学理论如撤退理论、活动理论、社会情绪选择理论等,对于老年人保健的科学研究与老年人福利政策的制定、老年人健康教育与服务提供有着重要的影响。

（一）撤退理论

1.理论产生的背景

撤退理论由《堪萨斯市的成年生活研究》（*Kansas City Studies of Adult Life*）中分析出来的学说。最早由卡明（Cumming）和亨利（Henry）于1961年在《变老》一书中提出，后经其他社会学家、老年学家发展完善。撤退理论概括了老年人口参与社会生活的总趋势，成为有影响的老年社会学理论。

2.理论的主要观点

（1）老人与社会相互脱离具有代表性：随着年龄的增长，社会与个人之间的往来关系减少，这是不可避免的。撤退的主要形式有两个方面。①来自社会方面的撤退：社会通过一定的退休制度，使老年人口退出原来从事的工作岗位，由成年人口接替，达到撤退的目的；②来自个人的撤退：人在成年期形成的各种社会关系，在进入老年期后，因为社会工作的撤退，许多社会关系减弱，逐渐从原有的社会角色中撤退以适应老年期的社会生活。

（2）撤退过程有其生物的和心理的内在原因并且不可避免：伴随老化，老年人体力、智力衰退，记忆能力、创造性思维能力及参与社会的活动能力下降，难以适应先前的高负荷的角色功能，保持他们社会地位的动机逐渐减弱，再加上社会对老年人角色期待的影响，老年人自身接受撤退或按撤退规则来指导自己的行为规范是合情合理的，也是必然的。社会紧缩老人的编制则是因为要把老人占据的位置和承担的角色让给年轻人。

（3）撤退过程不仅使老人欢度晚年，同时也是社会的需要：伴随衰老，老年人参与社会活动减少，撤退成为一个自我循环的过程。社会也须采取一定的撤退措施，将权限由老年一代转交给成年一代。老人在原有的社会角色中撤离，晚年生活得到满足，老人与社会相互疏远的过程，保证了个人的满足感和社会制度的延续性。当个人或社会不准备撤离，可能会产生脱节现象，但在大多数情况下，社会需要首先倡导撤离。

3.理论在社区护理中的应用

老年人必定要从一定的社会角色中退出，社会也必然需要一定的撤退机制。老年人个人与社会同步撤离，有较好的协调机制，才能使个人与社会处于一种和谐状态，老年人安享晚年生活，社会代际交替和谐发展。当个人与社会撤离不同步，则会影响老年人个人的身心健康和发生社会角色的冲突，就可能使老年人患"离退休综合征"。因此，社区护士可以借鉴撤退理论做好老年期角色转换过程中的身心健康服务。

（1）引导个人角色撤退顺应社会期待：人的社会角色的转换是一个自然的过程，一定社会制度下，个人社会角色撤退是可期待的，如退休年龄、退出政坛的年龄等，是一个普遍的、明确的撤退时间。在这一时限内，社区护士在社区健康教育中可利用撤退理论，促进老年人在社会机制下提前做好撤退准备，从心理上接受撤退现实，并做好撤退后的准备，以适应社会角色变迁，避免"离退休综合征"的发生。此外，除离退休这样一个跨度较大的角色变迁以外，老年期还将面临其他角色的变换，如丧偶、患病、失能等情况，老年人还需不断从原有角色中撤退，如何选择新角色功能，撤退理论提供较好的理论指导。

（2）根据个人角色撤退现状改善社会功能：由于身体、心理及文化和专业修养的不同，个人从社会角色中撤退的愿望和社会对其的期望有个体差异，虽然退休了，有部分老年人仍然选择继续工作、参与社会活动等，有些老年人虽然离开了工作岗位，但仍然希望有一定的空间发挥他们的社会作用。因此，社区可以创造一定的社会活动条件，培育老年人组织，如老年人志愿服务组织、老年人书画协会等,社区护士可以根据老年人的身心状况,做好康复护理,协助老年人参与社会活动,满足老年人的社会心理需要。

（二）活动理论

1.理论产生的背景

撤退理论在老年社会学理论研究中具有重要意义,产生了很大的影响。十年后,迪克大学老年和人类发展研究中心对老年人进行研究,提出了与撤退理论完全相反的结论,认为老年人无论是生活的满足程度或者活动水平都没有或者很少减退。许多调查结果也表明,多数人在老年期,并不是完全从他们的社会角色中撤离,而是继续他们在中年期就已建立的社会职务与角色,从事生活与社会活动,照样倾向于维持他们原先的生活方式,尽可能保持早年养成的习惯、人格特征、生活方式等。活动理论与撤退理论相反,该理论认为老年人若要获得使他们感到满意的老年生活,就必须维持足够的社会互动。

2.理论的主要观点

（1）大多数老年人仍然保持活动和社会参与:活动理论认为社会与个人的关系在中年期和老年期并没有截然的不同,老年期同样有着活动的愿望,个体在社会中的角色并不因年龄的增长而减少。一个人只要在生理上和心理上有足够的能力,他便可以扮演其角色、履行其义务。老年人活动水平,参与活动的次数或者与社会疏远的情况受过去生活方式和社会经济状况的影响,而不是一个不可避免的,内在的必然过程。例如:一个经常是被动、退缩的人,不会因为退休而变得更为活跃;一个经常参加许多社会活动的人,也不会因为退休后或移居他地时全部停止活动。

（2）活动是老年期生活的需要:维持或开展适当的体力、智力和社会活动,可促进老年人晚年生活幸福。老年人继续参加经济活动、社会活动、健身活动对老年人身心健康与生活满足产生正面的影响,老人的社会参与层面越高,他的精神和生活满意度也会随之增加。活动理论强调参与、活动与社会互动,认为老年人应该积极参与社会,用新的角色取代因丧偶或退休而失去的角色,通过新的参与、新的角色替代以改善老年人因社会角色中断所引发的情绪低落,将自身与社会的距离缩小到最低限度。老年人应该尽可能地保持中年人的生活方式以否定老年的存在,积极参与力所能及的一切社会活动,保持活力,赢得社会的尊重。对于一个正在变老的人,活动变得尤其重要,因为其健康和社会福利有赖于继续参加活动,并在社会互动中找到生活的意义、人生的价值,取得积极的、恰当的自我形象,获得良好的生活满足感。

（3）老年人有责任保持自身的活动程度:进入晚年,不一定变得没有角色可扮演,老年人应当有新的角色,同其他生命周期一样,在社会活动中作出应有的贡献。老年人退休后的社会角色及其社会发展都有赖于老年人自己的活动程度,老年人有责任去保持自己的活跃程度,新角色的建立,要靠他们自身的努力,而不是社会提供更多的机会让老人去保持自己的社会活跃程度。

3.理论的应用

（1）协助开创其他补偿性角色来取代失落的角色:由于现实生活中往往剥夺了老年人期望扮演的社会角色的机会,使得老人所能活动的社会范围变窄,活动程度变小,从而使老人对自身存在的价值产生迷茫,因此应有补偿性的活动来维持老人在社会及心理上的适应。如老人退休,就应有职业以外的活动补充,如老人丧偶或亲友死亡,就应有其他人际交往的弥补。活动理论可以帮助我们理解、尊重社区老年人在社区生活中的各种表现,有针对性地开展健康服务,指导老年人参与社区活动,如参与老人活动中心、老年大学、老年服务中心、志愿者组织等的活动。

（2）尽可能长地维持老年人的活动能力:活动是保证老年期生活质量的基础,社区护理中应从心理上充分调动老年人的主观能动性,从身体功能上,做好保健和康复服务,尽可能长地维持老年人的肢体功能,并提供必要的辅具和设施,帮助老年人参与社区活动,维持老年人健康。另外,对于"活动"的理解,并不仅仅指躯体的行为活动,也包括心理活动和心灵的领悟,对于完全失能的老人,也应该从心理的角度,促进老年人保持积极的态度,以获得良好的生活满足感。

(三)社会情绪选择理论

1.理论产生的背景

由于年龄的增长,老年人在生理和一些心理功能方面呈现下降趋势,尤其是在某些认知能力方面趋于减退,但老年人在情绪方面,并不像认知能力那样呈现出减弱的趋势,许多研究表明,整个成年人阶段情绪幸福度是上升的。个体这种在身体健康、认知能力等方面的下降,而情绪及幸福感却维持在较高水平的矛盾现象称为"老化的悖论"。个体如何在生理功能下降情况下将情绪和幸福感维持在较高水平?在未来时间洞察力改变的情况下,又如何调整社会目标及选择社会同伴?以斯坦福大学的卡斯坦森(Carstensen)教授为代表的学者提出了社会情绪选择理论,对此提供了全面、合理的解释。

2.理论的主要观点

(1)老年人偏向于选择以情绪管理为目标:人类的社会目标有两大类:知识获得目标和情绪管理目标。当人们知觉到未来时间很充足时,更多地关注未来导向的目标,即与知识追寻有关,追求新知识,学习获得性行为。当感到时间非常有限时,表现为情绪导向的社会目标,通过与他人交往来实现情绪状态的优化,包括寻找生活意义的欲望,获得亲密的情感和追求生命的真谛,以及体验情感上的满足,是现时导向的目标。一般而言,年轻人知觉到未来时间比较充裕,优先选择以获取知识为目标。而老年人则相反,偏向选择以情绪管理为目标。情绪调节目标旨在控制纷繁的情绪状态,关注生命的意义和情感的亲密性,表现为回避消极情绪状态,趋向积极情绪状态。

获取知识和调节情绪的动机共同组成了生命过程中激发社会行为目标的动力系统,在具体情境中,知识相关的目标与情绪调节的目标会相互竞争,个体在权衡两类目标的重要性后才能做出选择,进而产生相应的行为反应。

(2)未来时间洞察力影响社会目标选择:未来时间洞察力是个体对未来时间的认知、体验和行动倾向的一种人格特质。社会情绪选择理论中,未来时间洞察力侧重于个体对将来一段时间的有限性或无限性的知觉,这种知觉会对个体当前行为产生影响。个体的一生都由各种社会目标指导,如寻求新奇事物、感情需要、扩展个人视野等,不同社会目标的相对优先性随个体对未来时间的洞察力的变化而变化。当知觉到生命中(或事件)剩余时间很充裕,知识获得目标放在首位,人们更愿意结识新朋友、扩大社交圈子,努力为自己的未来建立广泛的人际关系。当感到未来时间很有限时,情绪管理目标变得相对重要,优先选择与较为熟悉的社会伙伴在一起,年龄越大,个体越喜欢与熟悉、亲密的同伴接触。

(3)老年人偏向选择较小的社会关系网络:老年人对未来时间洞察力的改变,偏向选择以情绪管理为导向的社会目标,势必影响老年人社会网络的组织结构。研究发现,老年期个体的社会网络会缩小,情绪亲密的社会伙伴会继续维持而次要的社会伙伴慢慢被排除在外,年龄越大,越趋向于与相对亲近的人保持联系,如家庭成员、亲密朋友等。随年龄增大,个体缩小社会关系网络,优先选择亲密的社会伙伴,是因为他们能够提供可信赖的情感回报,对老年人自身健康和主观幸福感是有益的。研究证实,家庭支持和朋友支持对提高老年人的主观幸福感和生活满意度都有重要作用,但家庭支持比朋友支持的作用更大,特别是在情感支持上。

(4)老年人更重视积极情感体验:社会情绪选择理论认为,个体越接近人生终点,就越关注社会互动的质量,越有目的地改善社会关系中的情感成分,关注事件的积极信息,关注自己的情绪满意度。虽然老年人总体认知资源较少,但他们用目标一致的方式分配认知资源,从而成功地管理情绪,并保持积极的情绪体验。如果老年人不太关注将来,那么他们晚年生活将是高质量的,诸如退休、死亡之类的事件不会对他们造成过大的负面影响。

3.理论的应用

(1)社区健康管理中重视与老人的情感交流。社会情绪选择理论认为:老年人优先选择情绪管理目标,更重视其中的情感体验。在老年人社区健康管理中,健康知识学习、健康行为建立的健康教育干预方面,需要社区护士与老年人有更多的沟通,特别是情感上的交流。如戒烟,对于戒烟带来的不确切的好处与吸烟带来的实际身体和人际交流情感上的体验相比,权衡未来时间的有限性,老年人往往选择后者而拒绝戒烟,在老年人戒烟干预上,需要对戒烟带来的不良体验予以补偿,包括生理上和情感上的补偿,重视情绪管理策略,才能促进健康目标的达成。

(2)加强社区支持。社会情绪选择理论认为:随年龄增大,老年人社会关系网络缩小,优先选择亲密的社会伙伴,趋向于与相对亲近的人保持联系。随着家庭的小型化,空巢、独居老人增多,社区活动、邻里互助为老年人提供了一定的社会活动空间,促进老年人建立一定社交网络,补偿家庭支持的不足。一方面,社区护士在健康服务上促进老年人参与社区活动;另一方面,社区护士应成为老年人社会网络的一员,经常与老年人交流治疗、康复、保健活动的心得,提高老年人的情绪满意度。

(3)重视积极信息的作用。社会情绪选择理论认为:老年人的注意、记忆和情绪的选择上更关注积极信息和积极情感的体验。在老年人健康管理中,重视积极信息对老年人健康行为的促进作用,如老年糖尿病患者的管理上,善于发现老年人一些积极的因素,如血糖较前控制要好、能注意饮食、开始运动锻炼等,比经常说老年人没有控制好血糖、饮食尚不规范、运动量不够等负面的信息,其效果要好。另外,在健康教育的榜样作用上,也应多选择一些正面的案例。比如,介绍某百岁老人的生活方式,比用某老人吸烟导致肺癌而死亡的个案信息,更能引起老人的积极情感体验,更能促进教育目标的达成。另外,长寿老人的介绍也使老人对未来时间洞察力发生改变,延长对未来时间的预期,有利于健康积极行为的建立。

三、老年人居家安全问题及护理

跌倒、误吸、噎食是老年人常见的意外事件,可导致老年人骨折、吸入性肺炎,甚至危及老年人生命,是老年人居家的重要安全问题。

(一)临床特征

卫健委在《老年人跌倒干预技术指南》中指出,跌倒是指突然的、不自主的、非故意的体位改变,倒在地上或更低的平面上。据报道,65 岁以上老年人中有 1/3 的人、80 岁以上中有 1/2 的人每年有过一次跌倒,在这些跌倒的人中,约有一半发生反复跌倒,其中约 1/10 的人发生严重后果,如髋关节骨折、其他骨折、软组织损伤、头颅损伤等。跌倒是活动受限、日常生活活动能力下降和入住机构或医院的独立危险因素。虽然跌倒频繁发生并有潜在的严重后果,但却往往被人们忽视,因此社区护士在社区健康护理中需要强调跌倒的预防。

老年人易发生误吸、噎食,尤其是脑卒中、帕金森病、阿尔茨海默病等慢性病患者更易发生。

误吸是指进食时在吞咽过程中有数量不一的液体或固体食物进入声门以下的气道。误吸可引起剧烈咳嗽、吸入性肺炎,甚至窒息死亡。噎食通常是指食物堵塞咽喉部或卡在食道的第一狭窄处,引起窒息。发生噎食的主要表现:①进食突然中断;②不能说话;③呼吸停止而迅速发生缺氧症状;④用手按住喉部并用手指指向口腔。

（二）相关因素

1.跌倒的相关因素

引起老年人跌倒的原因主要是老年人自身生理病理方面的因素和环境因素,如运动功能失调、虚弱、眩晕、视力障碍、直立性低血压、药物不良反应、饮酒过量等,还可因为环境光线过暗或强光刺激、扶手不稳、地面不平整或潮湿打滑、家具摆放位置不当、室内外障碍物等跌倒。

2.误吸、噎食的相关因素

老化和疾病因素导致吞咽功能障碍是误吸、噎食的基础,同时食物性状、进食习惯也是影响因素。引起误吸、噎食主要因素有以下几种。

（1）吞咽功能减退:正常吞咽动作需口、咽、食管共同参与,在神经、肌肉的协调下完成。随着年龄的增长,老年人咽喉部感知觉减退,神经肌肉的协调功能变差,吞咽反射降低,再加上咀嚼功能下降,唾液分泌减少致食物润滑作用降低,容易发生噎食;同时,吞咽过程中防止异物进入气道的反射性动作减退,容易发生误吸;此外,脑血管意外等疾病也是重要的影响因素。

（2）进食习惯不良:坐位略前倾位进食,便于吞咽。仰卧进食、边进食边谈笑、进食速度过快、大口进食等不良习惯易导致误吸,也容易发生噎食。

（3）食物性状影响:进食过于黏稠、粗糙、干燥的食物易发生噎食,如牙齿不好的老人大口进食糯米团子,由于食物本身的黏性使老人难以嚼碎而吞咽块状食物,易发生噎食;另外,水和汤类食物可使一些高龄老人和脑血管意外的患者发生误吸。

（三）护理措施

1.预防跌倒

（1）评估老人跌倒的危险因素:对老人身体状况如视力、平衡能力、活动能力、疾病、用药及居住环境中外在影响因素如照明不良、地面不平或有障碍物、桌椅家具不稳、设施不全或缺陷等进行评估,根据具体情况跟进措施,改善环境,尽量减少跌倒的影响因素,避免老人跌倒。

（2）做好心理护理:老年人常有不服老和不愿麻烦别人的心理,对一些力所不能及的事情,也要自己尝试去做,如爬高、搬重物等,这会增加老年人跌倒等意外事件发生的可能性。因此,要做好心理疏导工作,使老年人正确掌握自己的健康状况和活动能力。

（3）活动柔和:老年人日常活动或体育锻炼时动作要柔和,避免突然转身、闪避、跳跃等,外出行走步伐要慢,尽可能用双脚来支撑身体重心。

（4）防止直立性低血压:老年人从卧位或蹲位站立时,动作要慢,平时避免长时间站立。

（5）消除环境中的危险因素:如地板防滑,桌椅不摇晃,照明设施良好且方便,衣、裤、鞋大小合适,拐杖、轮椅等设施完好。

（6）提供必要的帮助:如提供拐杖,专人扶持,在浴盆、便池边安装扶手,高龄老人外出有人陪伴。

（7）坚持锻炼:坚持有规律的锻炼活动,保持良好的骨骼、关节和肌肉功能,提升机体的平衡能力。

2.跌倒应急处理

(1)不急于搬动老人：老人跌倒不首先扶起老人，以免不当措施导致二次损伤。

(2)迅速检查伤情：检查意识是否清楚，询问跌倒过程、受伤部位、是否有口角歪斜、偏瘫等；检查局部组织是否有淤血、出血、肿胀、压痛、畸形；检查肢体活动，注意有无骨折和脊柱受伤；检查有无头痛、胸痛、腹痛等。

(3)求救并保持呼吸道通畅：有意识不清或疑有骨折、内脏损伤的情况，迅速拨打急救电话。对意识不清的老人，注意清理老人口腔的分泌物、呕吐物，头侧转，解开衣服领扣，保持呼吸道通畅。心跳、呼吸停止者迅速进行心肺复苏。

(4)正确处理局部伤情：有骨折者予以固定；出血者予以止血；扭伤、挫伤者局部制动、冷敷；脊柱有压痛疑有骨折者，避免搬运时脊柱扭曲。在初步的处理下，迅速送往医院处理。

(5)做好病情观察：无明显组织损伤的老人，扶老人起来，并观察血压、脉搏等情况。

3.预防噎食、误吸

(1)尽量坐位进食：老年人宜坐立、上身略前倾位进食。尽量协助卧床老人坐位进食，不能坐位者抬高床头，头转向一侧进食。

(2)细嚼慢咽：小口进食，细嚼慢咽，不催促或限制老人进食时间。

(3)养成良好的进食习惯：进食期间集中注意力，勿谈笑，避免边看电视边进食。咳嗽、多痰、喘息患者，进食前协助排痰、吸氧，减少喘息，避免进食中咳嗽。

(4)合理加工和选择食物：老人食物宜细、软，避免过于干燥、粗糙及大块的食物，食物去刺、剔除骨头。喝稀食易呛咳者，可将食物加工成糊状。

4.噎食急救

如患者坐位或立位，抢救者站在患者身后，一手握拳顶住上腹部，另一手握在拳头外，用力向后向上冲击。如患者意识不清，则行卧位上腹部冲击法，患者平卧头侧转，施救者双手置患者上腹部，向下向上冲击。

（冯玲梅）

第二节　社区慢性病患者的护理

一、概述

现代医学模式的转变，使人们认识到疾病的发生不仅仅由单纯的生物病原体引起，还与许多社会环境因素、个人行为、生活方式等有关。慢性病即为多因素长期影响所致。人类疾病谱由传染病逐渐转向慢性病，是当代疾病发展的总趋势。慢性病的危害主要是造成脑、心、肾等重要脏器的损害，易造成伤残，影响劳动能力和生活质量，且医疗费用极其昂贵，增加了社会和家庭的经济负担。因此，慢性病的防治显得尤为重要。

（一）慢性病的概念及分类

1.慢性病的概念

慢性病是慢性非传染性疾病的简称，是对一类起病隐匿、病程长且病情迁延不愈、病因复杂、健康损害和社会危害严重疾病的概括性总称。美国慢性病委员会将慢性病定义为,具有以下一种或多种特征,即称为慢性病。这些特征包括患病时间是长期的,会造成残疾,有不可逆转的病理变化,依病情需要进行不同的康复训练,需要长期的医疗指导。因慢性病的发生与人类不良的行为和生活方式,以及环境中存在的多种危险因素有关,也称为现代文明病或生活方式疾病。

2.慢性病的分类

慢性病可依据其发病急缓、病程的分期,以及疾病对患者的影响程度和造成的损伤等不同,将慢性病分成以下类型。

(1)依发病的急缓情况分为两类。①急发型慢性病:指起病急骤,临床症状突然出现,但病理改变已有相当长时间的一组慢性病,如心肌梗死、脑卒中等。②渐发型慢性病:指发病缓慢,临床症状出现后需要经过一段时间才能确诊的一组慢性病,如风湿性心脏病等。

(2)依疾病的病程分为三类。①进行期慢性病:指慢性病处于症状严重且不断加重的时期,如肺癌、急性白血病等。②稳定期慢性病:指慢性病经过治疗和护理后,身体状况比较稳定的时期,但此期仍有明显的功能缺陷,如瘫痪、认知障碍等。③复发期慢性病:指慢性病经过一段时间的稳定期后,病情突然发作或恶化,如支气管哮喘、多发性硬化症等。

(3)依慢性病对患者产生的影响程度分为三类。①致命性慢性病:指病程进行性进展,并能够危及生命,如骨髓衰竭、恶性肿瘤等。②可能威胁生命的慢性病:指慢性病的结果难以预料,如糖尿病、肺气肿、血友病等。③非致命性慢性病:指病程进展缓慢,对机体无致命危险,如痛风、青光眼、消化性溃疡等。

(4)依疾病造成的损伤分为三类。①认知障碍型慢性病:指慢性病造成记忆、判断、语言等能力的障碍,如老年性痴呆、脑卒中等。②感觉障碍型慢性病:指慢性病造成失明、耳聋等感觉障碍。③运动障碍型慢性病:指慢性病造成运动功能障碍,如脑卒中导致的瘫痪、帕金森病等。

(二)慢性病的特征及危险因素

1.慢性病的特征

慢性病没有明确的病因,早期没有明显症状,在目前的医疗条件下难以治愈,其主要有五项特征。

(1)发病隐匿缓慢、潜伏期长:大多数慢性病早期没有明显症状而易被忽视,慢性病在多种病因的长期作用下,器官和功能的损伤逐步积累,直至急性发作或症状较为严重时才被发现。

(2)病因复杂、病程长:慢性病的致病因素复杂,往往是由多种因素交互影响而逐渐形成的。慢性病形成后,持续时间较长,可达数年或几十年,甚至终生。

(3)发病初期的症状和体征不明显:慢性病的症状和体征在发病初期一般不明显,通常在定期健康体检时被发现,或者当病情反复迁延不愈并逐渐加重,患者去就医时才得以确诊。

(4)病理改变不可逆而不易治愈:慢性病的病理损害是不可逆的,且大多数慢性病的病因复杂或不明,在目前的医疗条件下不能根治。

(5)需要长期的治疗和护理:由于慢性病难以治愈,通常需要终身的治疗和护理,以控制或缓解症状,最大限度地预防并发症和伤残。

2.慢性病的危险因素

慢性病的主要危险因素可分为不健康的生活习惯、精神心理因素、环境因素和个体固有因素四大类,其中个体固有因素在目前的医疗条件下是不可控制的危险因素。

(1)不健康的生活习惯。不合理膳食:均衡饮食是机体健康的基石,而膳食不合理是慢性病的主要原因之一。不合理的膳食主要有高胆固醇、高盐和腌制食品等。①高胆固醇、高动物脂肪饮食:机体血液中的胆固醇与动脉硬化的发生密切相关。喜食动物内脏、肉类、甜食及饮酒过量的人,其体内的胆固醇和脂肪会较高。当体内胆固醇的含量超过机体的需要量时,过量的胆固醇和中性脂肪在血管管壁中存积,使血管内膜增厚变窄,发生动脉粥样硬化。当血液黏滞性增加或血管痉挛时易于造成血液流动受阻,出现组织血液无法流通,可引起局部细胞死亡的现象,这是冠心病、缺血性脑卒中等疾病的危险因素。②高盐饮食:摄入过多食盐可引起高血压。食盐中的钠离子在体内贮积时,能聚集水分,造成水、钠潴留。还能促进血管收缩,使血压升高。两者相互影响,血管不断呈现紧张状态,末梢动脉管壁的阻力增大,水、钠潴留增加了全身的循环血量,结果进一步促使血压升高。我国居民食盐的摄入量远远超过 WHO 规定的每天低于 6 g 的标准,尤以北方为甚。③过量饮酒:乙醇可刺激胃黏膜导致胃溃疡。乙醇成瘾造成酒精依赖,导致情感、思维、行为等方面的异常。1 g 乙醇能产生 29.3 kJ 的热量,过量饮酒能促使中性脂肪的合成作用旺盛,除引起肥胖、糖尿病和动脉硬化外,脂肪还会大量沉积于肝脏中,降低肝脏的解毒功能,甚至造成肝硬化。饮酒过度是高血压的重要危险因素,可致心肌梗死和猝死的发生。④不良饮食习惯:长期食用烟熏和腌制的鱼肉、咸菜,因烟熏和腌制等不良的烹饪方法可致食物中含有较高的亚硝胺类致癌物质,易导致癌症的发生,尤其与胃癌和肝癌的发病关系密切。咖啡和茶中含有咖啡因,能刺激交感神经,使血液中游离脂肪酸增加,可致动脉硬化。长期大量饮浓茶或咖啡还可导致骨质疏松。每天进食时间无规律、暴饮暴食等,可破坏胃黏膜的保护屏障,导致胃炎、胃溃疡、胃癌的发生。少食粗粮、蔬菜和水果,食物过于精细,致膳食纤维及维生素的摄入量不足,是动脉粥样硬化导致的心脑血管病及肠道疾病如痔疮、结肠癌的危险因素。

吸烟:烟草中含有 3 800 多种已知的化学物质,其中有致癌作用的 50 多种。与烟草相关的死亡目前已占全球死因构成的第一位,WHO 已将烟草流行作为全球最严重的公共卫生问题列入重点控制领域。多项研究证实,吸烟是高血压、冠心病、脑卒中、糖尿病、慢性阻塞性肺病、恶性肿瘤等慢性疾病的重要危险因素。吸烟量越大,吸烟起始年龄越小,吸烟史越长,对身体的损害越大。吸烟是导致人类早亡或致残的最可预防的危险因素。

缺乏运动:运动可以加快血液循环,增加肺活量,促进机体新陈代谢。增强心肌收缩力,维持各器官的健康。促进脂肪代谢,降低体内胆固醇的含量。运动对提高综合体质、保持心理健康具有非常积极的作用。由于生活节奏快和交通工具便利,常常以车代步或骑电动自行车,上下楼梯改为乘坐电梯等,运动量不足,容易肥胖并促进体内的胆固醇和中性脂肪增加,易发生高血脂、高血压、冠心病、糖尿病、癌症等。最有效的运动是经常性、适当的有氧运动。

(2)精神心理因素:现代社会的生活和工作节奏加快,竞争日益激烈,人际关系复杂,人群承受着来自多方面的压力。长期持续的精神紧张,引起神经内分泌功能失调,可使血压升高、心率加快、胆固醇升高及机体免疫力下降,从而导致各种慢性病的发生。

(3)环境因素:环境主要包含自然环境和社会环境。①自然环境:阳光、空气、水等,是人类赖以生存和发展的物质基础。环境污染破坏了生态平衡和人们正常的生活条件,如空气污染、噪声污染、水污染、土壤污染及室内装修污染等,都与癌症或肺部疾病关系密切。②社会环境:社会经济制度、健全的社会组织、社会普及教育程度、政府的卫生政策、医疗保健资源的配置和利用程度、风俗习惯和价值观念等,都会影响人们的健康。

(4)个体固有因素:主要包括年龄、性别及遗传因素等。①年龄:慢性病可以发生于任何年龄,但随着年龄的增加,机体器官功能老化越明显,发生慢性病的概率也越大,如心脑血管病、恶性肿瘤等。②性别：与女性相比，男性患心血管病突发事件的可能性大而且早。除生殖器官肿瘤外，多数肿瘤的发病率也是男性高于女性。女性绝经后，心血管病的发病危险迅速上升，并逐渐赶上同年龄段的男性。③遗传：高血压、糖尿病、冠心病、脑卒中、肥胖和肿瘤等慢性病均为多基因遗传病。许多慢性病如高血压、糖尿病、乳腺癌、消化性溃疡、精神分裂症、动脉硬化性心脏病等都有家族倾向，可能与遗传因素或家庭相似的生活习惯共同作用有关。

（三）我国慢性病的现状与问题

1.我国慢性病的现状

19 世纪初，随着医学科学的发展和社会文明的进步、环境及饮食卫生的改善、平均期望寿命的延长、老龄人口的增加，以及工业化和郊区及农村城市化进程的加速等，导致人们疾病谱发生变化和一些生活方式的改变，急性传染性疾病和肺炎等感染性疾病的发病率和死亡率降低，而慢性病的发病率和死亡率呈逐年上升的趋势，慢性病已成为全球首要的死亡原因，其影响力还在不断扩大。我国慢性病死亡人数占全国死亡人数的 80％以上，全国平均每天有 1.3 万人死于慢性病。近年来，年轻人患慢性病的比例呈逐渐上升趋势。目前我国 18 岁以上居民慢性病危险因素情况非常严重，吸烟率居高不下，80％以上的人食盐、食油摄入量超标，50％的人蔬菜、水果摄入量不足，参加体育锻炼的比例较低，超重者超过 3 亿，肥胖者超过1亿，高血压患者超过 2 亿，高胆固醇血症者超过 3 000 万。

我国对高死亡率、死亡率上升幅度快、资源消耗大的五种慢性病提出重点防治措施，这五种慢性病是肿瘤、脑血管病（脑卒中）、心脏病（冠心病）、高血压和糖尿病。2011 年，《中国高血压防治指南》中显示，我国人群高血压患病率仍呈增长趋势，每 5 个成年人中就有 1 人患高血压。成人糖尿病患病率为 2.6％，患病人数为 2 000 多万。2006 年，全国第三次死因回顾调查结果表明，我国 75.4％的居民死于脑血管病、癌症、慢性呼吸系统疾病和心脏病。根据 2007 年我国人群抽样调查结果，在年龄为 35～74 岁的调查人群中，高血压患者可占 27.2％。据世界卫生组织 2009 年的统计，全球每年死于心脑血管疾病者 1750 万人。国际糖尿病联盟 2011 年报道，中国糖尿病患病率为 6.7％，已高过世界平均水平 6.4％，中国已取代印度，成为全球糖尿病第一大国。

我国为应对慢性病的挑战，卫健委于 1994 年将卫生防疫司更名为疾病控制司，设立了慢性非传染性疾病控制处，以组织和开展全国慢性病的防治工作。2002 年，中国疾病预防控制中心（CDC）成立，内设慢性非传染性疾病预防控制中心。自 1997 年发布了《全国慢性非传染性疾病综合防治草案》（试行稿）以来，卫健委先后组织专家制定并颁布了一系列指南、纲要，以指导和促进全国各地慢性病管理的科学化和规范化。2007 年 9 月 1 日，卫健委疾病预防控制局、全国爱卫会办公室和中国疾病预防控制中心共同发起了以"和谐我生活，健康中国人"为主题的全民健康生活方式行动。其目的是提高居民健康意识，培养健康生活方式和行为能力。为普及健康生活方式知识，指导公众采取健康行为，将科学的健康知识和信息传播给公众和媒体，2011 年卫健委疾控局公布了《健康生活方式核心信息》。

2.社区慢性病防治、管理和护理上的问题

由于慢性病患者不可能长期住院接受治疗和护理，更多时间是生活在社区和家庭，如何使慢性病患者在社区、家庭也能接受高质量的防治、管理和护理服务，维持慢性病的稳定，提高慢性病患者的生活质量，已成为社区护理工作的重要组成部分。社区在慢性病防治、管理和护理上存在的问题主要有以下几个方面。

（1）社区慢性病管理的双向转诊制度尚不完善。①双向转诊的"转出"与"转入"仍存在一定的差距：目前仅有部分社区卫生服务中心与相应的医院签订了双向转诊协议，这些社区卫生服务中心的医护人员对难以作出正确诊断及急、危、重的患者能较好地转入上级医院。而上级医院对社区卫生服务中心转入的患者在作出诊断及具体的治疗和护理后，在需要继续治疗和护理或复查的患者中，仅有一小部分转回了社区卫生服务中心，导致了"转入"和"转出"的失衡。②双向转诊网络不够畅通：定点医院部分专科医师不了解双向转诊的程序和运行方式，双向转诊意识不强。部分慢性病患者首选大医院而不在社区卫生服务中心就诊，患者质疑社区卫生服务中的诊疗质量或因中心人员配备不足而未能对辖区所有慢性病患者进行健康管理管理。由于慢性病病程长，医疗费用大，慢性病的防治应由医院为中心向社区为中心转变更显出其重要性及优势。慢性病患者的双向转诊是合理利用卫生资源，为社区居民提供连续服务的重要形式。应在提高社区医疗质量的基础上建立统一的社区医师首诊制，加强社区医师"守门人"作用，形成双向转诊的制度化。

（2）社区卫生服务机构人员不足，慢性病管理技能缺乏：相对于辖区的人口和慢性病患者数，社区护士不足且缺乏专业的慢性病管理培训，对于慢性病管理往往缺乏深入的认识，不能积极主动地针对慢性病提供个体化、特色化的服务以满足社区群众需求。慢性病患者由于日常生活能力下降、病程长，需提供及时、连续和良好的护理支持服务，包括家庭病床、日间护理、康复护理及指导等。

（3）社区慢性病防治的经费不足，医疗设备短缺：根据卫健委公布的《2010年中国卫生统计提要》数据，我国的卫生总费用从1980年的143.2亿元急速上涨到2008年的14 535.4亿元。但在卫生费用构成中，政府支出从36.2%下降至24.7%，社会卫生支出从42.6%下降至34.9%，个人卫生支出却从21.2%剧增至40.4%。从这些数据可以看出目前医疗费用急剧增加主要是加重了个人和家庭的经济负担。由于慢性病防治的难度比传染病更为困难，在卫生资源紧缺的情况下，慢性病防治常得不到固定的经费和人力保证。每年拨出作为慢性病防治的经费较少，主要用于在社区开展几种主要慢性病和危险因素的管理和干预项目。除了基本医疗，社区卫生服务机构还没有找到更多的补偿渠道。部分慢性病患者对医疗保险制度认识不足，未能充分利用门诊特殊病种、社保住院医疗等有关医疗保险政策来降低慢性病的治疗费用，需要社区护士加强对慢性病患者的指导。大多数社区卫生服务中心的最基本的诊疗设备与医院共享，基础医疗设备的不足，给慢性病防治工作的开展带来一定的难度。

（4）社区健康档案管理不完善。目前，在社区健康档案管理方面也存在着一些问题：①慢性病管理的人群数量大，对慢性病患者、重点患者缺乏动态管理，即使建立了健康档案，追踪随访管理仍相当困难。②领导及从业人员没有很好地利用居民健康档案。为社区居民建立健康档案，需要耗费大量的人力、物力、财力，而很多档案不能发挥作用，成为摆设、死档案。③很多健康档案设计不过于理想化，不易被医师及社区居民接受。同时，社区居民对建立健康档案的认识不足，对上门服务的医护人员有抵触心理。④健康档案记录不全，参考利用价值不高。⑤由于受到软件设计的局限性，信息资源缺少共享。此外，建档人员技术水平较低，制约了社区卫生信息化的建设，难以实现多渠道信息动态收集。

（5）社区缺乏有效的健康教育措施：①健康教育程序缺乏科学性、合理性。居民健康信息资料收集得不够全面、系统、准确，特别是心理状况方面，在进行健康教育诊断时，没有完全通过社会、流行病学及行为、环境、教育和管理、政策等方面信息综合分析作出诊断。目前的社区健康教育在相当多的地区仍停留于卫生宣传的水平，缺乏系统的健康教育需求评估和效果评价。②缺乏专业健康教育知识和技术,中心现有的全科医师和护士,虽然具备一定专业技术水平,但是多数没有经过健康教育的专业培训,缺乏演讲、说服能力和沟通技巧,影响了与居民之间的沟通交流。③教育内容程序化,缺少个性特点。健康教育内容简单、抽象,患者不易理解,接受性和可行性差。教育方法以单纯的说教式为主,缺少形式多样、生动活泼的教育手段,不能激发患者主动参与的积极性。因而,难以起到提高居民健康素质,降低疾病发病率、患病率的作用。

二、社区慢性病患者护理的相关理论与应用

在社区慢性病管理的护理实践中,需要理论与模式来指导实践,以提高实践的科学性、可行性和有效性。本节主要介绍在慢性病管理中常用的理论和模式。

(一)社会认知理论

1.理论产生的背景与主要观点

早在20世纪60年代,美国著名心理学家班杜拉(Bandura)提出了社会认知理论,主要用于帮助解释人类复杂行为的获得过程。班杜拉认为,人们对其能力的判断在其自我调节系统中起主要作用,并由此于1977年首次提出自我效能感的概念。班杜拉在总结前人的研究时发现,过去的理论和研究把主要注意力集中于人们知识获取或行为的反应类型方面,而忽视了支配这些知识和行为之间相互作用过程。班杜拉提出的社会认知理论认为,通过操控个体的个人因素、行为归因及环境因素来影响行为本身的变化,其核心思想是强调人类的行为是个体与环境交互作用的产物。可归纳为以下四个观点。

(1)观察学习:班杜拉认为,人类大多数的行为是个体通过观察他人(榜样或示范)对所受刺激发生反应并得到强化而完成的学习,即观察学习。观察学习包括四个基本过程:注意过程、保持过程、产出过程和动机过程。注意过程是指个人对外部环境的一些事物引起了兴趣。保持过程是个人将观察到的信息符号化,并将他们编码后储存在记忆中。在产出过程中,个人将储存的记忆符号选择、转化和表现为具体的操作和行为的外显过程。动机过程是个人通过记忆中的符号表征预计行动产出的结果,并在诱因的驱动下产出某种行为的愿望。班杜拉特别强调,行动的发生只有在内在意愿(动机)的前提下,并且这种内在意愿在很大程度上决定了观察、保持和行为再生成过程。

(2)强化行为:强化行为形成后,其巩固或终止取决于行为的强化(外部强化和内部强化)。外部强化来自他人的反应或其他的环境因素,若是正面反应,此种行为就会受到正强化,继续实行。反之,则终止。内部强化即自我调节,即人能依照自我确立的内部标准来调节自己的行为。自我调节包括自我观察、自我评价和自我体验三个阶段,它体现了在行为形成中个体具有主观能动性。

(3)自我效能感:自我效能感是指人们关于自己是否有能力控制影响其生活的环境事件的信念,即个体对自己能否在一定水平上完成某一活动所具有的能力判断、信念或主体自我把握与感受。自我效能感是社会认知理论的核心内容。该理论认为,从个体的认知到行为的转变主要取决于自我效能感和预期结果。预期结果是指对采纳健康行为的益处的感知。自我效能感对行为的形成、改变极为重要,效能感越强,行为形成、改变的可能性就越大。

班杜拉认为有四个方面的因素影响自我效能感的形成和改变,包括以下内容。①个体的行为结果:以往的成功经验能够提升个人的自我效能感,而多次的失败会使之降低。②模仿或替代:在社会生活中,许多知识经验不是通过亲身实践获得,而是通过观察与模仿他人行为而习得。

榜样的行为和成就给观察者展示了达到成功所需要采取的策略,以及为观察者提供了比较与判断自己能力的标准。当看到与自己接近的人成功能促进自我效能感的提高,增加了实现同样目标的信心。③他人评价及言语劝说:在直接经验或替代经验的基础上进行劝说和鼓励的效果最大,而缺乏事实依据的言语劝告对形成自我效能感效果不明显。④身心状态:个体对生理、心理状态的主观知觉影响着自我效能感的判断。疲劳或疼痛、焦虑、害怕或紧张等易降低个体的自我效能感。其他如个人的性格、意志力等对自我效能感也有影响。

(4)交互作用:根据社会认知论的观点,个体的行为既不是单由内部因素驱动,也不是单由外部刺激控制,而是由行为、个人、环境三者之间交互作用所决定的,因此社会认知理论又被称作交互决定论。交互决定论认为人有能力影响自己的命运,同时也承认人不是自己意愿的自由行动者。

2.理论的应用

社会认知理论阐述了健康行为改变的社会心理学机制及促进其行为改变的方法,从理论上解释了人类复杂的行为,强调了认知性因素在行为改变中的作用。该理论作为一个实用的理论框架,广泛应用于解释健康行为的发生及影响因素,以及设计、实施改变健康行为的干预项目。该理论已被广泛应用于戒烟、成瘾行为、体育锻炼、疾病预防和康复等各行为干预领域。例如:某社区护士想帮助一组肥胖妇女减肥,护士指导她们要减少食物的摄入量,选择健康食品,以及加强体育锻炼。通过介绍有关均衡饮食和积极锻炼方面的可靠信息、一起分享真实的案例和成功减肥先后的照片对比,以此帮助她们形成减少食物摄取量和增加运动量能够达到减肥的预期结果,并维持其动机水平,以促成她们的目标行为。

自我效能感的提高广泛应用于关节炎、糖尿病、心脑血管疾病、高血压、终末性肾病、癌症、精神疾病等慢性病的康复治疗和护理中。目前国内外许多学者认为在自我效能感的基础上,进行慢性病的自我管理很重要,包括发展基础练习、认知训练、解决问题能力、思想交流能力等各个方面。如对慢性病患者进行健康教育时,以自我效能感理论为依据,帮助患者学习自我管理知识、技能和提高自信心,以及针对患者自我效能感水平和活动表现来制订个体化的护理干预措施等。

从班杜拉对自我效能感的定义可以看出,自我效能感可通过特定的任务、活动或具体的情景来测量。以自我效能理论为框架编制的一般自我效能感量表(general self-efficacy scale, GSES)是应用最为广泛的测量工具。该量表是由德国临床和健康心理学家拉尔夫·施瓦泽(Ralf Schwarzer)和他的同事最早于1981年编制的,共20个测试题,后经修改缩减为10个测试题,现已被译成25种文字得以广泛使用,并被证实有较高的信度和效度,在不同的文化背景中具有普遍性。

(二)奥瑞姆自理缺陷护理理论

1.理论产生的背景与主要观点

奥瑞姆自理缺陷护理理论(Orem's self-care deficit theory of nursing)是由美国著名护理理论家多萝西娅·E.奥瑞姆(Dorothea E. Orem,以下简称"奥瑞姆")提出的。20世纪50年代末,奥瑞姆在美国健康-教育-福利部教育工作办公室从事护理咨询工作,曾参加了如何完善及提高护理教育的研讨会,并深受启发和鼓舞,开始了对护理现象及本质的探讨。她逐渐认识到,当人们无法照顾自己时就需要护理。正是基于这种思想,奥瑞姆创立和发展了自理缺陷护理理论,并在1971年出版的《护理:实践的概念》(Nursing: The Concept of Practice)一书中首次公开阐述,并多次再版使该理论内容更加完善。奥瑞姆理论由三个相互联系的理论组成:即自理理论、自理缺陷理论和护理系统理论,分别阐明了什么是自理,何时需要护理,以及如何提供护理三个方面的问题。

(1)自理理论:自理理论解释了什么是自理,人有哪些自理需求,以及影响满足自理需求的因素,主要包括以下概念。

自理:自理即自我护理,指个体为维持生命和健康所采取的一系列调节活动。正常成年人能进行自理活动,对于依赖他人照顾的个体,如婴幼儿、老年人和残疾人等则需要他人协助或代替完成自理活动。

自理能力:指个体完成自理活动的能力。个体的自理能力通过学习和实践而不断得到提升。自理能力存在个体差异,同一个人在不同的生命阶段或处于不同的健康状况下,自理能力也会有所改变。

治疗性自理需求:指个体应该采取行动以满足自己当前正面临的维持生命和健康的所有自理需求。自理需求包括三个方面。①普遍的自理需求:指所有人在生命周期的各个发展阶段都存在的,与维持自身正常结构和完整功能有关的需求,如摄入足够的空气、水和食物,维持正常的排泄功能等。②发展的自理需求:指人生命发展过程中,各阶段特定的自理需求或在某特定的情况下出现的新需求,如婴儿期或失业时的特殊自理需求等。③健康不佳时的自理需求:指个体在疾病受伤或残疾时,或者在诊断或治疗过程中产生的需求,如高血压患者要定时测量血压、遵医嘱服药等。

(2)自理缺陷理论:自理缺陷是指个体受到部分或全部的限制,而使个体自理能力无法满足部分或全部的自我照顾。这是奥瑞姆护理理论的核心部分,阐明了个体什么时候需要什么样的护理。奥瑞姆认为,在某一特定的时期内,个体有特定的自理能力和治疗性自理需求,当这种自理需求大于自理能力时就需要护理活动的参与。自理缺陷是这部分的核心,当个体的自理需求超过了自理能力或依赖性照顾能力时,就出现了自理缺陷。由于自理能力与自理需求之间的平衡被破坏,个体需要借助外界力量——护士的帮助来恢复平衡。因此,自理缺陷的出现是个体需要护理的原因。

(3)护理系统理论:奥瑞姆在理论中阐明了如何通过护理帮助个体满足其治疗性自理需求。护士根据个体的自理需求和自理能力的不同,分别采用三种不同的护理系统,即全补偿系统、部分补偿系统和辅助-教育系统。对于同一个患者,可能会在不同的阶段,依据其自理能力和治疗性自理需求的变化而选择不同的护理系统。①全补偿系统:指个体不能参与自理活动,由护士完成其治疗性自理需求,个体处于完全被动状态。在此系统中,需要护士进行全面的帮助,以满足个体在氧气、水、营养、排泄、个人卫生、活动及感官等各个方面的需求。该系统适用于病情危重需绝对卧床休息、昏迷、高位截瘫的患者等。②部分补偿系统:指在满足患者治疗性自理需求的过程中,患者有能力进行部分自理活动,其余部分需要由护士提供护理来完成。如会阴侧切后,产妇可以自己进食,但需要护士提供会阴伤口消毒等。③辅助-教育系统:指患者能进行自理活动,但必须在护士提供咨询、指导或教育的条件下才能完成。如高血压患者,需要在护士的帮助下,正确监测血压、遵医嘱服药、控制体重等。

2.理论的应用

在应用奥瑞姆理论的实践中,社区护士应注意发挥理论的指导作用,全面评估慢性病患者的自理需求和自理能力,才能根据个体的不同状况采取不同的护理系统。如对于社区中患有高血压、糖尿病等慢性病患者的护理中,社区护士应侧重发挥教育、支持和指导等作用,帮助患者树立自理意识,积极调动和激发其主观能动性,最大限度地挖掘其自理潜能,尽可能让其作为一个独立自主的个体参与到家庭和社会生活中去。奥瑞姆理论的应用有利于发挥慢性病患者在维持、促进和恢复健康中的主体作用,提高自理能力,进而使其通过有效的自我护理达到控制疾病、预防并发症和改善生活质量的目标。

（三）行为改变的相关理论与模式

1.理论与模式产生的背景与主要观点

随着健康心理学领域对疾病的关注点从治疗和干预转向对疾病的预防,及全球性和区域性健康促进战略的全面制定和实施,健康行为及健康行为改变理论越来越受到护理学、心理学、公共卫生学、社会学等多学科研究者的重视。健康行为指个体为了预防疾病、保持自身健康所采取的行为,包括改变健康危险行为(如吸烟、酗酒、不良饮食以及无保护性行为等)、采取积极的健康行为(如经常锻炼、定期体检等)及遵医行为。行为改变理论可指导行为干预和健康教育,逐步改变人们的不良行为,建立健康的行为习惯,最终达到提高健康的目的。从心理社会角度构建的健康行为改变理论对健康行为的预测、预防和干预起到极其重要的作用,而有效的行为干预必须建立在相应的理论基础之上。自20世纪50年代研究者建立健康信念理论模式以来,健康行为改变理论经历了蓬勃发展的时期,经过专家学者们的不断探索和扩展,先后提出了多种理论或模式,有代表性的健康行为改变理论有理性行动理论/计划行为理论、健康信念模式、健康促进模式和跨理论模式,目前广泛应用于各个领域之中。

（1）理性行动理论/计划行为理论产生的背景与主要观点:理性行动理论(theory of reasoned action,TRA)/计划行为理论的理论源头可以追溯到菲什拜因(Fishbein)的多属性态度理论。该理论认为行为态度决定行为意向,预期的行为结果及结果评估又决定行为态度。后来,美国学者菲什拜因和阿耶兹(Ajzen)发展了多属性态度理论,于1975年提出了理性行动理论。理性行动理论认为行为意向是决定行为的直接因素,它受行为态度和主观规范的影响。由于理性行动理论假定个体行为受意志控制,严重制约了理论的广泛应用,因此为扩大理论的适用范围,阿耶兹于1985年在理性行动理论的基础上,增加了知觉行为控制变量,初步提出计划行为理论。阿耶兹于1991年发表了《计划行为理论》一文,标志着计划行为理论的成熟。理性行动理论/计划行为理论的理论模型如图16-1所示。

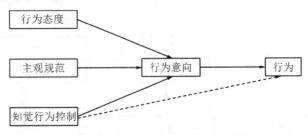

图 16-1　理性行动理论/计划行为理论的理论模型图

计划行为理论有以下几个主要观点:①非个人意志完全控制的行为不仅受行为意向的影响,还受执行行为的个人能力、机会以及资源等实际控制条件的制约,在实际控制条件充分的情况下,行为意向直接决定行为。②准确的知觉行为控制反映了实际控制条件的状况,因此它可作为实际控制条件的替代测量指标,直接预测行为发生的可能性,预测的准确性依赖于知觉行为控制的真实程度。③行为态度、主观规范和知觉行为控制是决定行为意向的三个主要变量,态度越积极、重要他人(如配偶、家人、朋友等)支持越大、知觉行为控制越强,行为意向就越大,反之就越小。④个体拥有大量有关行为的信念,但在特定的时间和环境下只有相当少量的行为信念能被获取,这些可获取的信念也叫突显信念,它们是行为态度、主观规范和知觉行为控制的认知与情绪基础。⑤个人及社会文化等因素(如人格、智力、经验、年龄、性别、文化背景等)通过影响行为信念间接影响行为态度、主观规范和知觉行为控制,并最终影响行为意向和行为。⑥行为态度、主观规范和知觉行为控制从概念上可完全区分开来,但有时它们可能拥有共同的信念基础,因此它们既彼此独立,又两两相关。下面具体解释计划行为理论三个主要变量的含义,以进一步阐明理论的内涵。

行为态度:是指个体对执行某特定行为喜爱或不喜爱程度的评估。依据菲什拜因和阿耶兹的态度期望价值理论,个体拥有大量有关行为可能结果的信念,称为行为信念。行为信念包括两部分,一是行为结果发生的可能性,即行为信念的强度,另一个是行为结果的评估。行为强度和结果评估共同决定行为态度。

主观规范:是指个体在决策是否执行某特定行为时感知到的社会压力,它反映的是重要他人或团体对个体行为决策的影响。与态度的期望价值理论类似,主观规范受规范信念和顺从动机的影响。规范信念是指个体预期到重要他人或团体对其是否应该执行某特定行为的期望。顺从动机是指个体顺从重要他人或团体对其所抱期望的意向。

知觉行为控制:是指个体感知到执行某特定行为容易或困难的程度,它反映的是个体对促进或阻碍执行行为因素的知觉。它不但影响行为意向,也直接影响行为本身。知觉行为控制的组成成分也可用态度的期望价值理论类推,它包括控制信念和知觉强度。控制信念是指个体知觉到的可能促进或阻碍执行行为的因素,知觉强度则是指个体知觉到这些因素对行为的影响程度。

(2)健康信念模式产生的背景与主要观点:健康信念模式是由霍克巴姆(Hochbaum)于1958年在研究了人的健康行为与其健康信念之间的关系后提出的,1974年经贝克(Becker)及其同事修改、发展、完善成为健康信念模式。健康信念模式强调信念是人们采取有利于健康的行为的基础,人们对健康、疾病持有什么样的信念,就会采取相应的行为,从而影响个体健康。此模式主要用于预测人的预防性健康行为和实施健康教育,健康信念模式成为欧美国家健康促进的最常用理论模式之一。健康信念模式主要包括三部分内容:个人感知、修正因素、行为的可能性(图16-2)。

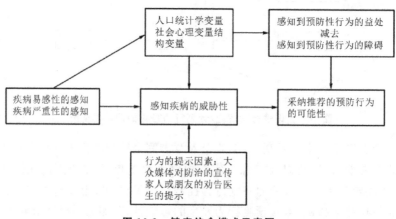

图16-2 健康信念模式示意图

个人感知：包括对特定疾病易感性、严重性和威胁性的认识。个体对疾病的易感性和严重程度的认识共同决定了个体对疾病威胁性的感知，当个体相信有严重后果时，才会感到该疾病对自己的威胁，进而才有可能采取健康行为。个体对疾病威胁性评价越高，采取健康行为的可能性就越大。

修正因素：是指影响和修正个体对疾病感知的因素，包括：①人口统计学变量，如年龄、性别、民族等；②社会心理变量，如个性、社会阶层、同伴间的影响等；③结构变量，如个体所具有的疾病和健康知识、此前对疾病的了解等。修正因素还包括行为的提示因素，即健康行为产生的诱发因素，如媒体对疾病防治的宣传、家人或朋友的劝告、医师的警示等。修正因素越多，个体采纳健康行为的可能性就越大。

行为的可能性：个体是否采纳预防性健康行为，取决于感知到行为的益处是否大于行为的障碍。其理论的中心是个体信念影响个体的行为。一个人如果认为某一疾病的易感性及严重程度高，预防措施的效果好，采取预防性措施的障碍少，则其健康信念强，易采取医护人员所建议的预防性措施。

（3）健康促进模式产生的背景与主要观点：健康促进模式由美国护理学者娜勒·J. 潘德（Nolar J. Pender）于1982年提出，并分别于1996年和2002年进行了修订。该模式提出了影响个人进行健康促进活动的生物-心理、社会因素，强调了认知因素在调节健康行为中的作用。模式中包含三大要素：个人特征和经验、对行为的认知和情感以及行为结果（图16-3）。

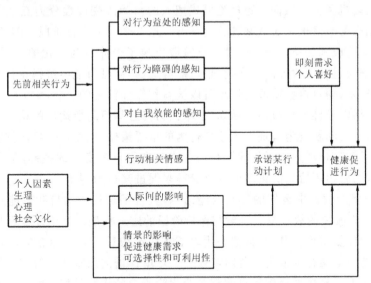

图16-3 健康促进模式示意图

个人特征和经验：包括先前相关行为和个人因素。先前相关行为是指通过感知的自我效能、益处、障碍及与该活动相关的情感来影响后续的行为。而个人因素则分为生理、心理和社会文化三个方面，如年龄、性别、种族、文化程度、自我激励、对健康的定义等。

对行为的认知和情感：在该模式中，这部分是最主要的行为促成因素，由对行为益处的认知、对行为障碍的认知、对自我效能的认知、行动相关情感、人际间的影响及情景的影响共同组成，包括了个人、社区和社会在健康促进中的地位和影响方式，这些因素可以由护理活动来修正，从而影响健康促进行为。

行为结果：包含了行动计划的承诺、即刻需求和个人喜好、健康促进行为。整个健康促进模式的最终目标是使个体形成健康促进行为，并整合为健康促进生活方式。

（4）跨理论模式产生的背景与主要观点：跨理论模式（the transtheoretical model，TTM）是由美国心理学教授普洛查斯卡（Prochaska）于20世纪80年代初，在整合了若干行为干预理论的基本原则和方法的基础上提出的。跨理论模式是一个有目的的行为改变的模式，它把重点集中在行为改变方面的个体决策能力，而非社会的、生物学的影响力。它是在综合多种理论的基础上，形成的一个系统研究个体行为改变的方法。该理论模式提出，个体的行为变化是一个连续的过程而非单一的事件，人们在真正做到行为改变之前，是朝向一系列动态循环变化的阶段变化过程发展。对所处不同阶段的个体应采取不同的行为转换策略，促使其向行动和保持阶段转换。该理论模式试图去解释行为变化是如何发生的，而不仅仅是为什么会发生。它描述了人们如何改变一个不良行为和获得一个积极行为的过程。

跨理论模式的内容架构分为四个部分：变化阶段、变化过程、自我效能和决策平衡。跨理论模式的四个组成部分结合了三个维度的变化，即变化阶段、变化过程和变化水平。通过变化阶段反映了人们在何时产生行为改变，通过变化过程体现了人们的行为改变过程，通过贯穿于变化阶段和变化过程中的自我效能和决策平衡反映影响人们行为改变的因素，这些因素体现了不同的变化水平。

变化阶段：是跨理论模式的核心，指的是行为发生的时间，各行为变化阶段的划分参考了行为改变的时间性、动机和恒心层面。跨理论模式把人的行为改变过程分为五个主要行为变化阶段，揭示了被其他行为改变理论所忽略的关键环节。这5个行为变化阶段是前意向阶段、意向阶段、准备阶段、行动阶段和保持阶段。这些变化阶段反映了个体行为变化的意图，不同个体可能会以不同的变化率通过各个阶段向前变化，也可能会退回，并且可能会选择在行为变化统一体的不同变化点重新进入，通过这些阶段的运动可以被看作循环往复的。

变化过程：包括内隐性与外显性的活动，是个人为修正其行为所运用的认知、情感、行为和人际的策略和技巧，既为问题行为者提供了改变行为的重要策略，也提供了群体健康行为产生的干预方法和策略。了解变化过程是促使问题行为者成功进行行为变化的关键，是了解个体处在哪个行为变化阶段，然后运用恰当的策略或变化过程来促进其行为转变。

自我效能：跨理论模式中运用的自我效能结构，整合了班杜拉的自我效能感理论和施夫曼（Shiffman）的对行为改变的故态复萌阶段与保持阶段的应对模型。环境性诱因与自信心是自我效能中两个重要的伴随结构。其中，自信心代表了在特定情景下人们拥有的信心使其能应对高危险而不是回退到不健康行为或者高危险习惯中。环境性诱因反映在中等困难情形下参与一个特定行为的欲望强度。环境性诱因和自信心在变化阶段中的作用是相反的。环境性的自信心在预测个体进入准备阶段和行动阶段的能力上胜过其他人口统计学变量。环境性诱因始终是预测行为的故态复萌和退回到早期变化阶段的最好变量。

决策平衡：描述了个体行为改变发生与否的原因及其重要性，它是跨理论模型的决策部分。跨理论模型通过经验测试，逐渐形成了决策平衡的稳定结构，即正面因素和负面因素，也称为行为改变的知觉益处和知觉障碍，这是跨理论模式中两个重要的中间结果变量。知觉益处是行为改变的积极方面，或者是行为改变的益处和理由（行为改变的原因）。知觉障碍是行为改变的消极方面，或者是行为改变的障碍（不发生改变的原因）。一般来说，个体决定从一个阶段发展到下一个阶段的行为变化是建立在对采取健康行为的知觉益处和知觉障碍权衡的基础之上。在行为变化阶段的早期,对健康行为的知觉益处较低,并且随着行为变化阶段的发展而增长,知觉障碍在行为变化的早期则较高,并且随着阶段的发展而降低。

2.理论与模式的应用

(1)理性行动理论/计划行为理论的应用:理性行动理论主要用于分析态度如何有意识地影响个体行为,关注基于认知信息的态度形成过程,其基本假设认为人是理性的,在作出某一行为前将综合各种信息来考虑自身行为的意义和后果。例如,某糖尿病患者如果认为她的丈夫或孩子希望她进行体育锻炼,而她又有遵从他们意愿的动机,使她坚信体育锻炼对控制自身的病情有积极的效果,她就会早点儿起床,每天从繁忙的日程安排中抽出时间锻炼。

计划行为理论不仅可以用来解释和预测行为,还可以用来干预行为。在应用计划行为理论的研究中发现,行为态度、主观规范和知觉行为控制对行为意向的预测率保持在 40%～50%,行为意向和知觉行为控制对健康行为改变的贡献率为 20%～40%。该理论已经在饮食、锻炼、吸烟、饮酒等健康相关行为的研究中得到了广泛的应用,并成功地预测了佩戴汽车安全带、定期体检和自我检查乳腺等健康行为的发生。

(2)健康信念模式的应用:该模式最初用于解释人们的预防保健行为,特别是分析哪些因素影响慢性病患者的遵医行为,后被广泛应用于各种健康相关行为的改变上,如饮食控制、个人卫生行为、乳腺癌及宫颈癌的常规检查等领域。此模式考虑了个体的认知水平和影响个体认知的内外因素,也考虑了传媒和医护工作者对个体的影响。社区护士的目标和职责是使个体对自身及所患的慢性病有正确的和充分的认识,促进慢性病患者实施健康行为。

(3)健康促进模式的应用:这个模式可以用来解释生活方式或探究特定的健康促进行为,并对健康促进行为的决定因素提出实证的支持。健康促进生活方式包含的健康行为有两种:一种是健康保护行为,其目的是消除或降低疾病发生的概率,如交通事故的预防、环境污染的控制等。另一种是健康促进行为,其目的是积极地增加个体健康、自我实现和自我满足,以促使个体趋于正向且适度的安适状态。健康促进行为包括规律运动、休闲活动、休息、适当营养、压力管理、负起健康责任、发展适当的社会支持系统,以及达到自我实现等。

(4)跨理论模式的应用:跨理论模式改变了传统的一次性行为事件的干预模式,为分阶段的干预模式,根据行为改变者的需求提供有针对性的行为干预策略和方法。该模式应用于慢性病管理领域主要包括两个方面:一方面,用于改变人们的不良行为如戒烟、戒酒、戒除药物滥用、控制体重、减少饮食中的高脂肪的摄入量等;另一方面,用于帮助人们培养有益健康的行为,如定期锻炼身体、合理膳食、压力管理等。

行为改变理论存在广泛的适用领域,在解释和预测行为方面有非常重要的指导作用。但是,每种理论都只是从某一角度来阐明行为改变的规律,不可能解决行为干预的所有问题,在行为预测和预防干预上均存在着一定的不足和局限。现在越来越多的研究已经尝试将两种或者多种理论结合,并开始逐步应用于行为改变上。如有研究提出,综合运用健康信念模式和理性行动理论解释结核病筛检行为。因此,在进行行为干预时应先分析可能影响目标行为的因素,找出能更好解释这一行为的一种或几种理论模型,从而在这些理论模型的指导原则下进行行为干预,以取得更有效的干预结果。此外,各种行为是受社会、文化、经济等诸多因素影响的,理论在实践中应用时,需要充分考虑到各种影响因素的差异,制定出适合我国或当地情况的理论框架。

三、社区慢性病患者的健康管理

健康管理是一种对个人及人群的健康危险因素进行全面监测、分析、评估、预测、预防、维护和发展个人技能的全过程。其实质是发现和排查个人和群体存在的健康危险因素,提出有针对性的个性化的个体或全体健康处方,帮助其保持或恢复健康。实践证明,开展社区健康管理有利于对社区慢性病重点人群的监控,利于开展慢性病的双向转诊服务,从而调整基层卫生服务模式,真正落实"三级预防"。

(一)社区慢性病患者健康风险评估

健康风险评估作为健康管理的核心环节,是对个人的健康状况及未来患病和(或)死亡危险性的量化评估。

1.确定危险因素

慢性疾病的发生和发展往往是由一个或多个危险因素长期累积共同作用的结果,确定危险因素已成为预防与控制慢性疾病的核心问题。危险因素是指机体内外存在的增加其疾病发生和死亡的诱发因素,如生活方式、行为习惯、生物遗传因素、生态环境因素和卫生保健因素等许多方面。

(1)生活方式和行为习惯:人们很早就认识到生活方式和行为习惯与慢性病之间的关系,如高盐、高脂肪、高热量食物的摄入,低膳食纤维饮食、吸烟、酗酒、滥用药物等不良嗜好。久坐的生活方式、缺乏体育锻炼。精神和情绪紧张且应变能力差、心情孤僻和心理适应能力差等。

(2)生物遗传因素:包括病毒和细菌长期感染、家族遗传史、个体体质等。

(3)生态环境因素:包括生物以外的物理、化学、社会、经济、文化等因素,如社会环境包括社会经济发展水平、城市化、工业化、人口老龄化、社会居住条件、居民社会地位、文化水平、食品和环境卫生等。自然环境包括水质、大气污染等。

(4)慢性病之间互为危险因素:大量前瞻性研究结果表明,多种慢性病之间互为危险因素,如高血压与心血管疾病和糖尿病、肥胖与胰岛素抵抗、胰岛素抵抗与糖尿病和心血管病等可以互为危险因素。

2.危险因素的分布水平

慢性病的危险因素分布常随人群的不同特征如职业、年龄、性别、种族等不同而有差异,这些因素也称为不可控因素。因素中有些特征是固有的,如性别、种族等。有些可随时间、环境的变化而变化,如年龄、职业等。研究慢性病的危险因素在各人群中的分布水平,有助于确定危险人群。

(1)职业:慢性病的分布存在职业间差异,这与职业性有害因素接触、工作强度及工作方式有关。如从事脑力劳动或精神高度紧张的职业人群,心血管病发病率高于其他职业人群。

(2)年龄:随着年龄的增长,大多数慢性病的发病率、患病率与死亡率明显上升。如高血压、冠心病、脑卒中、肿瘤等。但一些疾病也有其特定的发病年龄段,如儿童时期心血管疾病以先天性心脏病多见。乳腺癌好发于女性青春期及更年期。

(3)性别:多数慢性病存在性别上的差异,如乳腺癌、子宫肌瘤、卵巢癌等是女性固有的疾病,而消化道肿瘤、肺癌和膀胱癌等的发表则男性高于女性。

(4)种族:不同国家、地区与民族间慢性病的发病率、患病率和死亡率有所差异,提示种族遗传与地理环境在慢性病发病中起到一定作用。如鼻咽癌多见于广东本地人群。

3.评估健康危险度

健康危险度评估是研究致病危险因素和慢性病发病率及死亡率之间数量依存关系及其规律性的一种技术。它将生活方式等因素转化为可测量的指标,预测个体在一定时间发生疾病或死亡的危险,同时估计个体降低危险因素的潜在可能,并将信息反馈给个体,进行一级和二级预防。

危险分数是代表发病危险的指标,是针对个体某一疾病的危险分数而言。危险分数为该个体发生该疾病的概率与同年龄、同性别人群发生该疾病的概率的比值。个体评估需要计算以下三种危险分数。①目前的危险分数:根据目前的情况所计算的现实的危险分数。②一般人群的危险分数:同年龄、同性别个体的危险分数。作为评估对象的参照,因此都为1。③目标危险分数:由于有些与行为方式有关的危险因素是可以改变的,因此计算出全面建立健康行为的理想生活方式下个体的危险分数。目标危险分数应小于或等于目前的危险分数。

对于大多数慢性病来说,其危险因素往往不是单一的,因此需要计算组合危险分数,即把每一项危险因素对某病发病或死亡的影响进行综合。组合危险分数计算方法:危险分数大于或等于1的分别减1,小于1的各危险因素相乘然后求和。公式为:$P_z = (P_{1-1}) + (P_{2-1}) + \cdots\cdots + (P_{n-1}) + Q_1 \times Q_2 \times \cdots\cdots \times Q_m$。$P_z$指组合危险分数。$P_i$指大于或等于1的危险分数。$Q_i$指小于1的各项危险分数。预测未来一定时间内个体的发病危险,建立个体危险度评价模型:发病危险=人群总发病率×组合危险分数。

评估健康危险度,能够计算目标人群中目前发生疾病的危险,以及在建立健康行为后可以减小的危险。同时,根据各因素目前带来的危险和减少危险的潜在可能,确定需要干预的危险因素的次序,从而为制订健康计划提供参考。

(二)社区慢性病患者健康管理的方法

1.筛检

(1)筛检的定义:筛检是运用快速简便的实验室检查方法或其他手段,主动的自表面健康的人群中发现无症状患者的措施。其目的如下:①发现某病的可疑患者,并进一步进行确诊,达到早期治疗的目的。以此延缓疾病的发展,改善预后,降低死亡率。②确定高危人群,并从病因学的角度采取措施,延缓疾病的发生,实现一级预防。③了解疾病的自然史,开展疾病流行病学监测。

(2)筛检的分类。①按照筛检对象的范围分为整群筛检和选择性筛检。整群筛检是指在疾病患病率很高的情况下,对一定范围内人群的全体对象进行普遍筛查,也称普查。选择性筛检是根据流行病学特征选择高危人群进行筛检,如对矿工进行硅肺筛检。②按筛检项目的多少分为单项筛检和多项筛检。单项筛检是用一种筛检试验检查某一疾病。多项筛检是同时使用多项筛检试验方法筛查多个疾病。

(3)筛检的实施原则:1968年,威尔斯(Wilse)和荣格(Junger)提出了实施筛检计划的10条标准,概括起来包含三个方面,即合适的疾病、合适的筛检试验与合适的筛检计划,具体如下:①所筛检疾病或状态应是该地区当前重大的公共卫生问题;②所筛检疾病或状态经确诊后有可行的治疗方法;③所筛检疾病或状态应有可识别的早期临床症状和体征;④对所筛检疾病的自然史,从潜伏期到临床期的全部过程有比较清楚地了解;⑤用于筛检的试验必须具备特异性和敏感性较高的特点;⑥所用筛检技术快速、经济、有效、完全或相对无痛,应易于被群众接受;⑦对筛检试验阳性者,保证能提供进一步的诊断和治疗;⑧对患者的治疗标准应有统一规定;⑨必须考虑整个筛检、诊断与治疗的成本与效益问题;⑩筛检计划是一连续过程,应定期进行。

最基本的条件是适当的筛检方法、确诊方法和有效的治疗手段,三者缺一不可。

(4)筛检的伦理学问题:实施时,必须遵守个人意愿、有益无害、公正等一般伦理学原则。①尊重个人意愿原则:作为计划的受试者,有权利对将要参与计划所涉及的问题"知情",并且研究人员也有义务向受试者提供足够的信息。②有益无害原则:如筛检试验必须安全可靠,无创伤性、易于被群众接受,不会给被检者带来肉体和精神上的伤害。③公正原则:要求公平、合理地对待每一个社会成员。使利益分配更合理,更符合大多数人的利益。

2.随访评估

(1)随访的定义:随访是医院或社区卫生服务中心等医疗机构对曾在本机构就诊的患者在一定时间范围内的追踪观察,以便及时了解其病情的变化,合理调整治疗方案,提高社区慢性病患者的治疗依从性。

(2)随访的方式。①门诊随访:是患者在病情稳定出院后的规定时间内回到医院或社区卫生服务中心进行专科复查,以观察疾病愈后专项指标,通过定期的门诊复查,及时评估发现早期并发症,了解化验检查数据的变化,重新审视治疗方案是否合理。一旦发现问题可以及时处理,减少并发症的发生并将其导致的损害控制在最低限度。②远程随访:是指医护人员以电话、信函、网络等方式与出院后的社区患者进行沟通,根据患者在其他医院做的检查结果在治疗方案及生活细节上给予指导,同时收集术后信息。这种方式适用于在外省市或省内偏远地区久居的患者。常用的远程随访方法有电话随访与信函调查,其他的方法还有入户随访、电子邮件等,但因各自的局限性只能作为前两种方法的补充。

(3)随访的步骤。

建立随访卡:患者的基本信息如姓名、性别、年龄、出生日期、居住地址、联系方式、疾病诊断、诊断日期、诊断单位、诊断依据、诊断时分期、组织(细胞)学类型、入院日期、出院日期、治疗方案、死亡日期、死亡原因、随访结果日期等。

评估慢性病患者。①身体方面:包括专科生化指标、饮食情况、用药情况、疾病危险因素、日常生活自理能力、个人行为和生活方式等方面的评估。②心理方面:慢性病患者是否存在控制感消失、自尊心受伤害、负罪感等情况,是否有不良情绪反应(焦虑、抑郁、易怒等)。③社会方面:疾病对患者家庭造成的影响,如经济负担。对照顾者的躯体影响,因照顾与被照顾关系而产生的情感矛盾。患者因病被迫休息或能力的下降,参与工作和社会活动减少,对事业的影响等。

评估医疗服务可及性:包括本地医疗保险覆盖率、儿童计划免疫接种率、政府预算卫生费用等。

计算发病率或患病率:包括慢性病的患病率和知晓率等。

评估环境:包括空气质量达到二级以上的天数、生活饮用水抽样监测合格率、食品卫生抽样监测合格率、高等教育人口率及人均住房面积等。

3.分类干预

做好卫生资源的信息收集,包括疾病监测及卫生人力监测,进行分类干预。包括用药、控烟、限酒、加强体育锻炼、合理膳食及保持适宜的体重等,从而降低患病率、提高知晓率,加强疾病的控制。同时,进行社会不良卫生行为调查,为卫生行政部门提供决策依据。

4.健康体检

(1)健康体检的定义:健康体检是在现有的检查手段下开展的对主动体检人群所做的系统全面检查,是社会的健康人群和亚健康人群采取个体预防措施的重要手段。健康体检是以人群的健康需求为基础,基于早发现、早干预的原则设计体检项目,并可根据个体年龄段、性别、工作特点、已存在和可能存在的健康问题而进行调整。其目的如下:①早期发现潜在的致病因子,及时有效的治疗。②观察身体各项功能反应,予以适时调整改善。③加强对自我身体功能的了解,改变不良的生活习惯。避免危险因子的产生,达到预防保健和养生的目的。

(2)健康体检的内容:主要包括一般状况、躯体症状、生活方式、脏器功能、查体、辅助检查、中医体质辨识、现存主要健康问题、住院治疗情况、主要用药情况、非免疫规划预防接种史、健康评价及健康指导等。

(三)社区慢性病患者健康管理的考核

对社区居民进行健康管理,其宗旨是进行三级预防,对一般人群,通过监控教育和监控维护,进行危险因素的控制,促进身体健康而不发生慢性病。对于高危人群,通过体检等早期发现、早期诊断和早期治疗,并进行治疗性生活方式干预等阻止或延缓慢性病的发生。对于已患慢性病的患者,应进行规范化管理和疾病综合治疗,阻止慢性病的恶化或急性发作和维持和最大限度发挥其残存功能。

1.社区慢性病患者患病率

社区慢性病患者患病率:慢性病患者患病率＝某时期的慢性患者数/同时期平均人数(患病包括新旧病例,常通过调查获得)。

2.社区慢性病患者健康管理率

慢性病患者健康管理率＝年内已管理慢性病患者人数/年内辖区内慢性病患者总人数×100％。

注:辖区慢性病患者患病总人数估算＝辖区常住成年人口总数×慢性病患者患病率(通过当地流行病学调查、社区卫生诊断获得或是选用本省(区、市)或全国近期该慢性病患者患病率指标)。

3.社区慢性病患者规范管理率

社区慢性病患者规范管理率:慢性病患者规范管理率＝按照规范要求进行慢性病患者管理的人数/年内管理慢性病患者人数×100％。

(冯玲梅)

参 考 文 献

[1] 李淑杏,曾碧茹,陈爱真,等.基础护理技术与各科护理实践[M].郑州:河南大学出版社,2021.

[2] 关再凤,孙永梅.常见疾病护理技术[M].合肥:中国科学技术大学出版社,2021.

[3] 刘爱杰,张芙蓉,景莉,等.实用常见疾病护理[M].青岛:中国海洋大学出版社,2021.

[4] 蔡华娟,马小琴.护理基本技能[M].杭州:浙江大学出版社,2020.

[5] 周红梅.实用临床综合护理[M].汕头:汕头大学出版社,2021.

[6] 王妍炜,林志红.儿科护理常规[M].郑州:河南大学出版社,2021.

[7] 陈素清,齐慧,崔桂华,等.现代实用护理技术[M].青岛:中国海洋大学出版社,2021.

[8] 姜雪,蒋玮,郎红娟.基础护理技术操作[M].西安:西北大学出版社,2021.

[9] 黄涛,王丹凤.新编护理教育[M].郑州:郑州大学出版社,2021.

[10] 潘文彦.实用重症临床护理规范[M].上海:复旦大学出版社,2021.

[11] 丁明星,彭兰,姚水洪.基础医学与护理[M].北京:高等教育出版社,2021.

[12] 张俊英,王建华,宫素红.精编临床常见疾病护理[M].青岛:中国海洋大学出版社,2021.

[13] 洪梅.临床护理操作与护理管理[M].哈尔滨:黑龙江科学技术出版社,2021.

[14] 高淑平.专科护理技术操作规范[M].北京:中国纺织出版社,2021.

[15] 刘楠楠,王小明.内科护理[M].北京:人民卫生出版社,2021.

[16] 刘峥.临床专科疾病护理要点[M].郑州:河南大学出版社,2021.

[17] 吴旭友,王奋红,武烈.临床护理实践指引[M].济南:山东科学技术出版社,2021.

[18] 张苹蓉,卢东英.护理基本技能[M].西安:陕西科学技术出版社,2020.

[19] 雷颖.基础护理技术与专科护理实践[M].郑州:河南大学出版社,2020.

[20] 吴雯婷.实用临床护理技术与护理管理[M].北京:中国纺织出版社,2021.

[21] 王婷,王美灵,董红岩,等.实用临床护理技术与护理管理[M].北京:科学技术文献出版社,2020.

[22] 张春梅,闵小彦.重症血液净化护理[M].北京:科学出版社,2020.

[23] 吕巧英,刘冬桂,潘楚云,等.医学临床护理实践[M].郑州:河南大学出版社,2020.

[24] 张晓霞,宋丽艳,于丽丽.外科护理[M].济南:山东人民出版社,2021.

[25] 万霞,卢慧清,卢艳,等.现代专科护理及护理实践[M].郑州:河南大学出版社,2020.

[26] 于红,刘英,徐惠丽,等.临床护理技术与专科实践[M].成都:四川科学技术出版社,2021.

[27] 王岩.护理基础与临床实践[M].北京:化学工业出版社,2021.

[28] 窦超,王淑云,宇毅,等.临床护理规范与护理管理[M].北京:科学技术文献出版社,2020.

[29] 蒋敬霞,门盛男,耿斐,等.眼科护理与临床用药[M].成都:四川科学技术出版社,2021.

[30] 祁俊菊.社区护理[M].北京:中国医药科技出版社,2020.

[31] 王虹.实用临床护理指南[M].天津:天津科学技术出版社,2020.

[32] 李秋华,刘芳,季节,等.实用专科护理常规[M].哈尔滨:黑龙江科学技术出版社,2018.

[33] 吴欣娟,李庆印.临床护理常规[M].2 版.北京:中国医药科技出版社,2020.

[34] 孟凌春,刘琴.基础护理技术[M].广州:世界图书出版广东有限公司,2020.

[35] 孙丽博.现代临床护理精要[M].北京:中国纺织出版社,2020.

[36] 席新雪.循证护理在异位妊娠护理中的应用效果观察[J].中国医药指南,2021,19(21):
131-132.

[37] 乔亚杰.个性化护理对小儿病毒性心肌炎护理效果和生活质量的影响[J].现代诊断与治疗,
2020,31(19):3173-3174.

[38] 李玲.育龄期女性白色念珠菌性阴道炎护理干预的效果分析[J].中国医药指南,2021,19
(19):123-125.

[39] 王怡华,张晨,谭丽鑫.综合护理干预在 PCI 术后急性心肌梗死病人中的应用[J].护理研究,
2022,36(01):182-185.

[40] 冯亚仙.综合性护理干预对锁骨骨折患者术后功能恢复的影响价值评估[J].中国伤残医学,
2021,29(21):79-81.